R. Grosser, R. Gréser

Kenntnisprüfung Medizin – erfolgreich bestehen!

Regine Grosser, Roman Gréser

Kenntnisprüfung Medizin – erfolgreich bestehen!

Grundlagenwissen in Fragen und Antworten

ELSEVIER

Elsevier GmbH, Bernhard-Wicki-Str. 5, 80636 München, Deutschland
Wir freuen uns über Ihr Feedback und Ihre Anregungen an kundendienst@elsevier.com

ISBN 978-3-437-15056-2 eISBN 978-3-437-05412-9

Aus Gründen der Barrierefreiheit sind die Bilder in elektronischen Ausgaben dieses Buches mit Alt-Text-Beschreibungen versehen, die von Elsevier bereitgestellt werden. Mehr Informationen erhalten Sie unter https://www.elsevier.com/about/accessibility

Elsevier nimmt eine neutrale Position in Bezug auf territoriale Meinungsverschiedenheiten oder Zuständigkeitsansprüche in seinen veröffentlichten Inhalten ein, einschließlich Landkarten und institutionellen Zugehörigkeiten.

Wichtiger Hinweis: Die medizinischen Wissenschaften unterliegen einem sehr schnellen Wissenszuwachs. Der stetige Wandel von Methoden, Wirkstoffen und Erkenntnissen ist allen an diesem Werk Beteiligten bewusst. Sowohl der Verlag als auch die Autorinnen und Autoren und alle, die an der Entstehung dieses Werkes beteiligt waren, haben große Sorgfalt darauf verwandt, dass die Angaben zu Methoden, Anweisungen, Produkten, Anwendungen oder Konzepten dem aktuellen Wissensstand zum Zeitpunkt der Fertigstellung des Werkes entsprechen.
Der Verlag kann jedoch keine Gewähr für Angaben zu Dosierung und Applikationsformen übernehmen. Es sollte stets eine unabhängige und sorgfältige Überprüfung von Diagnosen und Arzneimitteldosierungen sowie möglicher Kontraindikationen erfolgen. Jede Dosierung oder Applikation liegt in der Verantwortung der Anwenderin oder des Anwenders. Die Elsevier GmbH, die Autorinnen und Autoren und alle, die an der Entstehung des Werkes mitgewirkt haben, können keinerlei Haftung in Bezug auf jegliche Verletzung und/oder Schäden an Personen oder Eigentum, im Rahmen von Produkthaftung, Fahrlässigkeit oder anderweitig übernehmen.

Für die Vollständigkeit und Auswahl der aufgeführten Medikamente übernimmt der Verlag keine Gewähr.
Geschützte Warennamen (Warenzeichen) werden in der Regel besonders kenntlich gemacht (®). Aus dem Fehlen eines solchen Hinweises kann jedoch nicht automatisch geschlossen werden, dass es sich um einen freien Warennamen handelt.

Bibliografische Information der Deutschen Nationalbibliothek
Die Deutsche Nationalbibliothek verzeichnet diese Publikation in der Deutschen Nationalbibliografie; detaillierte bibliografische Daten sind im Internet über https://www.dnb.de abrufbar.

25 26 27 28 29 5 4 3 2 1

In ihren Veröffentlichungen verfolgt die Elsevier GmbH das Ziel, genderneutrale Formulierungen für Personengruppen zu verwenden. Um jedoch den Textfluss nicht zu stören sowie die gestalterische Freiheit nicht einzuschränken, wurden bisweilen Kompromisse eingegangen. Selbstverständlich sind **immer alle Geschlechter** gemeint.

Planung: Bernhard Gall; Projektmanagement: Cornelia von Saint Paul
Redaktion, Bildmanagement und Herstellung: Hildegard Graf, Germering
Rechteklärung: David Seeliger
Audioaufnahmen: Hörbuch-Tonstudio Berthold Heiland, Berlin; Sprecher:innen: Benedikt Balogh, Friederike von Frajer, Regine Grosser, Berthold Heiland, Katja Hirsche, Cornelia Lippert, Saskia Ruthner, Felix Würgler, Nadine de Zanet
Satz: STRAIVE, Puducherry/Indien
Druck und Bindung: Drukarnia Dimograf Sp. z o. o., Bielsko-Biała/Polen
Umschlaggestaltung: SpieszDesign, Neu-Ulm
Titelfotografie: Hauptbild © rogerphoto/stock.adobe.com; Icons © colourbox.de

Aktuelle Informationen finden Sie im Internet unter **www.elsevier.de**

Vorwort

Vor Ihnen liegt ein Lehrbuch, das speziell für ausländische Ärztinnen und Ärzte konzipiert wurde, die sich auf die Kenntnisprüfung in Deutschland vorbereiten. Die Autorin und der Autor arbeiten seit Jahren an Medizinischen Hochschulen und unterrichten Ärztinnen und Ärzte, die sich in Deutschland approbieren wollen: Die Erfahrung und die gesammelten Erkenntnisse aus dieser Arbeit sind mit in dieses Lehrwerk eingeflossen. Für das Lehrwerk haben wir Hunderte Prüfungsprotokolle analysiert und die am häufigsten gestellten Prüfungsfragen aus den relevanten Fachgebieten zusammengetragen, ausgewertet und sie durch Grundlagen des jeweiligen Fachgebiets ergänzt – immer unter Berücksichtigung der aktuellen medizinischen Leitlinien. Einen Anspruch auf Vollständigkeit erheben wir nicht, ebenso wenig können wir ausschließen, dass uns nicht der eine oder andere Fehler unterlaufen ist. Auch mussten wir für die Prüfung wichtige Themen zugunsten anderer aus Platzgründen auslassen.
Um das Lernen zu erleichtern, haben wir in den Lösungstexten die Schlüsselwörter fett hervorgehoben. Diese Hervorhebung soll Ihnen helfen, wichtige Inhalte sofort zu erkennen und dadurch schneller und effizienter zu lernen.
Bei der Arbeit am Lehrwerk war es uns ein Anliegen, alle Geschlechteridentitäten in der Sprache angemessen zu repräsentieren und eine Sprache zu verwenden, die die Diversität und Gleichberechtigung aller Geschlechter berücksichtigt.
In unserem szenarienbasierten Ansatz haben wir das Geschlecht der Person aus dem Fallbeispiel in den zugehörigen Lösungen beibehalten, auch bei medizinischen Sachverhalten, die für alle Geschlechter zutreffen.
Unser Ziel ist es, Ihnen mit diesem Lehrbuch eine praktikable und effiziente Möglichkeit zur Vorbereitung auf die Kenntnisprüfung zu bieten. Wir hoffen, dass Ihnen das Buch hilft, die Kenntnisprüfung erfolgreich zu meistern!

Berlin, im Winter 2024
Regine Grosser, Roman Gréser

Abkürzungen

µl	Mikroliter
A	
A., Aa.	Arteria, Arteriae
Abb.	Abbildung
xABCDEF-/ cABCDE-Schema	S\chema zur strukturierten Patienten-/Patientinnen-Versorgung in der Notfallmedizin
ABI	Ankle-Brachial-Index
ABL	Abelson-Tyrosinkinase
ACE	Angiotensin-Converting-Enzym
ACI	Arteria carotis interna
ACLS	Advanced Cardiac Life Support
ACS	Akutes Koronarsyndrom
ACTH	Adrenocorticotropes Hormon
ADAMTS-13	A Disintegrin and Metalloprotease with Thrombospondin-1-motif, Member 13
ADH	Antidiuretisches Hormon
a.e.	am ehesten
AED	Automatisierter Externer Defibrillator
AEG	Adenokarzinome des gastroösophagealen Übergangs
AF	Atemfrequenz
AFAB	Assigned Female at Birth
AFP	Alpha-Fetoprotein
AG	Atemgeräusch(e)
aHT	Arterielle Hypertonie
AiSG	Arbeitssicherheitsgesetz
AKI	Akute Nierenschädigung
ÄK	Ärztekammer
AG	Arbeitgeber/Arbeitgeberin
ALARA-Prinzip	As Low as Reasonably Achievable
ALG	Arbeitslosengeld
ALL	Akute lymphatische Leukämie
AMAB	Assigned Male at Birth
AML	Akute myeloische Leukämie
ANA	Antinukleäre Antikörper
ANCA	Anti-Neutrophile cytoplasmatische Antikörper
Anti-CCP-Ak	Antikörper gegen cyclisches citrulliniertes Peptid
Anti-dsDNA-Ak	Antiköper gegen doppelsträngige DNA
AO	Arbeitsgemeinschaft für Osteosynthesefragen
a.p.	anterior-posterior
AP	Alkalische Phosphatase
APC	Aktiviertes Protein C
aPTT	Aktivierte partielle Thromboplastinzeit
ARB	Angiotensin-II-Rezeptorblocker
ArbSchuG	Arbeitsschutzgesetz
ArbStättV	Arbeitsstättenverordnung
ARNI	Angiotensin-Rezeptor-Neprilysin-Inhibitor(en)
Art.	Articulatio
AS	Aortenklappenstenose (Aortenstenose)
ASA	American Society of Anesthesiologists
ASR	Achillessehnenreflex
ASS	Acetylsalicylsäure
ATB	Antibiotikum/Antibiotika
AV-Block	Atrioventrikulärer Block
AZ	Allgemeinzustand
ÄSQS	Ärztliche Stellen Qualitätssicherung-Strahlenschutz
B	
BB	Blutbild
BCLC	Barcelona Clinic Liver Cancer (Barcelona-Klassifikation)
BCR	Breakpoint Cluster Region
BCR-ABL	Breakpoint Cluster Region – Abelson-Tyrosinkinase
BE	Base Excess
BfArM	Bundesinstitut für Arzneimittel und Medizinprodukte
BfS	Bundesamt für Strahlenschutz
BG	Berufsgenossenschaft
BGA	Blutgasanalyse
BMG	Bundesgesundheitsministerium
BGW	Berufsgenossenschaft Gesundheitsdienst und Wohlfahrtspflege
BildscharbV	Bildschirmarbeitsverordnung
BK	Blutkultur
BLS	Basic Life Support
BMI	Body-Mass-Index
BMS	Bare-Metal-Stent(s)
BNP	B-type Natriuretic Peptide
BOT	Basal unterstützte orale Therapie
BRAF	B-raf Proto-Oncogene, Serine/Threonine Kinase
BRCA1	Breast Cancer Gene 1
BRCA2	Breast Cancer Gene 2
BRR	Brachioradialisreflex
bspw.	beispielsweise
BSG	Blutsenkungsgeschwindigkeit
BSR	Bizepssehnenreflex
BtM-Rezept	Betäubungsmittel-Rezept
BWS	Brustwirbelsäule

BZ	Blutzucker
BZgA	Bundeszentrale für gesundheitliche Aufklärung
bzw.	beziehungsweise

C

Ca	Calcium
C. albicans	Candida albicans
CAT	COPD Assessment Test
CCS	Chronisches Koronarsyndrom
CCT	Kraniale Computertomografie
CD	Cluster of Differentiation
CEA	Carcinoembryonales Antigen
CED	Chronisch-entzündliche Darmerkrankung
CH	Charrière
ChemG	Chemikaliengesetz
chron.	chronisch
CK	Kreatinkinase
CKD	Chronic Kidney Disease (Chronische Nierenerkrankung)
CKD-EPI	Chronic Kidney Disease Epidemiology Collaboration
CK-MB	Kreatinkinase im Muskelgewebe
CLL	Chronische lymphatische Leukämie
cm	Zentimeter
CML	Chronische myeloische Leukämie
CMV	Cytomegalievirus
CO2	Kohlendioxid
COMT	Catechol-O-Methyltransferase
COPD	Chronic obstructive pulmonary disease
COVID-19	Coronavirus disease 2019
COX	Cyclooxygenase
CPR	Cardiopulmonale Reanimation
CPS-Pulver	Calciumpolystyrolsulfonat-Pulver
CRH	Corticotropin-Releasing-Hormon
CRP	C-reaktives Protein
CRPS	Komplexes regionales Schmerzsyndrom
CT	Computertomografie
CT	Konventionelle Insulintherapie
CTA	CT-Angiografie
CTS	Karpaltunnelsyndrom
CYFRA 21-1	Cytokeratin-Fragment 19

D

d	Tag
DAPT	duale antithrombozytäre Therapie
D-Ärztin/D-Arzt	Durchgangsärztin/-arzt
DCIS	Duktales Carcinoma in situ
DD	Differenzialdiagnose(n)
Defi	Defibrillator
DES	Drug-eluting Stent(s)
DGUV	Deutsche Gesetzliche Unfallversicherung
DHS	Dynamische Hüftschraube
DIC	Disseminierte intravasale Koagulopathie
DiGA	Digitale Gesundheitsanwendungen
DVG	Digitale-Versorgung-Gesetz
DIMDI	Deutsches Institut für Medizinische Dokumentation
DM	Diabetes mellitus
DMARDs	Disease Modifying Antirheumatic Drugs
DNA	Desoxyribonukleinsäure (ggf. streichen)
DOAK	Direkte(s) orale(s) Antikoagulans/Antikoagulanzien
DPP-4-Hemmer	Dipeptidylpeptidase-4-Hemmer
DRU	Digital-rektale Untersuchung
DSA	Digitale Subtraktionsangiografie

E

eAU	Elektronische Arbeitsunfähigkeitsbescheinigung
EBV	Epstein-Barr-Virus
E. coli	Escherichia coli
EEG	Elektroenzephalografie/Elektroenzephalogramm
eGFR	geschätzte glomeruläre Filtrationsrate
EHEC	Enterohämorrhagische Escherichia coli
EF	Ejektionsfraktion
eFAST	Extended Focused Assessment with Sonography for Trauma
eGK	Elektronische Gesundheitskarte
EMA	Anti-Endomysium-Antikörper
ePKA	Elektronische Patientenkurzakte
EKG	Elektrokardiogramm
EMB	Ethambutol
ERC	Endoskopische retrograde Cholangiografie
ERCP	Endoskopische retrograde Cholangiopankreatikografie
Ery	Erythrozyt(en)
ESWL	Extrakorporale Stoßwellenlithotripsie
EUS	Endoskopischer Ultraschall
evtl.	eventuell

F

F	Fluor
FAP	Familiäre adenomatöse Polyposis
FAST-Schema	Focused Assessment with Sonography in Trauma
FDG	Fluorodeoxyglucose
FEV1	Forciertes exspiratorisches Volumen in der ersten Sekunde (= Einsekundenkapazität)
FFR	Fraktionelle Flussreserve
FGM/C	Female Genital Mutilation/Cutting
FiO_2	Inspiratorische Sauerstoffkonzentration

FSH	Follikelstimulierendes Hormon
FSME	Frühsommer-Meningoenzephalitis
fT3	Freies Trijodthyronin
fT4	Freies Thyroxin
FVC	Forcierte Vitalkapazität

G

G	Gauge
GAD65A	Autoantikörper gegen Glutamat-Decarboxylase der β-Zelle
GAV	Gesetzliche Arbeitslosenversicherung
GCS	Glasgow Coma Scale
g/dl	Gramm pro Deziliter
GefStoffV	Gefahrstoffverordnung
GERD	Gastroösophageale Refluxkrankheit
Geriatrische „i"-s	z.B. Immobilität, Inkontinenz, Instabilität, Intellektueller Abbau, Insomnie, Iatrogene Probleme (u.a. Polymedikation) im Alter
GFR	Glomeruläre Filtrationsrate
GGT	Gamma-Glutamyl-Transferase
GIT	Gastrointestinaltrakt
GKV	Gesetzliche Krankenversicherung
GnRH	Gonadotropin-Releasing-Hormon
GOT	Glutamat-Oxalacetat-Transaminase
GPT	Glutamat-Pyruvat-Transaminase
GPV	Gesetzliche Pflegeversicherung
GRV	Gesetzliche Rentenversicherung
GUV	Gesetzliche Unfallversicherung

H

h	Stunde(n)
H	Wasserstoff
HAV	Hepatitis-A-Virus
Hb	Hämoglobin
HbA1c	Hämoglobin A1c
HBcAg	Hepatitis-B-Core-Antigen
HBeAg	Hepatitis-B-Envelope-Antigen
HBsAg	Hepatitis-B-Surface-Antigen
HBV	Hepatitis-B-Virus
HCC	Hepatozelluläres Karzinom
HCO3-	Bikarbonat
HCT	Hydrochlorothiazid
HCV	Hepatitis-C-Virus
HDV	Hepatitis-D-Virus
HE	Hounsfield-Einheit
HEP	Hemiendoprothese
HER2	Human Epidermal Growth Factor Receptor 2
HEV	Hepatitis-E-Virus
HF	Herzfrequenz
HFmrEF	Herzinsuffizienz mit gering reduzierter Ejektionsfraktion
HFpEF	Herzinsuffizienz mit erhaltener Ejektionsfraktion
HFrEF	Herzinsuffizienz mit reduzierter Ejektionsfraktion
HI	Herzinsuffizienz
HIT	Heparin-induzierte Thrombozytopenie
HIV	Human Immunodeficiency Virus
HLA	Humanes Leukozytenantigen
HLA-B27	Humanes Leukozytenantigen B27
HNPCC	Hereditäres nicht-polypöses kolorektales Karzinom
HPV-Test	Humane Papillom-Viren
H_2O	Wasser
H. pylori	Helicobacter pylori
hs-cTn	Hochsensitives kardiales Troponin
HSV	Herpes-simplex-Virus
HWI	Harnwegsinfekt(e)
HWZ	Halbwertszeit

I

IA-2	Autoantikörper gegen Tyrosinphosphatase
ICR	Interkostalraum
ICT	Intensivierte Insulintherapie
IDC	Invasives duktales Karzinom
i. d. R.	in der Regel
IE	Insulin-Einheit
I. E.	Internationale Einheit
IEN	Intraepitheliale Neoplasie
IfSG	Infektionsschutzgesetz
IgA	Immunglobulin A
IgE	Immunglobulin E
IGeL	Individuelle Gesundheitsleistungen
IgG	Immunglobulin G
IgM	Immunglobulin M
ILC	Invasives lobuläres Karzinom
i. m.	intramuskulär
i. n.	intranasal
i. o.	intraossär
INH	Isoniazid
inkl.	inklusive
INR	International Normalized Ratio
insb.	insbesondere
i. v.	intravenös

J

JAK-Inhibitoren	Januskinase-Inhibitoren
JArbSchG	Jugendarbeitsschutzgesetz

K

KRINKO	Kommission für Krankenhaushygiene und Infektionsprävention am Robert-Koch-Institut
KV	Kassenärztliche Vereinigung
keV	Kiloelektronenvolt
kgKG	Kilogramm Körpergewicht
KHK	Koronare Herzkrankheit
KM	Kontrastmittel
KÖF	Klappenöffnungsfläche
KP	Kenntnisprüfung
kPa	Kilopascal

L	
L	Liter
LAA	Left Atrial Appendage
LAD	Left Anterior Descending Artery (Ramus interventricularis anterior)
LADA	Latent Autoimmune Diabetes in Adults
LAE	Lungen(arterien)embolie
LCA	Left Coronary Artery (Linke Koronararterie)
LCIS	Lobuläres Carcinoma in situ
LDH	Laktatdehydrogenase
LH	Luteinisierendes Hormon
Lig.	Ligamentum
LK	Lymphknoten
LLN	Lower Limit of Normal
l/min	Liter pro Minute
*LSBTI**	Lesben, Schwule, Bisexuelle, trans- und weitere Identitäten und Orientierungen
LVEF	Linksventrikuläre Ejektionsfraktion
LWS	Lendenwirbelsäule
M	
M., Mm.	Musculus, Musculi
MALT	Mucosa-associated Lymphoid Tissue
MAO-B	Monoaminoxidase-B
max.	maximal
MBO-Ä	(Muster-)Berufsordnung-Ärzte
MCH	Mittleres korpuskuläres Hämoglobin
MCHC	Mittlere korpuskuläre Hämoglobinkonzentration
MCL	Medioklavikularlinie
MCP	Metakarpophalangealgelenk(e)
MCV	Mittleres korpuskuläres Volumen
MDK	Medizinischer Dienst der Krankenkassen
MEN	Multiple endokrine Neoplasie
MMST	Mini-Mental-Status-Test
MTS	Manchester Triage System
MTX	Methotrexat
mg	Milligramm
min.	Minute
mind.	mindestens
ml	Milliliter
ml/h	Milliliter pro Stunde
mm	Millimeter
mm^3	Kubikmillimeter
MMR	Masern, Mumps, Röteln
mmol/l	Millimol pro Liter
MODY	Maturity Onset Diabetes of the Young
mOsm/l	Milliosmol pro Liter
MRCP	Magnetresonanz-Cholangiopankreatikografie
MR-	Magnetresonanz-
MRA	Mineralokortikoid-Rezeptorantagonist

MRSA	Methicillin-resistente Staphylococcus aureus
MRT	Magnetresonanztomografie
MS	Multiple Sklerose
MTP	Metatarsophalangealgelenk(e)
mSv	Millisievert
mSv/a	Millisievert pro Jahr
MSM	Männer, die Sexualverkehr mit Männern haben
mU/l	Milliunits pro Liter
MuSchG	Mutterschutzgesetz
mV	Millivolt
N	
N., Nn.	Nervus, Nervi
NERD	Nicht-erosive Refluxkrankheit
NIHSS	National Institute of Stroke Scale
NMDA	N-Methyl-D-Aspartat
NMH	Niedermolekulare(s) Heparin(e)
NNR	Nebennierenrinde
NO	Stickstoffmonoxid
NOAK	neue(s) orale(s) Antikoagulans/Antikoagulanzien
NPH	Neutral Protamin Hagedorn
NRS	Numerische Rating-Skala
NSAR	Nichtsteroidale(s) Antirheumatikum/-a
NSCLC	Non-small Cell Lung Cancer (Nicht-kleinzelliges Lungenkarzinom)
NSE	Neuronenspezifische Enolase
NSF	nephrogene systemische Fibrose
NSTEMI	Nicht-ST-Hebungsinfarkt
NSV	Nadelstichverletzung
NT-pro-BNP	N-Terminal Pro-B-Type Natriuretic Peptide
NYHA	New York Heart Association
NW	Nebenwirkung(en)
O	
oGTT	Oraler Glukosetoleranztest
OP	Operation(en)
OPQRST-Schema	Schema zur Schmerzbeurteilung
OPSI	Overwhelming Post-Splenectomy Infection
OSG	Oberes Sprunggelenk
ÖGD	Öffentlicher Gesundheitsdienst
ÖGD	Ösophago-Gastro-Duodenoskopie
P	
p. a.	posterior-anterior
pCO_2	Kohlendioxid-Partialdruck
PDA	Peridural-/Epiduralanästhesie
p. o.	per os
PAIC 15	Pain Assessment in Impaired Cognition
PaO_2	Arterieller Sauerstoffpartialdruck

pAVK	Periphere arterielle Verschlusskrankheit
PCI	Perkutane Koronarintervention
pCO2	Kohlendioxidpartialdruck
PCR	Polymerase Chain Reaction (= Polymerase-Kettenreaktion)
PCT	Procalcitonin
PDA	Periduralanästhesie
PDE-5-Hemmer	Phosphodiesterase-5-Hemmer
pDMS	Periphere Durchblutung, Motorik und Sensibilität
PEF	Peak Expiratory Flow (exspiratorischer Spitzenfluss)
PEI	Paul-Ehrlich-Institut
PET	Positronen-Emissions-Tomografie
PET/CT	Positronen-Emissions-Tomografie/ Computertomografie
PFO	Persistierendes Foramen ovale
PF4	Plättchenfaktor 4
PiCCO	Pulse Contour Cardiac Output
PIM	Potenziell inadäquate Medikation im Alter
PIP	Proximale Interphalangealgelenke
PKV	Private Krankenversicherung
p.m.	post mortem
PNC	Penicillin(e)
pO2	Sauerstoffpartialdruck
PONV	Postoperative Nausea and Vomiting
PPI	Protonenpumpeninhibitor
PPSB	Prothrombinkonzentrat
Proc.	Processus
PSA	Persönliche Schutzausrüstung
PSA	Prostataspezifisches Antigen
PSR	Patellarsehnenreflex
PTA	Perkutane transluminale Angioplastie
PTH	Parathormon
PTT	Partielle Thromboplastinzeit
PZA	Pyrazinamid

Q

qSOFA	Quick Sequential Organ Failure Assessment

R

RA	Rheumatoide Arthritis
RAAS	Renin-Angiotensin-Aldosteron-System
RCA	Right Coronary Artery (Rechte Koronararterie)
RCX	Ramus circumflexus
Rea-Wagen	Reanimationswagen
RG	Rasselgeräusch(e)
RIVA	Ramus interventricularis anterior
RIVP	Ramus interventricularis posterior
RKI	Robert-Koch-Institut
RMP	Rifampicin
RNA	Ribonukleinsäure
Rö-Thorax	Röntgen-Thorax
RöV	Röntgenverordnung
RPGN	Rapid-Progressive Glomerulonephritis
RPR	Radiusperiostreflex
RR	Riva Rocci (Blutdruck)
RSI	Rapid Sequence Induction
RSV	Respiratorisches Syncytial-Virus
rt-PA	Recombinant Tissue-type Plasminogen Activator

S

s.	siehe
SAAG	Serum-Aszites-Albumin-Gradient
SAB	Subarachnoidalblutung
SAMPLERss	Schnelle Notfallanamnese
S. aureus	Staphylococcus aureus
SCLC	Small Cell Lung Cancer (Kleinzelliges Lungenkarzinom)
SD	Schilddrüse
Sek.	Sekunde
S. epidermidis	Staphylococcus epidermidis
SGB	Sozialgesetzbuch
StGB	Strafgesetzbuch
SGLT-2	Sodium dependent glucose co-transporter 2
SHT	Schädel-Hirn-Trauma
SIADH	Syndrom der inadäquaten ADH-Sekretion
Sign-In-Verfahren	Safe Surgery Saves Lives
SIRS	Systemic Inflammatory Response Syndrome
SLAP	Superior Labrum Anterior to Posterior
SLE	Systemischer Lupus erythematodes
SLNE	Sentinel-Lymph-Node-Technik
sO2	Sauerstoffsättigung
SOFA	Sequential Organ Failure Assessment
SPA	Spinalanästhesie
SPECT	Single-Photon-Emissions-Computertomografie
S. pneumoniae	Streptococcus pneumoniae
SpO2	Pulsoxymetrische Sauerstoffsättigung
SSRI	Selective Serotonin Reuptake Inhibitor(s)
STEMI	ST-Hebungsinfarkt
STH	Somatotropes Hormon
STIKO	Ständige Impfkommission
sTfR	Löslicher Transferrinrezeptor im Serum
StGB	Strafgesetzbuch
StrlSchG	Strahlenschutzgesetz
StrlSchV	Strahlenschutzverordnung
STU	Schnelle Traumauntersuchung
Syn.	Synonym/Synonyme

T

T	Tesla
T3	Trijodthyronin

T4	Thyroxin
TAVI	Transcatheter Aortic Valve Implantation (Transkatheter-Aortenklappen-implantation)
TBC	Tuberkulose
Tc	Technetium
99mTc-MDP	99mTc-Methylendiphosphonat
Tg-Ak	Thyreoglobulin-Antikörper
TEA	Thrombendarteriektomie
TEE	Transösophageale Echokardiografie
TEP	Totalendoprothese
tgl.	täglich
TIA	Transitorische ischämische Attacke
TLFB	Timeline Follow-Back
TIPS	Transjugulärer intrahepatischer portosystemischer Shunt
TNF-α	Tumornekrosefaktor-α
T-(Rezept)	Teratogen(-Rezept)
TPG	Transplantationsgesetz
TPO	Thyreoperoxidase
TPO-Ak	Thyreoperoxidase-Antikörper
TPR	Tibialis-posterior-Reflex
TRAK	TSH-Rezeptor-Antikörper
TRH	Thyrotropin Releasing Hormon (Thyreoliberin)
TRUS	Transrektaler Ultraschall
TSH	Thyreoidea-stimulierendes Hormon
TSR	Trizepssehnenreflex
TTE	transthorakale Echokardiografie
tTG-IgA	Autoantikörper gegen Gewebstransglutaminase der Klasse IgA
TVT	tiefe Venenthrombose

U

u. a.	unter anderem
u. a.	und andere
UAW	Unerwünschte Arzneimittelwirkung
UFH	Unfraktioniertes Heparin
UICC	Union Internationale Contre le Cancer
UÖS	Unterer Ösophagussphinkter
USG	Unteres Sprunggelenk
U-Status	Urinstatus
UV-Strahlung	Ultraviolette Strahlung
usw.	und so weiter

V

V., Vv.	Vena, Venae
v. a.	vor allem
V. a.	Verdacht auf
VAS	Visuelle Analogskala
VEL	Vollelektrolytlösung
VF/pVT	Ventrikuläre Fibrillation/pulslose ventrikuläre Tachykardie
Vit.	Vitamin
VKA	Vitamin-K-Antagonist(en)
VZV	Varizella-Zoster-Virus

W

WHO	World Health Organization
WWSZ	Gesprächstechnik: Warten, Wiederholen, Spiegeln, Zusammenfassen

Z

z. B.	zum Beispiel
Z. n.	Zustand nach
ZNS	Zentrales Nervensystem
ZVK	Zentraler Venenkatheter

Abbildungsnachweis

Der Verweis auf die jeweilige Abbildungsquelle befindet sich bei allen Abbildungen im Werk am Ende des Legendentextes in eckigen Klammern.

E283	Mettler, F.: Essentials of Radiology. Elsevier Saunders, 2. Aufl. 2004.
E292	Hampton, J. R.: The ECG Made Easy. Churchill Livingstone, 6. Aufl. 2003.
E438	Swartz, M.: Textbook of physical diagnosis: History and Examination. Elsevier Saunders, 6. Aufl. 2010.
E439-022	Samuel, P.C./Nathan, T.M./Shayn, M.R./ Wayne, M.J.: Management of acute trauma. In: Sabiston Textbook of Surgery: The Biological Basis of Modern Surgical Practice, 21st ed., Elsevier, 2022, pp. 386–428.
E767-003	Kryger, M.H.: Sleep breathing disorders: examination of the patient with suspected sleep apnea. In: Kryger MH, editor: Kryger atlas of clinical sleep medicine. Elsevier, 2010, p. 66.
E949	James, W.D./Berger, T.G.: Andrews' Diseases of the Skin. Elsevier Saunders, 11. Aufl. 2011.
E960	Mason, R. J. et al.: Murray and Nadel's Textbook of Respiratory Medicine. Elsevier Saunders, 2. Aufl. 2010.
E987-001	Burton, G./des Jardins, T.: Clinical Manifestations and Assessment of Respiratory Disease. Elsevier Inc, 9th ed. 2024.
F304	Moonen, A. F. C. M. et al.: Obturator dislocation of the hip with associated open book fracture of the pelvis. Injury extra, Volume 37, Issue 9. Elsevier, 2006, pp. 319–321.
G053	Sandberg, W. S./Urman, R. D./Ehrenfeld, J. M.: MGH Textbook of Anesthetic Equipment. Elsevier Saunders, 2011.
G470-002	Curtis, K./Ramsden C.: Emergency and Trauma Care for Nurses and Paramedics. Elsevier, 2nd ed. 2015
J747	Thomas Engbert, Design&Kommunikation, Kronsgaard
K115	Andreas Walle, Hamburg
L143	Heike Hübner, Berlin
M123	Prof. Dr. med. Thomas Dirschka, Wuppertal
M180	Prof. Dr. med. Viola Hach-Wunderle, Frankfurt am Main
M251	Frank Kirsch, Schwäbisch Hall
M469	Prof. Dr. med. Matthias Sitzer, Herford
M478	Prof. Dr. Wolfgang A. Weber, Universitätsklinikum Freiburg, Abteilung für Nuklearmedizin
M500	Prof. Dr. med. Günter W. Kauffmann, Radiologische Universitätsklinik, Universität Heidelberg
M590	Univ.-Prof. Dr. Michael Wagner, Professur für Mikrobielle Ökologie an der Fakultät für Lebenswissenschaften, Universität Wien
M1113	Dr. Isabell Dützmann, Königstein
O741	Dr. med. Ulrich Faure, Krefeld
O1090	Hans-Martin Grusnick, Lübeck
P1472	Regine Grosser, Berlin
P1473	Roman Gréser, Schwaig
P338	Prof. Dr. med. Peter Landwehr, Hannover
R167	Kretschmer, H.: Reisemedizin, 2.Auflage, Elsevier GmbH, Urban& Fischer Verlag, 2005
R352	Corne, J. et al.: Röntgen-Thorax auf einen Blick, 1. Aufl., Elsevier 2013
R381	Hampton, J.R.: EKG auf einen Blick, 9. Aufl., Elsevier Urban & Fischer 2004
R390-002	Greenspan, A./Beltran, J.: Skelettradiologie, 6.Aufl., 2017 Elsevier Urban & Fischer
R503	Kanski, J.J.: Diagnoseatlas Augenheilkunde: über 2500 Abbildungen zu lokalen und systemischen Befunden. Elsevier, Urban & Fischer Verlag, 2007.
T571	Priv.-Doz. Dr. med. Martin Maurer, Klinik für Radiologie, Charité Berlin
T578	Herzzentrum der Universität Freiburg/Bad Krozingen, Standort Universitätsklinikum Freiburg
T695	BG Klinikum Hamburg gGmbH

T801	Universitätsklinikum des Saarlandes und Medizinische Fakultät der Universität des Saarlandes, Leitung Klinik für Diagnostische und Interventionelle Radiologie (Prof. Dr. med. Arno Bücker M.Sc.)
T1435	Universitätsinstitut für Diagnostische, Interventionelle und Pädiatrische Radiologie, Inselspital Bern
U106	CEGLA Medizintechnik GmbH & Co. KG, Montabaur
V348	VBM Medizintechnik GmbH, Sulz a. N.
V420	Teleflex Medical GmbH, Fellbach
V870	SAM Medical®, Tualatin, USA.
W162	DSO, Deutsche Stiftung Organtransplantation

Online-Materialien

Zu einigen Aufgaben, insbesondere für das Beispiel einer Kenntnisprüfung in Kapitel 18, gibt es Audio-Aufnahmen, die die jeweilige Situation realistisch vergegenwärtigen und das Hörverstehen trainieren. Diese Audios finden Sie online unter dem jeweils genannten Kurzlink, der schnelle Zugriff gelingt über den dazugehörigen QR-Code.

Außerdem gibt es zu den Audios Transkripte, die Sie unter dem Kurzlink https://else4.de/Grosser_pdf oder mithilfe des nebenstehenden Codes herunterladen können.

Zusätzlich gibt es im Lösungsteil Links auf externe Webseiten, die Sie zu weiterführenden Informationen und Lerntipps führen. Für die Inhalte auf diesen externen Webseiten übernimmt der Verlag keine Gewähr.

Fehler gefunden?

An unsere Inhalte haben wir sehr hohe Ansprüche. Trotz aller Sorgfalt kann es jedoch passieren, dass sich ein Fehler einschleicht oder fachlich-inhaltliche Aktualisierungen notwendig geworden sind.
Sobald ein relevanter Fehler entdeckt wird, stellen wir eine Korrektur zur Verfügung. Mit diesem QR-Code gelingt der schnelle Zugriff.

https://else4.de/978-3-437-15056-2

Wir sind dankbar für jeden Hinweis, der uns hilft, dieses Werk zu verbessern. Bitte richten Sie Ihre Anregungen, Lob und Kritik an folgende E-Mail-Adresse: kundendienst@elsevier.com

Inhaltsverzeichnis

KAPITEL

1 Inhalt und Ablauf einer Kenntnisprüfung

Wer muss eine Kenntnisprüfung ablegen?

Ärztinnen und Ärzte aus Drittstaaten, also aus Ländern außerhalb der Europäischen Union (EU) und des Europäischen Wirtschaftsraums (EWR), müssen in der Regel eine Gleichwertigkeitsprüfung ihrer Studieninhalte durchlaufen, um in Deutschland eine Approbation zu erhalten. Diese Prüfung dient dazu, die Inhalte ihrer medizinischen Ausbildung mit den deutschen Standards zu vergleichen. Bei wesentlichen Unterschieden in den Ausbildungsinhalten oder bei Feststellung eines nicht gleichwertigen Ausbildungsstandes ist das Ablegen einer Kenntnisprüfung erforderlich. Diese Regelung basiert auf § 3 Abs. 2 Satz 6 in Verbindung mit Abs. 3 Satz 4 der Bundesärzteordnung (BÄO).
Für Ärztinnen und Ärzte aus der EU, dem EWR oder der Schweiz gibt es fast immer eine automatische Anerkennung ihrer Approbation nach der Richtlinie 2005/36/EG – vorausgesetzt, sie haben die Fachsprachprüfung Medizin abgelegt.

Wozu dient die Kenntnisprüfung?

In der Kenntnisprüfung wird festgestellt, ob das Fachwissen und die medizinischen Kenntnisse einer ausländischen Ärztin bzw. eines ausländischen Arztes aus einem Drittstaat mit dem Kenntnisstand von Ärztinnen/Ärzten, die in Deutschland ihre Staatsexamina bestanden haben, vergleichbar ist.

Welche Kenntnisse werden geprüft?

Die Kenntnisprüfung entspricht den Inhalten eines Medizinstudiums in Deutschland und der staatlichen Abschlussprüfung Medizin.

Wo kann/muss die Kenntnisprüfung abgelegt werden?

Die Kenntnisprüfung muss in dem Bundesland abgelegt werden, in dem das Verfahren zur Approbation läuft.

Wie ist die Prüfung aufgebaut und wie lange dauert sie?

Die Prüfung besteht aus einer praktischen und einer mündlichen Prüfung (➤ Kap. 18).
In der **praktischen Prüfung** führen die Prüflinge in einem Krankenhaus ein Anamnesegespräch mit einer körperlichen Untersuchung eines Patienten oder einer Patientin durch.

Dazu kommt die Zeit für das Schreiben eines ärztlichen Berichts, in der Anamnese, Diagnose, Prognose, Behandlungsplan sowie ggf. Epikrise dargestellt werden müssen.
Die **theoretische Prüfung** kann eine Einzel- oder eine Gruppenprüfung sein. Sie dauert mindestens 60 und höchstens 90 Minuten pro Kandidatin bzw. Kandidat. Zuerst müssen dabei die Patienten oder der Patient vorgestellt und Fragen zum Fall beantwortet werden. Dabei sind auch Fragen zur Falldarstellung im vorher erstellten ärztlichen Bericht möglich.
Diesem Prüfungsteil schließen sich fächerübergreifend Prüfungsfragen aus weiteren Gebieten der Medizin an, mit dem Schwerpunkt auf häufigen Erkrankungen und Gesundheitsstörungen. Zu den Themen Innere Medizin und Chirurgie kommen weitere Fragen aus den Fachgebieten Notfallmedizin, Pharmakologie/Pharmakotherapie, bildgebende Verfahren, Strahlenschutz, Rechtsfragen der ärztlichen Berufsausübung und Fragen zum Gesundheitssystem. Die Fragen sind häufig fallbasiert.
Die Prüfungskandidatinnen bzw. -kandidaten müssen in der Prüfung auch zeigen, dass sie über die Fähigkeit zur ärztlichen Gesprächsführung verfügen und mit ihrer Patientin oder ihrem Patienten angemessen kommunizieren können (➤ Kap. 17).

Wie läuft die Kenntnisprüfung in den Bundesländern ab?

Es gibt kleine Unterschiede im Ablauf der Kenntnisprüfung in den Bundesländern, zum Beispiel bei der Terminmitteilung oder dem Prüfungsort. So wird der Prüfungsort für die praktische Kenntnisprüfung teils Wochen, teils nur wenige Tage vorher mitgeteilt. Die Prüfenden sind üblicherweise nicht bekannt.

PRÜFUNGSTIPP

Wenn Sie Ihre Einladung zu Termin und Ort für Ihre Kenntnisprüfung erhalten haben, recherchieren Sie auf der Webseite der Klinik zu Schwerpunkten und Behandlungsmethoden der Abteilung (z. B. in Brandenburg) oder vereinbaren Sie einen Termin mit Ihren Prüferinnen und Prüfern (z. B. in Berlin). Informieren Sie sich über „Ihre" potenziellen Prüfenden, die Chefärztin bzw. den Chefarzt der Abteilung, in der Sie geprüft werden: Was hat sie bzw. er publiziert? Welche Zusatzqualifikation hat sie/er? So können Sie sich besser vorbereiten, auf welchen Prüfungsthemen möglicherweise ein besonderer Fokus liegen wird.

In der mündlichen Prüfung setzt sich die Prüfungskommission normalerweise aus drei Fachärztinnen bzw. Fachärzten zusammen, von denen eine/einer auch an der praktischen Prüfung teilgenommen hat. Dabei werden Fragen zur Vorstellung der Patientinnen bzw. Patienten und zum Fall gestellt.
Meistens findet die Kenntnisprüfung an einem Tag statt, in einigen Bundesländern an zwei Tagen. Zum Beispiel findet die mündliche Prüfung in Brandenburg spätestens zwei Tage nach der praktischen Prüfung statt.
Der Prüfungsort ist meistens eine Universitätsklinik oder ein beauftragtes Krankenhaus am Bett einer/eines „echten" Patientin/Patienten, die/der sich bereit erklärt hat, an der Prüfung mitzuwirken. Die Patientin/der Patient kann aber auch von einer Simulationsperson gespielt werden.

MERKE

Verfahren und Regelungen können sich ändern! Ansprechpartnerinnen für aktuelle und detaillierte Informationen zur Kenntnisprüfung sind die **Landesärztekammern** und die **Landes- oder Bezirksregierungen,** die Kenntnisprüfungen durchführen und organisieren.

Wie oft darf die Kenntnisprüfung wiederholt werden?

Das Ergebnis der Prüfung wird dem Prüfling nach der mündlichen Prüfung mitgeteilt. Die Kenntnisprüfung darf maximal zweimal wiederholt werden, d. h. man hat insgesamt drei Versuche.

KAPITEL

2 Moralisches Handeln und Ethik in der Medizin

FALL

Zu Hausarzt Andi Pérez kommen die Patientin Mandy Weber und ihr Partner. Frau Weber ist ungewollt schwanger und möchte das Kind nicht zur Welt bringen.
Am Abend macht der Arzt einen Hausbesuch bei seinem hochbetagten Patienten Leon Horvat. Der ist multimorbid und spricht über seinen Wunsch zu sterben.

Vor welchen ethischen Grundsatzfragen oder sogar Dilemmata können Ärztinnen und Ärzte stehen? **2.1**

Viele Krankenhäuser haben eine Ethikkommission: Wofür sind Ethikkommissionen zuständig? **2.2**

Welche Aufgaben hat der Deutsche Ethikrat in Bezug auf Medizin und Gesundheit? **2.3**

Was sind die vier grundlegenden ethischen Prinzipien in der Medizin, die Leitlinien für ärztliches Handeln sind? **2.4**

FALL

Bei dem 46-jährigen Roland Schneider wird ein metastasierendes Pankreaskarzinom diagnostiziert. Unter laufender Chemotherapie zeigt sich ein weiterer Progress in der Bildgebung. Die behandelnde Ärztin empfiehlt keine weitere Chemotherapie, da diese nur schwere Nebenwirkungen ohne medizinischen Nutzen verursachen würde. Sie klärt ihren Patienten über weitere palliative Optionen auf. Er besteht jedoch auf einer Weiterbehandlung: Er will nicht sterben.

Wie könnten die vier grundlegenden ethischen Prinzipien in der Medizin – Autonomie des Patienten, Nicht-Schaden, Fürsorge und Gerechtigkeit – im Fall von Herrn Schneider angewendet werden, um eine angemessene und ethisch vertretbare Behandlungsentscheidung zu treffen? **2.5**

Was sind die Themen in der Medizinethik, die momentan hauptsächlich diskutiert werden? **2.6**

Erläutern Sie die Ethikleitlinien des European Resuscitation Council (ERC) und die hier niedergelegten Empfehlungen für die ethische Praxis bei der Reanimation und End-of-Life-Versorgung. **2.7**

In Deutschland legen angehende Ärztinnen und Ärzte schon lange nicht mehr den hippokratischen Eid ab. Heute verpflichten sie sich bei der Approbation auf die Berufsordnung der Bundesärztekammer. Nennen Sie einige dieser Verpflichtungen. **2.8**

Ist die Verpflichtung auf die Berufsordnung der Bundesärztekammer rechtlich bindend? **2.9**

KAPITEL

3 Innere Medizin

3.1 Kardiologie

FALL

In der Sprechstunde stellt sich die 68-jährige Frau Heike Müller vor. Sie berichtet, vor 3 Monaten beim Wandern erstmals ein thorakales Druckgefühl („wie ein Stein auf der Brust") verspürt zu haben. Seitdem seien die Beschwerden schon mehrmals wieder aufgetreten. Die Schmerzen vergehen nach einer kurzen Pause und sind hinter dem Brustbein lokalisiert.

An welche Diagnose denken Sie und was sind die häufigsten Ursachen für Brustschmerzen in der Primärversorgung? **3.1.1**

Was verstehen Sie unter der koronaren Herzkrankheit (KHK)? **3.1.2**

Welche Risikofaktoren für die KHK kennen Sie? **3.1.3**

Welche diagnostischen Methoden gehören zur Basisdiagnostik bei V.a. chronisches Koronarsyndrom? **3.1.4**

Wie wird diagnostisch weiter vorgegangen? **3.1.5**

Welche nicht-invasiven und invasiven diagnostischen Methoden werden benutzt? **3.1.6**

Erläutern Sie das Prinzip eines Belastungs-EKG. **3.1.7**

Wann ist das Belastungs-EKG kontraindiziert? **3.1.8**

Welche Abbruchkriterien gibt es für das Belastungs-EKG? **3.1.9**

Beschreiben Sie den Ablauf der Koronarangiografie. **3.1.10**

Während der Koronarangiografie wird manchmal auch die FFR gemessen. Was verstehen Sie unter dieser Abkürzung? **3.1.11**

Welche Arten von Stents gibt es? **3.1.12**

Beschreiben Sie die Anatomie der Koronararterien. **3.1.13**

Welche Versorgungstypen des Herzens kennen Sie? **3.1.14**

Was verstehen Sie unter 1-, 2- und 3-Gefäß-Erkrankung? **3.1.15**

Wie wird die KHK behandelt? **3.1.16**

FALL

In Begleitung seiner Ehefrau stellt sich der 56-jährige Automechaniker Thomas Wolf mit thorakalen Schmerzen vor. Anamnestisch sind die Schmerzen plötzlich aufgetreten und halten schon seit ca. 30 Minuten an. Während Sie die ersten anamnestischen Angaben erheben, wird Herr Wolf an den Monitor angeschlossen.

3.1.17 Welche Differenzialdiagnosen kommen in Betracht?

3.1.18 Was verstehen Sie unter dem akuten Koronarsyndrom?

3.1.19 Wie gehen Sie bei Verdacht auf ein akutes Koronarsyndrom diagnostisch und therapeutisch vor?

3.1.20 Welche Merkmale sind für die instabile Angina pectoris typisch?

3.1.21 Wie zeigt sich ein NSTEMI im EKG?

3.1.22 Wie zeigt sich ein STEMI im EKG?

3.1.23 Was sind Sgarbossa-Kriterien?

3.1.24 Welche pathogenetischen Typen von Myokardinfarkt werden unterschieden?

3.1.25 Sie lassen ein EKG schreiben. Welche EKG-Ableitungen werden standardmäßig erfasst?

3.1.26 Befunden Sie das EKG von Herrn Wolf (➤ Abb. 3.1). Wie lautet Ihre Diagnose?

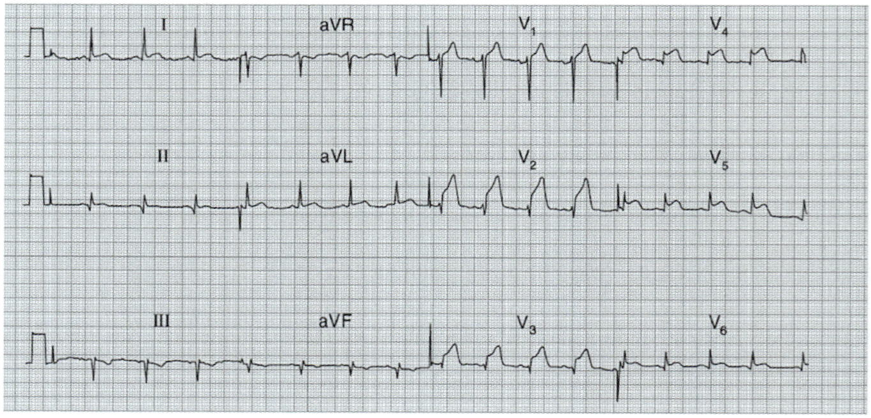

Abb. 3.1 [R381]

3.1.27 Welche Koronararterie ist bei Herrn Wolf betroffen?

3.1.28 Wie gehen Sie bei Herrn Wolf therapeutisch vor?

3.1.29 Stellen Sie sich vor, dass Ihr Krankenhaus über kein Herzkatheterlabor verfügt. Wie würden Sie bei Herrn Wolf vorgehen?

Wie gehen Sie bei NSTEMI vor? **3.1.30**

Welche weiteren Ursachen können einen Anstieg der Troponine verursachen? **3.1.31**

Welche Herzklappe ist als Komplikation des akuten Herzinfarktes am häufigsten betroffen? **3.1.32**

Bei welchen Patientinnen/Patienten manifestiert sich der Myokardinfarkt oft atypisch? **3.1.33**

Welche Medikamente spielen in der Sekundärprophylaxe nach einem Myokardinfarkt die wichtigste Rolle? **3.1.34**

FALL

Frau Christiane Löffler, eine 77-jährige Patientin, stellt sich in Ihrer Hausarztpraxis vor und berichtet von Atemnot, Schwindel und Engegefühl in der Brust. Die Beschwerden haben vor einem Monat begonnen und treten nur bei Belastung auf. Außerdem hat sie Knöchelödeme bemerkt, die vor allem abends auftreten. An Vorerkrankungen sind bei Frau Löffler Diabetes mellitus Typ 2, arterielle Hypertonie, Hypercholesterinämie und pAVK bekannt.

Für welches Klappenvitium ist die geschilderte Symptomatik charakteristisch und was wissen Sie über die Ätiologie dieses Herzklappenfehlers? **3.1.35**

Welche Folgen kann die Aortenklappenstenose mit sich bringen? **3.1.36**

Was für einen auskultatorischen Befund erwarten Sie bei Aortenklappenstenose? **3.1.37**

Wie wird der Schweregrad der Aortenklappenstenose beurteilt? **3.1.38**

Welche Untersuchungen sind in der Diagnostik der Aortenklappenstenose noch wichtig? **3.1.39**

Wie wird die Aortenklappenstenose behandelt? **3.1.40**

Welche Klappenprothesen werden bei TAVI benutzt? **3.1.41**

Beschreiben Sie kurz das Vorgehen bei TAVI. **3.1.42**

Bei welchen Faktoren kommt die TAVI zum Einsatz und wann wird der operative Aortenklappenersatz favorisiert? Geben Sie Beispiele. **3.1.43**

Was erkennen Sie im Röntgenbild (➤ Abb. 3.2)? **3.1.44**

Welche Ursachen können der Herzinsuffizienz zugrunde liegen? **3.1.45**

Definieren Sie die Vorlast und die Nachlast. **3.1.46**

Erläutern Sie die Pathophysiologie der Herzinsuffizienz. **3.1.47**

Beschreiben Sie den Frank-Starling-Mechanismus. **3.1.48**

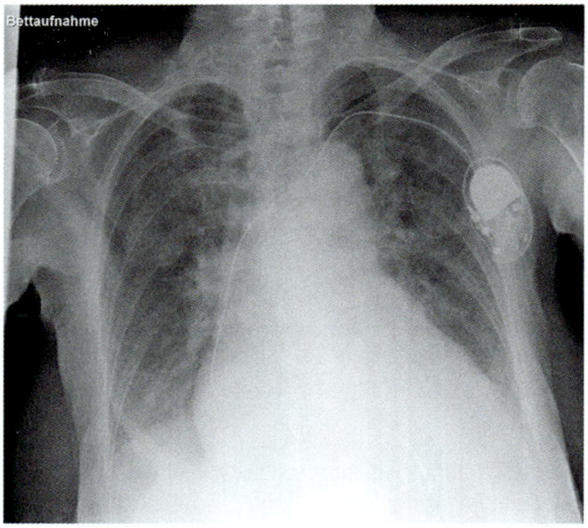

Abb. 3.2 [P338]

3.1.49 Erläutern Sie die NYHA-Klassifikation.

3.1.50 Welche diagnostischen Methoden sind bei der Herzinsuffizienz wichtig?

3.1.51 Definieren Sie die Ejektionsfraktion.

3.1.52 Erläutern Sie die Einteilung der Herzinsuffizienz anhand der linksventrikulären Ejektionsfraktion.

3.1.53 Welche Medikamente werden in der Therapie der chronischen Herzinsuffizienz benutzt?

3.1.54 Bei chronischer Herzinsuffizienz werden manchmal ICD und CRT implantiert. Worum handelt es sich bei diesen Abkürzungen?

3.1.55 Wie gehen Sie bei akuter Herzinsuffizienz vor?

3.1.56 Was sehen Sie im EKG (➤ Abb. 3.3)?

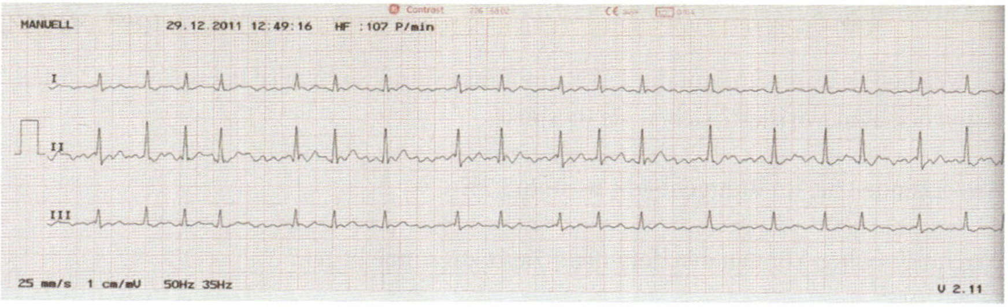

Abb. 3.3 [O1090]

3.1.57 Wie erkennen Sie das Vorhofflattern im EKG?

3.1.58 Erläutern Sie die Ätiologie und die Pathophysiologie des Vorhofflimmerns (VHF).

Mit welchen Symptomen kann sich das VHF manifestieren? **3.1.59**

Wo bilden sich Thromben bei VHF? **3.1.60**

Wie wird das VHF diagnostiziert? **3.1.61**

Welche Typen des VHF nach zeitlichem Verlauf und Dauer gibt es? **3.1.62**

Erläutern Sie die therapeutischen Prinzipien beim VHF. **3.1.63**

Wofür wird der CHA_2DS_2-VASc-Score verwendet? **3.1.64**

Wozu dient der HAS-BLED-Score? **3.1.65**

Welche nicht-medikamentöse therapeutische Option zur Thromboembolieprophylaxe bei VHF gibt es noch? **3.1.66**

Wie wird die Frequenzkontrolle erzielt? **3.1.67**

Wie wird die Rhythmuskontrolle erzielt? **3.1.68**

Beschreiben Sie die Durchführung der elektrischen Kardioversion bei VHF. **3.1.69**

Welche interventionelle Methode steht bei nicht ausreichender Rhythmuskontrolle zur Verfügung? **3.1.70**

FALL

Herr Andreas Koch stellt sich bei Ihnen vor und klagt über seit einer Woche bestehendes Fieber bis 39,3 °C, allgemeine Schwäche und Gelenkschmerzen. Außerdem hat er seit gestern ein schmerzhaftes rötliches Knötchen an der Fingerkuppe. Anamnestisch finden sich eine Zahnextraktion vor einem Monat und bekannte arterielle Hypertonie.

Welche Erkrankung vermuten Sie und was wissen Sie über ihre Ätiologie? **3.1.71**

Welche Herzklappen sind am häufigsten bei der infektiösen Endokarditis betroffen? **3.1.72**

Wie gehen Sie bei Verdacht auf die infektiöse Endokarditis diagnostisch vor? **3.1.73**

Erläutern Sie die Duke-Kriterien. **3.1.74**

Wie wird die infektiöse Endokarditis behandelt? **3.1.75**

FALL

Frau Petra Köhler, 62 Jahre alt, kommt in die Hausarztpraxis. Bei routinemäßiger Blutdruckmessung wurde ein Blutdruck von 146/92 mmHg gemessen.

Erläutern Sie die Einteilung der arteriellen Hypertonie (aHT) anhand des Blutdrucks (RR). **3.1.76**

3

3.1.77 Welche Faktoren begünstigen die Entwicklung der primären aHT?

3.1.78 Welche Ursachen für die sekundäre aHT gibt es?

3.1.79 Wie gehen Sie weiter vor, um die erhöhten Blutdruckwerte abzuklären?

3.1.80 Was ist der Zielblutdruck bei Frau Köhler und wie können Sie diesen erzielen?

3.1.81 Welche Antihypertensiva setzen Sie zu Therapiebeginn ein?

3.1.82 Welche Gruppen von Antihypertensiva werden bevorzugt bei: a) KHK; b) Diabetes mellitus; c) Herzinsuffizienz; d) Niereninsuffizienz?

3.1.83 Welche Gruppen von Antihypertensiva würden Sie lieber vermeiden bei: a) Asthma bronchiale; b) Diabetes mellitus; c) Niereninsuffizienz; d) Gicht?

3.1.84 Wie behandeln Sie einen hypertensiven Notfall?

3.2 Angiologie

FALL

Die 72-jährige Frau Birgit Harring kommt in Ihre Sprechstunde wegen krampfartiger Schmerzen in der rechten Wade. Sie berichtet, dass die Schmerzen immer wieder beim Einkaufen auftreten. Sonst ist Frau Harring körperlich eher inaktiv, treibt keinen Sport und verbringt die meiste Zeit zu Hause.

3.2.1 Welche Differenzialdiagnosen kommen bei Frau Harring in Frage?

3.2.2 Sie haben Verdacht auf eine pAVK. Was fragen Sie Frau Harring bei der Anamneseerhebung?

3.2.3 Was wissen Sie über die Ätiologie der pAVK?

3.2.4 Beschreiben Sie kurz die Pathophysiologie der Atherosklerose.

3.2.5 Erläutern Sie die Etageneinteilung der pAVK.

3.2.6 In welchen Lokalisationen manifestiert sich die pAVK klinisch?

3.2.7 Was ist das Leriche-Syndrom?

3.2.8 Erläutern Sie die Stadieneinteilung der pAVK nach Fontaine.

3.2.9 Was ist Claudicatio intermittens?

3.2.10 Sie führen bei Frau Harring eine körperliche Untersuchung durch. Was beurteilen Sie am betroffenen Bein?

Nun messen Sie den Knöchel-Arm-Index (ABI). Worum handelt es sich und wie läuft die Untersuchung ab? **3.2.11**

Sie messen bei Frau Harring den ABI von 0,7. Wie interpretieren Sie diesen Befund? **3.2.12**

Welche Untersuchungsmethode kann bei falsch hohen ABI-Werten noch herangezogen werden? **3.2.13**

Mit welcher Untersuchung können Sie die Gehstrecke objektivieren? **3.2.14**

Welche bildgebenden Verfahren werden in der Diagnostik der pAVK benutzt? **3.2.15**

Beschreiben Sie die stadiengerechte Therapie der pAVK. **3.2.16**

Wie erfolgt die interventionelle Revaskularisation bei der pAVK? **3.2.17**

FALL

In die Notaufnahme wird Herr Thomas Bornemann, 63 Jahre alt, eingeliefert. Der Patient klagt über plötzlich aufgetretene, starke Schmerzen im rechten Unterschenkel. Ein Unfall wurde von ihm verneint. Es fällt Ihnen auf, dass der rechte Unterschenkel im Vergleich mit dem linken blass aussieht.

An welche Diagnose denken Sie? **3.2.18**

Was sind die häufigsten Ursachen für eine akute Extremitätenischämie? **3.2.19**

Sie müssen bei Herrn Bornemann „6 P" überprüfen. Was verstehen Sie darunter? **3.2.20**

In welchen Stadien verläuft die akute Extremitätenischämie? **3.2.21**

Was wissen Sie über die Ischämietoleranz von Nervengewebe und Muskulatur? **3.2.22**

Wie gehen Sie bei Herrn Bornemann diagnostisch vor? **3.2.23**

Beschreiben Sie die ersten therapeutischen Maßnahmen bei der akuten Extremitätenischämie. **3.2.24**

Welche Methoden der Revaskularisation stehen zur Verfügung? **3.2.25**

Erläutern Sie das Prinzip der Embolektomie mit Fogarty-Katheter. **3.2.26**

FALL

Frau Felicia Avram stellt sich in Ihrer Praxis vor und klagt über Spannungsgefühle und Schmerzen im linken Bein. Vor 2 Wochen hatte sie eine Verletzung des rechten Sprunggelenks und bewegt sich seitdem nur wenig.

Wie erklären Sie die Symptomatik bei Frau Avram? **3.2.27**

Was ist eine Thrombophlebitis und wie erkennen Sie sie? **3.2.28**

3.2.29 Was ist die Virchow-Trias?

3.2.30 Was verstehen Sie unter der Faktor-V-Leiden-Mutation?

3.2.31 Erläutern Sie das Etagenmodell bei der TVT.

3.2.32 Was verstehen Sie unter einem weißen und roten Thrombus?

3.2.33 Wie bestimmen Sie die Wahrscheinlichkeit einer TVT?

3.2.34 Welche Untersuchungen führen Sie bei dem Verdacht auf die TVT durch?

3.2.35 Erläutern Sie die therapeutischen Prinzipien bei der TVT.

3.2.36 Welche Antikoagulanzien werden zur Initialtherapie der TVT eingesetzt und für wie lange?

3.2.37 Welche Antikoagulanzien werden zur Erhaltungstherapie der TVT eingesetzt und für wie lange?

3.2.38 Welche Komplikationen der TVT kennen Sie?

3.3 Pneumologie

FALL

Herr Daniel Pomorski, 71 Jahre alt, stellt sich in der Hausarztpraxis mit Fieber und produktivem Husten mit gelblich-grünlichem Auswurf vor. Der Patient ist wach und orientiert. Sie messen folgende Vitalparameter: Puls 105/min., Blutdruck 135/86 mmHg, Atemfrequenz 25/min, Sauerstoffsättigung 95 %, Körpertemperatur 38,3 °C. An Vorerkrankungen ist eine arterielle Hypertonie bekannt. Bei der körperlichen Untersuchung auskultieren Sie feinblasige, klingelnde Rasselgeräusche über dem rechten Mittellappen.

3.3.1 Was ist Ihre Verdachtsdiagnose, und behandeln Sie den Patienten ambulant oder weisen Sie ihn ins Krankenhaus ein?

3.3.2 Welche diagnostischen Schritte sind bei Herrn Pomorski notwendig?

3.3.3 Es wurde eine Röntgenaufnahme angefertigt. Interpretieren Sie das Röntgenbild (➤ Abb. 3.4).

3.3.4 Welche Röntgenbefunde können bei Pneumonien noch auftreten?

3.3.5 Mithilfe welcher Kriterien können Sie die Diagnose einer Pneumonie stellen?

3.3.6 Wie werden Pneumonien nach dem Entstehungsort unterteilt und warum ist diese Einteilung wichtig?

3.3.7 Welche Erreger können eine Pneumonie verursachen?

3.3.8 Erläutern Sie die antibiotische Therapie bei Pneumonien.

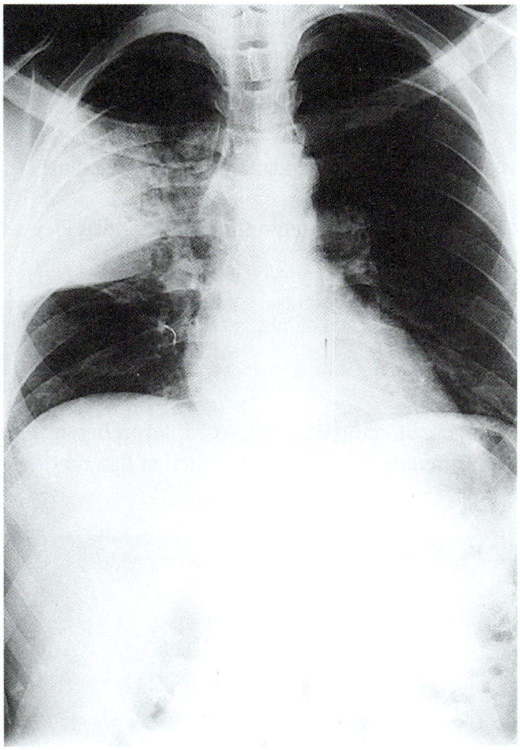

Abb. 3.4 [E960]

Auf welche Pathologie zeigt der Pfeil (➤ Abb. 3.5)? **3.3.9**

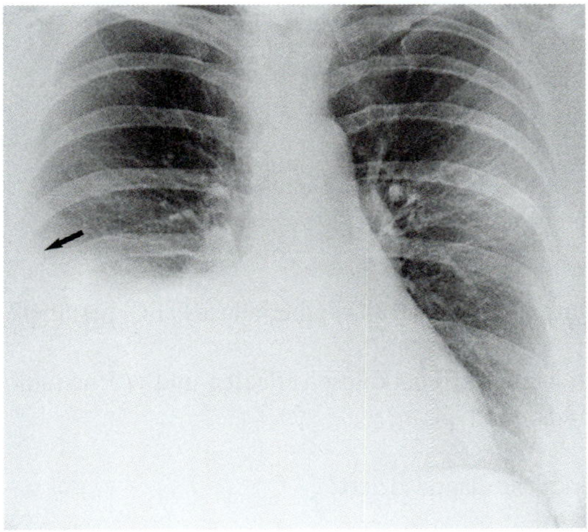

Abb. 3.5 [R352]

Mit welchen bildgebenden Verfahren lässt sich ein Pleuraerguss noch gut darstellen? **3.3.10**

Welche Formen von Pleuraerguss gibt es und welche äticlogischen Faktoren kennen Sie? **3.3.11**

3.3.12 Welche Befunde erwarten Sie bei der körperlichen Untersuchung und welche Symptome können bei einem Pleuraerguss auftreten?

3.3.13 Beschreiben Sie kurz den Ablauf bei der Pleurapunktion.

3.3.14 Wie kann ein Transsudat von einem Exsudat differenziert werden?

3.3.15 Wie behandeln Sie Patientinnen/Patienten mit rezidivierenden Pleuraergüssen?

FALL

Herr Avan Gupta leidet seit drei Wochen unter subfebrilen Temperaturen, allgemeiner Schwäche, Nachtschweiß und Husten.

3.3.16 Sie lassen eine Röntgenaufnahme anfertigen. Interpretieren Sie das Röntgenbild (➤ Abb. 3.6). Welche Differenzialdiagnosen kommen in Betracht?

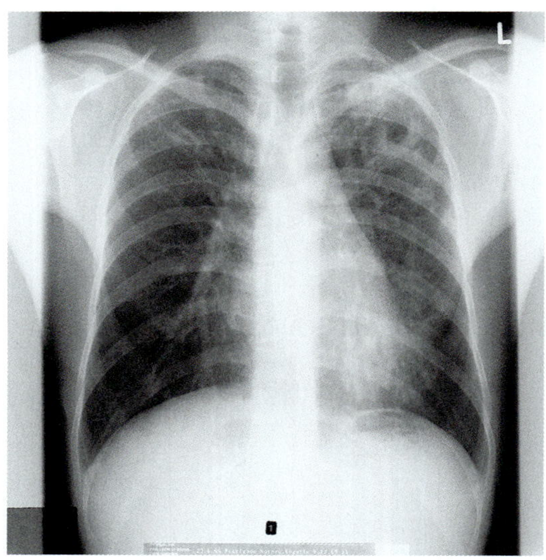

Abb. 3.6 [R167]

3.3.17 Was müssen Sie beachten, falls sich eine Tuberkulose (TBC) bestätigt?

3.3.18 In welchen Stadien kann die Tuberkulose verlaufen und welche radiologischen Befunde sind für jeweiliges Stadium typisch?

3.3.19 Wie wird die Tuberkulose diagnostiziert?

3.3.20 Welche Komplikationen können bei der Tuberkulose auftreten?

3.3.21 Wie behandeln Sie die Tuberkulose?

FALL

Herr Bernd Ackermann, ein 53-jähriger Maler und Lackierer, stellt sich in Ihrer Hausarztpraxis vor. Er klagt über Belastungsdyspnoe, auf Nachfrage erfahren Sie auch von einem chronischen Husten mit Auswurf. Der Patient raucht seit ca. 25 Jahren eine Schachtel Zigaretten täglich.

Wie lautet Ihre Verdachtsdiagnose und welche Differenzialdiagnosen kommen in Frage? **3.3.22**

Welche Risikofaktoren für die chronisch-obstruktive Lungenerkrankung (COPD) bestehen bei Herrn Ackermann und welche weiteren ätiologischen Faktoren sind Ihnen noch bekannt? **3.3.23**

Wie wird die COPD definiert? **3.3.24**

Welche diagnostischen Methoden kommen bei der COPD zur Anwendung? **3.3.25**

Welche spirometrischen Parameter spielen in der Diagnosestellung der COPD die wichtigste Rolle? **3.3.26**

Erläutern Sie die Bedeutung und beschreiben Sie die Durchführung des Bronchospasmolysetests. Welche Befunde sind für die COPD typisch? **3.3.27**

Beschreiben Sie die Stadieneinteilung der COPD. **3.3.28**

Wie wird die akute Exazerbation der COPD definiert? **3.3.29**

Beschreiben Sie die Behandlung von COPD. **3.3.30**

Welche Impfungen empfehlen Sie Herrn Ackermann? **3.3.31**

Bewerten Sie das Röntgenbild (➤ Abb. 3.7). **3.3.32**

Als Komplikation kann sich bei der COPD auch eine pulmonale Hypertonie entwickeln. Wie wird diese Erkrankung definiert? **3.3.33**

Welche weiteren Ursachen können zu einer pulmonalen Hypertonie führen? **3.3.34**

Welche Symptome können bei pulmonaler Hypertonie auftreten? **3.3.35**

Was verstehen Sie unter einem Cor pulmonale? **3.3.36**

Mit welcher Untersuchung können Sie die pulmonale Hypertonie am besten beurteilen? **3.3.37**

Wie kann die pulmonale Hypertonie behandelt werden? **3.3.38**

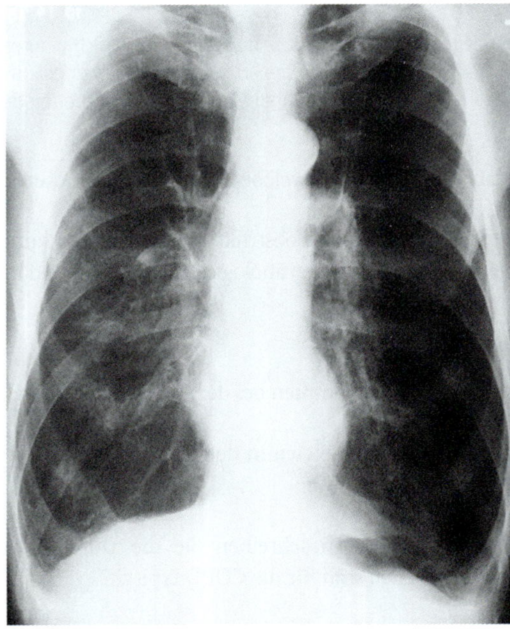

Abb. 3.7 [E978-001]

FALL

Frau Britta Neumann, 19 Jahre alt, leidet seit drei Wochen unter Husten ohne Auswurf. Der Husten verschlechtert sich während der Nacht und vor zwei Tagen hatte die Patientin in der Nacht auch eine kurzeitige Atemnot erlebt, was sie sehr beunruhigt hat. Die Anamnese ist bis auf eine atopische Dermatitis sonst unauffällig.

3.3.39 An welche Diagnose denken Sie in erster Linie?

3.3.40 Wie wird das Asthma bronchiale definiert?

3.3.41 Welche Formen von Asthma bronchiale kennen Sie?

3.3.42 Wie wird die Diagnose von Asthma gestellt?

3.3.43 Welche spirometrischen Befunde erwarten Sie bei Asthma?

3.3.44 Erläutern Sie das Stufenschema zur Behandlung von Asthma.

3.3.45 Wie erkennen Sie einen leichten, schweren und lebensbedrohlichen asthmatischen Anfall?

3.3.46 Wie behandeln Sie einen asthmatischen Anfall?

3.3.47 Was sehen Sie auf dem Bild (➤ Abb. 3.8)?

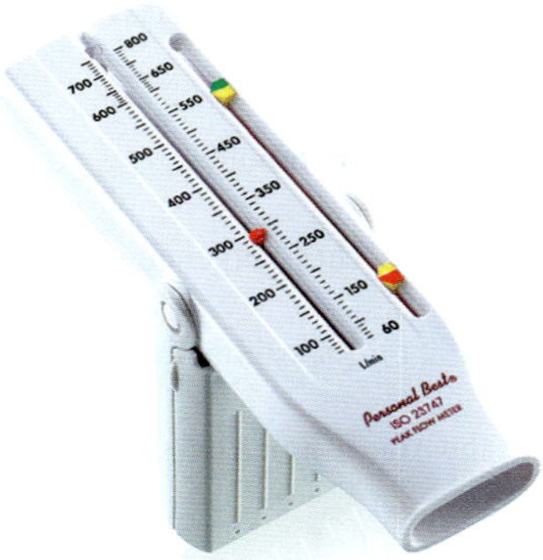

Abb. 3.8 [U106]

FALL

Frau Alena Memedi wird mit Rettungsdienst in die Notaufnahme eingeliefert. Sie klagt über eine Dyspnoe, Tachypnoe und atemabhängige Brustschmerzen. Die Symptome sind plötzlich nach dem Toilettengang aufgetreten.

Was ist Ihre Verdachtsdiagnose und wie klären Sie das akute Einsetzen der Symptomatik? **3.3.48**

Was wissen Sie über die Ätiologie der Lungenembolie (LAE)? **3.3.49**

Beschreiben Sie kurz die pathophysiologischen Prozesse bei der LAE. **3.3.50**

Sie lassen ein EKG schreiben (➤ Abb. 3.9). Welche Zeichen einer Rechtsherzbelastung bei der LAE erkennen Sie und welche können noch auftreten? **3.3.51**

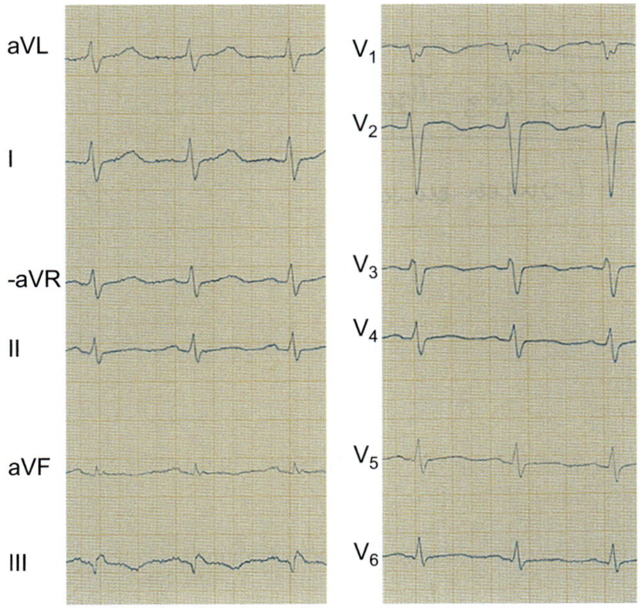

Abb. 3.9 [M180]

3.3.52 Sie messen die Vitalparameter und stellen fest, dass die Patientin kreislaufstabil ist. Wie gehen Sie weiter vor?

3.3.53 Erläutern Sie den Wells-Score bei Lungenembolie.

3.3.54 Beschreiben Sie Ihr weiteres diagnostisches Vorgehen in Abhängigkeit vom Wells-Score.

3.3.55 Was wissen Sie über die Sensitivität und Spezifität der D-Dimere?

3.3.56 Wie ändert sich der diagnostische Algorithmus bei einer hämodynamischen Instabilität?

3.3.57 Erläutern Sie die Akutbehandlung der LAE.

3.3.58 Erläutern Sie die Sekundärprophylaxe nach der LAE.

FALL

Herr Frank Götze ist ein langjähriger Raucher, der seit langem ab und zu hustet. Seit ein paar Wochen leidet er unter Schmerzen in der rechten Schulter, die er sich nicht erklären kann. Nun kamen noch Kribbelgefühle im rechten Unterarm dazu, sodass sich Herr Götze entschied, sich bei seiner Hausärztin vorzustellen.

3.3.59 Die Hausärztin veranlasste eine Röntgenaufnahme des Thorax. Was sehen Sie im Röntgenbild (➤ Abb. 3.10)?

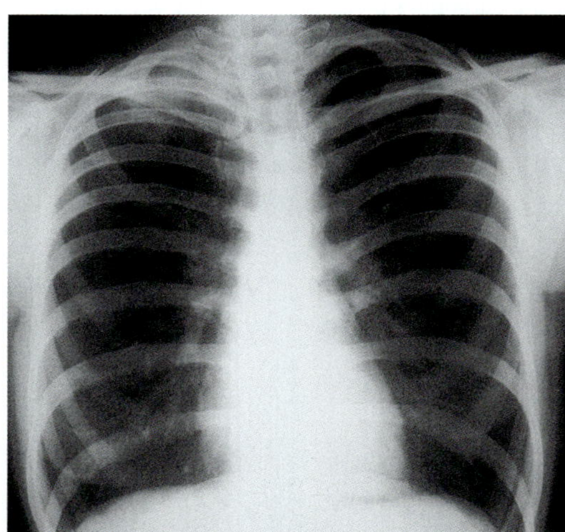

Abb. 3.10 [R503]

3.3.60 Wie erklären Sie die Symptomatik bei Herrn Götze und welche Symptome können bei einem Pancoast-Tumor noch auftreten?

3.3.61 Welche Risikofaktoren sind bei Lungenkarzinom bekannt?

3.3.62 Welche Typen des Lungenkarzinoms sind Ihnen bekannt?

Benennen Sie die Pathologien (Pfeil und M). Um welchen Typ des Bronchialkarzinoms handelt es sich (➤ Abb. 3.11)? **3.3.63**

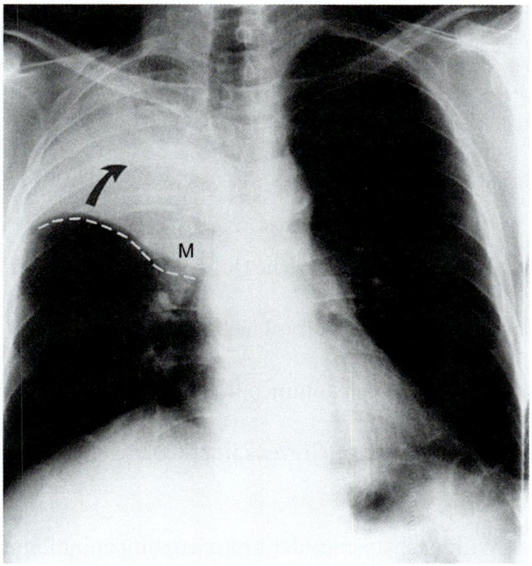

Abb. 3.11 [E283]

Wie stellen sich periphere Bronchialkarzinome im Röntgenbild dar? **3.3.64**

Wodurch kennzeichnen sich die kleinzelligen Lungenkarzinome? **3.3.65**

Beschreiben Sie die weitere Diagnostik bei Herrn Götze. **3.3.66**

Erläutern Sie kurz die TNM-Klassifikation von Lungenkarzinomen. **3.3.67**

Welche Klassifikation wird bei dem kleinzelligen Lungenkarzinom verwendet? **3.3.68**

Welche diagnostischen Maßnahmen werden zum Staging eingesetzt? **3.3.69**

Wie werden NSCLC behandelt? **3.3.70**

Wie wird das SCLC behandelt? **3.3.71**

FALL

Frau Sevda Özgül, eine 28-jährige Patientin, stellt sich bei ihrem Hausarzt vor und klagt über Abgeschlagenheit, trockenen Reizhusten und Schmerzen im Sprunggelenk. Dem Hausarzt fallen mehrere subkutane, rötlich-livide Knoten an beiden Unterschenkeln auf. Es wurden mehrere Untersuchungen durchgeführt und letztendlich eine Sarkoidose diagnostiziert.

Was wissen Sie über die Sarkoidose? **3.3.72**

Was wissen Sie über die Lungenfibrose? **3.3.73**

3.4 Gastroenterologie

FALL

Herr Alexander Grevenkamp, ein 42-jähriger Patient, stellt sich in der Sprechstunde Ihrer Hausarztpraxis vor und schildert Ihnen seine Beschwerden: Seit einigen Monaten leidet er unter brennenden und drückenden Gefühlen und Schmerzen im oberen Brustbereich. Die Beschwerden treten insbesondere nach Mahlzeiten auf. Außerdem muss Herr Grevenkamp öfters nach dem Essen aufstoßen. Ähnliche Beschwerden hatte er bereits vor 2 Jahren, damals haben diese allerdings nachgelassen, nachdem er mit dem starken Kaffeekonsum aufgehört hatte.

3.4.1 Wie lautet Ihre Verdachtsdiagnose und welche Differenzialdiagnosen kommen in Betracht?

3.4.2 Wie wird die gastroösophageale Refluxkrankheit (GERD) definiert?

3.4.3 Welche diagnostischen Maßnahmen kommen in der GERD-Diagnostik zum Einsatz?

3.4.4 Endoskopisch finden sich bei Herrn Grevenkamp keine Auffälligkeiten. Wie gehen Sie therapeutisch vor?

3.4.5 Beschreiben Sie den Wirkmechanismus der Protonenpumpeninhibitoren (PPI).

3.4.6 Welche Nebenwirkungen haben PPI und welche Komplikationen können unter einer Langzeittherapie mit PPI auftreten?

3.4.7 Nach einer 8-wöchigen Therapie mit Esomeprazol kommt Herr Grevenkamp in Ihre Praxis zur Kontrolle und berichtet über eine vollständige Symptomfreiheit. Was müssen Sie beim Absetzen des Medikaments beachten?

3.4.8 Welche Motilitätsstörungen des Ösophagus kennen Sie?

3.4.9 Was wissen Sie über die Pathophysiologie der Achalasie?

3.4.10 Wie wird die Achalasie diagnostiziert?

3.4.11 Wie wird die Achalasie behandelt?

3.4.12 Bei einer chronischen GERD kann sich als Komplikation ein Barrett-Ösophagus entwickeln. Worum handelt es sich bei dieser pathologischen Veränderung?

3.4.13 Wie wird die Diagnose des Barrett-Ösophagus gestellt?

3.4.14 Wie wird der Barrett-Ösophagus behandelt?

FALL

Die 72-jährige Frau Valeria Antonescu klagt über lang andauernde und zunehmende Dysphagie, dyspeptische Beschwerden und Gewichtsverlust. Sie führen eine endoskopische Untersuchung durch, dabei finden Sie einen stenosierenden Tumor im distalen Ösophagus.

Welche Ursachen können zu einer Dysphagie führen? **3.4.15**

Welche diagnostischen Verfahren werden in der Diagnostik und zum Staging bei einem Ösophaguskarzinom benutzt? **3.4.16**

Welche histologischen Typen kommen bei Ösophaguskarzinom vor? **3.4.17**

Klären Sie den Zusammenhang zwischen einzelnen histologischen Typen, ihrer Ätiologie und Lokalisation im Ösophagus. **3.4.18**

Erläutern Sie die TNM-Klassifikation des Ösophaguskarzinoms. **3.4.19**

In welche regionären Lymphknoten (LK) kann das Ösophaguskarzinom metastasieren? **3.4.20**

Welche Behandlungsmethoden kommen beim Ösophaguskarzinom zum Einsatz? **3.4.21**

FALL

Bei Frau Lena Grabow begannen Bauchschmerzen vor ca. einem Jahr. Damals kaufte sie Antazida, die ihr zur Symptomlinderung sehr gut halfen. Seit einigen Monaten leidet sie wieder unter Schmerzen im Oberbauch, die Antazida zeigen diesmal keinen gewünschten Effekt. Bei einer Gastroskopie zeigt sich eine Gastritis mit mehreren frischen Erosionen der Schleimhaut.

Welche Faktoren können zu einer chronischen Gastritis führen? **3.4.22**

Welche Faktoren können eine akute Gastritis verursachen? **3.4.23**

Wie gehen Sie bei der endoskopischen Untersuchung bei Frau Grabow weiter vor? **3.4.24**

Welche Methoden werden in der Diagnostik und zur Überprüfung des Therapieerfolges bei Typ-B-Gastritis eingesetzt? **3.4.25**

Bei Frau Grabow wurde eine H.-pylori-Infektion bestätigt. Wie behandeln Sie die Patientin? **3.4.26**

Wie würden Sie während der Endoskopie weiter vorgehen, wenn Sie bei Frau Grabow ein Magenulkus finden? **3.4.27**

Welche ätiologischen Faktoren für ein Ulkus ventriculi bzw. duodeni kennen Sie? **3.4.28**

Bei Ulkuskrankheit kann das typische Auftreten von Schmerzen Hinweise auf die Lokalisation des Ulkus geben – wie? **3.4.29**

Welche Therapie würden Sie bei einem Ulkus vorschlagen? **3.4.30**

Wie wird der Therapieerfolg der Eradikationstherapie bei Ulcus ventriculi überprüft? **3.4.31**

FALL

Frau Svenja Ziegler kommt in die Notaufnahme und berichtet über mehrfaches Bluterbrechen. Der Patientin ist schwindelig, und sie fühlt sich schwach.

3.4.32 Wie gehen Sie diagnostisch-therapeutisch vor?

3.4.33 Welche Ursachen für die obere gastrointestinale Blutung kennen Sie?

3.4.34 Erläutern Sie die Forrest-Klassifikation.

3.4.35 Welche therapeutischen Methoden stehen bei einer akuten Ulkusblutung zur Verfügung?

FALL

Frau Emmi Moczko, 72 Jahre alt, stellt sich mit langdauernden epigastrischen Schmerzen und dyspeptischen Beschwerden bei Ihnen vor. Außerdem bemerkte sie eine Schwellung am linken Schlüsselbein. Während der Gastroskopie sehen Sie eine exophytische Raumforderung, aus der Sie mehrere Biopsien entnehmen.

3.4.36 Wie erklären Sie die Schwellung bei Frau Moczko?

3.4.37 Welche Risikofaktoren für das Magenkarzinom sind Ihnen bekannt?

3.4.38 Welche Typen des Magenkarzinoms gibt es?

3.4.39 Welche Untersuchungen werden in der Diagnostik und zum Staging benutzt?

3.4.40 Erläutern Sie einzelne Stadien des Magenkarzinoms nach der TNM-Klassifikation.

3.4.41 In welche regionären Lymphknoten (LK) kann das Magenkarzinom metastasieren?

3.4.42 Wie wird das Magenkarzinom behandelt?

FALL

Herr Martin Ziegler stellt sich in der Rettungsstelle vor und klagt über krampfartige Schmerzen im rechten und mittleren Oberbauch.

3.4.43 Sie führen eine Abdomensonografie durch. Befunden Sie das Bild (➤ Abb. 3.12).

3.4.44 Was müssen Sie bei der Abdomensonografie beurteilen und wie gehen Sie bei der Untersuchung vor?

3.4.45 Welche Arten von Gallensteinen gibt es?

3.4.46 Welche Risikofaktoren für die Entstehung von Gallensteinen sind Ihnen bekannt?

3.4.47 Wie gehen Sie bei Verdacht auf eine Cholezystolithiasis diagnostisch vor?

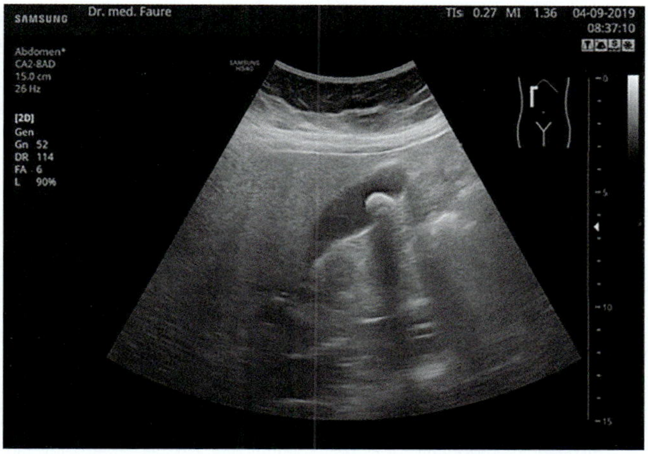

Abb. 3.12 [O741]

Sonografisch haben Sie einen Gallenblasenstein sowie einen Stein im Ductus choledochus entdeckt. Wie behandeln Sie Herrn Ziegler? **3.4.48**

Beschreiben Sie das Vorgehen bei der endoskopischen retrograden Cholangiografie (ERC). **3.4.49**

Worin besteht die Therapie akuter Cholezystitis? **3.4.50**

Wie würden Sie Patientinnen/Patienten mit einer asymptomatischen Cholezystolithiasis behandeln? **3.4.51**

FALL

In die Rettungsstelle kommt Herr Thomas Heubach in Begleitung seiner Ehefrau und klagt über Bauchschmerzen. Auf Nachfrage gibt er an, dass die Schmerzen plötzlich auftraten, im Oberbauch lokalisiert sind und gürtelförmig in den Rücken ausstrahlen.

An welche Diagnose denken Sie in erster Linie und welche Differenzialdiagnosen kommen in Betracht? **3.4.52**

Erläutern Sie kurz die Pathophysiologie der akuten Pankreatitis. **3.4.53**

Welche Ursachen können zu einer akuten Pankreatitis führen? **3.4.54**

Mithilfe welcher diagnostischen Maßnahmen können Sie Ihre Verdachtsdiagnose bestätigen und welche Befunde erwarten Sie? **3.4.55**

Welche diagnostischen Kriterien für die akute Pankreatitis kennen Sie? **3.4.56**

Eine akute Pankreatitis kann in 3 Schweregrade eingeteilt werden. Welche sind das? **3.4.57**

Welche Komplikationen können bei einer akuten Pankreatitis auftreten? **3.4.58**

Erläutern Sie allgemeine Therapieprinzipien bei akuter Pankreatitis. **3.4.59**

3.4.60 Bei Herrn Heubach zeigten sich laborchemisch erhöhte Cholestaseparameter und sonografisch ein Gallenstein in den extrahepatischen Gallenwegen. Wie gehen Sie therapeutisch vor?

3.4.61 Akute Pankreatitis kann auch auf dem Boden einer chronischen Pankreatitis auftreten. Welche Ursachen können zu der chronischen Pankreatitis führen?

3.4.62 Welche Funktionen hat das Pankreas?

3.4.63 Mit welchen Funktionstests können Sie die endokrine und exokrine Funktion des Pankreas bestimmen?

3.4.64 Wie würden Sie eine chronische Pankreatitis behandeln?

FALL

Frau Clara Bäumler leidet seit Monaten über Bauchschmerzen, aus denen sich im Verlauf der Zeit Rückenschmerzen entwickelt haben. Gegen Schmerzen nimmt sie Ibuprofen 400 mg ein. In der letzten Zeit fühlte sie sich außerdem schwach, und sie hat an Gewicht abgenommen. Nachdem sie eine gelbliche Verfärbung ihrer Augen bemerkte, stellte sie sich in Ihrer Praxis vor. Bei Verdacht auf ein Pankreaskarzinom führen Sie eine Sonografie durch, wo sich eine Raumforderung des Pankreaskopfes zeigte.

3.4.65 Welche Risikofaktoren des Pankreaskarzinoms sind Ihnen bekannt?

3.4.66 Was verstehen Sie unter Courvoisier-Zeichen?

3.4.67 In welchem Teil des Pankreas findet sich ein Pankreaskarzinom am häufigsten?

3.4.68 Welche Methoden kommen in der Diagnostik, inkl. Staging und Grading zum Einsatz?

3.4.69 Welche Nachbarorgane und Gefäße kann das Pankreaskarzinom infiltrieren?

3.4.70 Wie wird das Pankreaskarzinom behandelt?

3.4.71 Was wissen Sie über die Prognose des Pankreaskarzinoms?

FALL

Die 17-jährige Frau Ronja Leymann klagt über eine erhöhte Stuhlfrequenz und Meteorismus, insb. postprandial. Manchmal bekommt sie auch dumpfe Bauchschmerzen. Außerdem hat sie in den letzten 2 Monaten 6 kg an Gewicht verloren.

3.4.72 Welche Differenzialdiagnosen kommen bei Frau Leymann in Betracht?

3.4.73 Definieren und erläutern Sie die Pathophysiologie der Zöliakie.

3.4.74 Mit welchen Symptomen geht die Zöliakie einher?

3.4.75 Welche diagnostischen Maßnahmen helfen Ihnen bei der Diagnostik der Zöliakie?

3.4.76 Wie wird die Zöliakie behandelt?

FALL

Herr Simon Brunner, 24 Jahre alt, leidet seit Monaten unter Durchfällen und gelegentlichen krampfartigen Bauchschmerzen, die sich „hin und her bewegen" und ein bis drei Tage dauern. Manchmal habe er das Bedürfnis, aufs Klo zu gehen, aber ohne Stuhlabgang. Gestern habe er auch Blut im Stuhl bemerkt, sodass er sich heute bei Ihnen vorstellt.

Was würden Sie anamnestisch fragen, um den Entstehungsort der Blutung näher beurteilen zu können? **3.4.77**

Welche anatomische Grenze dient als Orientierungshilfe bei Differenzierung zwischen oberer und unterer GIT-Blutung? **3.4.78**

Welche Medikamente können einen schwarzen Stuhl verursachen? **3.4.79**

Welche Ursachen für die untere gastrointestinale Blutung kennen Sie? **3.4.80**

Der schubförmige Verlauf der Symptomatik bei Herrn Brunner lässt Sie an chronisch-entzündliche Darmerkrankungen (CED) denken: M. Crohn und Colitis ulcerosa. Vergleichen Sie beide Erkrankungen bezüglich der Symptomatik. **3.4.81**

Welche Differenzialdiagnosen kommen bei CED in Betracht? **3.4.82**

Welche extraintestinalen Manifestationen können bei CED auftreten? **3.4.83**

Vergleichen Sie M. Crohn und Colitis ulcerosa bezüglich der Lokalisation im GIT-Trakt und des Befalls der Darmwand. **3.4.84**

Welche diagnostischen Verfahren helfen Ihnen, die Diagnose einer CED zu stellen und M. Crohn von Colitis ulcerosa zu differenzieren? **3.4.85**

Sie führen bei Herrn Brunner eine Koloskopie durch. Welche Befunde sind für M. Crohn bzw. Colitis ulcerosa typisch? **3.4.86**

Was ist „Backwash-Ileitis"? **3.4.87**

Beschreiben Sie die MRT nach Sellink. **3.4.88**

Welche Medikamente kommen in Behandlung eines akuten Schubs und zur Remissionserhaltung bei M. Crohn zum Einsatz? **3.4.89**

Welche Medikamente kommen in Behandlung eines akuten Schubs und zur Remissionserhaltung bei Colitis ulcerosa zum Einsatz? **3.4.90**

Was verstehen Sie über steroidrefraktären und steroidabhängigen Verläufen? **3.4.91**

Welche Komplikationen können bei CED auftreten? **3.4.92**

FALL

In Ihrer Praxis stellt sich Herr Adam Piotrowski (72 Jahre alt) vor und klagt über sich wechselnde Durchfälle und Verstopfungen. Außerdem fühlt er sich in der letzten Zeit müde und hat in den letzten 2 Monaten 6 kg an Gewicht verloren.

3.4.93 Differenzialdiagnostisch muss auch ein kolorektales Karzinom ausgeschlossen werden. Welche Symptome können dabei noch auftreten?

3.4.94 Welche Risikofaktoren für das kolorektale Karzinom sind Ihnen bekannt?

3.4.95 Was wissen Sie über die Vorsorgeuntersuchung auf kolorektales Karzinom?

3.4.96 Wo liegt die Grenzmarke zwischen Kolon- und Rektumkarzinom?

3.4.97 In welche Teile wird das Rektum unterteilt?

3.4.98 In welchen Darmabschnitten findet sich kolorektales Karzinom am häufigsten?

3.4.99 In welcher Lokalisation gelten Kolonkarzinome als prognostisch günstiger?

3.4.100 Welche diagnostischen Maßnahmen werden bei der Diagnostik und zum Staging des kolorektalen Karzinoms verwendet?

3.4.101 Welcher histologische Typ kommt bei kolorektalem Karzinom am häufigsten vor?

3.4.102 Erläutern Sie einzelne Stadien des Kolonkarzinoms nach der TNM-Klassifikation.

3.4.103 Vergleichen Sie die lymphogene Metastasierung des Kolon- und Rektumkarzinoms.

3.4.104 Vergleichen Sie die hämatogene Metastasierung des Kolon- und Rektumkarzinoms.

3.4.105 Welche Nachbarorgane kann das Rektumkarzinom infiltrieren?

3.4.106 Wie wird das Kolonkarzinom behandelt?

3.4.107 Wie wird das Rektumkarzinom behandelt?

FALL

Frau Kristina Wittenberg, 52 Jahre alt, stellt sich in der Rettungsstelle vor und klagt über starke Schmerzen im linken Unterbauch.

3.4.108 Welche Differenzialdiagnosen kommen in Betracht?

3.4.109 Bei linksseitigen Unterbauchschmerzen muss immer auch an eine akute Divertikulitis gedacht werden. Definieren Sie die Begriffe „Divertikulose", „Divertikelkrankheit" und „Divertikulitis".

3.4.110 Was sind Divertikel und welche Form kommt bei der Divertikulose typischerweise vor?

3.4.111 Welche prädisponierenden Faktoren für die Divertikulose gibt es?

Erläutern Sie die Klassifikation der Divertikelkrankheit. **3.4.112**

Wie können Sie die Divertikelkrankheit diagnostizieren? **3.4.113**

Wie wird die Divertikulose behandelt? **3.4.114**

Wie wird die Divertikulitis behandelt? **3.4.115**

FALL

Frau Petra Kothe stellte sich wegen rezidivierender Bauchschmerzen und Durchfällen vor. Alle bisher durchgeführten Untersuchungen waren unauffällig. Sie gehen von einem Reizdarmsyndrom aus.

Welche Subtypen des Reizdarmsyndroms gibt es? **3.4.116**

Welche therapeutischen Möglichkeiten stehen in der Therapie des Reizdarmsyndroms zur Verfügung? **3.4.117**

3.5 Hepatologie

FALL

Herr Michael Patzig fühlt sich seit einigen Tagen unwohl und leidet unter Übelkeit und Durchfällen. Anamnestisch auffällig ist bei dem zuvor gesunden Patienten lediglich ein Urlaub in Kroatien vor 3 Wochen. Laborchemisch waren Anti-HAV-IgM sowie Transaminasen erhöht.

Wie erklären Sie die Symptomatik bei Herrn Patzig? **3.5.1**

Müssen Sie Hepatitis A an das Gesundheitsamt melden? **3.5.2**

Wiederholen Sie Ihre Kenntnisse und ordnen Sie den Hepatitis-Viren (HAV, HBV, HCV, HDV, HEV) ihre Eigenschaften zu. **3.5.3**

Virusgenom: DNA • RNA • RNA • RNA • RNA
Inkubationszeit (Tage): 15–50 • 15–60 • 30–180 • 30–180 • 15–180
Infektionsweg: fäkal-oral • fäkal-oral • parenteral, sexuell • parenteral, sexuell • parenteral, sexuell
Verlauf: akut (selbstlimitierend) • akut (selbstlimitierend), fulminant (v. a. bei Schwangeren) • chronisch als Koinfektion oder Superinfektion (nur mit HBV), fulminant • meist asymptomatisch, akut, fulminant (selten), chronisch • meist chronisch, akut (oft asymptomatisch)
Therapie: antivirale Therapie wie bei der HBV-Infektion • direkt antivirale Medikamente in Zweier- oder Dreierkombination bei chronischem Verlauf • symptomatisch • symptomatisch, antivirale Therapie bei fulminantem Verlauf • symptomatische Therapie bei akutem Verlauf, antivirale Therapie (Interferon-α, Entecavir, Tenofovir) bei chronischem Verlauf
Impfung: HBV-Impfung schützt auch vor Hepatitis-D • in Europa nicht verfügbar • keine • möglich • möglich

Welche serologischen Parameter werden in der Diagnostik der Hepatitis B bestimmt und worauf deuten sie hin? **3.5.4**

3.5.5 Ordnen Sie den Laborkonstellationen bei der Hepatitis-B-Serologie die entsprechenden Interpretationen zu.

Laborkonstellation (positive Befunde): 1. Anti-HBc (IgG), Anti-HBs • 2. Anti-HBs • 3. HBsAg, Anti-HBc (IgG) • 4. HBsAg, Anti-HBc (IgM) • 5. HBsAg, HBeAg, Anti-HBc (IgG)
Interpretation: a) akute Infektion • b) ausgeheilte Infektion • c) chronische aktive Infektion • d) chronische inaktive Infektion • e) Z. n. Impfung

1. ________; 2. ________; 3. ________; 4. ________; 5. ________

FALL

Herr Stefan Haas bemerkte, dass sich sein Bauch in den letzten 5 Tagen vergrößert hat und seine Augen gelb geworden sind. Außerdem fühlt er sich seit langer Zeit müde.

3.5.6 Was sind Ihre ersten diagnostischen Schritte?

3.5.7 Welche Funktionen hat die Leber?

3.5.8 Wie wird der Aszites definiert?

3.5.9 Welche Ursachen können für einen Aszites verantwortlich sein?

3.5.10 Was müssen Sie vor einer Aszitespunktion beachten?

3.5.11 Wie gehen Sie bei der Aszitespunktion vor?

3.5.12 Auf welche Parameter wird die Aszitesflüssigkeit untersucht?

3.5.13 Wie können Sie laborchemisch ein Transsudat von einem Exsudat unterscheiden?

3.5.14 Erläutern Sie die Pathophysiologie und Ätiologie eines Transsudats bzw. Exsudats.

3.5.15 Welche therapeutischen Optionen stehen bei Aszites zur Verfügung?

3.5.16 Welche Komplikationen können in Verbindung mit einer Aszitespunktion auftreten?

3.5.17 Welche Formen und Ursachen des Ikterus kennen Sie?

3.5.18 Nennen Sie Beispiele für hepatotoxische Medikamente.

3.5.19 Ordnen Sie den Ikterusformen die entsprechenden Laborbefunde zu.

Ikterusform: 1. Intrahepatischer Ikterus • 2. Posthepatischer (cholestatischer) Ikterus • 3. Prähepatischer Ikterus
Laborbefund: a) indirektes (= unkonjugiertes) Bilirubin deutlich erhöht, direktes (= konjugiertes Bilirubin normal, Retikulozyten erhöht, Haptoglobin erniedrigt • b) indirektes, direktes Bilirubin, Transaminasen und ggf. auch Cholestaseparameter erhöht • c) indirektes Bilirubin normal, direktes Bilirubin deutlich erhöht, Cholestaseparameter erhöht

1. ________; 2. ________; 3. ________

FALL

Ein langjähriger übermäßiger Alkoholkonsum bei Herrn Stefan Haas lässt Sie an eine Leberzirrhose denken.

Welche Ursachen können zu einer Leberzirrhose führen? **3.5.20**

Wie können Sie eine Leberzirrhose diagnostizieren und welche Befunde erwarten Sie? **3.5.21**

Welche Klassifikation wird zur Bestimmung des Schweregrades der Leberzirrhose verwendet? **3.5.22**

Welche Folgen kann eine Leberzirrhose haben und welche Komplikationen können auftreten? **3.5.23**

Wie kann die portale Hypertension diagnostiziert werden? **3.5.24**

Wie können Sie den Ösophagusvarizen vorbeugen und wie wird eine akute Varizenblutung behandelt? **3.5.25**

Was verstehen Sie unter „TIPS“? **3.5.26**

Welche allgemeinen und therapeutischen Maßnahmen sind bei einer Leberzirrhose bedeutsam? **3.5.27**

FALL

Frau Annika Körber, eine 27-jährige Frau ohne bekannte Vorerkrankungen, wird auf die Intensivstation aufgenommen. Klinisch imponieren eine Somnolenz, ein Ikterus sowie Foetor hepaticus. In der Wohnung der Patientin wurden zwei leere Blister gefunden.

Wie erklären Sie die Situation? **3.5.28**

Erläutern Sie den Mechanismus der Leberschädigung bei einer Paracetamol-Intoxikation. **3.5.29**

Welches Antidot wird bei einer Paracetamol-Intoxikation eingesetzt? **3.5.30**

FALL

Herrn Sebastian Erhard wurde eine Leberzirrhose diagnostiziert, das Screening auf hepatozelluläres Karzinom (HCC) hat er aber nicht in Anspruch genommen. Seit einigen Wochen leidet er unter Druckschmerzen im rechten Oberbauch.

Wie gehen Sie bei Herrn Erhard diagnostisch vor? **3.5.31**

Welche diagnostischen Methoden werden zum Staging des HCC benutzt? **3.5.32**

Erläutern Sie die TNM-Klassifikation bei HCC. **3.5.33**

Was sind Milan-Kriterien? **3.5.34**

3

3.5.35 Erläutern Sie die Barcelona-Klassifikation.

3.5.36 Beschreiben Sie die Therapie des HCC.

3.6 Nephrologie

FALL

Herr Hans Dietrich, 75 Jahre alt, wurde mit dem Rettungswagen in die Notaufnahme gebracht. Aus dem Einweisungsschein ist zu entnehmen, dass der Patient seit 2 Tagen auffällig lethargisch und etwas verwirrt ist. Sie führen eine körperliche Untersuchung durch und stellen einen reduzierten Allgemeinzustand sowie trockene Haut und Schleimhäute fest. Die orientierende neurologische Untersuchung ist bis auf die zeitliche Desorientierung unauffällig. Alle Vitalwerte bis auf einen Blutdruck von 105/72 mmHg zeigen sich im Normbereich.

3.6.1 Wie erklären Sie sich die Symptomatik bei Herrn Dietrich?

3.6.2 Welche Symptome und Komplikationen können bei einer akuten Nierenschädigung (AKI) auftreten?

3.6.3 Welche Laborparameter lassen Sie bei Herrn Dietrich bestimmen?

3.6.4 Welche Methoden sind in der Diagnostik der AKI noch hilfreich?

3.6.5 Mit welchen Kriterien kann die Diagnose der AKI gestellt werden?

3.6.6 Welche Ursachen für die AKI kennen Sie?

3.6.7 Welche Medikamente sind nephrotoxisch?

3.6.8 Der Laborbefund von Herrn Dietrich zeigte u. a. eine Hyperkaliämie. Wie würden Sie diese behandeln?

3.6.9 Welche Indikationen für die Akutdialyse kennen Sie?

3.6.10 Welche Nierenersatzverfahren können zur Akutdialyse herangezogen werden? Erläutern Sie auch ihr Prinzip.

3.6.11 Was verstehen Sie unter dem Shaldon-Katheter?

3.6.12 Was ist der Harnverhalt, wie erkennen und behandeln Sie ihn?

3.6.13 Was wissen Sie über das hämolytisch-urämische Syndrom (HUS)?

3.6.14 Was wissen Sie über die thrombotisch-thrombozytopenische Purpura (TTP)?

3.6.15 Was wissen Sie über die rapid-progressive Glomerulonephritis?

FALL

Herr Thomas Haselbacher klagt über seit 3 Tagen bestehendes Fieber, Schüttelfrost, Inappetenz, Flankenscherzen und Brennen beim häufigen Wasserlassen. Der Patient hat auch bemerkt, dass der Harn trüb ist.

Was ist Ihre Verdachtsdiagnose und wie gehen Sie diagnostisch vor? **3.6.16**

Wie entsteht eine Pyelonephritis und welche Erreger verursachen diese Erkrankung? **3.6.17**

Wie behandeln Sie Herrn Haselbacher? **3.6.18**

Welche Komplikationen können bei der Pyelonephritis auftreten? **3.6.19**

FALL

Frau Nina Diethelm kommt in die Notaufnahme in Begleitung ihres Ehemannes. Sie berichtet von plötzlich aufgetretenen starken kolikartigen Schmerzen in der linken Flanke, Übelkeit und Harndrang.

Wie lautet Ihre Verdachtsdiagnose und welche Differenzialdiagnosen kommen in Betracht? **3.6.20**

Was wissen Sie über die Ätiologie dieser Erkrankung? **3.6.21**

An welchen physiologischen Engstellen des Ureters können Harnsteine stecken bleiben? **3.6.22**

Wie gehen Sie diagnostisch vor? **3.6.23**

Wie behandeln Sie Frau Diethelm? **3.6.24**

FALL

Frau Heike Brilla wurde vor Jahren Diabetes mellitus Typ 2 diagnostiziert. Sie kommt heute früh in Ihre Praxis zur Kontrolle.

Welche Nierenerkrankung kann sich bei Frau Brilla entwickeln und warum? **3.6.25**

Welche weiteren Ursachen können zu einer chronischen Nierenerkrankung (CKD) führen? **3.6.26**

Welche Laborparameter lassen Sie bei Frau Brilla bestimmen, um das Stadium der CKD und das Risiko für die weitere Progression der CKD zu beurteilen? **3.6.27**

Welche Funktionen hat die Niere? **3.6.28**

Welche Störungen und Komplikationen treten bei CKD auf? **3.6.29**

Was wissen Sie über die renale Anämie? **3.6.30**

Was verstehen Sie unter dem nephrotischen Syndrom? **3.6.31**

3.6.32 Was sind Glomerulonephritiden und wie werden sie diagnostiziert und behandelt?

3.6.33 Wie wird die CKD behandelt?

3.6.34 Welche Indikationen für den Beginn einer Dauerdialyse kennen Sie?

3.6.35 Was verstehen Sie unter dem Cimino-Shunt?

3.6.36 Neben der Hämodialyse kann auch die Peritonealdialyse bei CKD eingesetzt werden. Erläutern Sie das Prinzip und die Vor- und Nachteile dieses Nierenersatzverfahrens.

3.6.37 Welche Komplikationen können im Zusammenhang mit der Hämodialyse auftreten?

3.6.38 Welche Voraussetzungen müssen vor einer Nierentransplantation erfüllt sein?

3.6.39 Was ist Eurotransplant und anhand welcher Kriterien erfolgt die Zuteilung von Spenderorganen?

3.6.40 Was ist wichtig, um eine Abstoßung der transplantierten Niere zu verhindern?

FALL

Herr Nico Baudo kommt in Ihre Hausarztpraxis und berichtet von Blut im Harn. Andere Beschwerden hat er nicht.

3.6.41 An welche Differenzialdiagnosen denken Sie?

3.6.42 Wie gehen Sie bei Herrn Baudo diagnostisch vor?

3.6.43 Wie wird das Blasenkarzinom behandelt?

3.6.44 Wie wird das Nierenzellkarzinom behandelt?

3.7 Endokrinologie

FALL

Frau Julia Neuhuber, 49 Jahre alt, stellt sich in Ihrer Praxis vor und klagt über Herzrasen, Durchfälle und übermäßiges Schwitzen. Außerdem ist sie in der letzten Zeit unruhig, ihre Finger zittern und sie hat auch ausgefallene Haare im Waschbecken bemerkt.

3.7.1 Welche Differenzialdiagnosen kommen bei Frau Neuhuber in Betracht?

3.7.2 Welche Symptome können bei einer Hyperthyreose noch auftreten?

3.7.3 Was ist die Merseburger Trias?

3.7.4 Welche Ursachen der Hyperthyreose kennen Sie?

Was verstehen Sie unter einer Hyperthyreosis factitia? 3.7.5

Welche Untersuchungen führen Sie bei Frau Neuhuber zunächst durch? 3.7.6

In der Sonografie ließ sich ein Knoten entdecken. Wie reagieren Sie? 3.7.7

In der Szintigrafie zeigte sich bei Frau Neuhuber ein heißer Knoten. Wie gehen Sie weiter vor? 3.7.8

Wie ist der Wirkmechanismus von Thyreostatika? Geben Sie auch Beispiele. 3.7.9

Wie wird der M. Basedow behandelt? 3.7.10

Was verstehen Sie unter der Thyreoiditis de Quervain? 3.7.11

Was ist der Unterschied zwischen einer latenten und manifesten Hyperthyreose? 3.7.12

Was ist die thyreotoxische Krise? 3.7.13

Wie würden Sie eine thyreotoxische Krise behandeln? 3.7.14

FALL

Frau Malika Samir wurde kürzlich stationär behandelt. Routinemäßig wurden unter anderem das TSH, fT3 und fT4 bestimmt. fT3 und fT4 waren im Normbereich, TSH war erhöht.

Wie interpretieren Sie den Laborbefund? 3.7.15

Welche Ursachen können zu einer Hypothyreose führen? 3.7.16

Mit welchen Symptomen kann sich eine Hypothyreose manifestieren? 3.7.17

Wie wird die Diagnose Hypothyreose gestellt? 3.7.18

Wie behandeln Sie die latente Hypothyreose bei Frau Samir? 3.7.19

Was verstehen Sie unter einer Struma? 3.7.20

Welche Ursachen führen zur Ausbildung einer Struma? 3.7.21

In welche Schweregrade wird die Struma eingeteilt? 3.7.22

Welche Beschwerden kann eine Struma verursachen? 3.7.23

In welchen Situationen entscheiden Sie sich für eine Feinnadelpunktion der Schilddrüse? 3.7.24

Welche Behandlungsmöglichkeiten stehen bei einer Struma zur Verfügung? 3.7.25

FALL

Herr Michael Winkelmann hat bei sich einen Knoten am Hals getastet. In der darauffolgenden Sonografie der Schilddrüse (SD) zeigte sich eine echoarme Raumforderung mit Mikrokalzifikationen. In der SD-Szintigrafie imponierte ein kalter Knoten. Bei Herrn Winkelmann wurde eine Feinnadelpunktion durchgeführt.

3.7.26 Welche Risikofaktoren für die Entstehung eines SD-Karzinoms kennen Sie?

3.7.27 Welche histologischen Subtypen gibt es?

3.7.28 Welche Besonderheiten weisen einzelne Subtypen auf?

3.7.29 Mit welchen Symptomen kann das SD-Karzinom einhergehen?

3.7.30 Welche Tumormarker können bestimmt werden?

3.7.31 Erläutern Sie die TNM-Klassifikation beim SD-Karzinom.

3.7.32 Welche Untersuchungen werden zum Staging eingesetzt?

3.7.33 Wie wird das SD-Karzinom behandelt?

3.7.34 Im Rahmen von multiplen endokrinen Neoplasien (MEN) kann auch ein Phäochromozytom auftreten. Definieren Sie diese Erkrankung.

3.7.35 Wie diagnostizieren Sie ein Phäochromozytom?

3.7.36 Wie wird das Phäochromozytom behandelt?

3.7.37 Welche Besonderheiten gibt es bei der operativen Entfernung des Phäochromozytoms?

3.7.38 Was verstehen Sie unter einem Inzidentalom?

FALL

Bei Frau Agata Kontonasiou wurde bei einer Laborkontrolle zufällig ein Calcium (gesamt) von 2,73 mmol/l (Normbereich: 2,2–2,65 mmol/l) gefunden.

3.7.39 Welche Ursachen für eine Hyperkalzämie kennen Sie?

3.7.40 Was ist Hyperparathyreoidismus und welche Formen gibt es?

3.7.41 Welche Funktionen hat das Parathormon (PTH)?

3.7.42 Welche Ursachen für Hyperparathyreoidismus kennen Sie?

3.7.43 Welche Symptome und Komplikationen können bei Hyperparathyreoidismus auftreten?

3.7.44 Wie wird der Hyperparathyreoidismus diagnostiziert?

3.7.45 Wie würden Sie den Hyperparathyreoidismus behandeln?

FALL

Frau Julia Pfegfeidel berichtet von einer Gewichtszunahme von 6 kg in den letzten 2 Monaten, Muskelschwäche, Adynamie, Akne- und Hämatombildung.

An welche endokrine Erkrankung denken Sie? **3.7.46**

Welche Symptome können bei dieser Erkrankung noch auftreten? **3.7.47**

Welche Formen des Cushing-Syndroms kennen Sie? **3.7.48**

Erläutern Sie die Stufendiagnostik beim Cushing-Syndrom. **3.7.49**

Beschreiben Sie den Dexamethason-Kurztest. **3.7.50**

Beschreiben Sie den CRH-Test. **3.7.51**

Beschreiben Sie den Dexamethason-Langtest. **3.7.52**

Wie wird das Cushing-Syndrom behandelt? **3.7.53**

Was verstehen Sie unter der Cushing-Schwelle? **3.7.54**

Aus welchen Teilen besteht die Nebenniere und welche Hormone werden dort gebildet? **3.7.55**

Was wissen Sie über das Conn-Syndrom? **3.7.56**

FALL

Frau Anna Kowarschik klagt über allgemeine Schwäche, Gewichtsverlust, Bauchschmerzen und Schwindel. Außerdem hat sie bemerkt, dass ihre Haut auffällig braun verfärbt ist.

Wie lautet Ihre Verdachtsdiagnose? **3.7.57**

Welche Ursachen können zum M. Addison führen? **3.7.58**

Wie wird der M. Addison diagnostiziert? **3.7.59**

Wie wird der M. Addison behandelt? **3.7.60**

FALL

Herr Andreas Preuster leidet unter ständigem Wasserlassen von großen Urinmengen und Durst, was ihn zu häufigem Trinken zwingt.

Für welche endokrine Erkrankung sind die geschilderten Symptome charakteristisch? **3.7.61**

Welche Differenzialdiagnosen kommen in Betracht? **3.7.62**

Welche Formen des Diabetes insipidus gibt es? **3.7.63**

3.7.64 Wie wird diese Erkrankung diagnostiziert?

3.7.65 Wie behandeln Sie den Diabetes insipidus?

3.7.66 Welche Hormone werden in der Hypophyse gebildet?

3.8 Diabetologie

FALL

Frau Tanja Wiltschko, 52 Jahre alt, stellt sich mit Müdigkeit und Belastungsdyspnoe in der Praxis vor. Die Hausärztin nimmt ihr das Blut ab. 2 Tage später liegt das Ergebnis vor, in dem sich eine mikrozytäre hypochrome Anämie bestätigt. Nebenbefundlich zeigt sich ein Blutzuckerspiegel von 224 mg/dl.

3.8.1 Worauf deutet der Nebenbefund hin und wie soll die Hausärztin weiter vorgehen?

3.8.2 Welche Werte von Nüchternglukose und HbA1c gelten als normal und ab welcher Grenze wird die Diagnose eines Diabetes gestellt?

3.8.3 Was ist HbA1c und was für einen Stellenwert hat dieser Parameter?

3.8.4 Welche Zustände können zu falsch erhöhten/niedrigen HbA1c-Werten führen?

3.8.5 Erläutern Sie die Bedeutung und Durchführung des oralen Glukosetoleranztests (oGTT).

3.8.6 Welche Laboruntersuchungen sind bei der Erstdiagnose des Diabetes mellitus (DM) Typ 2 noch wichtig?

3.8.7 Welche Typen von DM gibt es und welche ätiologischen Faktoren kennen Sie?

3.8.8 Was verstehen Sie unter dem metabolischen Syndrom?

3.8.9 Wie wird die Adipositas definiert und in welche Grade wird sie eingeteilt?

3.8.10 Was verstehen Sie unter der Insulinresistenz?

3.8.11 Mit welchen Symptomen kann sich DM Typ 2 manifestieren?

3.8.12 Erläutern Sie das Stufenschema zur Therapie von DM Typ 2.

3.8.13 Beschreiben Sie die basal unterstützte orale Therapie.

3.8.14 Beschreiben Sie die konventionelle Insulintherapie.

3.8.15 Beschreiben Sie die intensivierte Insulintherapie.

Was ist der „30er-/40er-Regel“? 3.8.16

Wie hoch ist der Tagesbedarf an Insulin? 3.8.17

Was verstehen Sie unter dem Dawn-Phänomen? 3.8.18

Was müssen Patientinnen/Patienten bei der subkutanen Insulingabe beachten? 3.8.19

Welche Komplikationen können bei einem langjährigen DM auftreten? 3.8.20

Welche akute Komplikation kann bei einem unerkannten oder unzureichend behandelten DM Typ 2 auftreten? 3.8.21

Wie erkennen Sie das hyperosmolare hyperglykämische Syndrom? 3.8.22

Wie wird das hyperosmolare hyperglykämische Syndrom behandelt? 3.8.23

FALL

Emily, ein 13-jähriges Mädchen, kommt in Begleitung ihrer Mutter in die Hausarztpraxis. Die junge Patientin gibt ein starkes Durstgefühl und häufiges Wasserlassen an. Die Mutter ergänzt, dass ihre Tochter auch abgenommen hat.

Sie haben einen Verdacht auf Diabetes mellitus (DM) Typ 1. Wie gehen Sie weiter vor? 3.8.24

Welchen Stellenwert haben die Autoantikörper und das C-Peptid in der Diagnostik des DM? 3.8.25

Beschreiben Sie kurz die Pathogenese des DM Typ 1. 3.8.26

Erläutern Sie die Pathomechanismen, die für die Symptomatik bei DM verantwortlich sind. 3.8.27

Erklären Sie den Wirkmechanismus von Insulin. 3.8.28

Was ist der Therapiestandard bei DM Typ 1? 3.8.29

Welche akute Komplikation kann bei einem unerkannten oder unzureichend behandelten DM Typ 1 auftreten? 3.8.30

Wie erkennen Sie die diabetische Ketoazidose? 3.8.31

Wie wird die diabetische Ketoazidose behandelt? 3.8.32

Was ist die häufigste Ursache einer Hypoglykämie bei DM? 3.8.33

Wie erkennen Sie eine Hypoglykämie bzw. einen hypoglykämischen Schock? 3.8.34

Wie behandeln Sie eine Hypoglykämie bzw. einen hypoglykämischen Schock? 3.8.35

3

3.9 Hämatologie

FALL

Frau Lydia Möller, eine 26-jährige Patientin, stellt sich wegen Müdigkeit bei Ihnen vor. Nach einer Anamnese und körperlichen Untersuchung veranlassen Sie eine Laboruntersuchung.

3.9.1 Die Ergebnisse des kleinen Blutbildes liegen vor. Interpretieren Sie den Laborbefund (➤ Abb. 3.13). Welche Ursache führt am häufigsten zu dieser Laborkonstellation?

Leukozyten		6.5	G./1	4.0 - 10.0
Thrombozyten		289	G./1	150 - 450
Erythrozyten		4.26	T./1	4.0 - 5.2
Hämoglobin	*	**11.2**	g/dl	12.5 - 16.0
Hämatokrit	*	**36.6**	%	37.0 - 47.0
MCV	*	**75.6**	fl	81.0 - 98.0
MCH	*	**25.4**	pg	28.0 - 35.0
MCHC		33.5	g/dl	32.0 - 36.0

Abb. 3.13 [P1472/1473]

MERKE

In der Hämatologie spielt die Labordiagnostik eine wichtige Rolle (➤ Kap. 13.1).

3.9.2 Nennen Sie Allgemeinsymptome einer Anämie.

3.9.3 Wie ist die Anämie definiert?

3.9.4 Wie ist der normale Hämoglobinwert?

3.9.5 Sie haben einen Verdacht auf eine Eisenmangelanämie. Welche Laborparameter können Ihnen helfen, die Verdachtsdiagnose zu bestätigen?

3.9.6 Welche physiologische Funktion hat a) das Ferritin, b) das Transferrin?

3.9.7 In welchen Stadien verläuft ein Eisenmangel und welchen Einfluss haben sie auf die Labordiagnostik und Symptomatik einer Anämie?

3.9.8 Mit welchen Symptomen manifestiert sich eine Eisenmangelanämie?

3.9.9 Welche Faktoren beeinflussen die Eisenresorption im Darm?

3.9.10 Sie haben Frau Möller eine orale Eisensubstitution verschrieben. Worüber sollten Sie sie aufklären?

3.9.11 Was verstehen Sie unter einer megaloblastären Anämie?

3.9.12 Welche Ursachen können zu der megaloblastären Anämie führen?

3.9.13 Beschreiben Sie die Resorption von Vit. B12.

Wie kann sich die megaloblastäre Anämie klinisch manifestieren? **3.9.14**

Welche Laborbefunde finden sich bei der megaloblastären Anämie? **3.9.15**

Erläutern Sie die Behandlung der megaloblastären Anämie. **3.9.16**

Welche Anämieformen kennen Sie noch? **3.9.17**

Welche Laborparameter eignen sich zur Diagnostik einer Hämolyse? **3.9.18**

FALL

Auf der chirurgischen Station liegt Herr Lars Dörrenberg, dem heute eine Hüftendoprothese implantiert wurde. Er wirkt schlapp, ist tachykard und sein Hämoglobin-Wert liegt bei 7,6 g/dl.

Wie würden Sie in dieser Situation reagieren? Führen Sie bei Herrn Dörrenberg eine Bluttransfusion durch? **3.9.19**

Welche Indikationen für eine Bluttransfusion kennen Sie? **3.9.20**

Was verstehen Sie unter einer Kreuzprobe? **3.9.21**

Wie gehen Sie bei der Bluttransfusion vor? **3.9.22**

Beschreiben Sie die Durchführung und das Prinzip des Bedside-Tests. **3.9.23**

Welche Komplikationen können bei einer Bluttransfusion auftreten? **3.9.24**

Wie gehen Sie bei Transfusionszwischenfällen vor? **3.9.25**

Wie würden Sie reagieren, wenn ein Kind auf Ihrer Station eine Bluttransfusion braucht, aber seine Eltern sind grundsätzlich dagegen? **3.9.26**

Welche Blutprodukte und Plasmaderivate können transfundiert werden? **3.9.27**

FALL

Frau Zuzanna Blaszkowski, eine 67-jährige Patientin, stellt sich in der internistischen Ambulanz vor. Sie leidet unter einem Zahnabszess, der sich als therapierefraktär zeigte, und ihr Zahnarzt hat ihr eine ambulante Vorstellung empfohlen. In der initialen Laboruntersuchung lassen sich folgende pathologische Befunde nachweisen: Hämoglobin 7,2 g/dl, Thrombozyten 78.000/µl und Leukozyten 52.000/µl.

Welche Verdachtsdiagnose kommt bei Frau Blaszkowski in erster Linie in Betracht? **3.9.28**

Welche Laboruntersuchungen benötigen Sie zur weiteren Diagnostik? **3.9.29**

Was sind Blasten? **3.9.30**

Was verstehen Sie unter einer Leukämie? **3.9.31**

3.9.32 Welche Formen der Leukämie gibt es?

3.9.33 In welchem Alter manifestieren sich Leukämien?

3.9.34 Wie wird eine akute Leukämie definiert?

3.9.35 Welche Symptome und Komplikationen können akute Leukämien hervorrufen?

3.9.36 Welche Untersuchungen außer einem Differenzialblutbild kommen in der Diagnostik von akuten Leukämien zum Einsatz?

3.9.37 Erläutern Sie die Therapie bei akuten Leukämien.

3.9.38 In welchen Phasen verläuft die chronische myeloische Leukämie (CML)?

3.9.39 Welche Chromosomenaberration ist für die CML typisch?

3.9.40 Wie wird die CML behandelt?

3.9.41 Wie wird die chronische lymphatische Leukämie (CLL) definiert?

3.9.42 Wie wird die CLL behandelt?

FALL

Frau Elisabeth Schröter hat eine Schwellung am Hals getastet. Ihre Hausärztin hat eine schmerzlose Lymphadenopathie festgestellt und Frau Schröter zur weiteren Abklärung in die onkologische Klinik überwiesen.

3.9.43 Welche Ursachen kommen bei einer Lymphadenopathie in Betracht?

3.9.44 Wie würden Sie das maligne Lymphom definieren?

3.9.45 In welche Gruppen werden maligne Lymphome unterteilt?

3.9.46 Mit welchen Symptomen kann sich das Hodgkin-Lymphom klinisch manifestieren?

3.9.47 Welche Klassifikation wird für die Stadieneinteilung des Hodgkin-Lymphoms herangezogen?

3.9.48 Welche Untersuchungen sind für die Diagnosestellung und zum Staging des Hodgkin-Lymphoms wichtig?

3.9.49 Welche histologischen Subtypen des Hodgkin-Lymphoms gibt es?

3.9.50 Wie wird das Hodgkin-Lymphom behandelt?

3.9.51 Was wissen Sie über die Prognose des Hodgkin-Lymphoms?

3.9.52 Was wissen Sie über das multiple Myelom (= Plasmozytom)?

3.9.53 Was wissen Sie über das Burkitt-Lymphom?

3.10 Infektiologie

FALL

Herr Maxim Logunenko stellt sich mit einem Hautausschlag bei Ihnen vor und klagt über starke brennende Schmerzen im betroffenen Bereich.

Beschreiben Sie den Befund (➤ Abb. 3.14). Für welche Erkrankung ist der Hautausschlag typisch? 3.10.1

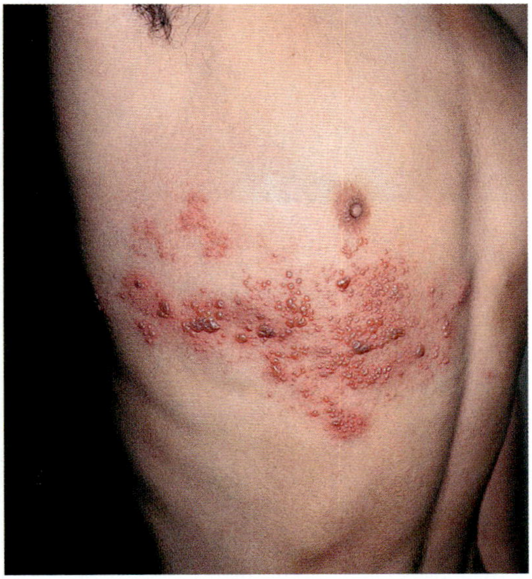

Abb. 3.14 [P1473]

Was wissen Sie über die Pathophysiologie des Herpes zoster? 3.10.2

Worauf kann eine Infektion mit Herpes zoster hindeuten? 3.10.3

Welche Sonderformen des Herpes zoster kennen Sie? 3.10.4

Wie wird die Diagnose gestellt? 3.10.5

Wie würden Sie Herrn Logunenko behandeln? 3.10.6

Welche Komplikation kann nach einem Herpes zoster auftreten? 3.10.7

Kann man sich gegen Herpes zoster impfen lassen? 3.10.8

FALL

Herr Johannes Kusmin stellt sich in Ihrer Praxis vor und zeigt Ihnen eine Rötung am linken Unterschenkel. Er berichtet, dass die Rötung anfangs kleiner war und sich langsam ausgebreitet hat. Schmerzen oder andere Beschwerden verneint er.

3.10.9 Woran denken Sie bei diesem Befund (➤ Abb. 3.15)?

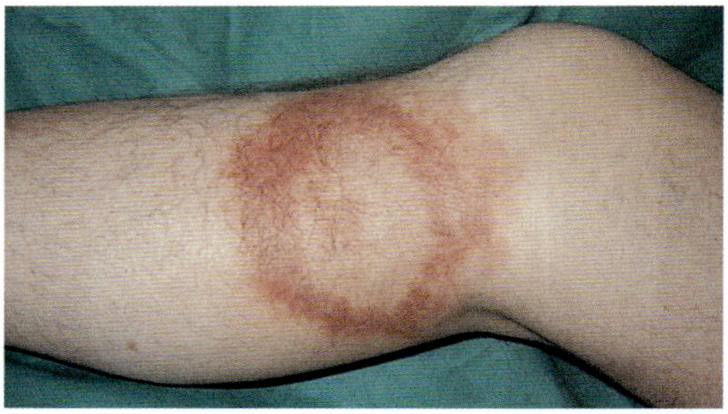

Abb. 3.15 [E438]

3.10.10 Wie wird die Lyme-Borreliose übertragen und durch welchen Erreger ausgelöst?

3.10.11 Welche Erreger können Zecken noch übertragen?

3.10.12 Welche FSME-Risikogebiete gibt es in Deutschland?

3.10.13 Erläutern Sie mögliche klinische Manifestationen der Lyme-Borreliose in einzelnen Stadien.

3.10.14 Beschreiben Sie die Diagnostik der Lyme-Borreliose.

3.10.15 Wie werden Sie Herrn Kusmin behandeln?

3.10.16 Beschreiben Sie die Symptomatik, Diagnostik und Therapie bei FSME.

3.10.17 Kann man sich gegen Lyme-Borreliose und FSME impfen lassen?

3.10.18 Betrachten Sie die Abbildung (➤ Abb. 3.16). Für welche Infektionskrankheit ist das Exanthem charakteristisch?

3.10.19 Welcher Erreger verursacht diese Erkrankung, wie wird der Erreger übertragen, wie lang ist die Inkubationszeit und wie lange sind infizierte Personen infektiös?

3.10.20 Beschreiben Sie den Verlauf und die Symptomatik bei Masern.

3.10.21 Welche Komplikationen können bei Masern auftreten?

3.10.22 Wie kann die Infektion mit Masern nachgewiesen werden?

3.10.23 Was wissen Sie über die Meldepflicht bei Masern?

3.10.24 Wie erfolgt die Standardimpfung gegen Masern?

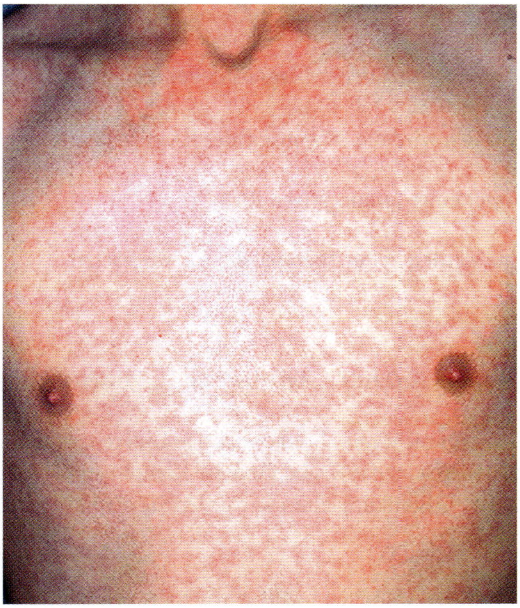

Abb. 3.16 [M123]

Erläutern Sie kurz die typische klinische Manifestation von: a) Diphterie; b) Mumps; c) Pertussis; d) Poliomyelitis; e) Röteln; f) Scharlach; g) Varizellen. Nennen Sie auch Beispiele für mögliche Komplikationen bei diesen Infektionskrankheiten. **3.10.25**

3.11 Rheumatologie

FALL

Frau Karin Fuchs, 62 Jahre alt, kommt in die Praxis und klagt über dumpfe Schmerzen im Bereich der Handgelenke. Die Schmerzen sind erstmalig vor ca. 3 Monaten aufgetreten und dann von selbst wieder verschwunden. Seitdem hatte Frau Fuchs mehrere solche Episoden, wobei die Schmerzen an Intensität zugenommen haben, und seit Kurzem hat sie auch Schmerzen im linken Sprunggelenk.

Welche Differenzialdiagnosen kommen bei Frau Fuchs in Betracht? **3.11.1**

Die rheumatoide Arthritis (RA) ist eine der häufigsten rheumatologischen Erkrankungen in Deutschland. Was wissen Sie über deren Pathogenese? **3.11.2**

Welche Gelenke können bei RA betroffen sein? **3.11.3**

Was ist für die Schmerzen und den Gelenkbefall bei RA charakteristisch? **3.11.4**

Mit welchen Symptomen kann sich die RA noch manifestieren? **3.11.5**

Was ist das Gaenslen-Zeichen? **3.11.6**

3.11.7 Welche extraartikulären Manifestationen der RA kennen Sie?

3.11.8 Welche Untersuchungen werden in der Diagnostik der RA eingesetzt?

3.11.9 Anhand welcher Kriterien wird die Diagnose einer RA gestellt?

3.11.10 Was verstehen Sie unter einer seronegativen RA?

3.11.11 Welche Medikamente werden in der Therapie der RA eingesetzt?

3.11.12 Erläutern Sie die Therapie der RA.

3.11.13 Definieren Sie die Begriffe „Arthritis", „Arthrose" und „aktivierte Arthrose".

3.11.14 Die septische Arthritis gilt nicht nur als eine wichtige Differenzialdiagnose der RA. Auch unter Therapie mit DMARDs ist das Risiko für diese Komplikation erhöht. Was wissen Sie über die Ätiologie dieser Erkrankung und wie würden Sie diagnostisch und therapeutisch vorgehen?

3.11.15 Was wissen Sie über den systemischen Lupus erythematodes (SLE)?

3.11.16 Was wissen Sie über M. Bechterew?

3.11.17 Was wissen Sie über das Sjögren-Syndrom?

FALL

Herr Uwe Meyer kommt als erster Patient in die Sprechstunde und berichtet von heftigen Schmerzen in der linken Großzehe, von denen er früh morgens geweckt wurde. Er hat eine Tablette Ibuprofen genommen und sich dann wieder ins Bett hingelegt. Die Schmerzen waren anfangs so stark, dass Herr Meyer seine Bettdecke nicht mehr ertragen konnte. Sie untersuchen den betroffenen Fuß und sehen eine gerötete Schwellung im linken Großzehengrundgelenk.

3.11.18 Wie lautet Ihre Verdachtsdiagnose?

3.11.19 Welche Gelenke können noch von Gicht betroffen sein?

3.11.20 Was wissen Sie über die Ätiologie der Gicht?

3.11.21 Welche Faktoren können einen akuten Gichtanfall auslösen?

3.11.22 Welche Untersuchungen helfen Ihnen bei der Diagnostik der Gicht?

3.11.23 Welche Komplikationen können bei chronischer Gicht auftreten?

3.11.24 Wie behandeln Sie den akuten Gichtanfall bei Herrn Meyer?

3.11.25 Erläutern Sie die Dauertherapie bei Hyperurikämie/Gicht. Welche Medikamente werden dabei benutzt und auf welchem Wirkprinzip beruhen sie?

3.11.26 Warum wird das Allopurinol nicht zur Behandlung akuter Gichtanfälle benutzt?

3.12 Onkologie

MERKE

In diesem Unterkapitel finden Sie allgemeine Prüfungsfragen aus der Onkologie sowie Fragen zum Mammakarzinom, Prostatakarzinom und Hautkrebs. Tumorerkrankungen anderer Organsysteme werden in den entsprechenden Kapiteln thematisiert.

Welche malignen Erkrankungen kommen bei Frauen am häufigsten vor? **3.12.1**

Welche malignen Erkrankungen kommen bei Männern am häufigsten vor? **3.12.2**

Worin unterscheiden sich benigne und maligne Tumoren? **3.12.3**

Was verstehen Sie unter einer B-Symptomatik? **3.12.4**

Was versteht man unter Grading? **3.12.5**

In welche Grade werden Tumore bei Grading eingeteilt? **3.12.6**

Was versteht man unter Staging? **3.12.7**

Wie werden Tumorerkrankungen beim Staging klassifiziert? **3.12.8**

Was verstehen Sie unter einem Carcinoma in situ? **3.12.9**

Über welche Wege können maligne Tumoren metastasieren? **3.12.10**

Was verstehen Sie unter synchronen und metachronen Metastasen? **3.12.11**

Erläutern Sie kurz den Wirkmechanismus und nennen Sie Beispiele von Medikamenten, die im Rahmen einer Chemotherapie eingesetzt werden. **3.12.12**

Welche Nebenwirkungen haben Zytostatika? **3.12.13**

Was verstehen Sie unter einem „Port“? **3.12.14**

Erläutern Sie die Hauptprinzipien der Radiotherapie. **3.12.15**

Was ist ein Tumorlyse-Syndrom? **3.12.16**

Welche Komplikationen kann das Tumorlyse-Syndrom verursachen? **3.12.17**

Wie kann dem Tumorlyse-Syndrom vorgebeugt werden und wie wird es behandelt? **3.12.18**

Was verstehen Sie unter einem paraneoplastischen Syndrom? **3.12.19**

Klären Sie die Begriffe „adjuvant“ und „neoadjuvant“. **3.12.20**

Wofür wird die R-Klassifikation verwendet? **3.12.21**

3.12.22 Was ist ein „Schnellschnitt“?

3.12.23 Was verstehen Sie unter einem Tumorboard?

FALL

Frau Anna Pinkowski, eine 48-jährige Frau, hat beim Duschen unter der Haut der rechten Brust einen Knoten ertastet. Beunruhigt stellt sie sich bei ihrer Gynäkologin vor, die zur Abklärung eine Mammografie veranlasst.

3.12.24 Was wissen Sie über das Brustkrebs-Früherkennungsprogramm in Deutschland?

3.12.25 Was wird in der Mammografie beurteilt und welche Befunde sprechen für ein Mammakarzinom?

3.12.26 Welche Risikofaktoren des Mammakarzinoms sind Ihnen bekannt?

3.12.27 Welche Formen des Mammakarzinoms kennen Sie?

3.12.28 Mit welchen Symptomen kann sich das Mammakarzinom manifestieren?

3.12.29 Beschreiben Sie die Diagnostik des Mammakarzinoms.

3.12.30 Erläutern Sie die lymphogene und hämatogene Metastasierung des Mammakarzinoms.

3.12.31 Wie wird das Mammakarzinom behandelt?

FALL

Herr Sebastian Schönfelder, ein 54-jähriger Mann, berichtet über seit Jahren bestehenden schwachen Harnstrahl. Sonst ein gesunder Patient, geht er nur selten zu seinem Hausarzt: Die aktuelle Vorstellung erfolgte erst nach Zureden seiner Frau.

3.12.32 Welche Ursachen können zu den geschilderten Beschwerden führen?

3.12.33 Wie gehen Sie bei Herrn Schönfelder diagnostisch weiter vor?

3.12.34 Sie haben bei Herrn Schönfelder eine benigne Prostatahyperplasie festgestellt. Wie können Sie diese Erkrankung behandeln?

3.12.35 Was wissen Sie über die Früherkennung von Prostatakarzinom?

3.12.36 Wie kann sich das Prostatakarzinom klinisch manifestieren?

3.12.37 Wie wird die Diagnose des Prostatakarzinoms bestätigt und welche Untersuchungen spielen beim Staging eine wichtige Rolle?

3.12.38 Erläutern Sie die lymphogene und hämatogene Metastasierung des Prostatakarzinoms.

3.12.39 Wie wird das Prostatakarzinom behandelt?

FALL

Frau Nina König kommt in Ihre Hausarztpraxis zur Vorsorgeuntersuchung auf Hautkrebs.

Was wissen Sie über die Früherkennung von Hautkrebs? **3.12.40**

Was ist die ABCDE-Regel? **3.12.41**

Erläutern Sie die Diagnostik bei Verdacht auf ein malignes Melanom. **3.12.42**

In welche Organe metastasiert das maligne Melanom? **3.12.43**

Wie wird das maligne Melanom behandelt? **3.12.44**

Welche Formen von Hautkrebs kennen Sie noch? **3.12.45**

3.13 Internistische Intensivmedizin

FALL

Herr Wolfgang Heubach wurde mit einer schweren akuten Pankreatitis und einem SIRS auf die Intensivstation aufgenommen.

Was verstehen Sie unter SIRS? **3.13.1**

Welche Kriterien müssen bei SIRS erfüllt sein? **3.13.2**

Eine akute Pankreatitis kann sich mit einer infizierten Nekrose mit anschließender Sepsis komplizieren. Wo liegt der Unterschied zwischen Sepsis und SIRS? **3.13.3**

Wie wird die Sepsis definiert? **3.13.4**

Welcher Score wird für die Diagnosestellung der Sepsis verwendet? **3.13.5**

Erläutern Sie den SOFA-Score. **3.13.6**

Was verstehen Sie unter dem qSOFA-Score? **3.13.7**

Was verstehen Sie unter dem „Four Hit Model"? **3.13.8**

Was sind die wichtigsten Prinzipien in der Diagnostik und Therapie einer Sepsis? **3.13.9**

Welche Erreger sind bei einer Sepsis am häufigsten zu identifizieren? **3.13.10**

Wie wird der septische Schock definiert? **3.13.11**

3.13.12 Was sehen Sie auf dem Bild (> Abb. 3.17)?

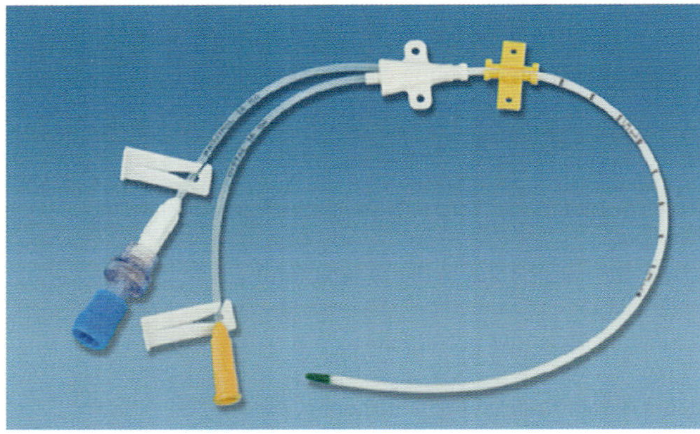

Abb. 3.17 [K115]

3.13.13 Was sind die Funktionen des zentralen Venenkatheters (ZVK)?

3.13.14 Welche Zugangswege für den ZVK kennen Sie und wo wird der ZVK platziert?

3.13.15 Definieren und beschreiben Sie die Seldinger-Technik.

3.13.16 Nennen Sie Beispiele für Regeln, die bei der Anlage eines ZVK eingehalten werden sollen.

3.13.17 Welche Komplikationen können im Zusammenhang mit der Anlage eines ZVK auftreten?

3.13.18 Zur Ausstattung von Intensivstationen gehört auch ein Perfusor®. Worum handelt es sich?

3.13.19 In welcher Dosierung wird unfraktioniertes Heparin zur therapeutischen Antikoagulation angewendet?

3.14 Geriatrie

FALL

Frau Angelika Gerbert, 71 Jahre alt, wurde von ihrer Hausärztin eine Osteodensitometrie empfohlen.

3.14.1 Was ist die Osteodensitometrie und warum wurde Frau Gerbert diese Untersuchung empfohlen?

3.14.2 Was wird mit Hilfe der Osteodensitometrie gemessen?

3.14.3 Was ist Osteoporose und was ist Osteopenie?

3.14.4 Wo liegt der Unterschied zwischen Osteoporose und Osteomalazie?

3.14.5 Welche Typen der Osteoporose kennen Sie?

Welche Ursachen und Risikofaktoren für Osteoporose kennen Sie? **3.14.6**

Wie äußert sich die Osteoporose? **3.14.7**

In welchen Lokalisationen treten Frakturen bei Osteoporose auf? **3.14.8**

Wie wird die Osteoporose behandelt? **3.14.9**

Welche Medikamente begünstigen Stürze? **3.14.10**

Ältere Patientinnen/Patienten sind besonders anfällig auf Medikamente mit anticholinerger Wirkung. Welche Medikamente gehören in diese Gruppe und welche Nebenwirkungen können sie verursachen? **3.14.11**

FALL

Sie nehmen einen neuen Patienten, Herrn Stanislaw Maksimowski, stationär auf. In der Aufnahmeuntersuchung stellen Sie fest, dass Herr Maksimowski zeitlich und örtlich nicht orientiert ist.

Wie überprüfen Sie die Orientierung bei Herrn Maksimowski? **3.14.12**

Welche psychometrischen Tests werden in der Demenzdiagnostik eingesetzt? **3.14.13**

Welche Formen der Demenz kennen Sie? **3.14.14**

Welche Antidementiva werden in der Therapie der Alzheimer-Demenz benutzt? **3.14.15**

KAPITEL

4 Neurologie

4.1 Akute neurologische Erkrankungen

FALL

Der 78-jährige Bewohner eines Pflegeheims, Herr Hamza Öztürk, wird mit dem Rettungswagen zu Ihnen in die Notaufnahme gebracht. Er hatte beim Abendessen Schwierigkeiten, die Gabel zum Mund zu führen und sprach schwer verständlich. Die erste Erfassung der Vitalparameter durch den Rettungsdienst ergab folgende Befunde: HF 86/min., RR 136/87 mmHg, SpO2 97 %, Körpertemperatur 37,1 °C. Der Patient ist kardiopulmonal stabil, das EKG war unauffällig.

MERKE

Erhebung des neurologischen Status ➤ Kap. 14.11

Welche anamnestischen Angaben sind für das folgende diagnostisch-therapeutische Vorgehen noch wichtig? **4.1.1**

Welche diagnostischen Schritte müssen Sie noch durchführen? **4.1.2**

Was beurteilen Sie bei der klinisch-neurologischen Untersuchung? **4.1.3**

Die Symptome eines Schlaganfalls sind vielfältig. Je nach betroffenem Versorgungsgebiet im Gehirn stehen bestimmte neurologische Defizite bzw. weitere Symptome im Vordergrund. Ordnen Sie den Versorgungsgebieten die entsprechende Symptomatik zu. **4.1.4**

Versorgungsgebiet: 1. A. basilaris • 2. A. cerebri anterior • 3. A. cerebri media • 4. A. cerebri posterior
Klinischer Befund: a) kontralateral beinbetonte Hemiparese, Hemihypästhesie, Apraxie, Antriebsstörung • b) kontralateral brachiofazial betonte Hemiparese, Hemihypästhesie, Aphasie, Apraxie • c) kontralaterale homonyme Hemianopsie • d) Vigilanzstörung (bis hin zum Koma), Atemstörung, Pyramidenbahnzeichen

1. ______________; 2. ______________; 3. ______________; 4. ______________

Welche Methoden der bildgebenden Diagnostik kommen in der Akutdiagnostik eines Schlaganfalls zum Einsatz und was wird dabei beurteilt? **4.1.5**

In der klinisch-neurologischen Untersuchung haben Sie eine Hemiparese und Hemihypästhesie rechts sowie eine leichte Aphasie festgestellt. Der CCT-Befund zeigt keine intrazerebrale Blutung und keine Demarkierung, die Mark-Rinde-Grenze lässt sich nicht erkennen, Sulci zeigen sich verstrichen. Wie gehen Sie nun therapeutisch vor? **4.1.6**

4.1.7 Welche Kontraindikationen der Thrombolyse gibt es?

4.1.8 Erklären Sie kurz den Wirkmechanismus von Alteplase.

4.1.9 Welche Möglichkeit zur Behandlung von ischämischen Schlaganfällen gibt es noch?

4.1.10 Nach dem Beginn der Thrombolysetherapie wird Herr Öztürk auf die Stroke Unit aufgenommen. Was ist die Stroke Unit und welche Prozedere werden hier bei unserem Patienten durchgeführt?

4.1.11 Ischämische Schlaganfälle werden nach der Ätiologie in fünf Subtypen unterteilt. Welche sind das?

4.1.12 Von einem Schlaganfall ist die sogenannte TIA abzugrenzen. Was verstehen Sie unter dieser Abkürzung?

4.1.13 Welche Maßnahmen sind für die Sekundärprävention eines ischämischen Schlaganfalls wichtig?

4.1.14 Was ist der „FAST-Test"?

4.1.15 Wie ist die Subarachnoidalblutung (= SAB) definiert?

4.1.16 Was sind die häufigsten Ursachen für eine SAB?

4.1.17 Was sind typische Symptome einer SAB?

4.1.18 Welche diagnostischen Maßnahmen spielen in der Diagnostik der SAB die wichtigste Rolle und welche Befunde erwarten Sie dabei?

4.1.19 Welche Maßnahmen leiten Sie nach einer bestätigten SAB ein?

4.1.20 Wie wird eine spontane intrazerebrale Blutung behandelt?

4.1.21 Intrazerebrale Blutungen können zu einem erhöhten intrakraniellen Druck führen. Welche Allgemeinmaßnahmen empfehlen Sie?

FALL

Frau Ilse Kühn verlor bei einem Stadtbummel mit ihrem Mann plötzlich das Bewusstsein und fiel zu Boden. Ihr Körper begann zu zucken und versteifte sich. Herr Kühn wählte sofort die 112. Der Anfall war nach zwei Minuten vorüber, aber Frau Kühn war benommen und verwirrt, als der Rettungsdienst eintraf.

4.1.22 Welche Differenzialdiagnosen ziehen Sie in Betracht?

Wie können epileptische Anfälle, psychogene Anfälle und Synkopen voneinander differenziert werden? Ordnen Sie zu. **4.1.23**

Differenzialdiagnose: 1. epileptischer Anfall • 2. psychogener Anfall • 3. Synkope
Typische Zeichen: a) geschlossene Augen, Abwehr von passivem Augenöffnen, längere Dauer, keine Verletzungen • b) offene Augen, lateraler Zungenbiss, Urin- oder Stuhlabgang, verzögerte Reorientierung • c) offene Augen, Zungenbiss selten (an der Zungenspitze), sehr schnelle Reorientierung

1. ____________________; 2. ____________________; 3. ____________________

Welche Formen von epileptischen Anfällen gibt es? **4.1.24**

Welche Symptome können in der postiktalen Phase auftreten? **4.1.25**

Was ist der Unterschied zwischen einer Epilepsie und einem epileptischen Anfall? **4.1.26**

Frau Kühn hat noch nie zuvor einen solchen Anfall erlebt. Welche diagnostischen Maßnahmen sind zur Klärung der Ursache wichtig? **4.1.27**

Wie wird eine Epilepsie behandelt? **4.1.28**

Sie verschreiben Frau Kühn Lamotrigin und klären sie über das Medikament auf. Worüber muss sie noch unbedingt aufgeklärt werden? **4.1.29**

FALL

Sie werden im Nachtdienst zu einem Patienten gerufen. Er liegt mit geöffneten und verdrehten Augen auf dem Boden, zuckt rhythmisch mit Armen und Beinen und ist nicht ansprechbar.

Wie gehen Sie vor? **4.1.30**

Was verstehen Sie unter einem Status epilepticus? **4.1.31**

Wie wird ein Status epilepticus behandelt? **4.1.32**

FALL

In der Notaufnahme wird die 64-jährige Frau Bärbel Schütz mit dem Rettungswagen zu Ihnen gebracht. Auf dem Notfall-Einweisungsschein des Hausarztes steht, dass sie seit vier Tagen unter Ohren- und Kopfschmerzen leidet. Seit gestern hat sie auch Fieber bis 39,2 °C und heute ist ihr übel. Der Hausarzt hat eine Somnolenz sowie Meningismus festgestellt.

Was für eine Verdachtsdiagnose stellen Sie anhand von zur Verfügung stehenden Angaben? **4.1.33**

Welche Erreger können eine Meningitis verursachen? **4.1.34**

Welche diagnostischen Schritte sind notwendig, um Ihre Verdachtsdiagnose zu untermauern? **4.1.35**

4.1.36 Welche Befunde sind bei einer Meningokokken-Meningitis bei körperlicher Untersuchung oft festzustellen?

4.1.37 Wie gehen Sie bei einer Meningitis therapeutisch vor?

4.1.38 Was müssen Sie bei einer Meningokokken-Meningitis bezüglich des Infektionsschutzes beachten?

4.1.39 Welche befürchtete Komplikation kann bei einer akuten bakteriellen Meningitis auftreten?

4.2 Weitere neurologische Erkrankungen

FALL

Herr Michel Hoffmann, 59 Jahre alt, stellt sich zur elektiven Aufnahme in einer Parkinsonklinik vor. Die Diagnose eines idiopathischen Parkinson-Syndroms wurde ihm vor 4 Jahren gestellt. In den letzten zwei Monaten ist es trotz regelmäßiger Medikamenteneinnahme zu einer allmählichen Verschlechterung seiner Beschwerden gekommen.

4.2.1 Erläutern Sie die Pathophysiologie des M. Parkinson.

4.2.2 Was wissen Sie über die Ätiologie des Parkinson-Syndroms?

4.2.3 Welche Symptome sind für das Parkinson-Syndrom typisch?

4.2.4 Welche Begleitsymptome können noch auftreten?

4.2.5 Wie wird die Diagnose eines M. Parkinson gestellt?

4.2.6 Welche Medikamente werden in der Therapie des M. Parkinson eingesetzt?

FALL

Frau Ebra Ergün, eine 23-jährige Patientin, stellt sich in der Sprechstunde einer neurologischen Klinik vor und berichtet über ihre Beschwerden: Im letzten halben Jahr hat sie zweimal unscharf gesehen, die Sehstörung dauerte jeweils ein paar Stunden. Sie hat sich ärztlich nicht vorgestellt, weil sie die Beschwerden dem Stress und Sitzen am Computer zugeschrieben hat. Vor zwei Wochen trat eine solche Episode wieder auf, diesmal verspürte sie auch Kribbeln im rechten Bein. Die Hausärztin hat sie mit einem Verdacht auf Multiple Sklerose in die neurologische Klinik überwiesen.

4.2.7 Wie definieren Sie die Multiple Sklerose (= MS)?

4.2.8 Welche Verlaufsformen der MS gibt es?

4.2.9 Wie kann sich die MS klinisch präsentieren?

Anhand welcher Kriterien wird die Diagnose MS gestellt? **4.2.10**

Wie wird die MS behandelt? **4.2.11**

FALL

Frau Agnes Steinborn klagt über Kribbeln und Schmerzen in der rechten Hand, die insbesondere bei Haushaltstätigkeiten auftreten. Am schwersten fallen ihr Rühren und Schneiden, sie benutzt dann lieber ihre linke Hand. Durch das Ausschütteln lassen die Beschwerden in der Regel nach. Außerdem hat sie bemerkt, dass die Hand nachts manchmal einschläft.

Für welche neurologische Erkrankung ist die geschilderte Symptomatik typisch? **4.2.12**

Was wissen Sie über die Pathophysiologie dieser Erkrankung? **4.2.13**

Sie führen bei Frau Steinborn eine klinisch-neurologische Untersuchung durch. Wie untersuchen Sie ihre Hand? **4.2.14**

Mithilfe welcher Untersuchung können Sie Ihren Verdacht sichern und was für einen Befund würden Sie erwarten? **4.2.15**

Welche therapeutischen Methoden kommen bei dieser Erkrankung zum Einsatz? **4.2.16**

KAPITEL

5 Chirurgie

5.1 Allgemeinchirurgie

Wie werden Operationen (OP) nach der Dringlichkeit eingeteilt?	5.1.1
Welche allgemeinen Komplikationen können intraoperativ auftreten?	5.1.2
Welche allgemeinen postoperativen Komplikationen kennen Sie?	5.1.3
Erläutern Sie die Basisprinzipien der Wundbehandlung.	5.1.4
Erläutern Sie die Wundheilungsphasen.	5.1.5
Welche Arten der Wundheilung gibt es?	5.1.6
Was ist die Fast-Track-Chirurgie?	5.1.7

5.2 Viszeralchirurgie

Nennen Sie Vor- und Nachteile der Laparoskopie und Laparotomie.	5.2.1
Erläutern Sie den allgemeinen Ablauf bei laparoskopischen Operationen.	5.2.2
Was verstehen Sie unter einer Konversion?	5.2.3

FALL

Herr Benjamin Kluth, 43 Jahre alt, kommt in Begleitung seiner Frau in die Notaufnahme. Er berichtet von Schmerzen im rechten Unterbauch und Fieber seit heute Morgen. Die Beschwerden haben gestern auf einer Geburtstagsfeier als vermutliche Magenschmerzen begonnen. Als er die Party verlassen hat, kamen noch Übelkeit und Brechreiz hinzu.

Welche Ursachen können zu der geschilderten Symptomatik führen?	5.2.4
Wie gehen Sie bei V. a. akute Appendizitis diagnostisch vor?	5.2.5

5.2.6 Beschreiben Sie den sonografischen Befund (➤ Abb. 5.1).

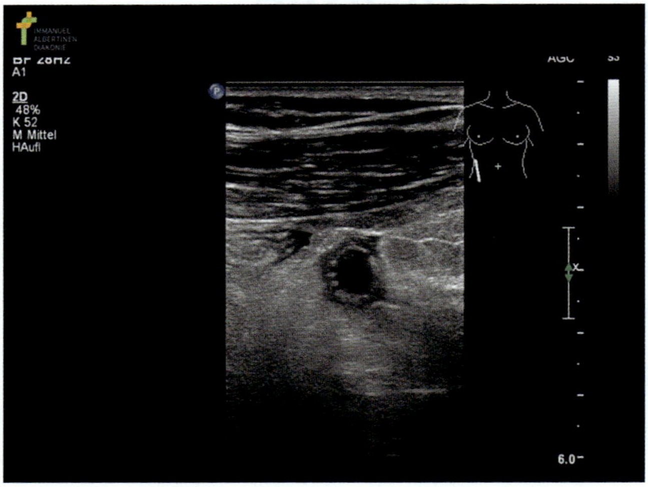

Abb. 5.1 [O741]

5.2.7 Wo liegt der Appendix?

5.2.8 Wie wird die komplizierte Appendizitis definiert?

5.2.9 Wie wird die Appendizitis behandelt?

5.2.10 Sie operieren eine Patientin/einen Patienten mit der gleichen Symptomatik wie bei Herrn Kluth. Intraoperativ zeigt sich ein unauffälliger Appendix. Was könnte die Ursache sein?

5.2.11 Beurteilen Sie das Röntgenbild (➤ Abb. 5.2). Für welches Krankheitsbild ist der Befund typisch?

5.2.12 Welche Formen von Ileus gibt es?

5.2.13 Welche Ursachen des Ileus kennen Sie?

5.2.14 Welche Folgen kann ein Ileus haben?

5.2.15 Welche Symptome lassen Sie an einen Ileus denken?

5.2.16 Sie haben Verdacht auf einen Ileus. Wie stellen Sie die Diagnose?

5.2.17 Wie gehen Sie bei Ileus therapeutisch vor?

5.2.18 Was verstehen Sie unter einer Darmanastomose und welche Arten kennen Sie?

5.2.19 Erläutern Sie das Prinzip der Hartmann-Operation.

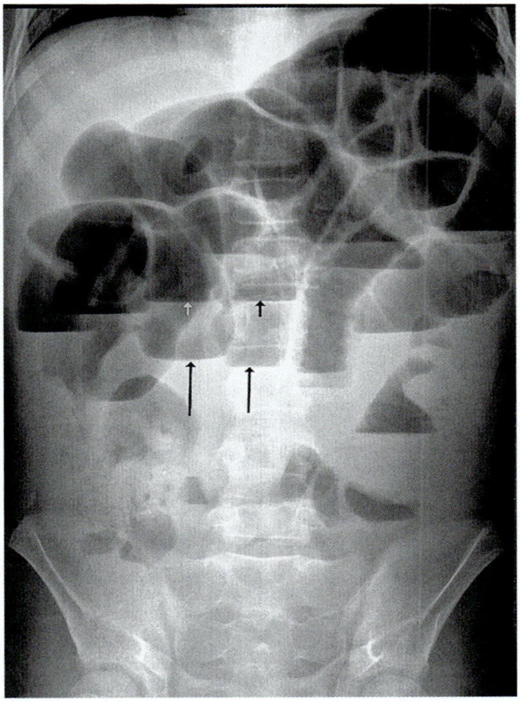

Abb. 5.2 [M500]

FALL

Herr Marco Bauer kommt in die Praxis und klagt über eine Schwellung in der linken Leiste, die seit einigen Monaten immer mehr zunimmt.

Welche Differenzialdiagnosen kommen in Betracht? **5.2.20**

Beschreiben Sie den Aufbau einer Hernie. **5.2.21**

Welche Arten von Hernien gibt es? **5.2.22**

Beschreiben Sie die Anatomie des Leistenkanals. **5.2.23**

Erläutern Sie den Unterschied zwischen direkter und indirekter Leistenhernie. **5.2.24**

Wie gehen Sie bei Verdacht auf eine Leistenhernie diagnostisch vor? **5.2.25**

Erläutern Sie das Prinzip und die Methoden der Leistenhernienreparation. **5.2.26**

Welche Kriterien spielen eine Rolle bei der Auswahl der OP-Methode? **5.2.27**

FALL

Bei Frau Brigitte Knappe wurde eine akute Cholezystitis bei Cholezysto- und Choledocholithiasis diagnostiziert. Der Gallenstein wurde aus dem Ductus choledochus durch die endoskopische retrograde Cholangiografie (ERC) entfernt. Nun wird bei Frau Knappe eine Cholezystektomie durchgeführt.

5.2.28 Werden Sie Frau Knappe laparoskopisch oder laparotomisch operieren?

5.2.29 Beschreiben Sie kurz den Ablauf einer laparoskopischen Cholezystektomie.

5.2.30 Welche Komplikationen können intraoperativ und postoperativ auftreten?

FALL

Bei Herrn Daniel Grevenkamp wurde eine gastroösophageale Refluxkrankheit (GERD) diagnostiziert. Die konservative Therapie zeigte sich als ineffektiv.

5.2.31 Erläutern Sie die Prinzipien der chirurgischen Therapie bei GERD.

5.2.32 Welches Verfahren ist zu bevorzugen?

FALL

Bei Herrn Klaus Piotrowski wurde ein metastasiertes Kolonkarzinom diagnostiziert. Im CT bestätigten sich Lebermetastasen.

5.2.33 Erläutern Sie die anatomisch-funktionelle Einteilung der Leber.

5.2.34 Welche Kriterien müssen erfüllt sein, damit die Lebermetastasen als resektabel gelten?

5.2.35 Was verstehen Sie unter anatomischer und nichtanatomischer Leberresektion?

5.2.36 Nennen Sie Beispiele für die anatomische Leberresektion.

5.2.37 Beschreiben Sie die Blutversorgung der Leber.

FALL

Bei Herrn Michael Winkelmann wurde ein Schilddrüsenkarzinom festgestellt. Therapeutisch wird eine Tumorresektion angestrebt.

5.2.38 Beschreiben Sie die Anatomie der Schilddrüse (SD).

5.2.39 Welcher operative Zugang wird in der Schilddrüsenchirurgie standardmäßig gewählt?

5.2.40 Wovon hängt das Resektionsausmaß bei einem SD-Karzinom ab?

5.2.41 Welche speziellen Risiken sind mit SD-Operationen verbunden?

5.3 Herz- und Gefäßchirurgie

Welche Arten von Herzklappenprothesen gibt es? Nennen Sie ihre Vor- und Nachteile. **5.3.1**

Was verstehen Sie unter der Ross-Operation? **5.3.2**

Beschreiben Sie die Anatomie der Herzklappen. **5.3.3**

FALL

Frau Heike Müller leidet seit 3 Monaten unter pektanginösen Beschwerden. In der Koronarangiografie zeigt sich eine 2-Gefäß-Erkrankung mit proximaler Hauptstammstenose.

Frau Müller hat ein niedriges perioperatives Risiko. Bei welchen Faktoren würden Sie sich für eine chirurgische Revaskularisation entscheiden? **5.3.4**

Bei koronaren Bypass-OP wird meist die Herz-Lungen-Maschine eingesetzt. Warum? **5.3.5**

Welche Gefäße werden für den koronaren Bypass verwendet? **5.3.6**

Warum eignen sich Arterien für Bypass-OP besser als Venen? **5.3.7**

FALL

Bei Herrn Markus Neckermann wurde wegen Verdacht auf Urolithiasis eine sonografische Untersuchung des Abdomens durchgeführt. Dabei zeigte sich als Zufallsbefund ein Aortenaneurysma.

Was verstehen Sie unter einem Aneurysma und welche Formen kennen Sie? **5.3.8**

Welche Ursachen können zur Bildung von Aneurysmen führen? **5.3.9**

In welchen Lokalisationen finden sich Aortenaneurysmen am häufigsten? **5.3.10**

Beschreiben Sie die Anatomie der Aorta. **5.3.11**

Wie manifestieren sich Aneurysmen klinisch? **5.3.12**

Welche Klassifikationen werden bei Aortendissektion verwendet? **5.3.13**

Welche diagnostischen Methoden kommen bei Aortenaneurysmen zur Anwendung? **5.3.14**

Wie behandeln Sie das Aneurysma bei Herrn Neckermann? **5.3.15**

FALL

Frau Gertrud Raas wird in die Notaufnahme eingeliefert. Sie klagt über krampfartige diffuse Bauchschmerzen, Übelkeit und Diarrhö. Anamnestisch ist das Vorhofflimmern bekannt.

5.3.16 An welche Ursache des akuten Abdomens müssen Sie bei bekanntem Vorhofflimmern immer denken?

5.3.17 Welche Arterien können bei akutem Mesenterialinfarkt betroffen sein?

5.3.18 Beschreiben Sie die arterielle Versorgung abdomineller Organe.

5.3.19 Was ist die Riolan-Anastomose?

5.3.20 Welche Ursachen akuter mesenterialer Ischämie kennen Sie?

5.3.21 Erläutern Sie die Symptomatik akuter mesenterialer Ischämie in einzelnen Stadien.

5.3.22 Wie gehen Sie diagnostisch vor?

5.3.23 Wie wird die akute mesenteriale Ischämie behandelt?

5.4 Unfallchirurgie und Orthopädie

5.4.1 Bei jeder Verletzung der Extremitäten und V.a. eine Fraktur muss die DMS überprüft werden. Wofür steht diese Abkürzung und wie würden Sie die DMS überprüfen?

5.4.2 Welche Frakturzeichen kennen Sie?

5.4.3 Ordnen Sie den Frakturtypen ihre Definitionen zu.

Frakturtyp: 1. Abrissfraktur • 2. Abscherfraktur • 3. Ermüdungsfraktur • 4. Gelenkfraktur • 5. Grünholzfraktur • 6. Luxationsfraktur • 7. Pathologische Fraktur • 8. Schaftfraktur • 9. Stauchungsfraktur • 10. Trümmerfraktur
Definition: a) Abriss eines Knochenfragments durch den starken Zug einer im Knochen verankerten Sehne (z. B. Abrissfraktur des Tuberculum majus) • b) durch Druckeinwirkung in langer Achse entstandene Fraktur (= Kompressionsfraktur, typisch für Wirbelkörper) • c) Fraktur, bei der die Frakturlinie bis in die Gelenkfläche reicht • d) Fraktur, bei der es gleichzeitig zu einer Luxation des betroffenen Knochens kommt • e) Fraktur, die bei normaler Belastung aufgrund einer Knochenerkrankung (z. B. Osteoporose, Knochenmetastasen) auftritt • f) Fraktur der Diaphyse von Röhrenknochen • g) Fraktur durch wiederholte Überlastung und Mikrotraumen eines Knochens (= Stressfraktur, typisch für den Fuß) • h) Fraktur mit >6 Knochenfragmenten • i) Fraktur vorstehender Knochenfortsätze (z. B. Volkmann-Dreieck bei Sprunggelenksfrakturen) • j) unvollständige Fraktur, bei der die Kortikalis und das Periost nur auf einer Seite gebrochen sind (typisch bei Kindern oder Jugendlichen)

1. ________; 2. ________; 3. ________; 4. ________; 5. ________; 6. ________;
7. ________; 8. ________; 9. ________; 10. ________

Was ist die AO-Klassifikation? 5.4.4

Erläutern Sie die allgemeinen Therapieprinzipien bei Frakturen. 5.4.5

Welche Maßnahmen sind bei offenen Frakturen besonders wichtig? 5.4.6

Erläutern Sie die Tetanusprophylaxe bei Verletzungen. 5.4.7

Nennen Sie Indikationen für konservative und operative Behandlung von Frakturen. 5.4.8

Was verstehen Sie unter der Osteosynthese und welche Osteosynthese-Techniken sind Ihnen bekannt? Nennen Sie auch Beispiele für den Einsatz einzelner Techniken. 5.4.9

Beschreiben Sie die Knochenheilung. 5.4.10

Welche Komplikationen können bei der Frakturheilung auftreten? 5.4.11

Was verstehen Sie unter dem Crush-Syndrom? 5.4.12

Was wissen Sie über das Kompartmentsyndrom? 5.4.13

Welche Kompartimente gibt es am Unterschenkel und welche anatomischen Strukturen können in einzelnen Kompartimenten geschädigt werden? 5.4.14

Was wissen Sie über das abdominelle Kompartmentsyndrom? 5.4.15

Benennen Sie den pathologischen Befund (➤ Abb. 5.3) und die Art der Blutung bei a) und b). 5.4.16

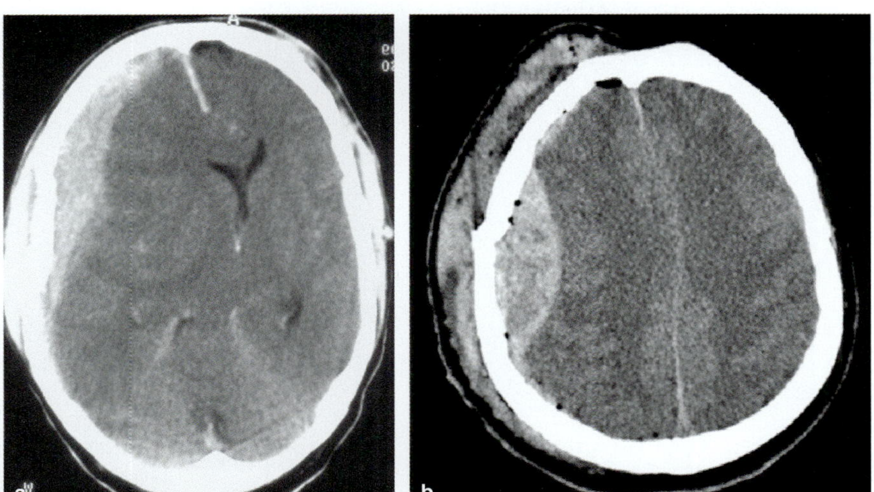

Abb. 5.3 [T578]

5.4.17 Mit welcher Modalität, in welchem Fenster und in welcher Schnittebene wurden die Bilder angefertigt?

5.4.18 Was verstehen Sie unter freiem Intervall?

5.4.19 Wie würden Sie bei subduralem und epiduralem Hämatom therapeutisch vorgehen?

FALL

Sie werden zu einem Autounfall gerufen. Der Fahrer, Herr Frank Kaiser, hat starke Brustschmerzen und bekommt schlecht Luft. Von seiner Ehefrau erfahren Sie, dass er nicht angeschnallt war und mit der Brust gegen das Lenkrad geprallt ist, als es zu dem Zusammenstoß kam. Sie gehen nach dem ABCDE-Schema vor und stellen eine Tachypnoe, Tachykardie und Hypotonie fest. Außerdem können Sie keine Atemgeräusche über der linken Lunge auskultieren und sie perkutieren einen hypersonoren Klopfschall auf der gleichen Seite.

5.4.20 Wie reagieren Sie?

5.4.21 Erklären Sie den Pathomechanismus eines Spannungspneumothorax.

5.4.22 Interpretieren Sie das Röntgenbild (➤ Abb. 5.4).

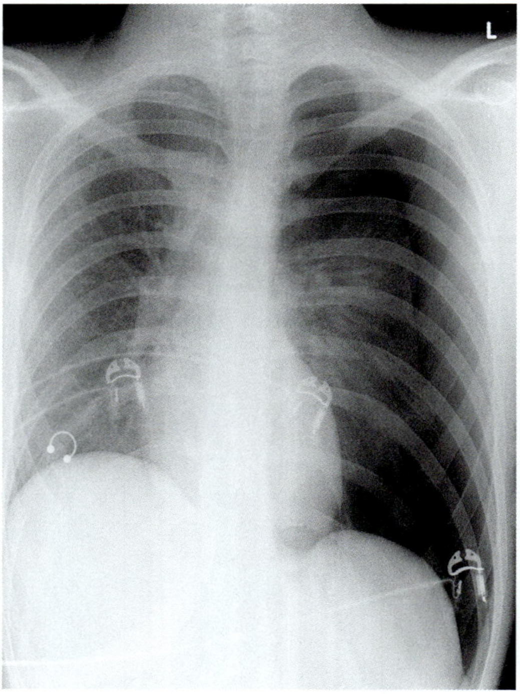

Abb. 5.4 [T571]

5

FALL
Herr Tim Lehnert, 31 Jahre alt, ist beim Skifahren auf die rechte Schulter gestürzt.

Beurteilen Sie das Röntgenbild (> Abb. 5.5). Welche Verletzung hat Herr Lehnert erlitten? **5.4.23**

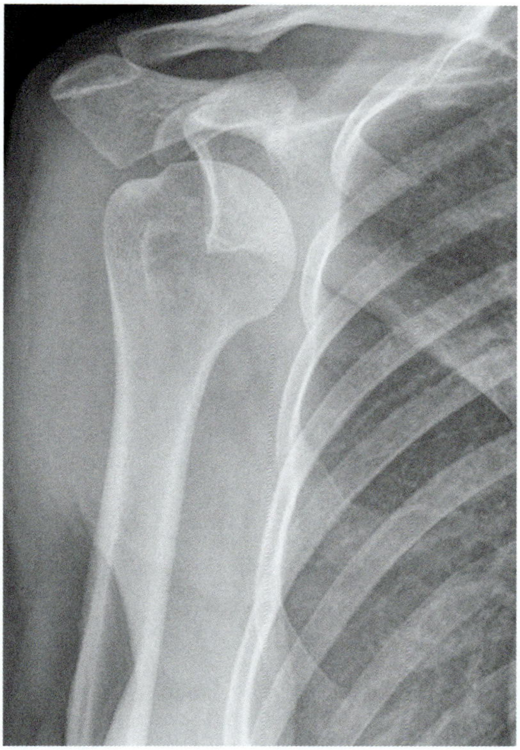

Abb. 5.5 [T801]

Welche körperlichen Befunde würden Sie bei einer Schultergelenkluxation erwarten? **5.4.24**

Welche Begleitverletzungen können bei einer Schultergelenkluxation auftreten? **5.4.25**

Was verstehen Sie unter habitueller Schultergelenkluxation? **5.4.26**

Beschreiben Sie die konservative Therapie bei Schultergelenkluxationen. **5.4.27**

In welchen Situationen erfolgt nach einer Schultergelenkluxation eine Operation? **5.4.28**

Beschreiben Sie die Anatomie des Schultergelenks. **5.4.29**

Welche Bewegungen erlaubt das Schultergelenk? **5.4.30**

Was ist die Neutral-Null-Methode? **5.4.31**

Beschreiben Sie die Anatomie und die Funktion der Rotatorenmanschette. **5.4.32**

5.4.33 Was wissen Sie über das Impingement-Syndrom?

5.4.34 Benennen Sie den Befund (➤ Abb. 5.6). Welche Befunde können sich bei dieser Fraktur bei der körperlichen Untersuchung zeigen?

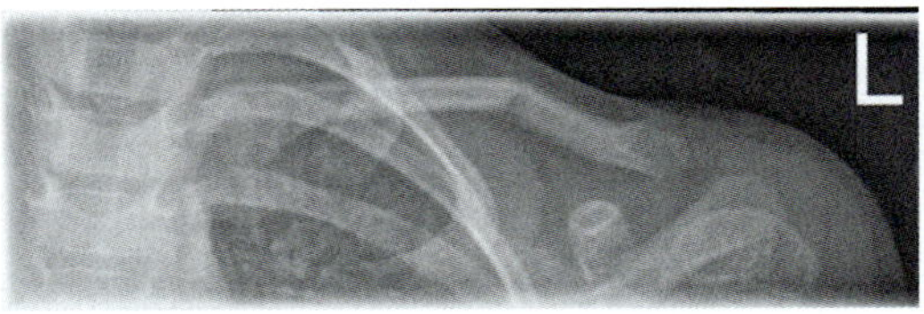

Abb. 5.6 [M1113]

5.4.35 Wie werden Klavikulafrakturen behandelt?

FALL

Frau Petra Serve ist bei Glatteis ausgerutscht und auf die rechte Handfläche gestürzt. Sie untersuchen die Hand und überprüfen die DMS. Das Handgelenk ist geschwollen und schmerzhaft bei der Palpation. Anschließend lassen Sie ein Röntgenbild anfertigen.

5.4.36 Welchen Frakturtyp zeigt das Röntgenbild (➤ Abb. 5.7)?

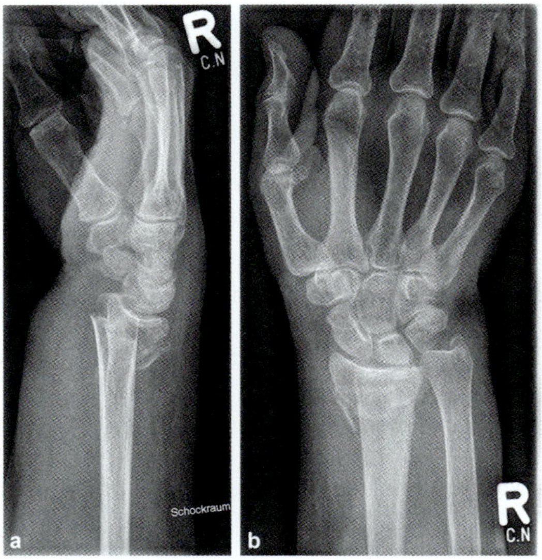

Abb. 5.7 [T695]

5.4.37 Welche distalen Radiusfrakturen kennen Sie noch?

5.4.38 Welcher Handwurzelknochen ist am häufigsten von Frakturen betroffen?

5.4.39 Welche Handwurzelknochen gibt es?

In welchen Fällen wird bei distalen Radiusfrakturen eine CT angewendet? 5.4.40

Wie werden distale Radiusfrakturen behandelt? 5.4.41

Welche Komplikationen können bei distalen Radiusfrakturen auftreten? 5.4.42

FALL

Frau Birgit Kunz leidet seit Monaten über Schmerzen in der rechten Hüfte und Leiste, insbesondere wenn sie mit ihrem Mann einkaufen geht. Die Schmerzen treten auch morgens auf und die rechte Hüfte fühlt sich wie eingerostet an, nach ein paar Schritten kommt es dann aber zur Verbesserung.

Welche Ursachen können zu der Symptomatik führen? 5.4.43

Beschreiben Sie den Aufbau des Hüftgelenks. 5.4.44

Welche Bewegungen erlaubt das Hüftgelenk? 5.4.45

Wie gestaltet sich die Diagnostik der Coxarthrose? 5.4.46

Welche radiologischen Arthrosezeichen kennen Sie? 5.4.47

Welche therapeutischen Möglichkeiten stehen bei der Coxarthrose zur Verfügung? 5.4.48

Beschreiben Sie kurz das Vorgehen bei der TEP-Implantation. 5.4.49

Erläutern Sie den Aufbau einer Totalendoprothese (TEP). 5.4.50

Nennen Sie Indikationen, Vor- und Nachteile der zementierten und zementfreien TEP. 5.4.51

FALL

Sie werden zu einer Patientin auf die internistische Station gerufen. Frau Helga Kress, 88 Jahre alt, liegt auf dem Boden, klagt über Schmerzen in der rechten Hüfte und gibt an, dass sie nicht mehr aufstehen kann. Ferner erfahren Sie, dass die Patientin vom Bett mit der Hüfte auf den Boden gestürzt ist. Bei der körperlichen Untersuchung klagt Frau Kress über Schmerzen bei Palpation in der Leiste und über dem Trochanter major. Außerdem fällt Ihnen auf, dass das betroffene Bein verkürzt und außenrotiert ist.

Welche Fraktur vermuten Sie? 5.4.52

Erläutern Sie die Garden-Klassifikation. 5.4.53

Welche Arterie ist hauptverantwortlich für die Durchblutung des Femurkopfes? 5.4.54

Erläutern Sie die Pauwels-Klassifikation. 5.4.55

5.4.56 Bewerten Sie das Röntgenbild (➤ Abb. 5.8). Hat sich Ihr Verdacht bestätigt?

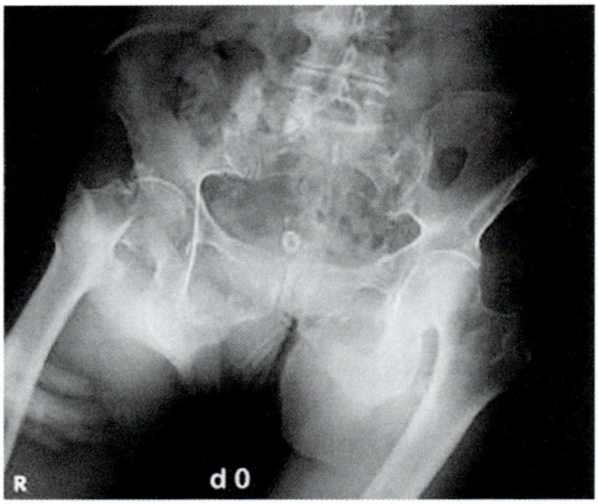

Abb. 5.8 [T1435]

5

5.4.57 Wie werden Schenkelhalsfrakturen behandelt?

5.4.58 Sie haben sich bei Frau Kress für eine Endoprothese entschieden. Welche Arten von Endoprothesen können eingesetzt werden?

5.4.59 Vergleichen Sie Vor- und Nachteile zwischen HEP und TEP.

5.4.60 Welche osteosynthetischen Verfahren kommen bei der Schenkelhalsfraktur am häufigsten zum Einsatz?

5.4.61 Wie schnell muss die Schenkelhalsfraktur operiert werden?

5.4.62 Schenkelhalsfrakturen gehören zu den proximalen Femurfrakturen. Welche Frakturen des proximalen Femurs kennen Sie noch?

5.4.63 Was sehen Sie im CT-Bild (➤ Abb. 5.9)?

5.4.64 Wie würden Sie die Femurkopffraktur behandeln?

5.4.65 Wie werden Acetabulumfrakturen behandelt?

5.4.66 Welche Verletzungen erkennen Sie (➤ Abb. 5.10)?

5.4.67 Beschreiben Sie die Anatomie des Beckens.

5.4.68 Welche Komplikationen können bei einer Beckenfraktur auftreten?

5.4.69 Erläutern Sie die Einteilung von Beckenfrakturen nach der AO-Klassifikation.

5.4.70 Wie werden Beckenfrakturen behandelt?

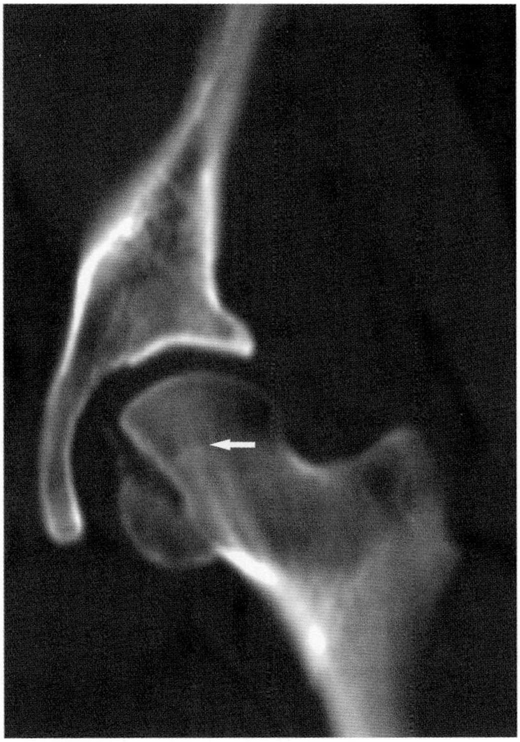

Abb. 5.9 [R390-002]

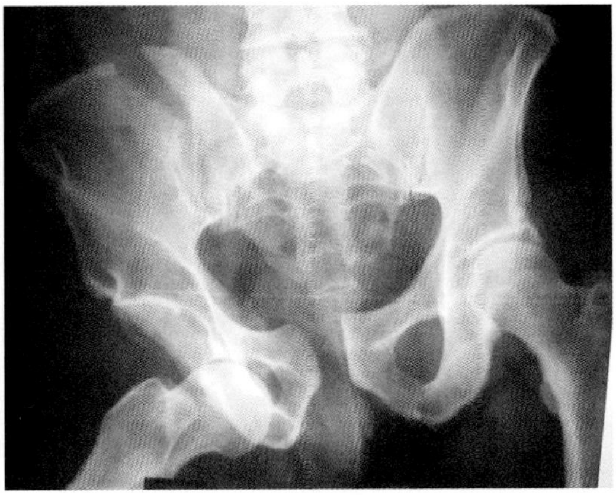

Abb. 5.10 [F304]

FALL

Herr Tobias Löwer stellt sich in Begleitung seiner Ehefrau in der Rettungsstelle vor. Der Patient klagt über Schmerzen im linken Knie, außerdem fühlt sich das Knie beim Gehen instabil an. Er schildert Ihnen auch kurz den Unfallhergang: Während einer Fahrt auf der Skipiste näherte er sich einer Kindergruppe. Plötzlich trat unerwartet ein Kind auf die Piste, Herr Löwer verlor beim Ausweichen das Gleichgewicht und stürzte aufs Knie.

5.4.71 Beschreiben Sie die Anatomie des Kniegelenks.

5.4.72 Welche Knieverletzungen können bei einem Trauma entstehen?

5.4.73 Was verstehen Sie unter Unhappy Triad?

5.4.74 Erläutern Sie das diagnostische Vorgehen bei Knieverletzungen.

5.4.75 Wie werden Bandverletzungen behandelt?

FALL

Herr Thomas Radtke ist beim Fußballspielen mit dem linken Fuß umgeknickt. Er wurde von einem Kollegen in die Rettungsstelle gefahren, weil er starke Schmerzen und Schwellung im Bereich des Außenknöchels und auch Schmerzen im Unterschenkel hat. Sie untersuchen den Patienten und lassen Röntgenaufnahmen anfertigen.

Beschreiben Sie den Aufbau des oberen Sprunggelenkes (OSG). **5.4.76**

Benennen Sie den pathologischen Befund (➤ Abb. 5.11) und erläutern Sie die Weber-Klassifikation. **5.4.77**

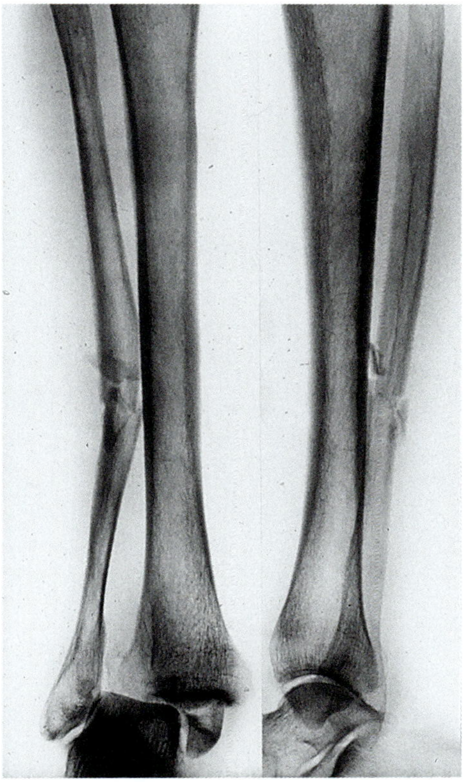

Abb. 5.11 [M590]

Zu welchen Verletzungen kann es bei diesem Trauma noch kommen? **5.4.78**

Wie werden Sprunggelenksfrakturen behandelt? **5.4.79**

KAPITEL

6 Anästhesie

6.1 Anästhesieformen

FALL

Herr Stefan Schmitt steht kurz vor einer Operation. Anästhesistin Dr. Emily Putri wird die Anästhesie durchführen.

Welche Anästhesieformen kennen Sie und wann werden sie eingesetzt? **6.1.1**

Was ist Allgemeinanästhesie (= „Vollnarkose“)? Erklären Sie. **6.1.2**

Wann beginnt eine Vollnarkose und wann endet sie? **6.1.3**

Was sind die Hauptkomponenten und Phasen einer Vollnarkose? **6.1.4**

Welche Komplikationen können bei einer Vollnarkose auftreten? **6.1.5**

Was sind die Vorteile und Nachteile von intravenösen Anästhetika? **6.1.6**

Erklären Sie den Unterschied zwischen a) Allgemeinanästhesie und b) Regionalanästhesie. **6.1.7**

Erklären Sie den Unterschied zwischen a) Regionalanästhesie und b) Lokalanästhesie. **6.1.8**

Was sind die Hauptkomplikationen bei einer Regionalanästhesie? **6.1.9**

Was ist die Hauptkomplikation bei einer Lokalanästhesie? **6.1.10**

Was ist eine Spinalanästhesie und wie führt man sie durch? Erklären Sie. **6.1.11**

Was sind die Kontraindikationen für eine Spinalanästhesie? **6.1.12**

Sie sehen bei dem Patienten nach einer Spinalanästhesie ein epidurales Hämatom. Was tun Sie? **6.1.13**

Herr Schmitt hat eine Aortenstenose. Welche Anästhesieform wählen Sie? **6.1.14**

Warum ist eine Spinalanästhesie bei einer Aortenstenose kontraindiziert? **6.1.15**

Wie gehen Sie bei einem Spannungspneumothorax während der Anästhesie vor? **6.1.16**

Was ist der Unterschied zwischen einer Spinalanästhesie und einer Periduralanästhesie? **6.1.17**

6.2 Einschätzung des perioperativen Risikos

FALL
Anästhesistin Dr. Emily Putri führt bei Herrn Schmitt die Prämedikationsvisite durch.

6.2.1 Was ist eine Prämedikationsvisite?

6.2.2 Herr Schmitt gibt während der Prämedikationsvisite an, dass er an gastroösophagealer Refluxkrankheit (GERD) leidet. Welches Risiko stellt GERD dar und welche präventiven Maßnahmen können getroffen werden?

6.2.3 Dr. Putri führt vor der Narkose eine körperliche Untersuchung bei Herrn Schmitt durch. Was gehört zu den zentralen Aspekten dieser Untersuchung?

6.2.4 Herr Schmitt ist mit einem BMI (= Body-Mass-Index) von 31 adipös, und es ist eine Hypertonie bekannt. Über welche spezifischen Narkoserisiken klärt die Anästhesistin auf?

6.2.5 Über welche Risiken wird bei einer rückenmarksnahen Regionalanästhesie aufgeklärt?

6.2.6 Was beurteilt die ASA-Klassifikation bzw. der ASA-Status (= American Society of Anesthesiologists)?

6.2.7 Nennen Sie die Risikograde ASA 1 bis 5.

6.2.8 Was beurteilt der Apfel-Score?

FALL
Herr Schmitt ist Nichtraucher, wurde noch nie operiert und gibt an, dass ihm beim Zug- und Autofahren übel wird.

6.2.9 Errechnen Sie mit Hilfe des Apfel-Scores das PONV-Risiko von Herrn Schmitt.

Merkmal	Risikofaktoren für PONV	Punkte
Geschlecht	weiblich	1
Noxen	Nichtraucher	1
Vorgeschichte	Reisekrankheit oder bekannte PONV	1
Postoperativ	Opioid-Gabe	1

6.2.10 Nennen Sie weitere Risikofaktoren für PONV.

FALL

Dr. Putri ermittelt mit der *standardisierten Blutungsanamnese* (= Thrombose-Anamnese oder präoperative Gerinnungsanamnese), ob Herr Schmitt ein erhöhtes Blutungsrisiko hat.

Welche Frage stellt Dr. Putri nicht? Kreuzen Sie an. **6.2.11**

1.	Haben Sie oft ohne erkennbare Ursachen (z. B. Schnupfen, trockene Luft, starkes Schnäuzen etc.) Nasenbluten?
2.	Haben Sie nach Schnitt- oder Schürfwunden längeres Nachbluten (> 5–10 min) beobachtet?
3.	Haben Sie an Ihrem Körper blaue Flecke oder punktartige Einblutungen festgestellt - ohne dass Sie sich gestoßen haben?
4.	Gab es Blutungen in Gelenken, Muskeln oder Weichteilen?
5.	Ist eine schlechte Wundheilung bekannt?
6.	Nehmen Sie momentan Schmerzmittel oder Antirheumatika ein?
7.	Wurden Sie in den letzten 12 Monaten operiert?
8.	Ist bei Ihnen eine Blutgerinnungsstörung festgestellt worden?
9.	Haben Sie in den letzten Wochen gerinnungshemmende Medikamente eingenommen?
10.	Ist Ihnen aus Ihrer Familie Neigung zu verstärkter Blutung bekannt?

Welche Frage würde einer Frau zusätzlich gestellt? **6.2.12**

Herr Schmitt beantwortet eine oder mehrere der Fragen mit *ja*. Was tut Dr. Putri? **6.2.13**

Wie schätzt Dr. Putri das Risiko einer schwierigen Intubation bei Herrn Schmitt ein? **6.2.14**

Erklären Sie anhand des Fotos (➤ Abb. 6.1) den Mallampati-Score zur Einschätzung des Schwierigkeitsgrades einer endotrachealen Intubation. **6.2.15**

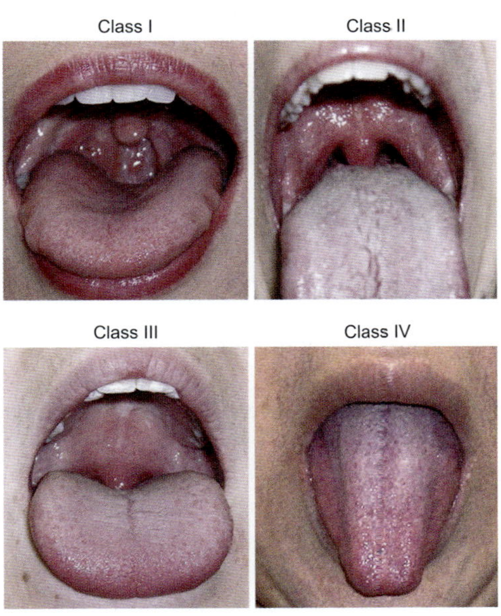

Abb. 6.1 Mallampati-Klassifikation [E767-003]

6.2.16 Ab welchem Grad muss mit Schwierigkeiten bei der Intubation gerechnet werden?

6.2.17 Herr Schmitt möchte/hat einen Anästhesie-Ausweis. Erklären Sie.

6.3 Ablauf der Anästhesie

FALL

Herr Schmitt wird an der Schleuse im Übergang zum OP-Bereich in Empfang genommen.

6.3.1 Was passiert in der Schleuse im Übergang vor dem OP-Bereich?

6.3.2 Herr Schmitt wird in die so genannte *Einleitung* geschoben, den Vorbereitungsraum vor dem OP-Saal. Die Anästhesistin führt das „Sign-in" vor der OP durch. Hören Sie das Gespräch. Worum geht es? ▶ https://else4.de/Kap_06A

6.3.3 Beschreiben Sie den Ablauf einer standardgemäßen intravenösen Narkoseeinleitung.

6.3.4 Wie heißen diese Hilfsmittel? Ordnen Sie zu.

a) Endotrachealtubus • b) Guedel-Tubus • c) Larynxtubus • d) Wendl-Tubus

1.	2.	3.	4.
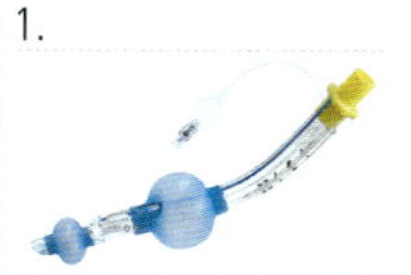	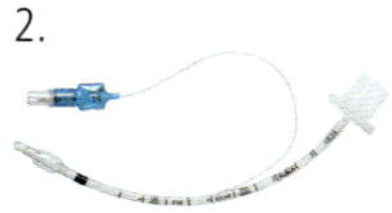	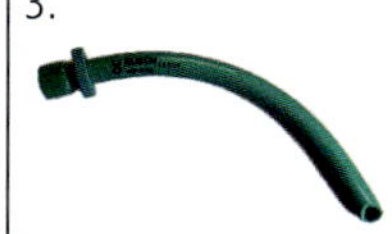	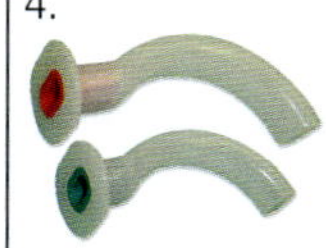
[V348]	[V420]	[M251]	[G053]

6.3.5 Was sind Standardgrößen des Endotrachealtubus für a) Frauen und b) Männer?

6.3.6 Beschreiben Sie den standardmäßigen Ablauf einer endotrachealen Intubation.

6.3.7 Wie kontrolliert man die korrekte Lage des Tubus?

6.3.8 Was sind Zeichen für bevorstehende Schwierigkeiten bei der Intubation?

6.3.9 Was sind a) sichere und b) unsichere Intubationszeichen?

6.3.10 Beschreiben Sie die drei Stufen der apparativen Überwachung während einer Vollnarkose.

6.3.11 Nennen Sie die wichtigsten Medikamente, die während einer Anästhesie eingesetzt werden a) als Hypnotikum, b) als Muskelrelaxans, c) als Inhalationsanästhetika, d) als Analgetika, e) als Antiemetika und f) als Vasopressoren und Inotropika.

6.3.12 Nach seiner OP wird Herr Schmitt in den Aufwachraum gebracht. Warum?

KAPITEL

7 Notfallmedizin

7.1 Prähospitale Phase

FALL

Notärztin Lina Jaber trifft mit dem Notfallteam als erste am Einsatzort eines Verkehrsunfalls ein. Eine Autofahrerin ist nur leicht verletzt, ihr Beifahrer hat schwere Verletzungen erlitten.

Wie geht die Notärztin vor? Beschreiben Sie den Ablauf am Unfallort. **7.1.1**

Die Notärztin hat den Verdacht auf Polytrauma. Definieren Sie Polytrauma. **7.1.2**

Zur initialen Beurteilung der Verletzten geht die Notärztin nach dem xABCDE-/cABCDE-Schema vor. Ergänzen Sie das c/xABCDE-Schema in der Tabelle. **7.1.3**

	Bedeutung	Untersuchung	Intervention
x/c			z.B. Kompressionsverband
A			
B	**B**reathing (= **B**elüftung	Kontrolle Bewusstseinszustand, Sicherung der oberen Atemwege	
C			z. B. Volumentherapie, Tourniquet, Beckenschlinge
D	**D**isability/**D**efizit Neurologie		
E		Body-Check bzw. Trauma-Untersuchung	

Die Autofahrerin ist nur leicht verletzt und ansprechbar. Die Notärztin ergänzt das xABCDE-Schema mit der Notfall-Anamnese SAMPLERss. Hören Sie den Dialog und erklären Sie das Schema. ▶ https://else4.de/Kap_07_01A **7.1.4**

Die Verletzte äußert Schmerzen. Die Notärztin befragt sie anhand des OPQRST-Schemas. Hören Sie den Dialog und erklären Sie das Schema. ▶ https://else4.de/Kap_07_02A **7.1.5**

Erklären Sie die Glasgow Coma Scale (GCS). **7.1.6**

7.1.7 Ordnen Sie die Bewusstseinszustände dem GCS zu.

a) Augenöffnen bei Ansprache/Geräusch • b) Augenöffnen auf Schmerzreiz • c) Beugesynergismen • d) desorientiert, aber fähig zu sprechen • e) Einzelworte („Wortsalat") • f) gezielte Schmerzabwehr • g) kein Augenöffnen • h) keine motorische Reaktion • i) keine verbale Antwort • j) sinnlose Laute, z. B. Stöhnen • k) Strecksynergismen • l) ungezielte Bewegung auf Schmerz

1. **Öffnen der Augen**	spontanes Öffnen	**4 Punkte**
		3 Punkte
		2 Punkte
		1 Punkt
	nicht beurteilbar, z. B. Augenverletzung	/
2. **Beste verbale Antwort**	orientiert und kommunikationsfähig	**5 Punkte**
		4 Punkte
		3 Punkte
		2 Punkte
		1 Punkt
	nicht beurteilbar, z. B. Intubation, Dysarthrie	/
3. **Beste motorische Antwort**	befolgt Aufforderungen	**6 Punkte**
		5 Punkte
		4 Punkte
		3 Punkte
		2 Punkte
		1 Punkt
	nicht beurteilbar, z. B. Sedierung, Paralyse	/

7.1.8 Welche GCS-Punktzahlen definieren ein leichtes (1. Grad), mittelschweres (2. Grad) und schweres (3. Grad) Schädel-Hirn-Trauma (SHT)?

7.1.9 Die Notärztin spricht den schwer verletzten Beifahrer an. Er reagiert nicht. Sie setzt einen Schmerzreiz und er öffnet die Augen und versucht ihre Hand wegzuschieben. Er stöhnt. a) Wie viele Punkte geben Sie ihm auf der GCS? b) Welchen Grad des SHT hat er?

7.1.10 Ab wann ist die Notärztin a) in Intubationsbereitschaft und b) wann intubiert sie?

7.1.11 Wenn die Autofahrerin nach ihrem Unfall unverletzt wäre und einen GCS von 15 hätte: a) Bei welchen Symptomen müsste sie stationär aufgenommen werden? b) Welche Maßnahme würden Sie dann ergreifen?

7.1.12 Wie werden die Bewusstseinsstörungen eingeteilt und wie äußern sie sich klinisch?

7.1.13 Welche klinischen Zeichen sind typisch bei einer Patientin a) mit Somnolenz, b) mit Sopor und c) im Koma?

Welche klinischen Zeichen sind typisch bei einem Patienten a) mit Desorientiertheit, b) mit Halluzinationen, c) im Delir? **7.1.14**

Die Notärztin führt eine schnelle Trauma-Untersuchung (STU) durch. Beschreiben Sie. **7.1.15**

Der Schwerverletzte hat aktive Blutungen der Extremitäten. Wie geht die Notärztin vor? **7.1.16**

Welche Hämostyptika setzen Sie zur Unterstützung bei blutenden Wunden ein? **7.1.17**

Welche Analgetika geben Sie einem spontan atmenden Schwerverletzten zur Analgesie? **7.1.18**

Nennen Sie typische Notfallmedikamente und erklären Sie, wann diese eingesetzt werden. **7.1.19**

Wie heißen diese Hilfsmittel in der Traumaversorgung? **7.1.20**

a) Beckenschlinge/Beckengurt • b) Spineboard • c) Stifneck/Halskrause • d) Tourniquet

1. 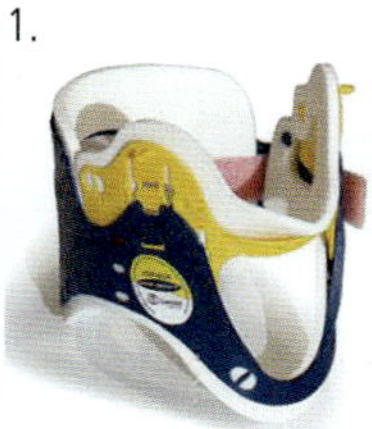 [G470-002]	2. 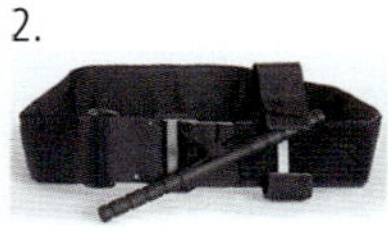 [E439-022]	3. 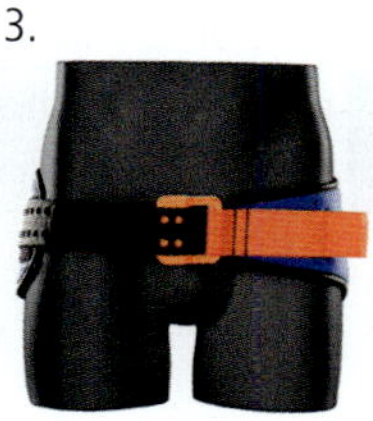 [V870]	4. 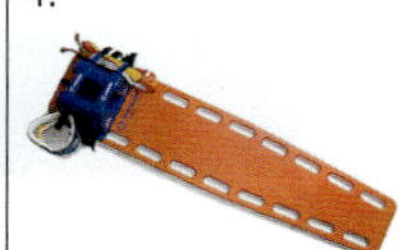 [J747]

Beschreiben Sie das Basis-Monitoring am Unfallort. **7.1.21**

Welche Arten von Schock gibt es? **7.1.22**

Wie ist der initiale Flüssigkeitsbolus bei Volumenmangel? **7.1.23**

Wann verwenden Sie bei der Volumensubstitution a) Kolloide (Plasmaersatzmittel) und wann b) Kristalloide? **7.1.24**

Welchen Ziel-Blutdruck streben Sie für einen Patienten mit a) Polytrauma und b) SHT an? **7.1.25**

Was sind die Intubationskriterien bei Polytrauma? **7.1.26**

Welches anästhesiologische Verfahren setzen Sie bei dringlicher Intubationsindikation eines nicht nüchternen Patienten ein? **7.1.27**

Erklären Sie die notfallmedizinischen Einsatzstrategien „Load and Go", „Stay and Play" und „Treat and Run". Geben Sie jeweils ein Beispiel. **7.1.28**

Transport: Wohin bringen Sie einen Verletzten mit Verdacht auf a) STEMI (= ST-Hebungsinfarkt) und b) Schlaganfall? **7.1.29**

FALL

Der schwer verletzte Beifahrer und die leicht verletzte Autofahrerin werden ins Krankenhaus transportiert. Dort werden sie triagiert.

7.1.30 Erklären Sie das MTS (= Manchester Triage System) und ordnen Sie die Indikatoren zu.

a) große unstillbare Blutung, stärkste Schmerzen, Vigilanzminderung, Hypothermie, starkes Fieber • b) minimale Symptomatik • c) erhöhte Temperatur, leichte Schmerzen • d) Fieber, mäßige Schmerzen, kleine unstillbare Blutung, Bewusstlosigkeit, wiederholtes Erbrechen • e) Lebensbedrohliche Blutung, andauernder Krampfanfall, Kreislauf- oder respiratorische Insuffizienz.

1.		Primäre Aufnahme über den Schockraum empfohlen: sofortige Behandlung
2.		Primäre Aufnahme über den Schockraum empfohlen: sehr hohe Dringlichkeit (10 min)
3.		hohe Dringlichkeit (30 min)
4.		normale Dringlichkeit (90 min)
5.		keine Dringlichkeit (120 min)

7.2 Schockraum

FALL

Der schwer verletzte Beifahrer befindet sich mit Polytrauma im Schockraum eines Krankenhauses.

7.2.1 Was ist ein Schockraum?

7.2.2 Was ist das Ziel der initialen Versorgung im Schockraum und welche Untersuchungen und Behandlungen werden durchgeführt?

7.2.3 Bei dem schwer verletzten Beifahrer wird nach stumpfem und penetrierendem Thorax- und Abdominaltrauma eine eFAST-Sonografie im Rahmen des Primary Survey durchgeführt. a) Wozu dient eFAST? b) Welche Körperbereiche werden im Rahmen dieser Untersuchung beurteilt?

7.2.4 Wo sammelt sich freie Flüssigkeit im Bauchraum besonders oft?

7.3 Reanimation

FALL

Sie finden eine bewusstlose Person mit fehlender Spontanatmung auf.

Welche Maßnahme ergreifen Sie als Ersthelfer im Rahmen des Basic Life Supports (BLS)? **7.3.1**

Beschreiben Sie die erweiterten Reanimationsmaßnahmen beim ACLS (Advanced Cardiac Life Support). **7.3.2**

Wie lange darf die körperliche Untersuchung der Vitalparameter vor der CPR dauern? **7.3.3**

Ordnen Sie die EKGs zu und entscheiden Sie dann, welche Rhythmusstörungen defibrillierbar sind und welche nicht. **7.3.4**

a) Asystolie • b) Kammerflimmern • c) pulslose elektrische Aktivität • d) pulslose ventrikuläre Tachykardie

1.	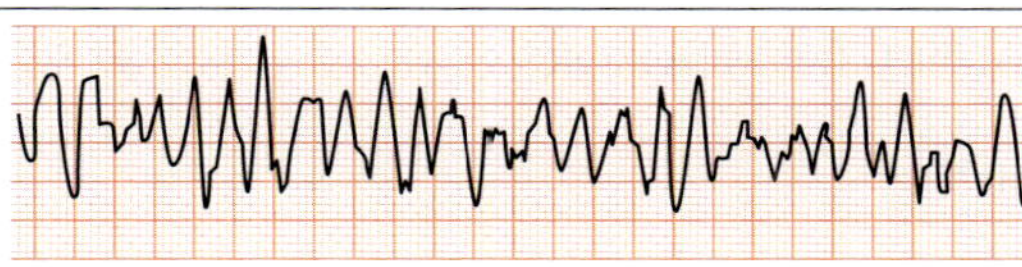 [L143]
2.	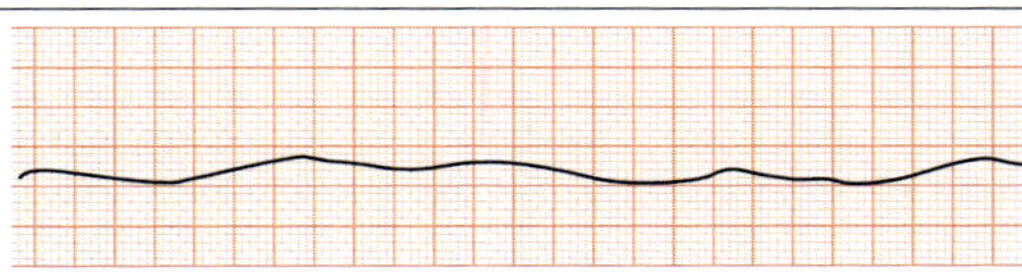 [L143]
3.	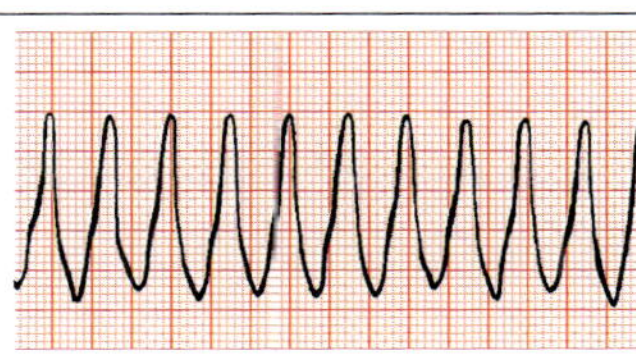 [E292]
4.	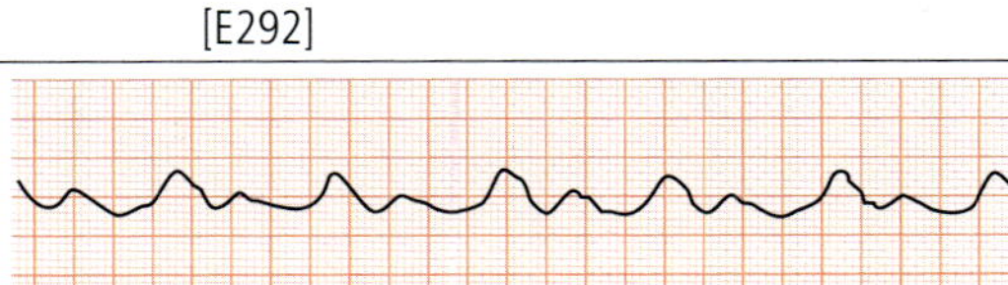 [L143]

Wann geben Sie bei einem Kreislaufstillstand wie viel Adrenalin? **7.3.5**

Wann geben Sie bei einem Kreislaufstillstand wie viel Amiodaron? **7.3.6**

7.3.7 Wann erwägen Sie eine thrombolytische Therapie?

7.3.8 Was verstehen Sie unter den 4H's und 4 HITS?

7.3.9 Was ist ein Rea-Wagen (= Reanimations-Wagen) und wie ist er ausgestattet?

7.4 Weitere Notfälle

FALL

Eine 50-jährige Frau wird bewusstlos in ihrer Wohnung aufgefunden. Neben ihr finden Sie leere Alkoholflaschen und Medikamentenpackungen.

7.4.1 Sie haben den Verdacht auf eine Intoxikation. Wie gehen Sie vor?

7.4.2 Was versteht man unter primärer und sekundärer Entgiftung?

7.4.3 Welche Formen der Intoxikation kennen Sie?

7.4.4 Welche Funktion hat die Giftnotrufzentrale?

7.4.5 Wie wirken Antidote?

7.4.6 Ordnen Sie die den Intoxikationen ein Antidot zu.

Intoxikation durch: 1. anticholinerges Syndrom • 2. Benzodiazepin • Knollenblätterpilz • Opioide • Paracetamaol • Pestizid, Insektizid (Organophosphate) • 7. Schwermetalle
Antidot: a) Chelate, z. B. Dimercaprol • b) Atropin • c) Cholinesterasehemmer, z. B. Physostigmin • d) Flumazenil • e) Nalaxon • f) N-Acetylstein • g) Silibinin

1. ________; 2. ________; 3. ________; 4. ________; 5. ________; 6. ________;
7. ________

PRÜFUNGSTIPP

Weitere häufig gestellte Prüfungsfragen zur Notfallmedizin finden Sie in den entsprechenden Kapiteln.

7

KAPITEL

8 Allgemeinmedizin

8.1 Hausärztin/Hausarzt

FALL

Dr. Maria Christine Vollmar ist Hausärztin. Eine ihrer langjährigen Patientinnen ist die 81-jährige Gertrud Bronner, die bei ihrer Tochter wohnt. Gertrud Bronner leidet an Hypertonie und Diabetes.

Was sind die Aufgaben einer Hausärztin im Gesundheitssystem? **8.1.1**

Wie wird man Hausärztin/Hausarzt? **8.1.2**

Welches sind die häufigsten Erkrankungen, mit denen Menschen in eine Hausarztpraxis kommen? **8.1.3**

Die alte Frau Bronner ist chronisch krank. Was ist die Definition von *chronischer Erkrankung?* **8.1.4**

Nach einer Hüftoperation muss Frau Bronner „in die Reha". Was sind die allgemeinen Ziele einer Rehabilitation? **8.1.5**

Frau Bronner hat plötzlich Fieber bekommen. Ihre Tochter ruft die Hausärztin an und bittet um einen Hausbesuch. Was ist a) ein Hausbesuch und b) ist die Hausärztin zu einem Hausbesuch verpflichtet? **8.1.6**

8.2 Prävention und Impfungen

Ordnen Sie die vier Präventionsstufen den Definitionen zu. **8.2.1**

a) Primärprävention • b) Quartärprävention • c) Sekundärprävention • d) Tertiärprävention

1. ___	zielt darauf ab, die Entstehung von Krankheiten durch Gesundheitsförderung und Aufklärung zu verhindern oder zu verzögern. *Beispiele:* Schutzimpfungen, Ernährung, Bewegung, Schlaf, Nichtrauchen, Alkoholmäßigung, Zähne putzen u. a.
2. ___	umfasst Maßnahmen zur Früherkennung von Erkrankungen und richtet sich an Menschen mit Risikofaktoren, die noch nicht manifest erkrankt sind. *Beispiele:* Screening- und Vorsorgeuntersuchungen, um symptomlose Krankheiten bei scheinbar gesunden Personen aufzudecken.

3. ___	richtet sich an Personen, die schon erkrankt sind. Diese Präventionsstufe versucht, eine Verschlechterung der Erkrankung zu verhindern. *Beispiele:* Rehabilitation, Patientenschulung, Rezidivprophylaxe
4. ___	zielt auf das Vermeiden von Überdiagnostik, Übertherapie und Übermedikation ab und ist besonders in der Hausarzt-Medizin wichtig, um ein Übermaß an medizinischen Interventionen zu verhindern („primum non nocere" = zuerst nicht schaden). *Beispiele:* Polypharmazie, Vermeidung unnötiger Diagnostik

8.2.2 Was wissen Sie über Früherkennungsuntersuchungen von Erkrankungen für a) Kinder, b) Jugendliche und c) Erwachsene, die von der gesetzlichen Krankenversicherung bezahlt werden?

8.2.3 Wo können Sie sich über Früherkennungsuntersuchungen von Erkrankungen informieren?

8.2.4 Wer ist zuständig für a) Impfempfehlungen und b) wo finden Sie Informationen zu Impfungen und Infektionskrankheiten?

8.2.5 Wozu dient ein Impfpass?

8.2.6 Besteht in Deutschland eine Impfpflicht?

8.2.7 Welches sind die nationalen Impfstrategien und Impfziele?

8.2.8 Wer darf impfen?

8.2.9 Welche absolute Kontraindikation gibt es für eine Impfung?

8.2.10 Erläutern Sie die *Hauptkategorien von Impfstoffen* und nennen Sie Beispiele.

8.2.11 Vergleichen Sie Lebend- und Totimpfstoffe in Bezug auf ihre a) Vor- und Nachteile und b) ihr Risiko für verschiedene Personengruppen.

8.2.12 Was wissen Sie über die Hepatitis-Impfung in Deutschland?

8.2.13 Wie beeinflusst die Inkubationszeit einer Krankheit die Wahl der Impfform und den Zeitpunkt der Impfung, um eine effektive Immunantwort zu gewährleisten?

8.2.14 Wie lange ist die Inkubationszeit bei Varizellen (= Windpocken), Mumps und Röteln?

8.2.15 Warum und welche Impfungen sind nach einer Splenektomie wichtig?

8.2.16 Was wissen Sie über a) Borreliose und b) FSME und deren Prävention?

8.2.17 Was wissen Sie über die Tetanus-Impfung?

8.2.18 Warum sollten COPD-Patienten eine Pneumokokken-Impfung bekommen?

8.2.19 Welche Formen von Pneumokokken-Impfstoffen gibt es?

PRÜFUNGSTIPP

Weitere häufig gestellte Prüfungsfragen zu Impfungen, Impfstoffen und Impfstoffdosen finden Sie im Kapitel Pharmakologie (➤ Kap. 8), Chirurgie (➤ Kap. 5), Hepathologie (➤ Kap. 3.5) und Infektiologie (➤ Kap. 3.10).

8.3 Leichenschau und Totenschein

FALL

Hausärztin Maria Christina Vollmar wird zu einer toten Patientin gerufen.

a) Welche gesetzlichen Bestimmungen regeln die Durchführung einer Leichenschau in Deutschland? b) Wer ist zur Durchführung verpflichtet? **8.3.1**

Was ist die Definition der Leichenschau? **8.3.2**

Beschreiben Sie die körperliche Untersuchung bei einer Leichenschau. **8.3.3**

Was sind a) sichere und b) unsichere Todeszeichen? **8.3.4**

Was sind a) Totenflecke und was ist b) die Totenstarre? **8.3.5**

Wie ist a) ein natürlicher Tod, b) ein nicht natürlicher Tod und c) eine ungeklärte Todesursache definiert? **8.3.6**

Hausärztin Vollmar kennt die tote Patientin nicht und diese hat auch keine Personaldokumente bei sich. Wie geht die Ärztin korrekt vor? **8.3.7**

Hausärztin Vollmar hat den Verdacht, dass die Tote an einer übertragbaren Krankheit gelitten hat. Wie geht sie vor? **8.3.8**

Wie wird eine Leichenschau dokumentiert? **8.3.9**

KAPITEL

9 Radiologie

9.1 Sonografie

FALL

Frau Aysun Yilmaz leidet unter Völlegefühl, Blähungen und manchmal auch Schmerzen im rechten Oberbauch, insbesondere nach üppigen Mahlzeiten. Sie hat morgen früh einen Termin zur Ultraschalluntersuchung, wobei sie nüchtern sein sollte.

Die Abdomensonografie wird bei verschiedenen Indikationen eingesetzt. Welche abdominellen Organe und anatomischen Strukturen können sonografisch beurteilt werden? **9.1.1**

Welche Einsatzgebiete von Ultraschall außer der Abdomensonografie kennen Sie noch? **9.1.2**

Sonografie wird umgangssprachlich „Ultraschall" genannt. Warum? Was verstehen Sie unter diesem Begriff? **9.1.3**

Erklären Sie das Funktionsprinzip von Ultraschallsonden und das Prinzip der Ultraschalldiagnostik. **9.1.4**

Was bedeutet „echoreich", „echoarm", „echofrei" und „echogleich"? **9.1.5**

Nennen Sie Beispiele für echoreiche, echoarme und echofreie Strukturen. **9.1.6**

Warum wird bei Ultraschalluntersuchungen das Ultraschallgel verwendet? **9.1.7**

Was verstehen Sie unter „B-Mode" und „M-Mode"? **9.1.8**

Auf welchem Prinzip beruht die Doppler-Sonografie? **9.1.9**

Welche Einsatzgebiete der Doppler-Sonografie kennen Sie? **9.1.10**

Auf dem Bild (➤ Abb. 9.1) sehen Sie eine Stenose der A. carotis interna (ACI-Stenose). In welcher Modalität wurde die Untersuchung durchgeführt und warum ist die ACI mit unterschiedlichen Farben dargestellt? **9.1.11**

Nennen Sie Vorteile, Nachteile und Limitationen der Ultraschalldiagnostik. **9.1.12**

Was wissen Sie über die Endosonografie? **9.1.13**

Welche Formen und Indikationen der Echokardiografie kennen Sie? **9.1.14**

Was ist die Elastografie? **9.1.15**

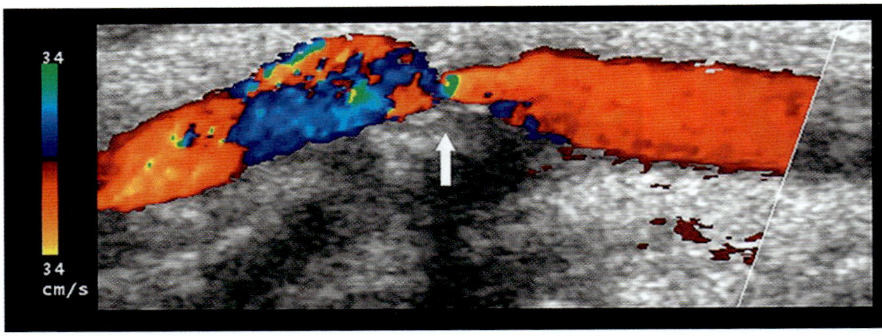

Abb. 9.1 [M469]

9.2 Röntgen

9.2.1 Was sind Röntgenstrahlen physikalisch gesehen?

9.2.2 Bei welchen bildgebenden Verfahren werden Röntgenstrahlen verwendet?

9.2.3 Wie werden Röntgenstrahlen erzeugt?

9.2.4 Wie entsteht ein Röntgenbild und warum werden einige Strukturen hell und andere dunkel dargestellt?

9.2.5 Welche Begriffe benutzen wir für die Beschreibung von hellen und dunklen Bereichen im Röntgenbild?

9.2.6 Ordnen Sie die folgenden Strukturen in aufsteigender Reihenfolge nach ihrer Röntgendichte: Fett, Knochen, Luft, Metall, Weichteile.

9.2.7 Erklären Sie den Begriff „Streustrahlung".

9.2.8 Konventionelle Röntgendiagnostik wird auch als Projektionsradiologie bezeichnet. Welche Projektionen werden beim Röntgen-Thorax verwendet und warum ist die Kenntnis über die Projektion bei der Befundung von Röntgen-Thorax-Aufnahmen besonders wichtig?

9.2.9 Weshalb werden Röntgenaufnahmen in zwei Ebenen durchgeführt?

9.2.10 Was verstehen Sie unter weicher und harter Röntgenstrahlung?

9.2.11 Wodurch unterscheidet sich eine Röntgendurchleuchtung von einer konventionellen Röntgenaufnahme?

9.2.12 Bei welchen Untersuchungen werden konventionelle Röntgenaufnahmen angefertigt und wann eine Durchleuchtung durchgeführt? Geben Sie Beispiele.

9.2.13 Was ist eine Mammografie?

Was ist ein C-Bogen? 9.2.14

PRÜFUNGSTIPP
In der Prüfung kommt das Thema „Strahlenschutz" häufig vor (➤ Kap. 10.2).

9.3 Computertomografie (CT)

Erklären Sie das Prinzip der CT-Untersuchung. 9.3.1

Was verstehen Sie unter „Gantry"? 9.3.2

Wie nennt man helle und dunkle Bereiche im CT-Bild? Geben Sie auch Beispiele für Strukturen, die sich hell bzw. dunkel darstellen. 9.3.3

Was ist die Hounsfield-Skala? 9.3.4

Ein Radiologe zeigt Ihnen ein CT-Bild im Knochenfenster. Was ist in diesem Fall mit dem „Fenster" gemeint und welche Bedeutung hat die Fensterung in der Computertomografie? 9.3.5

Was verstehen Sie unter „Traumaspirale"? 9.3.6

Welche Indikationen für die CT kennen Sie? 9.3.7

Welche Kontraindikationen der CT kennen Sie? 9.3.8

9.4 Magnetresonanztomografie (MRT)

Auf welchem Prinzip beruht die MRT? 9.4.1

Wie nennt man helle und dunkle Bereiche im MRT-Bild? 9.4.2

Was ist T1- und T2-Wichtung und wie stellen sich Körperstrukturen in unterschiedlichen Wichtungen dar? 9.4.3

Welche Vorteile hat die MRT gegenüber anderen bildgebenden Verfahren? 9.4.4

Welche Nachteile hat die MRT gegenüber anderen bildgebenden Verfahren? 9.4.5

Welche Indikationen für die MRT kennen Sie? 9.4.6

Welche Kontraindikationen der MRT kennen Sie? 9.4.7

9.5 Angiografie

9.5.1 Was ist die Angiografie und welche Arten der Angiografie kennen Sie?

9.5.2 Welche Indikationen für die Angiografie kennen Sie?

9.5.3 Erklären Sie das Prinzip der digitalen Subtraktionsangiografie (DSA).

9.5.4 Nennen Sie Vorteile und Nachteile der CT- und MR-Angiografie.

9.6 Nuklearmedizin

MERKE

Das Fachgebiet Nuklearmedizin ist eng mit der Radiologie verbunden. Beide Fachrichtungen haben sich in Deutschland eigenständig entwickelt. Die Weiterbildungszeit in der Nuklearmedizin sowie Radiologie beträgt jeweils 5 Jahre.

9.6.1 In der nuklearmedizinischen Diagnostik wird die sogenannte Tracer-Methode verwendet. Erklären Sie das Prinzip dieser Methode.

9.6.2 Beschreiben Sie anhand des vorliegenden Szintigramms (➤ Abb. 9.2) das Prinzip der Szintigrafie und benennen Sie die Befunde (a, b).

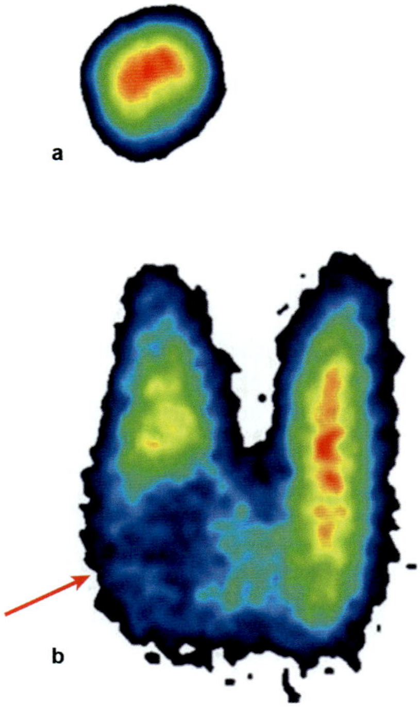

Abb. 9.2 [M478]

Welche weiteren Indikationen für die Szintigrafie kennen Sie? **9.6.3**

Erklären Sie das Prinzip der Positronen-Emissions-Tomografie (PET) und PET/CT. **9.6.4**

Welche Indikationen für die PET bzw. PET/CT sind Ihnen bekannt? **9.6.5**

9.7 Kontrastmittel

Was sind Kontrastmittel (KM) und wozu dienen sie? **9.7.1**

Was verstehen Sie unter positiven und negativen KM? Ordnen Sie zu. **9.7.2**

jodhaltige KM • Kohlendioxid (CO_2) • Luft • Bariumsulfat • Gadolinium • Methylcellulose

Positive KM	
Negative KM	

Bei welchen bildgebenden Verfahren werden jodhaltige KM verwendet und welche unerwünschten Wirkungen können dabei auftreten? **9.7.3**

Bei welchem bildgebenden Verfahren werden gadoliniumhaltige KM verwendet und welche unerwünschten Wirkungen können dabei auftreten? **9.7.4**

Welche Fragen müssen Sie vor der intravenösen Gabe eines jodhaltigen KM klären und welche Untersuchungen führen Sie durch? **9.7.5**

Bei Herrn Bremer ist eine kontrastmittelgestützte CT geplant. Im Labor zeigt sich eine TSH-Erniedrigung bei normalem fT3 und fT4. Wie gehen Sie vor? **9.7.6**

Bariumsulfat war lange Zeit das wichtigste KM zur Untersuchung des Gastrointestinaltrakts, hat allerdings mit der Zeit an Bedeutung verloren. Warum? **9.7.7**

KAPITEL

10 Arbeits- und Gesundheitsschutz

10.1 Betriebsärztin/Betriebsarzt

FALL

Dr. Adam Imin ist Facharzt für Arbeitsmedizin und arbeitet als Betriebsarzt in einem Unternehmen. Er ist für den Arbeits- und Gesundheitsschutz der Beschäftigten zuständig.

Was ist Arbeits- und Gesundheitsschutz im Betrieb? Nennen Sie zwei Aufgaben von Dr. Imin. **10.1.1**

Was regelt a) das Mutterschutzgesetz (MuSchG) und b) das Jugendarbeitsschutzgesetz (JArbSchG)? **10.1.2**

Welche Qualifikation braucht Dr. Imin als Betriebsarzt? **10.1.3**

Wie ist eine Berufskrankheit nach § 9 SGB 7 (Sozialgesetzbuch) definiert? **10.1.4**

Welche Hilfen bekommen Betroffene, wenn eine Berufskrankheit festgestellt wurde? **10.1.5**

Was sind die häufigsten anerkannten Berufskrankheiten in Deutschland? **10.1.6**

Welche arbeitsmedizinischen Vorsorgeuntersuchungen sind Pflicht? **10.1.7**

FALL

Der Assistenzarzt Herr Ansgar Heil erleidet auf seiner Station eine Nadelstichverletzung (NSV).

Beschreiben Sie die fachgerechte Erstversorgung einer Nadelstichverletzung. **10.1.8**

Assistenzarzt Ansgar Heil stellt sich direkt nach der Erstversorgung seiner Nadelstichverletzung der Durchgangsärztin Dr. Shirin Alsaud vor. Was sind die Aufgaben der D-Ärztin? **10.1.9**

Eine Nadelstichverletzung ist immer meldepflichtig. Warum? **10.1.10**

Was sind a) die Aufgaben einer Durchgangsärztin und b) welche Ausbildung hat sie? **10.1.11**

Nennen Sie die Aufgaben einer Berufsgenossenschaft (BG). **10.1.12**

FALL

Zu Dr. Imin kommt die Angestellte Frau Corinna Berg zu einer arbeitsmedizinischen Untersuchung. Dr. Imin stellt eine Hypothyreose fest.

10.1.13 Darf oder muss Dr. Imin den Arbeitgeber über die Erkrankung von Frau Berg informieren?

10.2 Strahlenschutz

FALL

Die 29-jährige Frau Nadia Weber kommt nach einem Sportunfall mit einer Patellarsehnenruptur zu Ihnen.

10.2.1 Um eine Patellarfraktur auszuschließen, wollen Sie eine seitliche Röntgen-Aufnahme des Kniegelenks anordnen. Was sind die grundlegenden Prinzipien des Strahlenschutzes?

10.2.2 Erklären Sie das ALARA-Prinzip.

10.2.3 Zu den Prinzipien zur Minimierung von Strahlenexposition: Nennen Sie „A's" des Strahlenschutzes.

10.2.4 Aus welchen Gründen wird Blei zur Abschirmung von Röntgenstrahlen verwendet?

10.2.5 Erklären Sie das Abstandsquadratgesetz im Strahlenschutz.

10.2.6 Wann ist der Einsatz von ionisierenden Strahlen und radioaktiven Stoffe zu diagnostischen, therapeutischen oder präventiven Zwecken gerechtfertigt?

10.2.7 Wer darf bei einer Untersuchung oder Behandlung mit ionisierender oder radioaktiver Strahlung die rechtfertigende Indikation stellen?

10.2.8 Frau Weber gibt Ihnen ihren Röntgenpass. Was ist das? Erklären Sie.

10.2.9 Was ist in der Strahlenschutzverordnung (StrlSchV) geregelt?

10.2.10 Was sind die Aufgaben der/des Strahlenschutzbeauftragten in einem Krankenhaus?

10.2.11 Wie hoch ist die durchschnittliche Strahlenexposition eines Menschen in Deutschland, die „natürliche" (Radon oder kosmische Strahlung) und die „künstliche" (z. B. aus medizinischen Anwendungen) zusammengefasst?

10.2.12 Wo ist die Strahlenexposition höher: Auf einem Berg oder in der Tiefe der Erde?

10.2.13 Wie hoch ist der Jahresgrenzwert der effektiven Strahlendosis für berufliche exponierte Beschäftigte? Nennen Sie die Werte für a) Erwachsene, b) Jugendliche unter 18 Jahren und c) Schwangere.

Welche Jahresgrenzwerte gelten für die Organ-Äquivalentdosis a) Hände und b) Augenlinse und c) Gebärmutter von gebärfähigen Frauen? **10.2.14**

Welche Organe sind besonders sensibel für ionisierende Strahlung? **10.2.15**

Welche Berufe sind überdurchschnittlich hoher Strahlenbelastung ausgesetzt? Nennen Sie zwei Beispiele. **10.2.16**

FALL

Dr. Sabine Schröder arbeitet in einem OP, in dem ein C-Bogen zum Einsatz kommt. Sie muss ein amtlich zugelassenes persönliches Dosimeter tragen, das ihre Strahlenexposition am Arbeitsplatz misst.

Erklären Sie die Funktion des Dosimeters, seine Auswertung und das weitere Prozedere. **10.2.17**

Welche Strahlenschutzbereiche gibt es? **10.2.18**

Wie hoch ist der Grenzwert für die Summe der in allen Berufsjahren erhaltenen effektiven Dosiswerte (= Berufslebensdosis)? **10.2.19**

Nennen Sie die zwei Hauptkategorien der Strahlung, die im Bereich Strahlenschutz relevant sind und geben Sie jeweils ein Beispiel. **10.2.20**

Welche gesundheitlichen Auswirkungen kann zu hohe und zu lange ionisierende Strahlung auf den Menschen haben? **10.2.21**

Welche Zellen schädigt Nuklearstrahlung? Nennen Sie zwei Beispiele. **10.2.22**

Wie hoch ist die *durchschnittliche* Strahlenbelastung bei einer a) CT-Untersuchung des Schädels, b) einem CT-Abdomen, c) einem Ganzkörper CT, d) einer CT-Angiografie, e) einem Rö-Thorax und f) einer Koronarangiografie? **10.2.23**

Erklären Sie a) die stochastische Wirkung und b) die deterministische Wirkung von ionisierender Strahlung auf den menschlichen Körper. **10.2.24**

Welche Aufgabe haben die Ärztlichen Stellen Qualitätssicherung Strahlenschutz (ÄSQS)? **10.2.25**

FALL

Die 8-jährige Daniela Meyer kommt nach einem schweren Fahrradunfall mit dem Verdacht auf eine Hirnverletzung in die Notaufnahme. Sie möchten ein CT machen.

Welche spezifischen Überlegungen gelten für den Strahlenschutz bei der Anwendung von bildgebenden Verfahren wie CT, Röntgen und nuklearmedizinischen Verfahren bei Kindern? **10.2.26**

10.2.27 Durch welche Maßnahmen können Sie die effektive Strahlenbelastung von Kindern bei einer Röntgenuntersuchung reduzieren?

10.2.28 Nennen Sie zwei Beispiele für Fälle, in denen eine Röntgenaufnahme bei Kindern indiziert ist.

10.3 Hygiene

10.3.1 Häufige Ursachen für Krankenhausinfektionen sind nosokomiale Keime. Nennen Sie Übertragungswege.

10.3.2 Nennen Sie die Standard-Hygiene-Maßnahmen, um eine nosokomiale Infektion zu vermeiden.

10.3.3 Nennen Sie die „Fünf Momente" (= Indikationen) der Händehygiene der WHO.

10.3.4 Beschreiben Sie eine korrekte Handdesinfektion nach der Empfehlung der Kommission für Krankenhaushygiene und Infektionsprävention am Robert-Koch-Institut (KRINKO).

10.3.5 Beschreiben Sie eine chirurgische Händedesinfektion nach den Empfehlungen der KRINKO.

10.3.6 Was sind die Unterschiede zwischen a) Sterilisation und b) Desinfektion und wann sollte die jeweilige Methode angewendet werden?

10.3.7 Nennen Sie ein häufig verwendetes Desinfektionsmittel zur Händedesinfektion.

10.3.8 Wann soll eine Persönliche Schutzausrüstung (PSA) getragen werden? Nennen Sie zwei Beispiele.

10.3.9 Beschreiben Sie die unterschiedlichen Isolationstypen in Krankenhäusern mit je einem Beispiel und den zugehörigen Schutzmaßnahmen.

10.3.10 Beschreiben Sie den korrekten Umgang mit medizinischen Abfällen.

KAPITEL

11 Pharmakologie

PRÜFUNGSTIPP

In der Prüfung können Ihnen auch Fragen aus der Pharmakologie gestellt werden. Die in diesem Kapitel erwähnten Themenbereiche kommen erfahrungsgemäß am häufigsten vor. Lernen Sie auch die Handelsnamen der in Deutschland am häufigsten verordneten Medikamente. Dies ist nicht nur ein fester Bestandteil der klinischen Routine, sondern macht auch einen guten Eindruck in der Prüfung. Sie zeigen dadurch der Prüfungskommission, dass Sie Erfahrung im deutschen Gesundheitssystem vorweisen und seine Besonderheiten kennen. Bei einzelnen Medikamenten(-gruppen) sollten Sie Fragen über Indikation, Wirkmechanismus, Nebenwirkungen und Kontraindikationen beantworten können.

11.1 Allgemeine Pharmakologie

Erläutern Sie die Begriffe Pharmakokinetik und Pharmakodynamik. **11.1.1**

Welche Rolle spielt Albumin in der klinischen Pharmakologie? **11.1.2**

Was verstehen Sie unter einem Ceiling-Effekt? **11.1.3**

Wofür steht die Abkürzung HWZ und wie wirkt sich die HWZ auf die Medikamenteneinnahme aus? **11.1.4**

Was verstehen Sie unter Nebenwirkungen (NW) und Wechselwirkungen? **11.1.5**

Was bedeutet „Off-Label-Use"? **11.1.6**

Was verstehen Sie unter therapeutischer Breite? **11.1.7**

Was ist der First-Pass-Effekt und welche klinische Bedeutung hat er? **11.1.8**

Über welche Wege werden Medikamente aus dem Körper eliminiert? **11.1.9**

11.2 Pharmakotherapie der Herz-Kreislauf-Erkrankungen

11.2.1 Ordnen Sie den Fachbegriffen ihre Übersetzungen zu.

Fachbegriff: 1. negativ bathmotrop • 2. negativ chronotrop • 3. negativ dromotrop • 4. negativ inotrop • 5. negativ lusitrop • 6. positiv bathmotrop • 7. positiv chronotrop • 8. positiv dromotrop • 9. positiv inotrop • 10. positiv lusitrop
Bedeutung: a) die Erregbarkeit des Herzens steigernd • b) die Erregbarkeit des Herzens vermindernd • c) die Erregungsleitung des Herzens beschleunigend • d) die Erregungsleitung des Herzens verlangsamend • e) die Herzfrequenz senkend • f) die Herzfrequenz steigernd • g) die Kontraktionskraft des Herzens vermindernd • h) die Kontraktionskraft des Herzens verstärkend • i) die Relaxation des Myokards beschleunigend • j) die Relaxation des Myokards verzögernd

1_____, 2. _____, 3. _____, 4. _____, 5. _____, 6. _____, 7. _____, 8. _____, 9. _____, 10. _____

11.2.2 Beschreiben Sie die pharmakologische Wirkung von Betablockern.

11.2.3 Nennen Sie Beispiele für a) kardioselektive und b) nicht-selektive Betablocker.

11.2.4 Welche Indikationen für Betablocker kennen Sie?

11.2.5 Welche NW können bei der Einnahme von Betablockern auftreten?

11.2.6 Wann sind Betablocker kontraindiziert?

11.2.7 Welche Medikamentengruppen werden zur Behandlung arterieller Hypertonie benutzt und durch welche Mechanismen führen sie zur Blutdrucksenkung?

11.2.8 Welche Nebenwirkungen haben Antihypertensiva?

11.2.9 Erklären Sie die Wirkung von Nitroglycerin.

11.2.10 Wann ist Nitroglycerin kontraindiziert?

11.2.11 Welche Antiarrhythmika gibt es?

11.3 Pharmakotherapie der Obstruktiven Atemwegserkrankungen

11.3.1 Welche Medikamentengruppen werden zur Bronchodilatation in der Therapie von Asthma bronchiale und COPD benutzt?

11.3.2 Welche Medikamentengruppen werden zur Entzündungshemmung in der Therapie von Asthma bronchiale und COPD verwendet?

Erklären Sie kurz den Wirkmechanismus von Bronchodilatatoren. **11.3.3**

Ordnen Sie den Medikamentengruppen die entsprechenden Wirkstoffe zu. **11.3.4**

Medikamentengruppe: 1. ICS • 2. LABA • 3. LAMA • 4. SABA • 5. SAMA
Wirkstoffe: a) Budesonid, Beclometason • b) Ipratropiumbromid • c) Salbutamol, Fenoterol • d) Salmeterol, Formoterol • e) Tiotropium, Glycopyrronium

1. ____________, 2. ____________, 3. ____________, 4. ____________, 5. ____________

11.4 Pharmakotherapie des Diabetes mellitus

Welche Medikamentengruppen werden als Antidiabetika in der Therapie von Diabetes mellitus (DM) Typ 2 verwendet? Geben Sie auch Beispiele. **11.4.1**

Welche Antidiabetika werden bei kardiovaskulären Vorerkrankungen zusätzlich zu Metformin eingesetzt? **11.4.2**

Antidiabetika bezeichnen wir auch als orale Antidiabetika, eine Gruppe wird allerdings subkutan verabreicht – welche? **11.4.3**

Erläutern Sie kurz den Wirkmechanismus von Antidiabetika. **11.4.4**

Welche Nebenwirkungen können bei Metformin auftreten? **11.4.5**

Nennen Sie die wichtigsten Nebenwirkungen von weiteren Antidiabetika. **11.4.6**

Welche Antidiabetika dürfen auch bei schwerer Niereninsuffizienz verwendet werden? **11.4.7**

Wie wird der Gestationsdiabetes behandelt? **11.4.8**

Welche Insulinarten kennen Sie? Nennen Sie auch konkrete Beispiele. **11.4.9**

11.5 Pharmakotherapie der Dyslipidämie

Was verstehen Sie unter Dyslipidämie? **11.5.1**

Welche Medikamente werden in der Behandlung der Dyslipidämie eingesetzt? **11.5.2**

Erläutern Sie den Wirkmechanismus von Lipidsenkern. **11.5.3**

Welche Nebenwirkungen von Statinen kennen Sie? **11.5.4**

11.5.5 Warum werden Statine oft abends eingenommen?

11.5.6 Welche LDL-Cholesterin-Zielwerte sind in der Behandlung von Dyslipidämien anzustreben?

11.6 Analgetika

11.6.1 Erläutern Sie die Einteilung der Analgetika anhand des Wirkmechanismus.

11.6.2 Welche pharmakologischen Effekte haben nichtopioide Analgetika?

11.6.3 Welche Nebenwirkungen haben nichtopioide Analgetika?

11.6.4 Welche spezifischen Nebenwirkungen hat Metamizol?

11.6.5 Welche Nebenwirkungen haben Opioide?

11.6.6 Erläutern Sie das WHO-Stufenschema zur Schmerztherapie.

11.6.7 Welche Medikamente können als Co-Analgetika bzw. adjuvante Medikation eingesetzt werden? Nennen Sie auch konkrete Beispiele.

11.7 Antibiotika

11.7.1 Nennen Sie Beispiele für grampositive und gramnegative Bakterien.

11.7.2 Welche Gruppen von Antibiotika (ATB) gibt es?

11.7.3 Wie wirken Antibiotika?

11.7.4 Was für einen Wirkspektrum haben Penicilline (PNC)?

11.7.5 Warum werden Penicilline mit Beta-Lactamase-Inhibitoren kombiniert?

11.7.6 Für welche Indikationen werden Carbapeneme und Monobactame eingesetzt?

11.7.7 Welche ATB werden bei Penicillinallergie alternativ verwendet ?

11.7.8 Erläutern Sie die Einteilung von Cephalosporinen anhand ihres Wirkspektrums.

11.7.9 Welche Nebenwirkungen haben Fluorchinolone?

11.7.10 Nennen Sie Nebenwirkungen von Aminoglykosiden.

11.7.11 Welche Antibiotika dürfen auch in der Schwangerschaft eingesetzt werden?

11.8 Antikoagulanzien

Welche Gruppen von Antikoagulanzien kennen Sie? **11.8.1**

Erläutern Sie den Wirkmechanismus einzelner Antikoagulanzien. **11.8.2**

Nennen Sie Beispiele für den Einsatz einzelner Antikoagulanzien. **11.8.3**

Was wissen Sie über HIT? **11.8.4**

Welche Antikoagulanzien kommen in der Schwangerschaft zur Anwendung? **11.8.5**

Was wissen Sie über DOAK? Ordnen Sie Wirkstoff, Handelsname, Dosierung und Antidot zu. **11.8.6**

Wirkstoff: Apixaban • Edoxaban • Dabigatran • Rivaroxaban
Handelsname: Eliquis® • Lixiana® • Pradaxa® • Xarelto®
Standarddosierung zur Thromboseprophylaxe bei VHF: 5 mg 2x täglich • 20 mg 1x täglich • 60 mg 1x täglich • 150 mg 2x täglich
Antidot: Andexanet alfa • Andexanet alfa • Idarucizumab • Prothrombinkonzentrat (PPSB) – Andexanet alfa noch nicht zugelassen (Stand 10/2024)

In Deutschland werden zur Thromboseprophylaxe DOAK häufiger als VKA verschrieben. Welche Vorteile bieten DOAK im Vergleich zu VKA? **11.8.7**

Wann sind DOAK kontraindiziert? **11.8.8**

Mit welchen Substanzen kann die Wirkung von UFH, NMH und VKA antagonisiert werden? **11.8.9**

In welcher Dosierung wird UFH zur therapeutischen Antikoagulation verabreicht? **11.8.10**

Wie wird die Dosierung von Antikoagulanzien überwacht? **11.8.11**

Was verstehen Sie unter Bridging? **11.8.12**

KAPITEL

12 Schmerzen

FALL

Die 42-jährige Frau Katrin Ahrens kommt mit starken Bauchschmerzen in Ihre Praxis.

Was fragen Sie in der Schmerzanamnese?	**12.1**
Wie manifestiert sich der somatische Schmerz?	**12.2**
Wie manifestiert sich der viszerale Schmerz?	**12.3**
Wie werden Schmerzen wahrgenommen?	**12.4**
Was sind Head-Zonen?	**12.5**
Was verstehen Sie unter einem Dermatom?	**12.6**
Was sind radikuläre Syndrome? Geben Sie auch ein Beispiel.	**12.7**

KAPITEL

13 Labordiagnostik

13.1 Blut

Wann wird das kleine Blutbild bestimmt?	13.1.1
Welche Laborwerte beinhaltet das kleine Blutbild?	13.1.2
Welche Parameter umfasst das Differenzialblutbild?	13.1.3
Welche Indikationen für die Bestimmung des Differenzialblutbildes kennen Sie?	13.1.4
Wozu dient der Coombs-Test? Erläutern Sie auch kurz das Prinzip dieser Methode.	13.1.5
Welche Entzündungsparameter kennen Sie?	13.1.6
Was verstehen Sie unter einer Blutkultur (BK) und wozu dient die Blutkulturdiagnostik?	13.1.7
Welche Indikationen für die Abnahme von BK kennen Sie?	13.1.8
Erläutern Sie die Grundprinzipien der Blutkulturdiagnostik.	13.1.9
Beschreiben Sie das Vorgehen bei der Abnahme von BK.	13.1.10
Was verstehen Sie unter einer Blutgasanalyse (BGA)?	13.1.11
Welche Parameter können mittels BGA gemessen werden?	13.1.12

13.2 Urin

Was verstehen Sie unter einem Urinstatus (U-Status)?	13.2.1
Welche pathologischen Befunde können bei makroskopischer Beurteilung des Urins auffallen?	13.2.2
Welche Parameter können mittels Teststreifen im Urin gemessen werden und welchen Stellenwert haben sie in der Diagnostik?	13.2.3
Was wird bei der mikroskopischen Untersuchung des Urinsediments beurteilt?	13.2.4

13.2.5 Was sind Zylinder?

13.2.6 Was verstehen Sie unter nephritischem Sediment?

13.2.7 Was ist die glomeruläre Filtrationsrate (GFR), wie wird sie berechnet und mit welchen Limitationen ist die Messung verbunden?

13.3 Liquor

13.3.1 Bei welchen Erkrankungen ist eine diagnostische Lumbalpunktion indiziert?

13.3.2 Welche Kontraindikationen für die Lumbalpunktion sind Ihnen bekannt?

13.3.3 Wie können Sie einen erhöhten intrakraniellen Druck vor der Lumbalpunktion ausschließen?

13.3.4 Beschreiben Sie die Vorgehensweise bei der Lumbalpunktion.

13.3.5 Welche Liquorbefunde würden Sie bei einer bakteriellen Meningitis erwarten?

13.3.6 Welche Liquorbefunde würden Sie bei einer viralen Meningitis erwarten?

KAPITEL

14 Körperliche Untersuchung

PRÜFUNGSTIPP

Die körperliche Untersuchung gehört zu den Fertigkeiten, die in der KP auch mitgeprüft werden. Wir empfehlen Ihnen, vor der Prüfung eine komplette körperliche Untersuchung zu üben, insbesondere, wenn Sie diese noch nicht ganz routinemäßig durchführen können: Übung macht den Meister und die Meisterin! Die in diesem Kapitel enthaltenen Fragen sind vor allem für den ersten (praktischen) Prüfungsteil relevant – sie werden nach, ggf. auch während der körperlichen Untersuchung von der Chefärztin/dem Chefarzt gestellt. Einige Untersuchungen (insb. Untersuchung der Lunge, des Herzens und des Abdomens) müssen Sie oft auch praktisch demonstrieren, andere (z. B. orthopädische Untersuchung der Gelenke) werden i. d. R. nur mündlich erfragt. Denken Sie daran, dass Sie durch eine gründliche körperliche Untersuchung einen guten ersten Eindruck hinterlassen können!

MERKE

In ➤ Kap. 18.3 finden Sie einen Beispielbefund für Ihren Arztbrief, den Sie im Anschluss an die körperliche Untersuchung verfassen müssen.

14.1 Erscheinungsbild/Haut

Bei Betrachtung des Erscheinungsbildes können verschiedene Pathologien auffallen. Ordnen Sie den pathologischen Befunden die zugrunde liegenden Erkrankungen zu. **14.1.1**

Befund: 1. hervortretende Augen (Exophthalmus) • 2. Lidödem • 3. pulssynchrones Kopfnicken (Musset-Zeichen) • 4. rötliche Verfärbung der Wangen und Lippenzyanose • 5. Vollmondgesicht
Erkrankung: a) Aortenklappeninsuffizienz • b) Cushing-Syndrom • c) Mitralklappenstenose • d) Morbus Basedow • e) Niereninsuffizienz

1. ________; 2. ________; 3. ________; 4. ________; 5. ________

Insbesondere ältere Patientinnen/Patienten sind von Exsikkose bedroht. Welche Befunde können bei körperlicher Untersuchung auffallen? **14.1.2**

Was verstehen Sie unter Hautturgor und wie prüfen Sie ihn? **14.1.3**

Was versteht man unter einer Zyanose? **14.1.4**

Welche Ursachen für eine Zyanose kennen Sie? **14.1.5**

14.1.6 Wie differenzieren Sie zwischen zentraler und peripherer Zyanose?

14.1.7 Was verstehen Sie unter einer Anasarka?

14.2 Kopf und Hals

MERKE

Frage zur Überprüfung des Lymphknotenstatus im Kopf-Hals-Bereich ➤ 14.10.2
Fragen zur neurologischen Untersuchung im Kopf- und Nackenbereich (Hirnnerven, Meningismus) ➤ Kap. 14.11

14.2.1 Was ist der hepatojuguläre Reflux und wie untersuchen Sie ihn?

14.2.2 Beschreiben Sie die Vorgehensweise bei der Untersuchung der Schilddrüse.

14.3 Thorax/Wirbelsäule

14.3.1 Was beurteilen Sie bei Inspektion des Thorax?

14.3.2 Was verstehen Sie unter einem Fassthorax?

14.3.3 Was beurteilen Sie bei der Inspektion der Wirbelsäule?

14.3.4 Was prüfen Sie bei Palpation und Perkussion der Wirbelsäule?

14.4 Respiratorisches System (Lunge)

14.4.1 Beschreiben Sie die Vorgehensweise bei der Lungenperkussion.

14.4.2 Wie bestimmen Sie die Lungengrenzen?

14.4.3 Worauf deutet ein hyposonorer Klopfschall bei Lungenperkussion hin?

14.4.4 Worauf deutet ein hypersonorer Klopfschall bei Lungenperkussion hin?

14.4.5 Was ist ein Stimmfremitus und wie prüfen Sie ihn?

14.4.6 Beschreiben Sie die Vorgehensweise bei der Lungenauskultation.

Was ist Bronchophonie und wie prüfen Sie sie? 14.4.7

Was verstehen Sie unter Atemgeräuschen und Nebengeräuschen? Erläutern Sie kurz. 14.4.8

Wie nennt man das physiologische Atemgeräusch und welche pathologischen Veränderungen können auftreten? 14.4.9

Welche Atemnebengeräusche gibt es und wann treten sie auf? 14.4.10

Welche Befunde sind bei Palpation, Perkussion und Auskultation typisch für eine Pneumonie? 14.4.11

Welche Befunde sind bei Palpation, Perkussion und Auskultation typisch für einen Pleuraerguss? 14.4.12

Wie hoch ist die normale Atemfrequenz bei Erwachsenen? 14.4.13

14.5 Kardiovaskuläres System (Herz)

Was verstehen Sie unter dem Herzspitzenstoß? 14.5.1

Wo und wie untersuchen Sie den Herzspitzenstoß? 14.5.2

Für jede Herzklappe gibt es einen Auskultationspunkt im entsprechenden Interkostalraum (ICR). Ordnen Sie den Herzklappen die entsprechenden Auskultationspunkte zu. 14.5.3

Herzklappe: 1. Aortenklappe • 2. Erb-Punkt • 3. Mitralklappe • 4. Pulmonalklappe • 5. Trikuspidalklappe
Auskultationspunkt: a) 5. ICR links medioklavikulär • b) 2. ICR links parasternal • c) 3. ICR links parasternal • d) 2. ICR rechts parasternal • e) 4. ICR rechts parasternal

1. ________; 2. ________; 3. ________; 4. ________; 5. ________

Warum ist auch eine Auskultation über dem Erb-Punkt sinnvoll? 14.5.4

Warum ist es wichtig, bei Herzauskultation gleichzeitig auch den Puls zu palpieren? 14.5.5

Bei der Herzauskultation werden Herztöne und Herzgeräusche erfasst. Erläutern Sie die Unterscheidungsmerkmale beider Phänomene. 14.5.6

Wie entstehen die Herztöne? 14.5.7

Was wissen Sie über die Spaltung des 2. Herztons? 14.5.8

Was wird bei der Auskultation von Herzgeräuschen beurteilt? 14.5.9

14.5.10 Überprüfen Sie Ihre Kenntnisse über die wichtigsten Herzklappenfehler. Ordnen Sie den typischen Auskultationsbefunden die zugrundeliegenden Herzklappenfehler zu!

Herzklappenfehler: 1. Aortenklappeninsuffizienz • 2. Aortenklappenstenose • 3. Mitralklappeninsuffizienz • 4. Mitralklappenstenose
Auskultationsbefund: a) bandförmiges Systolikum über 5. ICR links mit Fortleitung in die Axilla • b) decrescendo-Diastolikum über 2. ICR rechts • c) decrescendo-Diastolikum über 5. ICR links • d) spindelförmiges Systolikum über 2. ICR rechts mit Fortleitung in die Karotiden

1. ________; 2. ________; 3. ________; 4. ________

14.6 Abdomen

14.6.1 Beschreiben Sie allgemeine Regeln bei der körperlichen Untersuchung des Abdomens.

14.6.2 Erläutern Sie die topografische Einteilung des Abdomens.

14.6.3 Was beurteilen Sie bei der Inspektion des Abdomens?

14.6.4 Bei schweren chronischen Lebererkrankungen (z. B. einer Leberzirrhose) können Leberhautzeichen inspiziert werden. Welche kennen Sie?

14.6.5 Bei der Inspektion des Abdomens ist Ihnen eine Vorwölbung in der rechten Leiste aufgefallen. Wie prüfen Sie, ob es sich um eine Hernie handelt?

14.6.6 Beschreiben Sie die Vorgehensweise bei der Auskultation des Abdomens!

14.6.7 Welcher Befund ist bei der Auskultation des Abdomens physiologisch und welche pathologischen Befunde können auskultiert werden?

14.6.8 Welche abdominellen Gefäße können Sie auskultieren – und wo?

14.6.9 Welche Befunde können Sie bei der Perkussion des Abdomens finden und worauf können sie hinweisen?

14.6.10 Wie können Sie die Lebergröße bestimmen und wie groß ist eine gesunde Leber?

14.6.11 Beschreiben Sie die Vorgehensweise bei der Leberperkussion!

14.6.12 Beschreiben Sie die Vorgehensweise bei der Kratzauskultation der Leber!

14.6.13 Was beurteilen Sie bei der Palpation des Abdomens?

14.6.14 Beschreiben Sie die Vorgehensweise bei der Palpation der Leber!

14.6.15 Beschreiben Sie die Vorgehensweise bei der Palpation der Milz!

Nennen Sie mind. 5 Appendizitiszeichen und beschreiben Sie die Vorgehensweise bei deren Überprüfung. **14.6.16**

Welche Appendizitiszeichen sind besonders bei einer retrozökalen Lage positiv? **14.6.17**

Erläutern Sie das Vorgehen bei Überprüfung des Murphy-Zeichens und seine klinische Bedeutung! **14.6.18**

Was ist das Courvoisier-Zeichen und wann ist es positiv? **14.6.19**

Zu der Untersuchung des Abdomens gehört auch eine Untersuchung der Nieren in der linken und rechten Flankenregion. Was genau untersuchen Sie? **14.6.20**

Sie untersuchen einen polymorbiden Patienten, der mit einer Zunahme des Bauchumfanges stationär aufgenommen wurde. Wie prüfen Sie, ob es sich um einen Aszites handelt? **14.6.21**

14.7 Obere Extremitäten

Von der pAVK können nicht nur die unteren Extremitäten betroffen sein. Welche Probe wird zur Beurteilung der Durchblutung der oberen Extremitäten durchgeführt? **14.7.1**

Erläutern Sie die Bedeutung des Allen-Tests. **14.7.2**

Beschreiben Sie die Durchführung des Allen-Tests! **14.7.3**

Worauf deuten Trommelschlegelfinger und Uhrglasnägel hin? **14.7.4**

Mit welchen klinischen Tests kann die Funktion der Rotatorenmanschette überprüft werden? **14.7.5**

Welche klinischen Tests werden bei V.a. Impingement-Syndrom der Schulter durchgeführt? **14.7.6**

14.8 Untere Extremitäten

Beschreiben Sie die körperliche Untersuchung des Hüftgelenks. **14.8.1**

Mit welchen klinischen Tests untersuchen Sie die Seitenbänder des Kniegelenks? **14.8.2**

Mit welchen klinischen Tests untersuchen Sie die Kreuzbänder des Kniegelenks? **14.8.3**

Mit welchen klinischen Tests können Menisken untersucht werden? **14.8.4**

Was ist eine „tanzende Patella“ und wie überprüfen Sie sie? **14.8.5**

14.8.6 Wie können Sie durch die körperliche Untersuchung die mögliche Ursache der Beinödeme identifizieren?

14.8.7 Vergleichen Sie den körperlichen Befund bei einer tiefen Venenthrombose (TVT) mit dem bei einer pAVK.

14.8.8 Bei Verdacht auf eine TVT der unteren Extremität werden im Rahmen der körperlichen Untersuchung drei wichtige klinische Zeichen überprüft. Welche sind das?

14.8.9 Erläutern Sie die Ratschow-Lagerungsprobe.

14.8.10 Was verstehen Sie unter einem „diabetischen Fuß" und was beurteilen Sie dabei?

14.9 Gefäßstatus

14.9.1 Wo können Sie die Pulse an der unteren Extremität palpieren?

14.9.2 Wo am Körper werden Pulse noch standardmäßig getastet?

14.9.3 Warum darf Carotispuls nicht gleichzeitig an beiden Seiten palpiert werden?

14.10 Lymphknotenstatus

PRÜFUNGSTIPP

Es ist uns der folgende Fall bekannt: Ein Arzt hat seine Kenntnisprüfung in einer Klinik für Hämatologie und Onkologie abgelegt. Nach der körperlichen Untersuchung wurde er vom Chefarzt nach dem Lymphknotenstatus der Patientin gefragt. Der Arzt hatte diesen nicht erhoben und den praktischen Teil leider nicht bestanden. Vergessen Sie daher nicht, dass eine Lymphknotenuntersuchung einen wichtigen Teil der (internistischen) körperlichen Untersuchung darstellt!

14.10.1 Welche Körperregionen untersuchen Sie bei Erhebung des Lymphknotenstatus?

14.10.2 In welchen Regionen des Kopf-Hals-Bereichs können Lymphknoten palpiert werden?

14.10.3 Was wird bei jeder Lymphknotenschwellung palpatorisch überprüft?

14.10.4 Welchen palpatorischen Befund erwarten Sie bei einer benignen Lymphknotenschwellung?

14.10.5 Welchen palpatorischen Befund erwarten Sie bei einer malignen Lymphknotenschwellung?

14.11 Neurologischer Status

PRÜFUNGSTIPP

Eine Überprüfung der wichtigsten Reflexe gehört zu jeder neurologischen Untersuchung. Beim praktischen Teil der Kenntnisprüfung müssen Sie u. a. einen Reflexhammer dabeihaben. Sie sollten die Reflexe nicht nur korrekt überprüfen, sondern bei jedem Reflex auch das zugehörige Rückenmarkssegment, den Nerv, Muskel und die entsprechende Reflexantwort benennen können.

Welche Reflexe der oberen Extremität kennen Sie? **14.11.1**

Beschreiben Sie das Vorgehen bei Überprüfung dieser Reflexe! **14.11.2**

Ordnen Sie den Reflexen der oberen Extremität die Nervenwurzel, den Nerv, Muskel und die Reflexantwort zu! **14.11.3**

1. Bizepssehnenreflex • 2. Brachioradialisreflex (= Radiusperiostreflex) • 3. Trizepssehnenreflex

Nervenwurzel: C5–C6 • C5–C6 • C7–C8
Nerv: N. musculocutaneus • N. radialis • N. radialis
Muskel: M. biceps brachii • M. brachioradialis • M. triceps brachii
Reflexantwort: Extension im Ellenbogengelenk • Flexion im Ellenbogengelenk • Flexion im Ellenbogengelenk

1. BSR → Nervenwurzel: _______; Nerv: _______; Muskel: _______; Reflexantwort: _______
2. BRR (RPR) → Nervenwurzel: ______; Nerv: ______, Muskel: ______; Reflexantwort: ________
3. TSR → Nervenwurzel: ______; Nerv: ______; Muskel: _______; Reflexantwort: ________

Welche Reflexe der unteren Extremität kennen Sie? **14.11.4**

Beschreiben Sie das Vorgehen bei Überprüfung dieser Reflexe. **14.11.5**

Ordnen Sie den Reflexen der unteren Extremität die richtigen Informationen zu. **14.11.6**

1. Adduktorenreflex • 2. Achillessehnenreflex • 3. Patellarsehnenreflex • 4. Tibialis-posterior-Reflex

Nervenwurzel: L2–L4 • L3–L4 • L5 • S1–S2
Nerv: N. femoralis • N. obturatorius • N. tibialis • N. tibialis
Muskel: M. quadriceps femoris • M. tibialis posterior • M. triceps surae • Mm. adductores
Reflexantwort: Adduktion des Beines • Extension des Beines im Kniegelenk • Plantarflexion des Fußes • Supination des Fußes

1. Adduktorenreflex → Nervenwurzel: ______; Nerv: ______; Muskel: _______; Reflexantwort: ____________
2. Achillessehnenreflex → Nervenwurzel: ______; Nerv: ______; Muskel: _______; Reflexantwort: ____________
3. Patellarsehnenreflex → Nervenwurzel: ______; Nerv: ______; Muskel: _______; Reflexantwort: ____________
4. Tibialis-posterior-Reflex → Nervenwurzel: ______; Nerv: ______; Muskel: _______; Reflexantwort: ____________

14.11.7 Welche Ursachen für Hypo- bzw. Hyperreflexie kennen Sie?

14.11.8 Was sind Pyramidenbahnzeichen und welche kennen Sie?

14.11.9 Welche Hirnnerven kennen Sie?

14.11.10 Welche Funktionen haben die einzelnen Hirnnerven? Erläutern Sie kurz.

14.11.11 Wie überprüfen Sie die Funktionen einzelner Hirnnerven? Erläutern Sie kurz.

14.11.12 Erläutern Sie die Unterschiede zwischen peripherer und zentraler Fazialisparese. Wie können Sie diese zwei Formen bei einer körperlichen Untersuchung voneinander unterscheiden?

14.11.13 Wie können Sie die Koordination prüfen?

14.11.14 Was verstehen Sie unter Kleinhirnzeichen und welche kennen Sie?

14.11.15 Was ist Meningismus und wie überprüfen Sie ihn?

14.11.16 Erläutern Sie die Bedeutung und Überprüfung von Lasègue- und Kernig-Zeichen!

KAPITEL

15 Gesundheitssystem

15.1 Sozialversicherung

FALL

Anita Kumar arbeitet als Ärztin in einem öffentlichen Krankenhaus und unterliegt der Sozialversicherungspflicht.

Welche Sozialversicherungen sind für Frau Kumar als Arbeitnehmerin Pflichtversicherungen? **15.1.1**

Erläutern Sie die fünf Säulen der deutschen Sozialversicherung. **15.1.2**

Was bedeutet das *Paritätsprinzip* in der Sozialversicherung? **15.1.3**

Was bedeutet *Umlagefinanzierung* im Kontext des Sozialversicherungssystems? **15.1.4**

Im Jahr 2030 leben in Deutschland voraussichtlich mehr Menschen über 65 Jahre als junge unter 20 Jahren. Vor welchen Herausforderungen steht das Gesundheitssystem durch die Alterung der Gesellschaft? **15.1.5**

15.2 Krankenversicherung

Welche Leistungen deckt die Gesetzliche Krankenversicherung (GKV) ab? **15.2.1**

Quiz zur Gesetzlichen und Privaten Krankenversicherung: **15.2.2**

1. Gibt es in Deutschland eine Krankenversicherungspflicht? ☐ ja ☐ nein
2. Welche zwei Formen der Krankenversicherung gibt es?
3. Wie viele gesetzliche und private Krankenkassen (PKV) gibt es in Deutschland? ☐ ca. 50 GKV und 10 PKV ☐ ca. 100 GKV und 40 PKV
4. Können Versicherte wählen, in welcher gesetzlichen Krankenkasse sie sich versichern lassen wollen?
5. Wie viel Prozent der Bevölkerung sind in der GKV versichert?
6. Wer kann sich in einer PKV versichern?
7. Welche Zusatzversicherung kann man noch abschließen, die die GKV nicht deckt?
8. In Deutschland besteht Krankenversicherungspflicht. Dennoch gibt es vermutlich mehr als eine Million Menschen ohne ausreichenden Krankenversicherungsschutz. Warum?
9. Kann die Krankenkasse vorschreiben, welche Ärztin/welchen Arzt Versicherte aufsuchen?

15.2.3 Erklären Sie das *Solidaritätsprinzip* der Gesetzlichen Krankenversicherung im Unterschied zum *Äquivalenzprinzip* der Privaten Krankenversicherung.

15.2.4 Müssen Gesetzliche Krankenkassen *alle* versicherungspflichtigen Menschen aufnehmen?

15.2.5 Müssen Private Krankenkassen *alle* versicherungspflichtigen Menschen aufnehmen?

15.2.6 Welche Leistungen erhalten gesetzlich Versicherte im Fall einer Erkrankung a) für sich und b) für ihre Kinder?

FALL

Die sozialversichersicherte Anita Kumar ist länger als 78 Wochen (6 Wochen + 72 Wochen) erkrankt.

15.2.7 Wie geht es mit Frau Kumar jetzt weiter?

15.2.8 Sind Kinder in der a) GKV, b) PKV mit ihren Eltern mitversichert?

15.3 Pflegeversicherung

15.3.1 Welche Leistungen deckt die Gesetzliche Pflegeversicherung (PKV) ab?

15.3.2 In Deutschland gibt es über 5 Millionen Pflegebedürftige. Wie und von wem werden sie versorgt?

15.3.3 Pflegebedürftigkeit kann in jedem Alter auftreten. Wie ist sie nach dem Gesetz definiert?

15.3.4 Es gibt fünf Pflegegrade: Erläutern Sie.

15.3.5 Durch wen wird eine Pflegebedürftigkeit festgestellt?

15.3.6 80 % aller Pflegebedürftigen werden zu Hause versorgt. Weit über die Hälfte aller pflegenden Angehörigen pflegen rund um die Uhr. Welches Risiko der Erkrankung besteht bei ihnen?

15.3.7 Welche Hilfsangebote empfehlen Sie pflegenden Angehörigen?

15.4 Gesundheitswesen

Das Gesundheitswesen besteht aus den Bereichen a) ambulante und b) stationäre medizinische Versorgung und c) Öffentlicher Gesundheitsdienst (ÖGD). Erläutern Sie. **15.4.1**

Was sind die Aufgaben eines Gesundheitsamtes? **15.4.2**

Was versteht man unter der *Niederlassungsfreiheit* von Ärztinnen und Ärzten? **15.4.3**

Was bedeutet *Kassenzulassung* oder *Zulassung* als Ärztin/Arzt? **15.4.4**

Welche zwei Niederlassungsformen in der ambulanten ärztlichen Versorgung kennen Sie neben der Einzelpraxis noch? **15.4.5**

Wie kommt ein schwer erkrankter Mensch ins Krankenhaus? Beschreiben Sie die beiden typischen Möglichkeiten. **15.4.6**

Welches Standardformular muss die einweisende Ärztin/der einweisende Arzt dazu ausfüllen? **15.4.7**

In Deutschland gilt: „Ambulant vor stationär". Wer entscheidet über eine Aufnahme im Krankenhaus? **15.4.8**

Viele Menschen mit Bagatellerkrankungen sehen sich als Notfall und stellen sich in der Notaufnahme eines Krankenhauses vor. Welche Probleme bringt das für das Gesundheitswesen? **15.4.9**

Erklären Sie die Aufgabe des Ärztlichen Bereitschaftsdienstes der Kassenärztlichen Vereinigung (KV) unter der bundesweiten Rufnummer Tel. 116 117. **15.4.10**

Welche Aufgaben hat das Entlassungsmanagement im Krankenhaus? Nennen Sie zwei Beispiele. **15.4.11**

Wie sind die Krankenhäuser in Deutschland organisiert? Stichwort: Krankenhausträger. **15.4.12**

Was sind die Aufgaben der Deutschen Krankenhausgesellschaft (DKG)? **15.4.13**

Nennen Sie die Ziele des Digitalen-Versorgungs-Gesetzes (DVG). **15.4.14**

15.5 Institutionen und Akteure im Gesundheitswesen

15.5.1 Was sind die Aufgaben folgender Institutionen und Akteure im Gesundheitswesen: a) Ärztekammer (ÄK), b) Bundesinstitut für Arzneimittel und Medizinprodukte (BfArM), c) Bundesministerium für Gesundheit (BMG), d) Bundeszentrale für gesundheitliche Aufklärung (BZgA), e) Paul-Ehrlich-Institut (PEI), f) Robert-Koch-Institut (RKI), g) Kassenärztliche Vereinigung (KV)?

15.5.2 An welche Institution aus dem Gesundheitswesen aus Aufgabe ➤ 15.5.1 wenden Sie sich mit den folgenden Problemen? Notieren Sie die Lösung mit den dort angegebenen Abkürzungen. Mehrfachnennung ist möglich.

Sie möchten …	
1. … eine Fortbildung zum Thema Palliativmedizin machen, auch, um die innerhalb des 5-Jahres-Zeitraums vorgeschriebenen 250 Fortbildungspunkte nach § 95d SGB V nachzuweisen.	***ÄK***
2. … Informationen zur Sicherheit einer neuen Impfung.	
3. … im Wartezimmer Ihrer Praxis Aufklärungsmaterial zu AIDS-Prävention zum Lesen auslegen.	
4. … eine ärztliche Fortbildung machen, um Fortbildungspunkte zu bekommen.	
5. … sich zu den Nebenwirkungen eines Medikaments informieren, oder Sie haben Nebenwirkungen eines Medikaments beobachtet und möchten diese melden.	
6. … sich darüber informieren, ob ein bestimmtes Arzneimittel gegen Krebs, das in den USA schon eingesetzt wird, in Deutschland zugelassen ist.	
7. … sich über Listeriose und die Meldepflicht informieren.	
8. … sich jemandem anvertrauen, weil in dem Krankenhaus oder der Praxis, wo Sie arbeiten, immer wieder falsch abgerechnet wird.	
9. … eine Information: Sie müssen in Ihrem Krankenhaus weit mehr arbeiten, als im Arbeitsvertrag vereinbart ist. Wo können Sie nachfragen?	
10. … sich über betäubungsmittelrechtliche Vorschriften informieren.	

15.5.3 Welche weiteren Akteure im Gesundheitssystem kennen Sie und welche Aufgaben haben sie?

15.5.4 Wie heißt die Bundesgesundheitsministerin/der Bundesgesundheitsminister?

15.6 E-Karte, E-Akte und E-Rezept

KAPITEL

16 Rechtliche Grundlagen ärztlichen Handelns

16.1 Rechte und Pflichten in der Arzt-Patienten-Beziehung

FALL

Frau Gerda Dietzel hat in den letzten Wochen Gewicht verloren und öfter starke Bauchschmerzen. Sie will ihre Beschwerden abklären lassen und geht dazu in die Praxis des Gastroenterologen Dr. Gerhard Ott.

Welche Rechte hat die Patientin Frau Dietzel? Was sind die Pflichten des Arztes Dr. Ott? **16.1.1**

Wie sind Patientinnen-/Patienten-Rechte definiert? **16.1.2**

Sind das Patienten-/Patientinnen-Rechte und ärztliche Pflichten? Richtig oder falsch? Kreuzen Sie an. **16.1.3**

	richtig	falsch
1. Frau Dietzel sitzt im vollen Wartezimmer ihres Arztes. Dr. Ott kommt ins Wartezimmer und fragt sie, wie stark ihre Bauchschmerzen sind. Darf er das?	☐	☐
2. Frau Dietzel hat das Recht auf ärztliche Information, Beratung und Aufklärung.	☐	☐
3. Dr. Ott muss die Diagnostik und die Therapie mit Frau Dietzel abstimmen.	☐	☐
4. Frau Dietzel hat das Recht auf Selbstbestimmung: Ohne ihre Einwilligung darf es keine ärztliche Maßnahme geben.	☐	☐
5. Dr. Ott muss den Besuch von Frau Dietzel dokumentieren.	☐	☐
6. Frau Dietzel möchte ihre Patientinnen-Akte haben. Dr. Ott muss ihr kostenlos eine Kopie machen.	☐	☐
7. Dr. Ott diagnostiziert einen Tumor. Frau Dietzel konsultiert einen zweiten Arzt und lässt die Diagnose überprüfen. Das ist ihr Recht.	☐	☐

Wo finden Sie alle Grundsätze, Regeln und Pflichten, die in Ihrem ärztlichen Beruf für Sie gelten? **16.1.4**

Was sind a) medizinischen Leitlinien und b) Richtlinien? **16.1.5**

16.2 Ärztliche Aufklärung

FALL

Dr. Ott hat seine Patientin ins Krankenhaus überwiesen. Dort soll eine ERCP (= endoskopisch-retrograde Cholangiopankreatikografie) durchgeführt werden.

16.2.1 Dr. Antonio Rodriguez führt das Aufklärungsgespräch. Worüber muss der Arzt Frau Dietzel aufklären? Hören Sie das Gespräch und machen Sie sich Notizen.
▶ https://else4.de/Kap_16A

16.2.2 Wie muss eine rechtssichere Aufklärung ablaufen?

16.2.3 Was ist das Ziel eines Aufklärungsgesprächs?

16.2.4 Wann muss ein Aufklärungsgespräch geführt werden?

16.2.5 Was ist eine Sicherungsaufklärung?

16.2.6 Welche ärztlichen Maßnahmen dürfen **ohne** Aufklärungsgespräch durchgeführt werden? Kreuzen Sie an: richtig oder falsch.

Ohne Aufklärungsgespräch dürfen durchgeführt werden:	**richtig**	**falsch**
1. Kleinere Eingriffe, z. B. Behandlung einer Schnittwunde am Finger	☐	☐
2. Ein Eingriff bei einem Notfall, wenn ein Patient z. B. bewusstlos ist.	☐	☐
3. Eine Untersuchung zur Feststellung einer Geschlechtskrankheit (nach Infektionsschutzgesetz [IfSG])	☐	☐
4. Untersuchung und Behandlung von Seuchen (z. B. Cholera, Typhus abdominalis, Paratyphus etc. (nach IfSG)	☐	☐
5. Untersuchungen bei einem Verdacht auf eine Straftat (z. B. Vergewaltigung)	☐	☐
6. Bei infauster Diagnose, wenn ein Patient bald sterben wird	☐	☐
7. Wenn der Patient ein Arzt ist, der sich auf dem Gebiet auskennt	☐	☐
8. Wenn eine Patientin eine verminderte Intelligenz hat und das Aufklärungsgespräch nicht verstehen würde	☐	☐
9. Bei Verordnung von Medikamenten, denen ein Beipackzettel beiliegt	☐	☐
10. Wenn eine Patientin zu ihrer Operation nicht aufgeklärt werden möchte	☐	☐

16.2.7 Wer muss vor einem Eingriff bei Kindern aufgeklärt werden?

16.3 Patientenverfügung und Vollmachten

FALL

Bei Frau Dietzel wurde ein Kolonkarzinom mit Peritonealkarzinose, Leber- und Lymphknotenmetastasen entdeckt. Nach einer Phase des Entsetzens und der Trauer befasst sich Frau Dietzel mit dem Sterben und möchte Vorsorge treffen.

Erklären Sie der Patientin die Bedeutung einer Patientinnen-/Patientenverfügung. **16.3.1**

Sie behandeln Frau Dietzel palliativmedizinisch. Sie hat in ihrer Patientinnenverfügung vor einem Jahr festgelegt, dass sie im Sterbeprozess keine lebensverlängernden Maßnahmen wünscht. Heute sagt Sie Ihnen, dass sie das doch will. Wie verhalten Sie sich? **16.3.2**

Frau Dietzel hat einen Ehepartner oder einen eingetragenen Lebenspartnerpartner. Was gilt in dem Fall, falls Frau Dietzel einmal nicht mehr für sich selbst entscheiden kann? **16.3.3**

FALL

Der sterbende Patient Herr Sharipov lehnt in seiner Patientenverfügung alle lebenserhaltenden Maßnahmen ab. Seine Ärztin kann das nicht mit ihrer religiösen Überzeugung vereinbaren.

Was muss die Ärztin jetzt tun? **16.3.4**

Erklären Sie der Patientin Frau Dietzel die Bedeutung a) einer Vorsorgevollmacht und b) einer Betreuungsvollmacht. **16.3.5**

FALL

Auf Ihrer Station liegt der sterbenskranke Herr Weber. Er ist nicht ansprechbar und Sie müssen die Entscheidungen treffen, ob Herr Weber in ein Hospiz zur palliativmedizinischen Versorgung verlegt wird. Er hat keine Vorsorgevollmacht, aber sein Sohn ist bei ihm.

Wie verhalten Sie sich? **16.3.6**

Was ist das Zentrale Vorsorgeregister der Bundesnotarztkammer? **16.3.7**

16.4 Ärztliche Schweigepflicht

FALL

Frau Dietzel möchte ihre Erkrankung und ihr Sterben vor ihrer Familie geheim halten. Die Schwester von Frau Dietzel kommt zu Besuch und fragt die behandelnde Ärztin Dr. Sevde Ahmad besorgt, wie es ihrer Verwandten geht.

16.4.1 Darf Dr. Ahmad Auskunft über den Zustand ihrer Patientin Frau Dietzel geben?

16.4.2 Welche Strafe erwartet Frau Dr. Ahmad, wenn sie ihre ärztliche Schweigepflicht bricht?

16.4.3 a) In welchen Fällen *darf* Dr. Ahmad ihre gesetzlich vorgeschriebene Schweigepflicht brechen? b) In welchen Fällen *muss* sie sie brechen?

16

16.5 Organspende

FALL

Bei Frau Dietzel ist soeben der Hirntod eingetreten. Sie hat in ihrer Patientinnen-Verfügung bestimmt, dass sie Organspenderin ist; zudem liegt Ihnen ihr Organspendeausweis vor.

16.5.1 Was ist ein Organspendeausweis (➤ Abb. 16.1) und was wird in ihm geregelt?

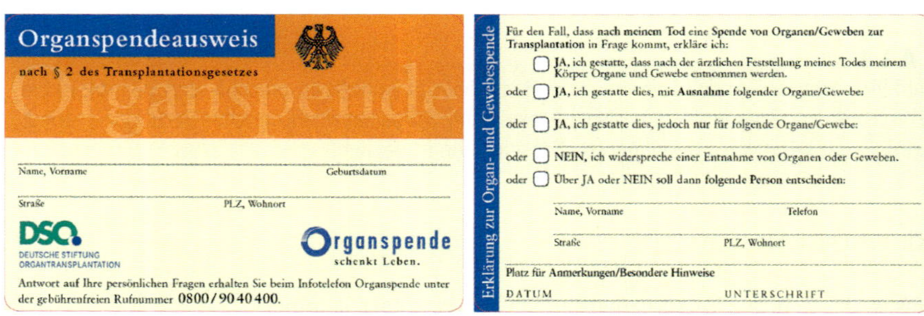
Organspendeausweis
nach § 2 des Transplantationsgesetzes
Organspende
Name, Vorname Geburtsdatum
Straße PLZ, Wohnort
DSO DEUTSCHE STIFTUNG ORGANTRANSPLANTATION
Organspende schenkt Leben.
Antwort auf Ihre persönlichen Fragen erhalten Sie beim Infotelefon Organspende unter der gebührenfreien Rufnummer 0800/90 40 400.

Erklärung zur Organ- und Gewebespende
Für den Fall, dass nach meinem Tod eine Spende von Organen/Geweben zur Transplantation in Frage kommt, erkläre ich:
☐ JA, ich gestatte, dass nach der ärztlichen Feststellung meines Todes meinem Körper Organe und Gewebe entnommen werden.
oder ☐ JA, ich gestatte dies, mit **Ausnahme** folgender Organe/Gewebe:
oder ☐ JA, ich gestatte dies, jedoch nur für folgende Organe/Gewebe:
oder ☐ NEIN, ich widerspreche einer Entnahme von Organen oder Geweben.
oder ☐ Über JA oder NEIN soll dann folgende Person entscheiden:
Name, Vorname Telefon
Straße PLZ, Wohnort
Platz für Anmerkungen/Besondere Hinweise
DATUM UNTERSCHRIFT

Abb. 16.1 [W162]

16.5.2 Was wissen Sie über das Transplantationsgesetz?

16.4.3 Bei Frau Dietzel müsste bei der Entnahme des Spende-Organs mit intensivmedizinischen Maßnahmen gearbeitet werden. Sie hat aber in ihrer Patientinnen-Verfügung bestimmt, dass sie nicht künstlich beatmet werden will. Wie gehen Sie als Ärztin rechtlich korrekt vor?

16.5.4 Wie ist a) der „Hirntod" definiert und b) wie wird er bei einer Organspende festgestellt?

16.5.5 Wo können sich Ärztinnen und Ärzte Informationsmaterial zur Organ- und Gewebespende holen, um z. B. im Arzt-Patienten-Gespräch darüber zu beraten?

16.6 Ärztliche Fehler und Haftung

FALL

Assistenzarzt Martin Wengert hat der Patientin Frau Yildirim ein Medikament verabreicht. Sofort nach der Gabe merkt er, dass das Medikament nicht für Frau Yildirim vorgesehen war, sondern für Frau Yilmaz. Frau Yildirim trägt durch den ärztlichen Behandlungsfehler eine gesundheitliche Schädigung davon.

Der Assistenzarzt hat einen Behandlungsfehler begangen. Wie sind Behandlungsfehler definiert? **16.6.1**

Jeder medizinische Eingriff ist nach dem Strafgesetzbuch § 223 Strafgesetzbuch (StGB) eine Körperverletzung. Unter welchen zwei Bedingungen dürfen medizinische Eingriffe durchgeführt werden? **16.6.2**

Was bedeutet ärztliche Haftung im Fall von Assistenzarzt Wengert? **16.6.3**

Was ist ärztliche Sorgfaltspflicht? **16.6.4**

Wie können ärztliche Behandlungsfehler bestraft werden? **16.6.5**

Welche Formen der Entschädigung gibt es für Frau Yildirim? **16.6.6**

Wie kann Frau Yildirim ihre Ansprüche durchsetzen? **16.6.7**

Warum ist eine Berufshaftpflichtversicherung für Ärztinnen/Ärzte Pflicht? **16.6.8**

KAPITEL

17 Grundlagen der Ärztlichen Kommunikation/Anamnesen

17.1 Gesprächsführung

FALL

Zu Dr. Halil Issa kommt der Neupatient Gabriel Koller. Er berichtet: „Ich habe seit Monaten Rückenschmerzen. Ich war schon beim Orthopäden, aber der konnte nichts finden. Jetzt bin ich zu Ihnen gekommen."

Wie kann die Aussage von Herrn Koller in der Arzt-Patienten-Kommunikation nach dem „Vier-Seiten-Modell" (Nachrichtenquadrat) von Friedemann Schulz von Thun verstanden und interpretiert werden? **17.1.1**

Dr. Issa wendet im Anamnesegespräch die vier typischen Techniken der patientenzentrierten Gesprächsführung WWSZ an. Erläutern Sie. **17.1.2**

Wie sollte ein effektives Anamnesegespräch mit Herrn Koller ablaufen? **17.1.3**

Dr. Issa wendet bei seinem Patienten die Gesprächstechnik des *aktiven Zuhörens* an. Beschreiben Sie. **17.1.4**

FALL

Dr. Issa fragt seinen Patienten im Verlauf des Anamnesegesprächs Folgendes: 1. Wie würden Sie Ihre Schmerzen beschreiben? 2. Sind Ihre Schmerzen drückend oder ziehend?

Was unterscheidet die beiden Frageformen nach den Schmerzen von Herrn Koller und welche Vor- und Nachteile haben sie? **17.1.5**

Dr. Issa fragt Herrn Koller: „Glauben Sie nicht auch, dass Ihre Rückenschmerzen eher stressbedingt sind?" Warum sollten Ärztinnen/Ärzte diesen Fragetypus vermeiden? **17.1.6**

FALL

Die 56-jährige Karin Werner trinkt regelmäßig und viel Alkohol. In letzter Zeit sind ihr beruflich Fehler unterlaufen und sie hat Angst, ihre Arbeit zu verlieren. Sie wendet sich an ihren Arzt Dr. Issa, der eine Weiterbildung in Suchtmedizin gemacht hat.

17.1.7 Dr. Issa verwendet im Gespräch mit Frau Werner die motivierende Gesprächsführung. Was sind die fünf Grundregeln dieser Technik?

FALL

Marek Bernard wurde kürzlich mit Typ-2-Diabetes diagnostiziert. Für eine erfolgreiche Behandlung muss der Patient eine Kombination aus Medikamenten genau nach Anweisung einnehmen, seine Ernährung umstellen und regelmäßig Sport treiben. Dr. Issa klärt ihn über die Bedeutung der Diagnose, die Notwendigkeit der Lebensstiländerung auf – und auch darüber, was die Risiken sind, wenn er nichts tut.

17.1.8 Was muss Dr. Issa beim Vermitteln von Informationen beachten?

17.1.9 Was wäre im Fall von Herrn Bernard adhärentes Verhalten des Arztes und des Patienten?

17.1.10 Was wäre im Fall von Herrn Bernard die Compliance des Patienten?

FALL

Dr. Issa muss seine Patientin Barbara Walsh über ihre kürzlich diagnostizierte Krebserkrankung informieren.

17.1.11 Dr. Issa wendet das Spikes-Modell an. Erklären Sie.

17.2 Anamnesegespräch

FALL

Der 45-jährige Bernhard Neumann fühlt sich seit Wochen müde und antriebslos und stellt sich deshalb bei Ihnen zu einem Gesundheits-Check vor.

17.2.1 Sie führen das Anamnesegespräch mit Herrn Neumann. Was ist Ihr Ziel?

17.2.2 Wie ist eine allgemeine Anamnese idealerweise aufgebaut? Fassen Sie kurz zusammen.

17.2.3 Wozu dient ein Anamnesebogen?

17.2.4 Was ist eine Eigenanamnese?

17.2.5 Was versteht man unter Fremdanamnese? Erklären Sie und geben Sie zwei Beispiele.

17.3 Geriatrische Anamnese

FALL

Die 88-jährige geriatrische Patientin Frau Alice Say stellt sich zur jährlichen Untersuchung bei Ihnen vor. Als Vorerkrankungen sind Bluthochdruck und Arthrose bekannt. Frau Say hört und sieht schlecht und hat ein fehlerhaftes Gebiss. Sie trägt ein Hörgerät, eine Lesebrille und künstlichen Zahnersatz. Ihre Tochter Margret Say begleitet sie und sitzt mit in Ihrem Sprechzimmer.

Was müssen Sie bei der Anamneseerhebung bei einem alten Menschen besonders beachten? a) Eigen- oder Fremdanamnese, b) Zeitplanung, c) sensorische Defizite eines alten Menschen. **17.3.1**

Frau Say kann auf die Frage nach ihren Krankenhausaufenthalten nicht antworten, weil sie sich nicht erinnert. Wo können Sie sich diese Information beschaffen? **17.3.2**

Was müssen Sie bei einer Fremdanamnese beachten? **17.3.3**

FALL

Erst auf wiederholte Nachfrage erfahren Sie im Verlauf des Anamnesegesprächs von Frau Say, dass sie auch unter Inkontinenz, Insomnie, Instabilität und einem irritablen Kolon leidet.

Warum haben Frau Say oder ihre Tochter diese Symptome wohl nicht erwähnt? **17.3.4**

Sie lassen sich von Frau Say einen typischen Tag beschreiben. Was hat das für Vorteile bei der Anamneseerhebung und für die folgende Behandlung? **17.3.5**

FALL

Frau Say kommt das zweite Mal zu Ihnen. Sie ist in deutlich reduziertem Allgemeinzustand. Sie fragen sie besorgt nach ihrem Befinden, aber sie wiegelt ab und antwortet, dass es ihr sehr gut gehe.

Warum bagatellisiert die alte Frau ihren Zustand? **17.3.6**

FALL

Frau Say wird einige Wochen später von ihrem Hausarzt zu Ihnen eingewiesen und berichtet über einen Angstanfall. Als Vorerkrankung sind Bluthochdruck und Arthrose bekannt.

Was müssen Sie bei diesen Symptomen bei der geriatrischen Patientin beachten? **17.3.7**

Was müssen Sie bei der Medikamentenanamnese beachten? **17.3.8**

FALL
Sie möchten Frau Say ein neues Medikament verschreiben und ein anderes absetzen. Frau Say hat von ihrem Hausarzt schon fünf Medikamente verschrieben bekommen.

17.3.9 Was ist Ihre Aufgabe in Bezug auf den Medikationsplan?

17.3.10 Wo können Sie eine Liste finden, in der für alte Menschen potenziell ungeeignete Medikamente aufgeführt sind?

FALL
Der 82-jährige Herr Gerrit Schuler kommt mit starken Bauchschmerzen zu Ihnen. Er ist an Demenz erkrankt.

17.3.11 Mit welcher Schmerzskala messen Sie den Schmerz bei einem Menschen mit Demenz, der durch seine Erkrankung nicht mehr über seinen Schmerz berichten kann?

FALL
Der 75-jährige Herr Elvin Karimov stellt sich bei Ihnen vor. Seine Tochter begleitet ihn und berichtet, dass ihr Vater nach dem Tod seiner Frau kein Essen mehr zu sich nehmen mag, nur nach wiederholter Aufforderung trinkt, fast nicht mehr kommuniziert und seine Medikamente nicht mehr einnimmt.

17.3.12 Was ist Ihr erster Gedanke?

17.4 Alkoholanamnese

FALL
Der 22-jährige Benjamin Faller kommt auf Bitten seiner Mutter zu Ihnen, weil er mehrmals in den letzten Monaten durch Alkohol auf Partys einen Kontrollverlust erlitten hatte und er auch seine Ausbildung vernachlässigt.

17.4.1 Wie führen Sie bei dem Patienten eine gelungene Alkoholanamnese durch?

17.4.2 Beschreiben Sie die wesentlichen Inhalte einer ausführlichen Alkoholanamnese. Welche spezifischen Informationen sollten Sie erfragen?

17.4.3 Welche Screening-Instrumente zur Bewertung eines pathologischen Alkoholkonsums kennen Sie?

17.4.4 Ab welcher Trinkmenge definiert die WHO einen kritischen Alkoholkonsum?

17.4.5 Benjamin Faller antwortet auf die Frage nach der Menge seines Alkoholkonsums, dass er fünf Flaschen Bier pro Woche trinkt. Welche Frage a) *müssen* Sie ihm jetzt b) warum stellen?

Wie klären Sie Herrn Faller über die gesundheitlichen Risiken seines Alkoholkonsums auf? **17.4.6**

Welche Unterstützungsangebote und Ressourcen können Sie Herrn Faller nennen? **17.4.7**

17.5 Gendergerechte Anamnese

Wie ist Geschlecht in der Gender-Medizin definiert? **17.5.1**

Was ist eine gendergerechte Anamneseerhebung? Erklären Sie. **17.5.2**

Warum ist eine gendergerechte Anamnese wichtig für die Diagnose und die Behandlung einer Erkrankung? Erklären Sie und geben Sie zwei Beispiele. **17.5.3**

Was ist das Ziel der gendergerechten Anamnese? **17.5.4**

17.6 In der Anamnese Diversität berücksichtigen

Was ist Diversität bei Ihren Patientinnen/Patienten? Sprechen oder notieren Sie. **17.5.1**

Warum brauchen diverse Menschen eine diverse Anamnese? Geben Sie Beispiele. **17.5.2**

KAPITEL

18 Beispiel einer Kenntnisprüfung

18.1 Praktische Prüfung

FALL

Yuliia Gurski ist Ärztin aus der Ukraine. Sie hat heute den praktischen Teil der Kenntnisprüfung in der kardiologischen Abteilung einer Klinik. Sie wird im Wartebereich abgeholt und in einen Umkleideraum gebracht. Dort zieht sie sich ihren weißen Kittel an. Der Chefarzt der Station, Professor Reiner Stolzenberg begrüßt sie und bringt sie ins Zimmer ihrer Patientin. Er stellt sie der 77-jährigen Patientin Frau Christiane Löffler vor. Die Patientinnen-Akte bekommt Frau Gurski nicht. Nachdem sich Frau Gurski die Hände desinfiziert hat, beginnt sie mit dem Anamnesegespräch.

MERKE

Bringen Sie einen frischen weißen Kittel, ein Stethoskop, eine Pupillenleuchte, eine Untersuchungslampe und einen Reflexhammer in Ihre Prüfungsklinik mit. Erkundigen Sie sich vorher! Ebenso brauchen Sie etwas zu schreiben und Notizpapier für die Dokumentation Ihrer Anamnese und Untersuchung.

PRÜFUNGSTIPP

In manchen Kliniken gibt man Ihnen vor der Prüfung die Patientinnen-/Patientendokumentation zum Lesen, in einigen Kliniken nicht. Prüflinge erzählen, dass sie nach der Akte gefragt und sie erhalten haben. Fragen schadet nicht!

18.1.1

Hören Sie den Ausschnitt aus dem Anamnesegespräch und machen Sie sich Notizen.

▶ https://else4.de/Kap_18_01A

Anamnese Christiane Löffler, geb. 15.4.19XX, Alter: __ Jahre, Größe 166 cm, Gewicht 80 kg	
Leitsymptome	
Vegetative Anamnese	
Allergien	
Vorerkrankungen/ Voroperationen	
Aktuelle Medikation	
Noxen	
Familienanamnese	
Sozialanamnese	

PRÜFUNGSTIPP

Ihre Patientin/ihr Patient hat sich freiwillig bereit erklärt, von Ihnen im Rahmen Ihrer praktischen Prüfung untersucht zu werden. Behandeln Sie sie/ihn dennoch wie eine „echte" Patientin/einen „echten" Patienten: Sprechen Sie mit ihr/ihm und erklären Sie immer, was Sie tun.
Bedenken Sie, dass auch Ihre Kommunikation mit der Patientin/dem Patienten während der Anamnese und körperlichen Untersuchung mitbewertet werden! (➤ Kap. 17)

18.1.2 Wie würden Sie im Anschluss an die Anamnese bei der körperlichen Untersuchung von Frau Löffler zielgerichtet vorgehen?

PRÜFUNGSTIPP

Prüflinge berichten, dass sie während der körperlichen Untersuchung alleine mit ihrer Patientin/ihrem Patienten waren, andere berichten, dass die/der Prüfende während der ganzen praktischen Prüfung mit dabei war, Fragen gestellt und auch verschiedene Befunde nachgeprüft hat.

18.1.3 Frau Gurski auskultiert das Herz von Frau Löffler. Hören Sie den Ausschnitt aus der körperlichen Untersuchung. Welche Fragen stellt der Prüfer und was antwortet Frau Gurski? Notieren Sie. ▶ https://else4.de/Kap_18_02A

18.1.4 Hören Sie den Ausschnitt aus der körperlichen Untersuchung noch einmal. Was hat Frau Gurski auskultiert und palpiert? ▶ https://else4.de/Kap_18_02A

Befund	
Herz	
Periphere Pulse	

18.2 Ärztliche Dokumentation („Arztbrief")

FALL

Professor Stolzenberg bringt Yuliia Gurski in einen anderen Raum. Hier soll sie einen Bericht über ihre Patientin Frau Löffler schreiben.

18.2.1 Ergänzen Sie anhand Ihrer Notizen aus **18.1.1**, **18.1.3** und **18.1.4** die Tabelle und entscheiden Sie sich, wie Sie weiter vorgehen werden.

Daten	**Ihr Bericht**
Patientendaten, Aufenthaltszeit, Grund für Überweisung/ Einweisung	
Anamnestischen Angaben	
Körperlicher Untersuchungsbefund	
Verdachtsdiagnose, Differenzialdiagnosen	
Weiterführende Diagnostik	

Daten	Ihr Bericht
Therapieempfehlung	
Prognose	

MERKE

Da Sie Ihre Patientin/Ihren Patienten nur in einem kurzen Zeitabschnitt des Krankenhausaufenthaltes kennenlernen, können Sie keine Epikrise schreiben. Ebenso fehlen Ihnen Befunde, Laborergebnisse und andere wichtige Informationen: Ihre ärztliche Dokumentation kann also kein klassischer Arztbrief sein.
Nur falls Sie Einblick in die Krankenakte Ihrer Patientin/Ihres Patienten bekommen oder weitere Informationen erhalten, können Sie einen kompletten Arztbrief verfassen.

Schreiben Sie anhand Ihrer Notizen aus ➤ 18.2.1 eine ärztliche Dokumentation („Arztbrief") für Frau Löffler. **18.2.2**

PRÜFUNGSTIPP

Prüflinge berichten, dass sie eine Ärztliche Dokumentation in einer festgelegten Zeit schreiben mussten, andere, dass sie keine zeitliche Begrenzung hatten oder keinen Arztbrief schreiben mussten. Alles ist möglich – bereiten Sie sich aber gut auf das Schreiben von Arztbriefen vor.

18.3 Theoretische Prüfung

FALL

Frau Gurski befindet sich in der mündlichen Prüfung. Anwesend sind der Kardiologe Professor Stolzenberg aus der Prüfungsklinik, eine Fachärztin für Allgemein- und Gefäßchirurgie und ein Facharzt für Allgemeinmedizin. Zu Beginn der Prüfung stellt Frau Gurski ihre Patientin Frau Löffler vor.

Strukturieren Sie Ihre in ➤ Kap. 18.1 und ➤ Kap. 18.2 gewonnenen Informationen für Ihre Patientinnen-Vorstellung nach dem SOAP-Schema. **18.3.1**

Patientinnen-Vorstellung Christiane Löffler, geb. 15.4.19XX		
SOAP	**Methode**	**Notizen**
Subjektives → Anamnese	Symptome, Schmerzen, Empfindungen, Sorgen, aktueller Zustand der Patientin	
Objektives → Diagnostik	Ergebnisse der körperlichen Untersuchung, Befunde	
Assessment → Beurteilung	Kritisches Bewerten von Informationen und Befunden → Formulieren einer Diagnose, Analyse von Differenzialdiagnosen	
Plan → Therapie	Behandlungsplan für die Patientin: Weitere diagnostische Maßnahmen und Therapie, Nachsorge	

18.3.2 Stellen Sie auf der Basis Ihrer Informationen die Patientin Frau Löffler nach dem SOAP-Schema vor.

18.3.3 Hören Sie die Patientinnen-Vorstellung von Frau Gurski. Vergleichen Sie sie mit Ihrer Patientinnen-Vorstellung in › 18.3.2. ▶ https://else4.de/Kap_18_03A

18.3.4 Von welcher Diagnose geht Frau Gurski aus und wie will sie weiter vorgehen? Ergänzen Sie die Daten im SOAP-Schema. ▶ https://else4.de/Kap_18_03A

Assessment → Beurteilung	Kritisches Bewerten von Informationen und Befunden → Formulieren einer Verdachtsdiagnose, Analyse von Differenzialdiagnosen	
Plan → Therapie	Behandlungsplan für die Patientin: Weitere diagnostische Maßnahmen und Therapie, Nachsorge	

18.3.5 Welche Fragen zur Patientinnen-Vorstellung erwarten Sie vom Prüfer Professor Stolzenberg? Machen Sie sich Notizen.

18.3.6 Hören Sie das Prüfungsgespräch weiter. Welche Fragen stellt der Professor? Vergleichen Sie mit Ihren eigenen Fragen aus ➢ 18.3.5. ▶ https://else4.de/Kap_18_04A

18.3.7 Hören Sie das Prüfungsgespräch noch einmal. Welche Strategien wendet Frau Gurski an? Kreuzen Sie an. ▶ https://else4.de/Kap_18_04A

Die Prüfungskandidatin …	
1. … wiederholt ab und zu eine Frage des Prüfenden.	☐
2. … überlegt laut, wenn sie eine Antwort nicht weiß.	☐
3. … sagt oft, dass sie eine Antwort nicht weiß.	☐
4. … unterbricht die Prüfenden.	☐
5. … macht zu lange Denkpausen.	☐

PRÜFUNGSSTRATEGIEN

Geraten Sie nicht in Panik, wenn Sie eine Prüfungsfrage nicht beantworten können. Versuchen Sie, eine möglichst logische Antwort zu geben, auch wenn diese nicht 100 % korrekt ist. Wichtig bei der Kenntnisprüfung sind **neben guten Fachkenntnissen** vor allem **klinisch orientiertes, logisches Denken.** Dieses sollten Sie auch dann zeigen, wenn Sie sich bei einer Frage unsicher sind.

Sie dürfen dabei gerne auch „**laut überlegen**" oder eine Frage wiederholen. Manchmal stellt die Prüfungskommission schwierige Fragen, die an das Facharztwissen grenzen können – vor allem, wenn Sie sehr gute Kenntnisse haben und die ersten Fragen problemlos beantworten konnten.

Rechtfertigen Sie sich nicht für Fehler, erklären Sie nicht, warum Sie vielleicht eine falsche Antwort gegeben haben. Sie müssen **nicht unbedingt alle Fragen beantworten können, um die Prüfung zu bestehen!**

KAPITEL 19 Lösungen

Kapitel 2 Moralisches Handeln und Ethik in der Medizin

Ethische Dilemmata ergeben sich aus dem **Konflikt zwischen verschiedenen Wertvorstellungen** und Prinzipien. Ein grundlegendes ethisches Prinzip in der Medizin ist die Autonomie der Patientin/des Patienten (= Selbstbestimmung). Der Arzt muss den Wunsch einer Patientin, ihr Kind nicht zu bekommen, und das Anliegen eines Patienten, sterben zu dürfen, respektieren, auch wenn das nicht seinen persönlichen, religiösen oder kulturellen Überzeugungen entspricht (➤ 16.3.4). 2.1

Die Hauptaufgabe von **Ethikkommissionen** in Krankenhäusern ist die **Überprüfung** von klinischen Studien und Forschungsarbeiten auf ihre **ethische Vertretbarkeit.** Jede medizinische Forschung an Menschen muss durch Ethikkommissionen überprüft und genehmigt werden, um den Schutz der Probanden sicherzustellen. Ebenso beraten Ethikkommissionen das medizinische Personal bei Entscheidungen in der Versorgung von Patientinnen/Patienten. 2.2

1. Der Deutsche **Ethikrat informiert** die Öffentlichkeit über ethische, rechtliche und soziale Fragen im Bereich Gesundheit und soll dadurch die öffentliche Diskussion fördern. – 2. Der Deutsche Ethikrat **berät** die Bundesregierung und den Bundestag und gibt Empfehlungen, die Einfluss auf Gesetze und Vorschriften in Deutschland haben können. 2.3

Die **vier grundlegenden ethischen Prinzipien** in der Medizin sind: 1. das Selbstbestimmungsrecht der Patientin/des Patienten zu achten, 2. das Prinzip des Nicht-Schadens, 3. das Prinzip der Fürsorge, also das Wohlergehen von Patientinnen/Patienten zu fördern, Leid zu lindern oder zu heilen und 4. das Prinzip der Gerechtigkeit, um begrenzte Ressourcen fair zu verteilen. 2.4

Im Fall des Patienten mit metastasierendem Pankreaskarzinom könnten die **vier grundlegenden ethischen Prinzipien** in der Medizin für eine Behandlungsentscheidung so angewandt werden: 1. **Autonomie des Patienten** (= Selbstbestimmungsrecht): Der Patient muss ärztlich so umfassend aufgeklärt werden, dass er die Tragweite seiner Entscheidung versteht, wenn er sich für oder gegen eine medizinische Maßnahme entscheidet (➤ Kap. 16.2). – 2. **Nicht-Schaden:** Die behandelnden Ärztinnen/Ärzte müssen die möglichen Schäden und den Nutzen einer fortgesetzten Chemotherapie gegeneinander abwägen. – 3. **Fürsorgeprinzip:** Die Ärztinnen/Ärzte müssen beurteilen, wie die Lebenszeit des Patienten verlängert und dabei seine Lebensqualität aufrechterhalten oder verbessert werden kann. – 4. **Gerechtigkeit:** Der Patient muss Zugang zu angemessener medizinischer Versorgung erhalten, auch wenn er nur eine begrenzte Lebenszeit vor sich hat. 2.5

2.6 In der **Medizinethik** diskutiert werden momentan der Umgang mit dem Ende des Lebens und der Sterbehilfe, Genetik und Genom-Editing, Pränataldiagnostik, Künstliche Intelligenz in der Medizin, Rationierung von Gesundheitsleistungen angesichts begrenzter Mittel, Impfungen, Forschungsethik u. a.

2.7 Bei der **ethischen Praxis** für die **Reanimation** liegt der Fokus auf der **Wahrung der Patientenautonomie.** Ärztinnen/Ärzte müssen sich an vorab getroffene Versorgungsplanungen der Patientinnen/Patienten halten, z. B. an die Patientenverfügung (➤ Kap. 16.3), und sie müssen ihren Risikopatientinnen/-patienten eine Vorsorgeplanung anbieten. Sie müssen jede Entscheidung und Handlung dokumentieren und dürfen keine CPR (= kardio-pulmonale Reanimation) durchführen, wenn diese aussichtslos ist. Familienmitgliedern sollte die Anwesenheit bei Reanimationen ermöglicht werden, sofern ein Teammitglied verfügbar ist, um sich um sie zu kümmern und Unterstützung zu bieten.

2.8 **Ärztinnen und Ärzte verpflichten sich,** 1. den ärztlichen Beruf nach den Geboten der ärztlichen Ethik, der Menschlichkeit und nach ihrem Gewissen auszuüben, 2. ihr Wissen zum Wohl ihrer Patientinnen und Patienten anzuwenden, 3. die Schweigepflicht zu wahren, 4. ihr Wissen mit ihren Kolleginnen und Kollegen zu teilen, 5. sich beruflich fortzubilden u. a.

2.9 **Ja, die Verpflichtung auf die Berufsordnung der Bundesärztekammer** ist **rechtlich bindend.** Die Berufsordnung der Bundesärztekammer ist ein Rahmen für die Berufsordnung der Landesärztekammern der Bundesländer. Mit der Approbation wird jede Ärztin und jeder Arzt Mitglied einer Landesärztekammer und muss sich an deren lokale Berufsordnung halten. Verstöße haben rechtliche Konsequenzen, bis hin zum Entzug der Approbation.

Kapitel 3 Innere Medizin

3.1 Kardiologie

3.1.1 **Retrosternale Beschwerden,** die durch **körperliche** oder **psychische Belastung ausgelöst** werden und durch **körperliche Ruhe** (oder nach einer Nitrat-Gabe) **sistieren,** sprechen für eine **typische Angina pectoris** bei **chronischer koronarer Herzkrankheit** (KHK). Anhand der Anamnese kann man von einer **stabilen Angina pectoris** (= Auftreten **nur unter Belastung ohne Progredienz** der **Symptomatik**) ausgehen. Die **häufigsten Ursachen** für **Brustschmerzen** in der **Primärversorgung** sind **Brustwandsyndrom** (= Interkostalneuralgien, Muskelverspannungen), **psychogene Ursachen, Atemwegserkrankungen** (z. B. Pneumonie) und **gastroösophageale Refluxkrankheit.**

3.1.2 **KHK** entsteht durch **Atherosklerose** (➤ 3.2.4) der **Koronararterien,** die zu einem **Missverhältnis** zwischen **Sauerstoffbedarf** und **Sauerstoffangebot** im **Myokard** führt. Die zwei Hauptformen der KHK sind **akutes Koronarsyndrom** (ACS) und **chronisches Koronarsyndrom** (CCS).

Als **Risikofaktoren** für die **KHK** gelten allgemeine **kardiovaskuläre Risikofaktoren: Arterielle Hypertonie, Diabetes mellitus, Rauchen, ↑LDL-Cholesterin, ↓HDL-Cholesterin, positive Familienanamnese** für die **KHK** oder **Herzinfarkte, männliches Geschlecht** u. a. **3.1.3**

Zur **Basisdiagnostik** bei V. a. **CCS** gehören: 1. **Anamnese** (Symptome, Vorerkrankungen, kardiovaskuläre Risikofaktoren u. a.); 2. **Körperliche Untersuchung** (Herzauskultation, Palpation peripherer Pulse u. a.); 3. **Labordiagnostik** (LDL, HDL, Triglyzeride, Nüchternglukose/HbA1c u. a.); 4. **EKG;** 5. **Echokardiografie** **3.1.4**

Die **Entscheidung** über die **weitere Diagnostik** hängt von der **Vortestwahrscheinlichkeit** für das Vorliegen eines CCS ab – diese wird **anhand** des **Alters, Geschlechts** und der **Symptomatik** (Angina pectoris, Dyspnoe) ermittelt. Bei **niedriger Vortestwahrscheinlichkeit** ist **keine weitere Diagnostik** notwendig, ggf. sind **andere Ursachen auszuschließen.** Bei **mittlerer Vortestwahrscheinlichkeit** erfolgt eine **nicht-invasive Diagnostik** und bei **hoher Vortestwahrscheinlichkeit** je nach Risikofaktoren eine **nicht-invasive** oder **invasive Diagnostik.** **3.1.5**

Zu den **nicht-invasiven** diagnostischen Maßnahmen gehören **Belastungs-EKG (Ergometrie), Stressechokardiografie**(„Stressecho"), **Kardio-CT** (inkl. CT-Koronarangiografie), **Myokard-Perfusions-SPECT/-PET, Stress-Perfusions-MRT** und **Dobutamin-Stress-MRT.** Als **invasive Methode** wird die **Koronarangiografie** benutzt. **3.1.6**

Lösungen

MERKE

Stressechokardiografie erfolgt entweder dynamisch (Fahrradergometrie oder Laufband) oder pharmakologisch mit Inotropika (Dobutamin) oder Vasodilatatoren (Adenosin).

Das **Prinzip** eines **Belastungs-EKG** beruht auf der **Provokation myokardialer Ischämie** bei **körperlicher Anstrengung.** Bei der Untersuchung wird i. d. R. ein **stationäres Fahrrad** eingesetzt (= Fahrradergometrie). Dabei wird die **Belastungsintensität** schrittweise **gesteigert** und das **EKG aufgezeichnet.** **3.1.7**

Das **Belastungs-EKG** ist z. B. bei **akuter Herzinsuffizienz, schwerer Aortenklappenstenose, Aortenaneurysma** und **instabiler Angina pectoris kontraindiziert.** **3.1.8**

Zu den **Abbruchkriterien** beim **Belastungs-EKG** gehören **ST-Hebungen ≥ 0,1 mV, ST-Senkungen ≥ 0,3 mV,** subjektive Beschwerden (**Angina pectoris, Dyspnoe, Erschöpfung**), **RR > 200 mmHg** systolisch oder **Blutdruckabfall > 10 mmHg.** **3.1.9**

Ablauf der **Koronarangiografie:** 1. **Leichte Sedierung** der **Patientin**/des **Patienten** (z. B. Midazolam); 2. Durchführung des **Allen-Tests** (➤ 14.7.2); 3. **Lokalanästhesie** (z. B. Lidocain); 4. **Punktion** der **A. radialis** (Standardzugang – dann auch Gabe von 2500–5000 I. E. **Heparin;** alternativ Zugang über A. femoralis) nach **Seldinger** (➤ 3.13.15); 5. **Vorschieben** des **Katheters** bis in die **Mündung** der **Koronararterie;** 6. Gabe von **Glyceroltrinitrat** (Spasmusprophylaxe) und **separate Darstellung** der **linken** und **rechten** **3.1.10**

Koronararterie mittels Applikation von **Kontrastmittel** (KM) und **Durchleuchtung** (➤ 9.2.11); 7. Ggf. **Revaskularisierung** mittels **Ballondilation** und **Stentimplantation (perkutane Koronarintervention, PCI)**

3.1.11 **Die fraktionelle Flussreserve** (FFR) dient der **Beurteilung** der **hämodynamischen Relevanz** von **Koronarstenosen.** Bei der FFR-Messung wird **Adenosin** appliziert, um eine **Hyperämie** zu erzeugen. Dann wird der **Druck hinter** und **vor** der **Stenose gemessen** und **verglichen.** Werte von ≤ **0,80** (Normalwert FFR = 1) sprechen für eine **hämodynamisch relevante Stenose.** Die FFR-Messung wird meist bei **mittelgradigen Stenosen** und **nicht eindeutiger Klinik** zur **Entscheidung für** oder **gegen** eine **PCI** durchgeführt.

3.1.12 Es gibt zwei Arten von Stents: **unbeschichtete Metall-Stents** (engl. *bare-metal stents,* BMS) und heutzutage häufiger verwendete **Medikamente freisetzende Stents** (*drug-eluting stents,* DES). Die Letzteren setzen antiproliferative Wirkstoffe frei, um eine Hyperplasie der Intima – und dadurch eine Restenose – zu verhindern. Hierbei werden **antiproliferativ** wirkende **Immunsuppressiva** (z. B. **Sirolimus**) sowie **Zytostatika** (z. B. **Paclitaxel**) verwendet, mit denen DES beschichtet sind.

3.1.13 Die Koronararterien entspringen unmittelbar oberhalb der Aortenklappe. **Die linke Koronararterie** (**LCA** –*left coronary artery,* A. coronaria sinistra) teilt sich in den **Ramus interventricularis anterior** (**RIVA,** auch **LAD** – *left anterior descending*) und den **Ramus circumflexus** (**RCX**). RIVA verläuft ventral zwischen den beiden Kammern nach kaudal bis an die Herzspitze (Apex cordis), RCX zieht vom linken Herzohr nach dorsal kaudal. **Die rechte Koronararterie** (**RCA** – *right coronary artery,* A. coronaria dextra) verläuft erst auf der Vorderseite des Herzens im Sulcus coronarius und zieht dann zur Hinterwand, wo sie in den **Ramus interventricularis posterior** (**RIVP**) übergeht. RCA gibt in ihrem Verlauf mehrere kleinere Äste ab – u. a. den **Ramus nodi sinuatrialis** und den **Ramus nodi atrioventricularis.**

3.1.14 Beim **Normalversorgungstyp** versorgt die LCA den linken Vorhof und den linken Ventrikel sowie den größeren Teil des Ventrikelseptums. Die RCA versorgt den rechten Vorhof und den rechten Ventrikel (Vorder- und Seitenwand), einen Teil des linken Ventrikels (Hinterwand) sowie Strukturen des Erregungsleitungssystems (Sinus- und AV-Knoten). Je nachdem, welche Koronararterie bei der Versorgung dominiert, werden außerdem folgende Versorgungstypen unterschieden: **Linksversorgungstyp** (LCA versorgt den gesamten linken Ventrikel und gibt auch den Ramus interventricularis posterior ab) und **Rechtsversorgungstyp** (RCA beteiligt sich mehr an der Versorgung des linken Ventrikels) unterschieden.

3.1.15 **1-Gefäß-**, **2-Gefäß-** bzw. **3-Gefäß-Erkrankung** bezeichnen die **Anzahl** der **Stromgebiete** (**RIVA, RCX** oder **RCA**), die von einer oder mehreren Stenosen betroffen sind. Befindet sich die Stenose im **Hauptstamm** der **linken Koronararterie,** spricht man von einer **Hauptstammstenose.**

3.1.16 In der **Therapie** der **KHK** werden zur **Prophylaxe** kardiovaskulärer Ereignisse **Thrombozytenaggregationshemmer** (**ASS** 100 mg/d, alternativ **Clopidogrel** 75 mg/d) benutzt. Die **Reduktion** von **kardiovaskulären Risikofaktoren** ist wichtig: **Betablocker** als Mittel der 1. Wahl bei **arterieller Hypertonie, Statine** bei **Hypercholesterinämie,**

adäquate **Behandlung** des **Diabetes mellitus, gesunder Lebensstil.** Zur **Behandlung** von **Angina pectoris** werden **antianginöse Medikamente** eingesetzt – **Nitrate, Betablocker** und **Calciumantagonisten** (*CAVE:* **Calciumantagonisten** vom **Diltiazem-** oder **Verapamil-Typ** nicht mit Betablockern kombinieren → **Gefahr** eines **AV-Blocks**!). Zeigt sich die konservative Therapie als nicht effektiv, ist eine **Revaskularisation** mittels **PCI** oder **aortokoronarer Bypass-OP** (➤ 5.3.4) nötig.

Bei **akuten Thoraxschmerzen** müssen zunächst die wichtigsten Krankheitsbilder (sog. „**Big Five**") ausgeschlossen werden: **akuter Myokardinfarkt, akutes Aortensyndrom** (z. B. **akute Aortendissektion**), **Lungenarterienembolie** (➤ 3.3.48), **Spannungspneumothorax** (➤ 5.4.20) und **Boerhaave-Syndrom** (= Ruptur des distalen Ösophagus, meist infolge von starkem Erbrechen). Zu den **weiteren** möglichen **Ursachen** gehören: **hypertensive Krise, Myokarditis, Perikarditis, Pneumonie** (➤ 3.3.2), **Pleuritis, Refluxkrankheit** (➤ 3.4.1) und **abdominelle Ursachen** mit **Ausstrahlung** in den **Thorax** (**akute Pankreatitis** [➤ 3.4.52], **akute Cholezystitis/Cholezystolithiasis** [➤ 3.4.43]) u. a. 3.1.17

Unter dem **akuten Koronarsyndrom** werden **instabile Angina pectoris, Nicht-ST-Hebungsinfarkt** (NSTEMI) und **ST-Hebungsinfarkt** (STEMI) zusammengefasst. Die Einteilung basiert auf ST-Streckenveränderungen im EKG und dem Vorhandensein von Troponinen im Laborbefund. 3.1.18

Bei V. a. **akutes Koronarsyndrom** sind folgende **diagnostische** und **therapeutische Maßnahmen** wichtig: **EKG** (**sofort** bzw. **innerhalb** von **10 Minuten**!), **Blutabnahme** (**Troponine** – **hochsensitives kardiales Troponin** = hs-cTn, **CK, CK-MB, BNP, Gerinnung** u. a.), körperliche Untersuchung (**Herz-** und **Lungenauskultation** u. a.), **kurze Anamnese** (Symptome, Vorerkrankungen, Medikamente u. a.), **initiale Therapie** nach dem **MONA-Schema** (**Morphin, Sauerstoff** bei $sO_2 < 90\,\%$, **Nitroglycerin** – *CAVE:* Kontraindikationen beachten [➤ 11.2.10], **ASS**). 3.1.19

Für die **instabile Angina pectoris** sind folgende Merkmale typisch: **Beschwerden** bei **geringerer Belastung** oder in **Ruhe, längere Dauer** (> **20 min.**) der Symptomatik, **verzögertes** oder **kein Ansprechen** auf **Nitrate.** 3.1.20

NSTEMI kann sich im **EKG** mit **ST-Senkungen** oder **T-Negativierungen** zeigen, das EKG kann aber auch **unauffällig** sein. 3.1.21

STEMI zeigt sich im **EKG** mit **signifikanten ST-Hebungen ≥ 1 mm** (≥ 0,1 mV) in mind. **2 benachbarten Ableitungen**, ggf. als **neu aufgetretener Rechts-** oder **Linksschenkelblock.** 3.1.22

MERKE

Für die Ableitungen V_2–V_3 gelten andere Werte, bei denen **ST-Hebungen** signifikant sind: bei **Frauen ≥ 1,5 mm** (≥ 0,15 mV), bei **Männern über 40 Jahren ≥ 2 mm** (≥ 0,2 mV), **unter 40 Jahren ≥ 2,5 mm** (≥ 0,25 mV).

Sgarbossa-Kriterien sind **EKG-Kriterien**, die zur **Differenzierung** zwischen **neu aufgetretenem** und **vorbekanntem Linksschenkelblock** eingesetzt werden: 1. **ST-Hebungen ≥ 1 mm** in **Ableitungen** mit **positivem QRS-Komplex** (= V_4, V_5, V_6, **I** oder **aVL**); 2. **ST-Senkungen ≥ 1 mm** in **Ableitungen** mit **negativem QRS-Komplex** (= V_1, V_2 oder 3.1.23

Lösungen

V_3); 3. **ST-Hebungen** ≥ **5 mm** in **Ableitungen** mit **negativem QRS-Komplex** (= diskordante ST-Hebung). Liegt **wenigstens ein Kriterium** vor, handelt es sich mit **sehr hoher Wahrscheinlichkeit** um einen **STEMI.**

3.1.24 **Einteilung** des **Myokardinfarktes** nach der **Pathogenese: Typ 1** (**Ruptur** einer **atherosklerotischen Plaque**); **Typ 2** (andere Ursache für das **Missverhältnis** zwischen **myokardialen Sauerstoffverbrauch** und **-angebot,** z. B. **Hypotonie, VHF, Koronararterienspasmus**); **Typ 3** (Myokardinfarkt mit **plötzlichem Herztod**); **Typ 4a** (im Zusammenhang mit **PCI**); **Typ 4b** (**Stentthrombose**), **Typ 4c** (**Restenose**); **Typ 5** (im Zusammenhang mit einer koronaren **Bypass-OP**).

3.1.25 Standardmäßig wird ein **12-Kanal-EKG** mit folgenden **Ableitungen** geschrieben: **Extremitätenableitungen** nach **Einthoven** (**I, II, III**) und **Goldberger** (**aVR, aVL, aVF**) sowie **Brustwandableitungen** nach **Wilson** (V_1–V_6).

3.1.26 Das **EKG** zeigt **ST-Hebungen** in den **Ableitungen** V_1–V_5, es handelt sich also um einen großen **Vorderwandinfarkt** (= **anteriorer Infarkt**).

3.1.27 Beim **Vorderwandinfarkt** ist der **RIVA betroffen.**

3.1.28 Bei **STEMI** ist eine sofortige **duale antithrombozytäre Therapie** (DAPT) mit **ASS** + **Prasugrel** oder **Ticagrelor** und eine **Antikoagulation** mit **Heparin** indiziert. Das therapeutische Ziel ist die schnellstmögliche (**innerhalb** von **60 Minuten**) **Reperfusionstherapie** mit **PCI,** ohne auf die Ergebnisse der Troponinbestimmung zu warten.

3.1.29 Steht **kein Herzkatheterlabor** zur Verfügung, muss der Patient in ein anderes Krankenhaus **verlegt** werden. Würde die **Zeit bis zur PCI** allerdings **mehr** als **120 Minuten** überschreiten, wird zunächst eine **systemische Fibrinolyse** (z. B. mit **Tenecteplase**) durchgeführt.

3.1.30 Das weitere **Vorgehen** bei **NSTEMI** hängt von dem Troponin-Wert bzw. der **Troponin-Dynamik** ab: Bei einem **relevanten Anstieg** der **Troponine** (z. B. ≥ 52 ng/l bei hs-cTnT) oder um 5 ng/l (bei hs-cTnT) bei nächster **Kontrolle** in der **1. Stunde** liegt der **NSTEMI** vor. Liegt **kein** (**relevanter**) **Anstieg** vor, handelt es sich um eine **instabile Angina pectoris,** ggf. eine **andere Ursache,** die zu dem Troponin-Anstieg führt. Bei **bestätigtem NSTEMI** ist die **Gabe** von **ASS, Ticagrelor** oder **Prasugrel** und eine **Antikoagulation** mit **Fondaparinux** oder **Heparin** indiziert. **Innerhalb** von **2–72 Stunden** erfolgt dann eine **Herzkatheteruntersuchung** (je nach Symptomatik, Risikofaktoren, Troponin-Dynamik und EKG-Veränderungen).

3.1.31 Zu den **Ursachen,** die einen **Anstieg** der **Troponine** verursachen können, gehören auch andere kardiovaskuläre Ursachen (**Tachyarrhythmien, Herzinsuffizienz, hypertensiver Notfall, Myokarditis, Herzklappenerkrankungen, Aortendissektion, Lungenembolie** u. a.) und schwere Erkrankungsbilder (z. B. **Schock, Sepsis, Verbrennungen**).

3.1.32 Ein **akuter Herzinfarkt** (insb. ein **Vorderwandinfarkt** unter Beteiligung des **Septums**) kann zu einer **ischämischen Schädigung** eines **Papillarmuskels** führen. Dies hat eine **Undichtigkeit** der **Mitralklappe** (→ **Mitralklappeninsuffizienz**) zur Folge (→ regelmäßige Herzauskultationen nach dem Myokardinfarkt!).

Akuter Myokardinfarkt manifestiert sich bei **Frauen** häufiger durch **atypische** oder **unspezifische Beschwerden** wie **Übelkeit, Schweißausbruch, Zittern, Dyspnoe, epigastrische Schmerzen** und **allgemeine Schwäche.** Bei Patientinnen/Patienten mit **Diabetes mellitus** kommen häufig **stumme** (= **stille**) **Myokardinfarkte** vor. **3.1.33**

Zur **Sekundärprophylaxe** nach einem **Myokardinfarkt** werden folgende Medikamente eingesetzt: 1. **DAPT** (**ASS** + **Ticagrelor** oder **Prasugrel**) für **6–12 Monate** (bzw. für mind. 1 Monat, falls keine PCI erfolgte), dann **ASS lebenslang;** 2. **Betablocker;** 3. **Statine** **3.1.34**

Belastungsabhängige Dyspnoe, Schwindel (auch Synkopen möglich!) und **pektanginöse Beschwerden** sprechen für eine **Aortenklappenstenose** (= Aortenstenose, AS). Es handelt sich um den **häufigsten Herzklappenfehler,** der eine Behandlung erfordert. AS entwickelt sich v. a. im **höheren Alter** durch eine **progrediente Kalzifizierung** der Aortenklappe. Bei **jüngeren Patientinnen/Patienten** ist die **angeborene bikuspide Aortenklappe** (nur 2 Taschen; die normale Aortenklappe hat 3 Taschen) die häufigste Ursache. **3.1.35**

Mögliche **Folgen** der **AS: verringerte Öffnungsfläche** der **Aortenklappe** → **Druckbelastung** des linken Ventrikels → **konzentrische Hypertrophie** des linken Ventrikels → **Linksherzinsuffizienz** → **Linksherzversagen.** Die AS kann auch zu **Herzrhythmusstörungen** und einem **plötzlichen Herztod** führen. **3.1.36**

Bei der **AS** findet sich auskultatorisch ein **spindelförmiges Systolikum** im **2. ICR rechts** mit **Fortleitung** in die **Karotiden.** **3.1.37**

Der **Schweregrad** der **AS** wird **echokardiografisch** mit 3 Parametern beurteilt: **Klappenöffnungsfläche** (KÖF), **mittlerer transvalvulärer Druckgradient** und **maximale Flussgeschwindigkeit.** Die AS kennzeichnet sich durch die **reduzierte KÖF, erhöhten Druckgradient** und **erhöhte maximale Flussgeschwindigkeit. KÖF: normal** bei **3–4 cm^2; leichte AS: > 1,5 cm^2; mittelgradige AS: 1,0–1,5 cm^2; schwere AS: < 1,0 cm^2.** **3.1.38**

In der **Diagnostik** der AS sind auch weitere Untersuchungen wichtig: 1. **EKG** – Zeichen **linksventrikulärer Hypertrophie** (Linkstyp, Zunahme der R-Amplitude, T-Abflachung, später auch T-Negativierung und Verbreiterung des QRS-Komplexes → Linksschenkelblock); 2. **Echokardiografie** – Beurteilung des **Schweregrades** der **AS,** Messung der **Ejektionsfraktion** und der **Wanddicke** (linksventrikuläre Hypertrophie?), ggf. Nachweis der bikuspiden Aortenklappe; 3. **Kardio-CT** – **anatomische Beurteilung** des Herzens (insb. Ausmessen des **Anulus** der **Aortenklappe**), **Ausschluss** der **KHK;** 4. **Koronarangiografie** – zum **Ausschluss** der **KHK** bei hoher Wahrscheinlichkeit **3.1.39**

Die **konservative Therapie** (= Behandlung kardiovaskulärer Vorerkrankungen, regelmäßige Kontrollen) ist **nur bei asymptomatischen** Patientinnen/Patienten möglich. Bei **symptomatischer AS** ist ein **Aortenklappenersatz** indiziert: **operativer Aortenklappenersatz** mit einer biologischen oder mechanischen Herzklappe (➤ 5.3.1) oder eine **Transkatheter-Aortenklappenimplantation (TAVI)**. Seltener wird auch die **Ross-Operation** (➤ 5.3.2) durchgeführt. **3.1.40**

Lösungen

3.1.41 **TAVI-Prothesen** bestehen aus einem **Stent,** an dem eine **biologische Aortenklappe** fixiert und zusammengefaltet ist. Es gibt **drei Arten** von TAVI-Prothesen: **Ballon-expandierbare, selbst-expandierende** und Klappen mit **alternativen Mechanismen** (z. B. auch metallfreie Klappen).

3.1.42 **TAVI** erfolgt meist in **Lokalanästhesie** und **transfemoral.** Alternativ kommen auch transapikaler (= über den Apex cordis, also die Herzspitze), transaxillärer (= über die A. axillaris) und weitere Zugänge in Frage. **Ablauf** der **TAVI: Punktion** der **A. femoralis** → **Vorschieben** des **Katheters** bis zur **Aortenklappe** → ggf. **Aufdehnung** der **kalzifizierten Nativklappe** mittels **Ballonvalvuloplastie** → **Positionierung** und **Entfaltung** der **TAVI-Aortenklappe.** Die **erkrankte Aortenklappe** wird **nicht entfernt,** sondern **durch** die **Prothese gegen** die **Wand** der **Aorta gedrückt.** Die Prothese übernimmt dann die Funktion der ursprünglichen Aortenklappe.

MERKE
Postinterventionell erfolgt eine duale **Thrombozytenaggregationshemmung** mit **ASS** und **Clopidogrel** über **6 Monate,** dann nur mit **ASS.**

3.1.43 **TAVI** kommt zum Einsatz im **Alter** > **75 Jahre,** bei **mittlerem/hohem Operationsrisiko** und einer **Porzellanaorta** (= schwere aortale Atherosklerose). Der **operative Aortenklappenersatz** wird bei **zu kleinem/großem Anulus aortae** oder bei **gleichzeitiger Indikation** für eine **koronare Bypass-OP** favorisiert.

3.1.44 Im **Röntgenbild** sind folgende Befunde zu erkennen: 1. **Linksbetonte Herzvergrößerung** (**Herz-Thorax-Quotient** > **0,5;** *CAVE:* Fehlinterpretationen bei Bettaufnahmen möglich [➤ 9.2.8]); 2. **Pulmonalvenöse Stauung;** 3. **Interstitielles Lungenödem** (typische Zeichen: **symmetrische schmetterlingsförmige Verschattungen perihilär, verstärkte Gefäßzeichnung,** manchmal sind auch **verdickte Interlobulärsepten** zu sehen → **Kerley-A-Linien** – **von den Hili zu** den **Oberlappen** verlaufend; **Kerley-B-Linien** – **horizontal,** v. a. im **Unterlappen**); 4. **Pleuraergüsse beidseits** (→ **homogene Verschattung** im **Recessus costodiaphragmaticus**); 5. **1-Kammer-Herzschrittmacher** (1 Elektrodenkabel erkennbar). Der Befund entspricht einer **dekompensierten Herzinsuffizienz** (HI).

3.1.45 Die **häufigsten Ursachen** für die **HI** sind die **KHK,** die **arterielle Hypertonie** und der **Myokardinfarkt.** Zu den **selteneren Ursachen** gehören **dilatative** (z. B. infektiös, toxisch), **hypertrophe** (z. B. hereditär) und **restriktive** (z. B. Amyloidose, Sarkoidose) **Kardiomyopathien, Arrhythmien** (z. B. **VHF**), **Klappenvitien** (z. B. **Aortenklappenstenose**) u. a.

3.1.46 Die **Vorlast** (= **Preload**) bezeichnet die **Kräfte,** welche zur **enddiastolischen Dehnung** der **Herzkammern** führen (→ entspricht dem **enddiastolischen Ventrikelvolumen**). Als **Nachlast** (= **Afterload**) bezeichnet man die **endsystolische Wandspannung** durch den **Blutdruck** in der **Aorta** bzw. **A. pulmonalis.**

3.1.47 **Pathophysiologie** der **HI: Linksherzinsuffizienz** – **Rückwärtsversagen: Rückstau** des **Blutes** → ↑**pulmonaler Venendruck** → **Austreten** von **Flüssigkeit** aus den **Kapillaren** in den **interstitiellen Raum** (**interstitielles Lungenödem**) → in die **Alveolen** (**alveo-**

läres Lungenödem) → Dyspnoe, Orthopnoe, Asthma cardiale; Vorwärtsversagen: ↓Herzzeitvolumen → ↓Perfusion des **Organismus → Abgeschlagenheit, ↓Belastbarkeit; Aktivierung** des **sympathischen Nervensystems → ↑HF → verkürzte Diastole → ↓Koronardurchblutung → Koronarinsuffizienz, Aktivierung** des **Renin-Angiotensin-Aldosteron-Systems** (RAAS) **→ Vasokonstriktion, Natrium-** und **Wasserretention → ↑peripherer Widerstand → ↑Blutdruck → ↑Vorlast, ↑Nachlast → weitere Verschlechterung** der **HI.**
Rechtsherzinsuffizienz – Rückwärtsversagen: Rückstau des **Blutes** im **venösen System → Ödembildung, Stauungsleber, Stauungsgastritis; Vorwärtsversagen → ↓Auswurfvolumen → ↓Durchblutung** der **Lunge, ↓Blutangebot** für den **linken Ventrikel**

Der **Frank-Starling-Mechanismus** ist ein **Kompensationsmechanismus** des **Herzens.** Er ermöglicht die **Anpassung** des **Herzens** an ein **erhöhtes enddiastolisches Ventrikelvolumen** (= Vorlast) oder einen **erhöhten Blutdruck** in der Aorta (= Nachlast) **ohne Veränderung** des **Schlagvolumens** oder der **Herzfrequenz.** 3.1.48

Die **NYHA-Klassifikation** dient der **Stadieneinteilung** der **HI** nach **subjektiven Beschwerden. NYHA I: keine Beschwerden,** keine körperliche Einschränkung, aber bereits Nachweis einer kardialen Dysfunktion. **NYHA II:** Beschwerden bei **stärkerer körperlicher Belastung. NYHA III:** Beschwerden bei **leichten körperlichen Tätigkeiten. NYHA IV:** Beschwerden auch **in Ruhe.** 3.1.49

Diagnostische Methoden bei der **HI:** 1. **Anamnese (Symptome, Vorerkrankungen, Medikamentenanamnese** u. a.); 2. **Körperliche Untersuchung (Herz-** und **Lungenauskultation, Beinödeme** [➤ 14.8.6], **hepatojugulärer Reflux** [➤ 14.2.1] u. a.); 3. **Labordiagnostik** (insb. **BNP** oder **NT-pro-BNP** – wird bei **erhöhter Dehnung** der **Ventrikelwand ausgeschüttet, korreliert** mit **Schweregrad** der **HI);** 4. **EKG** (Ausschluss von **Herzrhythmusstörungen, Schenkelblock** u. a.); 5. **Echokardiografie** (zur **Bestimmung** der **linksventrikulären Ejektionsfraktion** [LVEF], zum **Ausschluss** von **Klappenvitien** u. a.); 6. **Röntgen-Thorax** (Nachweis von **Kardiomegalie** durch Messung des **Herz-Thorax-Quotienten**); 7. **Koronarangiografie** bei V. a. **KHK** 3.1.50

Ejektionsfraktion (EF) ist der prozentuelle **Anteil** des während der **Systole ausgeworfenen enddiastolischen Volumens.** Die EF ist ein Maß für die **Pumpfunktion** des Herzens und beträgt normalerweise 54–74 % (Frauen) bzw. 52–72 % (Männer). 3.1.51

Die **HI** wird anhand der **LVEF** in **drei Typen** eingeteilt: 1. **HI** mit **reduzierter** LVEF (**HFrEF**, engl. heart failure with **reduced** ejection fraction) bei **LVEF < 40 %;** 2. **HI** mit **gering reduzierter** LVEF (**HFmrEF**, engl. heart failure with **mildly reduced** ejection fraction) bei **LVEF** bei **40–50 %;** 3. **HI** mit **erhaltener** LVEF (**HFpEF**, engl. heart failure with **preserved** ejection fraction) bei **LVEF > 50 %.** 3.1.52

In der **Pharmakotherapie** der **chronischen HI** werden primär **4 Substanzklassen** verwendet: 1. **ACE-Hemmer** (z. B. Ramipril) oder **Sartane** (z. B. Candesartan), bei unzureichender Wirkung **Angiotensin-Rezeptor-Neprilysin-Inhibitoren (ARNI)**, z. B. **Entresto® (Sacubitril/Valsartan)**; 2. **Betablocker** (z. B. Metoprolol, Bisoprolol); 3. **Mineralokortikoid-Rezeptorantagonisten** (MRA), Aldosteronantagonisten, z. B. Spironolacton); 4. **SGLT-2-Hemmer** (Empagliflozin, Dapagliflozin). Außerdem werden 3.1.53

je nach Symptomatik auch **weitere Medikamente** eingesetzt, z. B. **Diuretika** bei Ödemen, **Ivabradin** als Alternative zu Betablockern (*CAVE:* nur bei Sinusrhythmus und HF > 70/min.).

MERKE
Die vier erwähnten Substanzklassen werden auch **„Fantastic Four"** bzw. **„die fantastischen Vier"** bezeichnet, weil sie neben symptomatischer Behandlung auch die **Prognose** bei HI **verbessern.**

3.1.54 In der **Behandlung** der **HI** kommt auch die **invasive Therapie** mit **Implantation** von verschiedenen **Unterstützungssystemen (Devices)** zum Einsatz. Der **implantierbare Kardioverter-Defibrillator** (ICD) wird zur **Prävention** von **ventrikulären Tachyarrhythmien** und **plötzlichem Herztod** benutzt. Die **kardiale Resynchronisationstherapie** (CRT) wird bei **symptomatischen Patientinnen/Patienten** mit **LVEF < 35 %** und einem **Linksschenkelblock** (LSB) mit **QRS-Dauer > 130 ms** bei **unzureichender Pharmakotherapie** indiziert. Das **Prinzip** der **CRT** liegt in der **Synchronisation** der **Aktionen beider Herzkammern** (bei LSB kommt es zu einer zeitlich verzögerten Kontraktion der linken Herzkammer im Vergleich zu der rechten Herzkammer). Dazu wird ein **Herzschrittmacher** mit **3 Elektrodenkabeln (rechter Vorhof, rechte Herzkammer, linke Herzseitenwand)** implantiert.

3.1.55 **Vorgehen** bei akuter **Herzinsuffizienz:** 1. **Diagnostik: EKG, Röntgen-Thorax, Echokardiografie, Labordiagnostik (Troponin, D-Dimere, BNP, BB, Kreatinin, Blutgasanalyse** u. a.) zum **Ausschluss** von **Differenzialdiagnosen** (z. B. Myokardinfarkt, Herzrhythmusstörungen, hypertensiver Notfall, Lungenembolie [➤ 3.3.48]); 2. **Therapie: Sauerstoffgabe; Dobutamin, Noradrenalin** bei **kardiogenem Schock; Furosemid** bei **Lungenödem;** ggf. **nichtinvasive Ventilation** u. a.

3.1.56 Im **EKG** finden sich **Flimmerwellen** (= irreguläre Oszillationen der isoelektrischen Linie), **unregelmäßige RR-Intervalle** (= unregelmäßige Kammeraktionen bei Arrhythmia absoluta) und **keine P-Wellen.** Dieser Befund ist typisch für das **Vorhofflimmern (VHF).**

MERKE
VHF kann sich im EKG als **Tachyarrhythmia absoluta (HF > 100/min.)** oder **Bradyarrhythmia absoluta (HF < 60/min.)** manifestieren.

3.1.57 Das **Vorhofflattern** zeigt sich im **EKG** mit typischen **sägezahnförmigen Flatterwellen** statt P-Wellen und **regelmäßigen RR-Intervallen** (atrioventrikuläre Überleitung von 2:1, 3:1 oder 4:1).

3.1.58 **VHF** kann **idiopathisch** sein oder **sekundär** bei **kardiovaskulären** (z. B. Mitralklappenstenose, Herzinsuffizienz, KHK, akuter Myokardinfarkt, Myokarditis, arterielle Hypertonie) oder **extrakardialen** Erkrankungen (z. B. Hyperthyreose [➤ 3.7.1], Lungenembolie [➤ 3.3.48]) auftreten. **Pathophysiologie** des VHF: **ektope** (= außerhalb des Sinusknotens) **irreguläre Erregungsbildung** (häufig im Bereich der Einmündung der Pulmonalvenen in den **linken Vorhof**) und **Reentry-Kreisläufe** (Vorhoffrequenz von 350–600/min.) → Ausbreitung über die **Vorhöfe** → **wenig hämodynamisch wirksame Vorhofkontraktion** → **↓Herzzeitvolumen, Pulsdefizit.**

MERKE

Das **Reizleitungssystem** des **Herzens** besteht aus **spezialisierten Herzmuskelzellen (Schrittmacherzellen)**, die für die **Entstehung (Sinusknoten)** und die **Weiterleitung (AV-Knoten → His-Bündel → linker** und **rechter Tawara-Schenkel → anteriorer** und **posteriorer Faszikel → Purkinje-Fasern)** von **elektrischen Signalen** im Herzen verantwortlich sind. Beim **VHF verhindert** der **AV-Knoten** die **Überleitung hochfrequenter Vorhofaktionen** auf die **Kammern.**

VHF ist oft **asymptomatisch** oder kann sich mit **Herzrasen, Palpitationen, Schwindel, Synkopen** oder **thromboembolischen Ereignissen** (z. B. **TIA, Schlaganfall** [> 4.1.1], **akute mesenteriale Ischämie** [> 5.3.21]) manifestieren. 3.1.59

Thromben bilden sich bei **VHF** typischerweise im **linken Herzohr** (Auricula cordis sinistra – kleine sackartige Ausstülpung des linken Vorhofs) durch **unregelmäßige Herzkontraktionen** bei VHF, die zur **Blutstase** im **linken Herzohr** führen. 3.1.60

Die **Diagnose** des **VHF** wird durch den **Nachweis** im **Ruhe-EKG** oder **Langzeit-EKG** gestellt. Bei Patientinnen/Patienten nach thromboembolischen Ereignissen unklarer Ursache wird ggf. ein **Event-Recorder** subkutan implantiert. 3.1.61

VHF wird nach **zeitlichem Verlauf** und **Dauer** in **vier Typen** unterteilt: 1. **Paroxysmales VHF (innerhalb** von **7 Tagen spontan** oder durch **Kardioversion** beendet); 2. **Persistierendes VHF** (hält **länger** als **7 Tage** an und wird durch **Kardioversion** oder **spontan** beendet); 3. **Lang anhaltendes persistierendes VHF (mind. 1 Jahr** anhaltendes VHF, kombiniert mit einer therapeutischen **Rhythmuskontrolle**); 4. **Permanentes VHF** (wird **von Patient** und **Arzt akzeptiert,** d. h. **keine Rhythmuskontrolle**). 3.1.62

Die **therapeutischen Prinzipien** bei **VHF** richten nach dem **ABC-Schema: A = Antikoagulation** zur **Prophylaxe thromboembolischer Ereignisse** mit **DOAK** (1. Wahl bei **nicht-valvulärem VHF**) oder **Vitamin-K-Antagonisten** bei **valvulärem VHF** (= bei mechanischer Herzklappe oder Mitralstenose). **B** = bessere **Symptomkontrolle (Frequenz-** und **Rhythmuskontrolle**). **C** = **kardiovaskuläre Risikofaktoren** und **Begleiterkrankungen** (z. B. arterielle Hypertonie) **behandeln.** 3.1.63

Der **CHA_2DS_2-VASc-Score** dient der **Risikoabschätzung** einer **Thromboembolie** bei VHF. Der Score beinhaltet acht Risikofaktoren, für die 1 oder 2 Punkte vergeben werden: **Herzinsuffizienz** bzw. **linksventrikuläre Dysfunktion** (engl. congestive heart failure) (1 Punkt), **arterielle Hypertonie** (1 Punkt), **Alter ≥ 75 Jahre** (2 Punkte), **Diabetes mellitus** (1 Punkt), **Schlaganfall, TIA** oder **Thromboembolie** in der Anamnese (2 Punkte), **vaskuläre Erkrankung** (KHK, pAVK, Aortenplaque oder Z. n. Myokardinfarkt) (1 Punkt), **Alter 65–74 Jahre** (1 Punkt) und **weibliches Geschlecht** (engl. sex category) (1 Punkt). Je nach der Punktzahl ist die **Antikoagulationstherapie nicht indiziert (0 Punkte** bei 3.1.64

Männern, 1 Punkt bei **Frauen**), muss je nach Blutungsrisiko **erwogen** werden (**1 Punkt** bei **Männern, 2 Punkte** bei **Frauen**) oder ist **indiziert** (≥ **2 Punkte** bei **Männern,** ≥ **3 Punkte** bei **Frauen**).

MERKE
Die **Antikoagulationstherapie** bei **valvulärem VHF** ist prinzipiell immer **indiziert (hohes Risiko für thromboembolische Ereignisse**).

3.1.65 Der **HAS-BLED-Score** dient zur Abschätzung des individuellen **Blutungsrisikos** vor Beginn der **Antikoagulationstherapie** bei VHF: **arterielle Hypertonie** (1 Punkt), **abnorme Nieren-/Leberfunktion** (jeweils 1 Punkt), **Schlaganfall/TIA** in der Anamnese (1 Punkt), **Blutungsneigung** oder Blutungen in der Anamnese (1 Punkt), **labile INR** (1 Punkt), **Alter > 65 Jahre** (engl. *elderly patients*) (1 Punkt), **blutungsfördernde Medikamente (Thrombozytenaggregationshemmer, NSAR)** (1 Punkt)**, übermäßiger Alkoholkonsum** (1 Punkt) (engl. drugs). Interpretation: **0–2 Punkte: geringes Blutungsrisiko, > 2 Punkte: erhöhtes Blutungsrisiko.**

3.1.66 Bei **Kontraindikationen** für **Antikoagulationstherapie** kann ein **interventioneller Verschluss** des **linken Herzohrs** (LAA) durchgeführt werden. Dabei wird ins LAA ein **Implantat** (**Occluder**) zum **Ausschluss** des **LAA** von der **systemischen Zirkulation permanent eingesetzt.** Nach dem Eingriff ist eine **duale antithrombozytäre Therapie** (ASS + Clopidogrel) für **3 Monate** nötig, **dann** nur **ASS.**

3.1.67 Die **Frequenzkontrolle** kann mit folgenden therapeutischen Maßnahmen erzielt werden: **pharmakologisch** (bei **Tachyarrhythmia absoluta** mit **Betablockern** als 1. Wahl, alternativ **Kalziumantagonisten** von Non-Dihydropyridin-Typ, z. B. **Verapamil;** ggf. in **Kombination** mit **Digitalis;** bei **Bradyarrhythmia absoluta** mit **Atropin**) oder bei Therapieversagen mit **Implantation** eines **Herzschrittmachers** (bei **Tachyarrhythmia absoluta** zusätzlich **kathetergestützte Ablation** des **AV-Knotens**).

3.1.68 Die **Rhythmuskontrolle** wird durch **pharmakologische** (**Flecainid, Propafenon** oder **Amiodaron** [➤ 11.2.11]) oder **elektrische Kardioversion** (**elektiv** oder **notfallmäßig** bei kardialer Dekompensation) erzielt.

3.1.69 Bei der **elektrischen Kardioversion** wird in **Kurznarkose** (z. B. mit Propofol i. v.) unter **EKG-Monitoring** eine **mit R-Zacken synchronisierte Schockabgabe** durchgeführt. Die Synchronisierung ist wichtig, weil durch Schockabgabe in der vulnerablen Phase (= der erste Teil der T-Welle) Kammerflimmern ausgelöst werden könnte. **Vor** einer **elektiven Kardioversion** müssen **Thromben** im linken Vorhof **ausgeschlossen** werden (**Antikoagulation** über **mind. 4 Wochen,** ggf. auch Thromben-Ausschluss mittels **transösophagealer Echokardiografie [TEE]**). Nach der Kardioversion wird die **Antikoagulation über** mind. **4 Wochen fortgeführt.**

MERKE
Bei einer **Defibrillation** erfolgt die **Schockabgabe nicht-synchronisiert.**

Bei **nicht ausreichender Rhythmuskontrolle** steht eine **Katheterablation** (auch **Pulmonalvenenisolation**) zur Verfügung. Bei dieser Methode wird **transfemoral** ein **Katheter** in den **rechten Vorhof** eingeführt und nach **Punktion** des **Vorhofseptums** im **linken Vorhof** platziert. Anschließend werden die **elektrischen Leitungsbahnen** um die **Einmündung** der **Pulmonalvenen verödet** und dadurch vom linken Vorhof **elektrisch isoliert.** 3.1.70

Fieber, allgemeine Schwäche, Arthralgien und schmerzhafte rötliche Knötchen an den Akren (= **Osler-Knötchen**) finden sich bei einer **infektiösen Endokarditis**. Ferner können auch **kardiale Symptome** (z. B. **Herzinsuffizienz, Lungenödem** durch eine **Klappenschädigung**), **Splinter-Hämorrhagien** (= kleine Einblutungen unter den Nägeln), **Janeway-Läsionen** (= kleine schmerzlose hämorrhagische Flecken an den Handflächen und Fußsohlen) und weitere **extrakardiale Symptome** (z. B. **bakterielle Mikroembolien** im **ZNS,** in den **Nieren** und **Augen**) auftreten. **Ätiologisch** liegt eine meist **bakterielle Endokarditis** durch **Staphylokokken** (am häufigsten), **Streptokokken, Enterokokken** oder seltener Erreger der **HACEK-Gruppe** (= Haemophilus, Aggregatibacter, Cardiobacterium, Eikenella, Kingella) und **Pseudomonas aeruginosa** zugrunde; **Pilzinfektionen** sind auch möglich, aber sehr selten. Durch **vorübergehende Bakteriämie** (z. B. bei **länger liegenden i. v.-Zugängen,** nach **Operation,** bei **i. v.-Drogenkonsum,** seltener auch nach **Zahnextraktionen**) kommt es bei Patientinnen/Patienten mit **vorbestehenden Klappenschäden** oder **Ersatzklappen** zu **Bildung** von **bakteriellen Vegetationen** an den **Herzklappen.** 3.1.71

Bei der **infektiösen Endokarditis** sind am häufigsten die **Mitral-** und die **Aortenklappe** betroffen. Durch eine Schädigung der Herzklappen kann sich eine **Herzklappeninsuffizienz** entwickeln (Auskultationsbefunde (➤ 14.5.10). 3.1.72

Bei **Verdacht** auf die **infektiöse Endokarditis** sind folgende **diagnostische Methoden** wichtig: 1. **Anamnese** (Fragen nach **vorbestehenden Herzklappenvitien, operativen Eingriffen, i. v.-Drogenkonsum** u. a.); 2. **Körperliche Untersuchung (Herzauskultation** u. a.); 3. **Labordiagnostik (↑CRP, ↑BSG,** Abnahme von **3–5 Paaren Blutkulturen** [BK] [➤ 13.1.7]); 4. **TEE** (ggf. **CT, MRT, PET/CT** oder **SPECT/CT**) zum **Nachweis** von **Klappenvegetationen** 3.1.73

Die **Duke-Kriterien** dienen der **Diagnosestellung** einer **infektiösen Endokarditis** bei Vorliegen von **2 Hauptkriterien** oder **1 Hauptkriterium + 3 Nebenkriterien** oder **5 Nebenkriterien. Hauptkriterien:** I. **Positive BK** mit typischen Erregern aus zwei separaten BK; II. **Positive Bildgebung** (Vegetationen, Abszess, Klappenperforation, Aneurysma u. a.). **Nebenkriterien:** 1. **Prädisponierende Faktoren (kardiale Vorschädigung, Klappenprothesen, i. v.-Drogenkonsum;** 2. **Fieber ≥ 38,0 °C;** 3. **Vaskuläre Phänomene** (z. B. **arterielle Embolien, intrakranielle Blutungen, Janeway-Läsionen**); 4. **Immunologische Phänomene** (z. B. **Glomerulonephritis, Osler-Knötchen**); 5. **Positive BK** mit **atypischen Erregern.** 3.1.74

Die **Behandlung infektiöser Endokarditis** beginnt als **kalkulierte i. v.** ATB-**Therapie (Dreifachkombination).** Bei Patientinnen/Patienten mit **Nativklappen** oder **Klappenprothesen > 12 Monaten postoperativ: Ampicillin + (Flu)Cloxacillin + Gentamicin.** Bei **Klappenprothesen < 12 Monaten postoperativ: Vancomycin + Gentamicin +** 3.1.75

Lösungen

Rifampicin. Die Therapie dauert **2–6 Wochen** (Nativklappe) bzw. **mind. 6 Wochen** (Klappenprothese). Je nach **Antibiogramm** erfolgt dann eine **gezielte ATB-Therapie.** Bei **Komplikationen** (z. B. schwere Herzklappenschädigung mit Herzinsuffizienz, Embolisierung bei großen Vegetationen) ist eine **OP** (**Herzklappenrekonstruktion** oder **-ersatz**) indiziert.

3.1.76 Bei **RR > 130/85** mmHg spricht man von einem **hoch-normalen RR.** Die arterielle Hypertonie liegt bei **RR > 140/90** mmHg vor (**Hypertonie Grad 1**), bei **RR > 160/100** mmHg die **Hypertonie Grad 2,** bei **RR ≥ 180/110** mmHg die **Hypertonie Grad 3.** Die **isolierte systolische Hypertonie** ist definiert als **RR ≥ 140** mmHg systolisch und < **90** mmHg diastolisch. Bei **RR > 180/120** mmHg spricht man von einer **hypertensiven Krise** (= hypertensive Entgleisung ohne Organschaden), bei einer **akuten Erhöhung** des Blutdrucks mit **gleichzeitiger Endorganschädigung** (→ v. a. Schlaganfall, kardiale Dekompensation, akute Nierenschädigung) von einem **hypertensivem Notfall.**

3.1.77 **Faktoren,** die zur **Entwicklung** der **primären aHT** beitragen: **Übergewicht, Rauchen, hohes Alter, vermehrter Alkoholkonsum, hohe Kochsalzaufnahme, Stress.**

3.1.78 **Erkrankungen,** die zur **sekundären aHT** führen können: **Schlafapnoe-Syndrom,** Nierenerkrankungen (**Nierenarterienstenose, Glomerulonephritiden** [➤ 3.6.32] u. a. → renale Hypertonie), endokrine Erkrankungen (**Hyperthyreose** [➤ 3.7.1], **Phäochromozytom** [➤ 3.7.34], **Cushing-Syndrom** [➤ 3.7.46], **Hyperaldosteronismus** [➤ 3.7.56] → endokrine Hypertonie).

3.1.79 Zur **Abklärung erhöhter Blutdruckwerte** sind wichtig: 1. **Anamnese** (**Symptome, Risikofaktoren, Vorerkrankungen, Medikamente, Familienanamnese** u. a.); 2. **Korrekte Blutdruckmessung** (**nach kurzer Ruhe,** an **beiden Armen, Arm** in **Herzhöhe,** Messung **wiederholen, Pulsstatus**), **„Weißkittelhypertonie"** (= hypertensive Werte nur beim Arztbesuch) **ausschließen, Langzeit-RR-Messung, RR-Selbstmessung;** 3. **Ausschluss sekundärer aHT** (v. a. bei jüngeren Patientinnen/Patienten und bei therapieresistenter aHT daran denken!)

MERKE

aHT ist ein wichtiger **kardiovaskulärer Risikofaktor.** In der Diagnostik muss das **kardiovaskuläre Risikoprofil** beurteilt und ggf. weitere Untersuchungen (z. B. Messung von **LDL-Cholesterin, Kreatinin, Albumin** im **Urin, Echokardiografie**) vorgenommen werden.

3.1.80 **Generell** gilt der **Zielblutdruck < 140/90 mmHg, abhängig** vom **Alter** und **Vorerkrankungen** kann der **Zielbereich** auch **niedriger** sein, z. B. **130/80 mmHg** im **Alter** < **65 Jahre** oder bei bekanntem **Diabetes mellitus.** In der **Therapie** der **aHT** sind **Allgemeinmaßnahmen** (**Bewegung, Nikotinkarenz, weniger Alkohol, mediterrane Kost, Reduktion** der **Kochsalzzufuhr** u. a.) und **medikamentöse Therapie** mit **Antihypertensiva** (➤ 11.2.7) (Beginn i. d. R. als **Kombinationstherapie**) sehr wichtig.

3.1.81 Zu **Therapiebeginn** eignet sich die **Kombination** aus einem **ACE-Hemmer** oder **Sartan** mit **Calciumantagonist** vom **Nifedipin-Typ** oder **Thiaziddiuretikum.** Die **Auswahl** des Antihypertensivums richtet sich auch **nach Vorerkrankungen.**

Bei bestimmten **Erkrankungen** werden einige **Gruppen** von **Antihypertensiva bevorzugt:** a) **KHK – Betablocker;** b) **Diabetes mellitus – ACE-Hemmer, Sartane;** c) **Herzinsuffizienz –ACE-Hemmer, Sartane, Betablocker, Diuretika;** d) **Niereninsuffizienz – ACE-Hemmer, Sartane** 3.1.82

Bei bestimmten **Erkrankungen** sind einige **Gruppen** von **Antihypertensiva** eher zu **vermeiden:** a) **Asthma bronchiale – Betablocker;** b) **Diabetes mellitus – Betablocker, Diuretika;** c) **Niereninsuffizienz – kaliumsparende Diuretika** (z. B. Amilorid, Triamteren); d) **Gicht – Diuretika** 3.1.83

Bei **hypertensivem Notfall** wird oft **Urapidil** (= α1-Adrenozeptor-Antagonist) i. v. verabreicht (10 mg langsam als Bolus, bis max. 50 mg, dann 2 mg/min. über Perfusor). Bei **pektanginösen Beschwerden** oder **Lungenödem** wird **Nitroglycerin** gegeben. Der **Blutdruck** sollte dabei um **nicht mehr als 30 %** in der **ersten Stunde gesenkt** werden, um die **Perfusion innerer Organe** zu **erhalten (Ausnahmen: intrazerebrale Blutung, Aortendissektion, akute Linksherzinsuffizienz)**. 3.1.84

3.2 Angiologie

Bei **Wadenschmerzen** kommen u. a. folgende **Differenzialdiagnosen** in Frage: **periphere arterielle Verschlusskrankheit** (pAVK), **tiefe Venenthrombose** (TVT), **Popliteal-aneurysma, Baker-Zyste** (= Zyste in der Kniekehle), **Vaskulitis, Claudicatio venosa** (= venöse Abflussstörung, z. B. bei **chronischer venöser Insuffizienz**), **Claudicatio spinalis** bei Spinalkanalstenose, ggf. einem **Diskusprolaps.** Die **Belastungsabhängigkeit** spricht eher für eine **pAVK.** 3.2.1

Bei **Verdacht** auf **pAVK** müssen Sie die Patientin u. a. fragen: 1. In Bezug auf die **Schmerzen** – wie **weit** kann die Patientin **laufen,** bevor die **Schmerzen beginnen** (wichtig für die Stadieneinteilung); ob die **Schmerzen** auch beim **Stehenbleiben** vorhanden sind oder verschwinden; ob sie auch **in Ruhe auftreten** (Hinweis auf eine kritische Ischämie!); ob die Patientin **trophische Störungen** (z. B. **Ulkus, Nekrose**) am **Bein/Fuß** bemerkte (Hinweis auf eine kritische Ischämie!); ob sich die **Schmerzen** bei **Hochlagerung** (Hinweis auf eine Claudicatio venosa) oder **Tieflagerung** (Hinweis auf eine pAVK) **bessern;** 2. **Vorerkrankungen** und **Risikofaktoren** einer **Atherosklerose** erfragen (pAVK ist eine Indikatorerkrankung für die systemische Atherosklerose!) 3.2.2

pAVK entsteht als Manifestation der **Atherosklerose,** zu deren Hauptrisikofaktoren v. a. **Nikotinabusus, Diabetes mellitus, Dyslipidämie** und **arterielle Hypertonie** zählen. Zu den seltenen Ursachen gehört z. B. die Vaskulitis. 3.2.3

Atherosklerose ist ein **multifaktorieller** Prozess, bei dem eine **Endothelschädigung** und **entzündliche Reaktionen** der arteriellen Intima die Schlüsselrolle spielen. Folglich kommt es zu einer Ablagerung von Lipiden (atherosklerotische Plaques, **Atherome**) und Vermehrung des Bindegewebes in der Gefäßwand (**Sklerose**). 3.2.4

MERKE

Arteriosklerose ist der **Oberbegriff** für die Verhärtung und Verdickung der Gefäßwand von Arterien. Es werden dabei drei Formen unterschieden: **Atherosklerose** (**Tunica intima** betroffen – der mit Abstand häufigste Typ), **Mediasklerose** (auch **Mönckeberg-Sklerose** genannt – Verkalkungen innerhalb der **Tunica media,** häufig bei Diabetes mellitus) und **Arteriolosklerose** (Lipidablagerungen in der **Tunica intima** und **Tunica media** von Arteriolen).

3.2.5 Je nach **Lokalisation** der Stenose oder Okklusion (= kompletter Verschluss) werden bei pAVK folgende Typen unterschieden: 1. **Beckentyp** (**Aorta abdominalis, A. iliaca communis/externa/interna**); 2. **Oberschenkeltyp** (**A. femoralis, A. poplitea**) – der häufigste Typ; 3. **Unterschenkeltyp** (**A. tibialis anterior** und **posterior, A. fibularis**); 4. **Mehretagentyp** (mehrere Lokalisationen betroffen). Die obere Extremität kann selten auch betroffen sein.

3.2.6 Die **Symptomatik** bei pAVK tritt **lokalisationsabhängig distal** der **Stenose** auf. 1. **Beckentyp: Schmerzen** im **Oberschenkel** oder in der **Hüfte, abgeschwächte/fehlende Pulse distal** der **Leiste;** 2. **Oberschenkeltyp: Schmerzen** im **Unterschenkel** oder in der **Wade, abgeschwächte/fehlende Pulse** distal des **Knies;** 3. **Unterschenkeltyp: Schmerzen** im **Fuß, abgeschwächte/fehlende Fußpulse**

3.2.7 Das **Leriche-Syndrom** ist eine **Sonderform** der **pAVK** mit **Verengung** (chronisches Leriche-Syndrom) oder **akutem Verschluss** (akutes Leriche-Syndrom) im Bereich der **Aortenbifurkation.** Die Ursache **des akuten Leriche-Syndroms** ist meist eine **kardiale Embolie.** Bei der **chronischen Form** tritt bei **Männern** neben typischen belastungsabhängigen Schmerzen oft auch eine **erektile Dysfunktion** auf.

3.2.8 Klinische **Einteilung** der **pAVK** nach **Fontaine: Stadium I** (asymptomatisch); **Stadium IIa** (schmerzfreie Gehstrecke über 200 m); **Stadium IIb** (schmerzfreie Gehstrecke unter 200 m); **Stadium III** (ischämischer Ruheschmerz); **Stadium IV** (trophische Störungen: Ulkus oder Gangrän).

3.2.9 Als **Claudicatio intermittens** bezeichnet man die charakteristischen **belastungsabhängigen Schmerzen,** die **in Ruhe** wieder **vergehen** („Schaufensterkrankheit").

3.2.10 Bei der **körperlichen Untersuchung** des betroffenen Beines sind folgende Schritte wichtig: **Inspektion** (kalte, blasse Haut, Ulzera, trophische Störungen?), **Palpation** der **Pulse** im Seitenvergleich (➤ 14.9.1), **Auskultation** der **Gefäße** (systolisches Stenosegeräusch?) im Seitenvergleich, **Ratschow-Test** (➤ 14.8.9).

3.2.11 Die Messung des **Knöchel-Arm-Index** (Ankle-Brachial-Index = ABI) ist eine einfache, aber sehr effektive **Methode** zur **Diagnostik** und zum **Screening** der **pAVK.** Bei der Bestimmung des ABI wird **der systolische Blutdruck** (RR) an den beiden **Oberarmen** und **distalen Unterschenkeln** unter Verwendung der **Dopplersonografie gemessen** und verglichen. Ablauf der Untersuchung: 1. Die Patientin liegt auf dem Rücken; 2. Anlage der **Blutdruckmanschette** knapp oberhalb des Knöchels; 3. Aufsuchen der **A. dorsalis pedis** mittels **Ultraschallsonde;** 4. Langsames **Aufpumpen** der **Blutdruckmanschette** bis zur kompletten Unterbrechung des Blutflusses (= **Verschlussdruck**), d. h. bis zum **Verschwinden**

des **Doppler-Signals;** 5. Langsames **Ablassen** der **Blutdruckmanschette,** bis das **Doppler-Signal wieder erscheint** (= **systolischer RR**); 6. **Wiederholung** der Untersuchung für die **A. tibialis posterior** sowie für beide Arterien am anderen Unterschenkel; 7. **Messung an beiden Armen** (**A. brachialis**).

MERKE

Der ABI ist der Quotient aus dem Blutdruck am Unterschenkel und dem Mittelwert der Messungen an beiden Oberarmen: **ABI = systolischer RR am Unterschenkel/systolischer RR am Oberarm (Mittelwert)**.

Bei dem **ABI** von **0,7** liegt eine **mittelschwere pAVK** vor. 3.2.12

MERKE

Interpretation des **ABI: > 1,3 = falsch hohe Werte** bei **Mediasklerose; > 0,9 = Normalbefund; 0,75–0,9 = leichte pAVK; 0,5–0,75 = mittelschwere pAVK; < 0,5 = schwere pAVK (kritische Ischämie!)**

Bei **falsch hohen ABI-Werten** kann die Untersuchung um eine Messung des systolischen RR an den Zehen (→ **Zehen-Arm-Index**) ergänzt werden. 3.2.13

Die **Gehstrecke** kann mit dem **Gehtest** auf einem **Laufband** mit standardisierter Geschwindigkeit und Steigung **objektiviert** werden. 3.2.14

In der **Diagnostik** der **pAVK** werden folgende **bildgebende Verfahren** eingesetzt: **farbkodierte Duplexsonografie** (1. Wahl: nicht-invasive Methode [➤ 9.1.11] zur Beurteilung der Gefäßmorphologie, Verkalkungen und Stenosen), **MR-** oder **CT-Angiografie, digitale Subtraktionsangiografie** (DSA [➤ 9.5.2], Goldstandard bei Indikation für eine interventionelle Therapie mit der Möglichkeit von Diagnostik und Intervention in gleicher Sitzung). 3.2.15

Die **Therapie** der **pAVK** erfolgt stadienabhängig. **Stadium I: Gehtraining** (→ Ausbildung von Kollateralkreisläufen, Verlängerung der schmerzfreien Gehstrecke), außerdem Bewegungsformen wie Radfahren, Nordic Walking und Wassergymnastik. **Stadium II: Gehtraining + medikamentöse Therapie** (**ASS** 100 mg/Tag oder **Clopidogrel** 75 mg/Tag). Versuchsweise können auch **Vasodilatatoren** (Naftidrofuryl oder Cilostazol) eingesetzt werden, ggf. auch eine **interventionelle Revaskularisation** bei erfolgloser konservativer Therapie. **Stadium III: ASS** oder **Clopidogrel + interventionelle** oder **operative Revaskularisation. Stadium IV: ASS** oder **Clopidogrel + interventionelle** oder **operative Revaskularisation + Therapie** der **trophischen Störungen.** Außerdem ist **in jedem Stadium** die **Reduktion** von **Risikofaktoren** (insb. **Rauchverzicht**) und die **Therapie** von **Begleiterkrankungen** (arterielle Hypertonie, Diabetes mellitus, Hypercholesterinämie) von großer Bedeutung! 3.2.16

MERKE

Im **Stadium III** und **IV** ist das **Gehtraining kontraindiziert,** da der Sauerstoffbedarf des Gewebes durch die ausgeprägte Stenose nicht mehr abgedeckt werden kann!

3.2.17 Die **interventionelle Revaskularisation** bei **pAVK** erfolgt über einen **perkutanen Zugang,** meist in **Lokalanästhesie.** Unter **angiografischer Kontrolle** wird standardmäßig eine **perkutane transluminale Angioplastie** (PTA) mit **Ballondilatation,** ggf. mit Einlage eines **Stents** durchgeführt. Die **primäre Ballondilatation** ist bei Stenosen der **A. poplitea** und pAVK vom **Unterschenkeltyp** (infrapopliteale Stenosen) indiziert, die **Stenteinlage** hat sich bei pAVK vom **Oberschenkel-** (femoropopliteale Stenosen) und **Beckentyp** (aortoiliakale Stenosen) bewährt.

MERKE

Generell werden **Verschlussprozesse** bei pAVK **primär interventionell** (endovaskulär) versorgt, mit der **Ausnahme** der **Femoralisgabel** (= A. femoralis communis mit ihrer Aufteilung in die A. profunda femoris und A. femoralis superficialis). Hier gilt die **Thrombendarteriektomie** (= Eröffnung der Arterie und Ausschälung von Thrombus oder arteriosklerotischen Plaques zusammen mit dem Endothel) mit **Patchplastik** (= Einnähen eines Streifens aus Kunststoff oder aus der V. saphena magna) als Standard. Bei **langstreckigen Verschlüssen** wird bei pAVK eine **Bypass-OP** durchgeführt.

3.2.18 Bei **plötzlich** aufgetretenen, **starken Schmerzen** in einer **Extremität** muss eine **akute Extremitätenischämie** ausgeschlossen werden!

3.2.19 **Akute Extremitätenischämien** entstehen am häufigsten durch eine **arterielle Embolie** (meistens kardiale Ursache, z. B. bei **VHF, Endokarditis, Herzklappenvitien, Myokardinfarkt**) oder eine **Stenose bei Arteriosklerose** (**pAVK**).

3.2.20 Unter „**6 P**" versteht man **sechs Zeichen** nach **Pratt,** die auf ein **komplettes Ischämiesyndrom** hindeuten: **P**ain (Schmerz), **P**ulselessness (Pulslosigkeit), **P**aleness (Blässe), **P**aresthesia (Sensibilitätsstörung), **P**aralysis (Bewegungsunfähigkeit) und **P**rostration (Schock).

3.2.21 Die **akute Extremitätenischämie** verläuft in **vier Stadien: Stadium I** (Sensibilität und Motorik normal, arterielles und venöses Doppler-Signal hörbar, Extremität nicht akut gefährdet); **Stadium IIa** (Sensibilität minimal eingeschränkt, meist an den Zehen, Motorik normal, nur venöses Doppler-Signal hörbar, Extremität marginal gefährdet bei sofortiger Therapie); **Stadium IIb** (Sensibilitätsstörung mit Ruheschmerz, Motorik eingeschränkt, nur venöses Doppler-Signal hörbar, Extremität akut gefährdet); **Stadium III** (Sensibilitätsverlust, Lähmung, kein Doppler-Signal hörbar, irreversible Ischämie, oft eine Amputation erforderlich!).

MERKE

Je **mehr** die **Motorik** und **Sensibilität beeinträchtigt** sind, desto **dringender** ist eine **Revaskularisation.** Ein **inkomplettes Ischämiesyndrom** liegt vor, wenn die **Motorik** und **Sensibilität** (wenigstens oberflächlich) **erhalten** sind. Diese Konstellation spricht eher für einen **thrombotischen Verschluss** bei **pAVK.**

3.2.22 **Ischämietoleranz: Nervengewebe → 2–4 Stunden, Muskulatur → 6–8 Stunden**

Lösungen

Diagnostik bei der **akuten Extremitätenischämie:** 1. Messung der **Vitalparameter;** 2. **EKG** (VHF?); 3. **Gezielte Anamnese** (Symptombeginn, Vorerkrankungen); 4. **Klinische Untersuchung** (Hautfarbe, Temperatur, Pulsstatus, Motorik, Sensibilität); 5. **Dopplersonografie** bzw. **farbkodierte Duplexsonografie** (Verschlusslokalisation, Ausschluss von Poplitealaneurysma); 6. **Labor** (CK, Gerinnung, Elektrolyte, Hämoglobin, Kreatinin, ggf. Laktat); 7. **Angiografie – DSA** (Abbruch des Kontrastmittels als Hinweis auf einen akuten Arterienverschluss) zur Therapieentscheidung bei unklaren Fällen. *CAVE:* bei kompletter Ischämie (Stadium IIb und III) ist eine sofortige Revaskularisation indiziert! **3.2.23**

Die **initiale Therapie** der **akuten Extremitätenischämie** besteht in der Gabe von **5.000–10.000 I. E. Heparin i. v.** Außerdem sind folgende supportive Maßnahmen wichtig: **Tieflagerung** und **Polsterung** (lockerer Watteverband) der betroffenen Extremität, ausreichende **Analgesie** und **Sauerstoffgabe.** **3.2.24**

Zur **Revaskularisation** kommen folgende Möglichkeiten zum Einsatz: 1. Operativ (**Embolektomie** mit **Fogarty-Katheter, offene Thrombektomie, Thrombendarteriektomie,** ggf. **Bypass**); 2. **Interventionell** (**Aspirationsthrombektomie** – Absaugen des Thrombus über einen Katheter; **PTA** mit **Stenteinlage; lokale Thrombolyse,** z. B. mit Streptokinase über einen Katheter). **3.2.25**

Bei der **Embolektomie** mit Fogarty-Katheter wird das betroffene Gefäß chirurgisch freigelegt und quer eröffnet (= Arteriotomie). Der **Fogarty-Katheter** (ein Gefäßkatheter mit Ballon) wird **über den Thrombus** hinaus **vorgeschoben** und der Ballon mit einer Kochsalzlösung **gefüllt.** Dann wird der Fogarty-Katheter unter **Mitzunahme** des **Thrombus zurückgeschoben** und aus der Arterie **entfernt.** **3.2.26**

Bei **Spannungsgefühlen** und **Schmerzen** im **Bein,** insb. nach einer **Immobilisierung,** muss immer an eine **tiefe Venenthrombose (TVT, Phlebothrombose)** gedacht werden. Es kommen aber auch weitere **Differenzialdiagnosen** in Betracht, z. B. **posttraumatische** Komplikationen (**Muskelfaserriss, Ödem, Hämatom, Kompartmentsyndrom**), **chronisch-venöse Insuffizienz, Lymphödem, Baker-Zyste, Thrombophlebitis.** **3.2.27**

Als **Thrombophlebitis** bezeichnet man eine **Entzündung** der **oberflächlichen** Venen, die durch einen **Thrombus** ausgelöst wird (= **oberflächliche Venenthrombose**). Eine Thrombophlebitis entsteht durch **Varikosis** (= Krampfadern) oder **Infektion** nach **Venenpunktionen** und lässt sich als eine **strangförmige Rötung** im **Verlauf** der betroffenen **Vene** erkennen. **3.2.28**

Die **Virchow-Trias** beschreibt die **ätiologischen Faktoren** der Entstehung einer **Thrombose:** 1. **Verlangsamung des Blutflusses** (z. B. Immobilität, Herzinsuffizienz) oder **turbulente Strömung** des **Blutes** (z. B. Varizen, Aneurysmen); 2. **Schädigung des Endothels** (z. B. Entzündungen, Traumen); 3. **Veränderung der Blutzusammensetzung** (z. B. Tumorerkrankungen, Sepsis, Faktor-V-Leiden-Mutation, Protein C-/S-Mangel, Einnahme von hormonellen Kontrazeptiva). **3.2.29**

3.2.30 Bei der **Faktor-V-Leiden-Mutation** (= **APC-Resistenz**) handelt es sich um eine **Genmutation** von Gerinnungsfaktor V. Bei dieser Störung kann der **Gerinnungsfaktor V** von **aktiviertem Protein C** (APC) **nicht erkannt** und **inaktiviert** werden.

3.2.31 TVT der **unteren Extremität** kann in verschiedenen **Etagen** auftreten: 1. **Beckenvenenthrombose** (Vv. iliacae); 2. **Oberschenkelvenenthrombose** (V. femoralis); 3. **Poplitealvenenthrombose** (V. poplitea); 4. **Unterschenkelvenenthrombose** (Vv. fibulares, Vv. tibiales posteriores, Vv. tibiales anteriores u. a.) – der häufigste Typ; 5. **Mehretagenthrombose.** Die Thrombosen bei TVT wachsen typischerweise von distal nach proximal (→ **aszendierende Thrombose**).

3.2.32 **Weiße Thromben** (= Abscheidungsthromben) entstehen in der **primären Hämostase** durch die **Aggregation** und **Adhäsion** von **Thrombozyten** am **geschädigten Endothel.** Diese Thromben werden v. a. im **arteriellen System** auf dem Boden von **atherosklerotischen Veränderungen** gebildet. In der **sekundären Hämostase** (= **Blutgerinnung, Koagulation**) werden Gerinnungsfaktoren aktiviert, wobei sich **rote Thromben** (= Gerinnungsthromben) bilden. Diese kommen v. a. im **venösen System** vor.

3.2.33 Die **klinische Wahrscheinlichkeit** einer **TVT** wird mit dem **Wells-Score** ermittelt: 1. **Aktive maligne Erkrankung** (1 Punkt); 2. **Lähmung oder kürzliche Immobilisation** (1 Punkt); 3. **Bettlägerigkeit** (> 3 Tage) oder **große Operation** in den letzten 12 Wochen (1 Punkt); 4. **Entlang** der **tiefen Venen** lokalisierte **Schmerzen** bzw. **Verhärtung** (1 Punkt); 5. **Schwellung** des **ganzen Beines** (1 Punkt); 6. **Umfangsdifferenz** des **Unterschenkels** > **3 cm** (1 Punkt); 7. **Eindrückbares Ödem** am **betroffenen Bein** (1 Punkt); 8. **Sichtbare Kollateralvenen** am **betroffenen Bein** (1 Punkt); 9. **TVT** in der **Vorgeschichte** (1 Punkt); 10. **Alternative Diagnose ebenso wahrscheinlich** wie TVT (–2 Punkte). Bei ≥ **2 Punkten** ist die **Wahrscheinlichkeit** für die TVT **hoch.**

MERKE

Der **Wells-Score** bei **TVT** ist **nicht gleich** dem **Wells-Score** bei einer **Lungenembolie** (➤ 3.3.53)!

3.2.34 In der **Diagnostik** der **TVT** sind folgende Schritte wichtig: 1. **Anamnese** (u. a. Fragen nach den Risikofaktoren – s. Wells-Score); 2. **Körperliche Untersuchung** (➤ 14.8.7, ➤ 14.8.8); 3. Bestimmung der **D-Dimere** (bei hoher klinischer Wahrscheinlichkeit werden statt Erhebung der D-Dimere bildgebende Verfahren eingesetzt; beachten Sie dabei mögliche falsch-positive Werte (➤ 3.3.55); 4. **(Farbduplex-)Kompressionssonografie** (reduzierte/fehlende Komprimierbarkeit der tiefen Venen als Hinweis auf eine Thrombose); 5. Bei klinischem Verdacht oder unklarer Ursache ggf. **weitere Untersuchungen,** z. B. **Tumorsuche, Thrombophilie-Diagnostik** (insb. bei TVT im jungen Alter)

3.2.35 Die **Therapie** der **TVT** erfolgt zunächst als Initialtherapie, gefolgt von einer Erhaltungstherapie. In der **Initialtherapie** kommt eine **Antikoagulation** (➤ 11.8) in **therapeutischer Dosierung** zum Einsatz (Therapiebeginn sofort nach der Diagnosestellung!), zusammen mit einer **Kompressionsbehandlung** (initial mit einem **elastischen Wickel-**

verband) und **aktiver Bewegungstherapie**.Bei einer **proximalen TVT** (Beckenvenenthrombose) ist manchmal eine **lokale Thrombolyse** notwendig. An der Initialtherapie schließt sich eine **Erhaltungstherapie** (**Antikoagulation, Kompressionsstrümpfe**) zur Rezidivprophylaxe einer TVT bzw. Verhinderung einer Lungenembolie an.

Zur **Initialtherapie** der **TVT** können folgende Antikoagulanzien eingesetzt werden: **niedermolekulare Heparine** (NMH, 1. Wahl), **unfraktioniertes Heparin**, **direkte orale Antikoagulanzien** (DOAK), **Fondaparinux**. Die Initialtherapie dauert je nach dem verwendeten Antikoagulans **5–21 Tage.** 3.2.36

In der **Erhaltungstherapie** der TVT kommen **DOAK, VKA** und seltener auch **NMH** zum Einsatz. Die Erhaltungstherapie dauert in Abhängigkeit von der Risikokonstellation 3–6 Monate (**3 Monate** u. a. bei **distaler TVT** und **transientem Risikofaktor,** z. B. nach einer vorübergehenden Immobilisierung; eher **6 Monate** bei **proximaler TVT** bzw. **über 6 Monate** bei **persistierenden Risikofaktoren** (z. B. Thrombophilie) und **rezidivierenden thromboembolischen Ereignissen.** 3.2.37

Die bedeutsamste **akute Komplikation** der **TVT** ist eine **Lungenembolie** (➤ 3.3.48). Als Folge einer TVT kann sich durch eine Schädigung der Venenklappen **das postthrombotische Syndrom** entwickeln. Dabei kommt es zu einer Beinschwellung und Schmerzen. 3.2.38

3.3 Pneumologie

Bei **Fieber** und **produktivem Husten** mit **gelblich-grünlichem Auswurf** denkt man an erster Stelle an eine bakterielle **Pneumonie**. Der auskultatorische Befund (**feinblasige, klingelnde Rasselgeräusche**) erhärtet den Verdacht. Bei der Entscheidung zwischen ambulanter und stationärer Therapie hilft der **CRB-65-Score:** Confusion (**Bewusstseinstrübung**), Respiratory rate (**Atemfrequenz ≥ 30/min.**), Blood pressure (**Blutdruck systolisch < 90 mmHg** oder **diastolisch ≤ 60 mmHg**), 65 (**Alter ≥ 65 Jahre**). Für jedes Kriterium wird 1 Punkt vergeben; bei **≥ 1 Punkt** ist eine **stationäre Behandlung** indiziert. Eine **ambulante Behandlung** ist möglich bei dem **CRB-65-Score** von **0** und **ausreichender Oxygenierung** ($SaO2$ > 92 %) bei **stabilen** Patientinnen/Patienten. 3.3.1

MERKE
Es wird auch der **CURB-65-Score** benutzt, bei dem zusätzlich auch **Urea** berücksichtigt wird (**Serum-Harnstoff > 7 mmol/l**).

Zur **Diagnostik** einer **Pneumonie** gehören: **Anamnese** (Frage nach Vorerkrankungen, Immunsuppression, Reiseanamnese, Krankenhausaufenthalten u. a.), **körperliche Untersuchung** (➤ Kap. 14.4), Messung der **Vitalparameter, Labor** (inkl. **Blutbild, CRP, BSG** und **Procalcitonin** → spezifischer Parameter für eine bakterielle Pneumonie), ggf. Abnahme von **Blutkulturen** (➤ 13.1.7), **Röntgen-Thorax** in **2 Ebenen** und ein **Erregernachweis** (i. d. R. aus dem Sputum). Bei unklaren Befunden ist manchmal ein **CT-Thorax** 3.3.2

Lösungen

nötig. Bei Verdacht auf eine Pneumonie durch **atypische Erreger** kann eine **serologische** (Antikörper bei Mykoplasmen und Legionellen) bzw. **Urinuntersuchung** (Legionellen-, aber auch Pneumokokken-Antigen) durchgeführt werden.

3.3.3 Im Röntgen-Bild ist eine klassische **Lobärpneumonie** im **rechten Mittellappen** gut zu erkennen. Sie zeichnet sich durch eine **scharf begrenzte Verschattung** aus, die sich auf einen **Lungenlappen** beschränkt. Dabei zeigt sich typischerweise auch ein **positives Bronchopneumogramm** (= Aerobronchogramm), d. h. deutlich sichtbare, luftgefüllte Bronchien (dunkel) im infiltrierten Lungengewebe (hell). Dieser Befund ist typisch für eine **Pneumokokken-Pneumonie.**

3.3.4 Bei einer **Bronchopneumonie** finden sich **unscharf begrenzte fleckförmige Verschattungen,** die sich nicht an die Lappengrenzen halten. Für eine **interstitielle Pneumonie** sind **netzartige (retikuläre) Verschattungen** typisch. Der letztgenannte Befund tritt bei **atypischen Erregern** (Chlamydien, Mykoplasmen, Legionellen, Rickettsien, Viren) auf.

PRÜFUNGSTIPP

In der Prüfung können Sie jede von den drei erwähnten Varianten der Pneumonie als Röntgenbild bekommen.

3.3.5 Für die **Diagnosestellung** einer **Pneumonie** müssen **ein Hauptkriterium (Nachweis** eines **Infiltrats** im **Röntgen-Thorax**) und mindestens **zwei Nebenkriterien** erfüllt sein: 1. **Fieber** ($\geq$ 38,5 °C) oder **Hypothermie** ($\leq$ 36,5 °C); 2. **purulenter Auswurf;** 3. **Leukozytose** (> 10.000/µl) oder **Leukopenie** (< 4.000/µl); 4. **körperlicher Befund;** 5. **Erregernachweis.**

3.3.6 **Pneumonien** werden nach dem **Entstehungsort** in folgende Formen unterteilt: 1. **Ambulant erworbene Pneumonie** (im ambulanten Bereich bzw. innerhalb der ersten 48 h nach der Krankenhausaufnahme); 2. **Nosokomiale Pneumonie** (> 48 h nach der Krankenhausaufnahme oder innerhalb von 3 Monaten nach einem Krankenhausaufenthalt); 3. **Beatmungsassoziierte Pneumonie** (Pneumonie bei maschinell beatmeten Patientinnen/Patienten); 4. in einer **(teil-)stationären Einrichtung erworbene Pneumonie** (in einem Senioren- oder Pflegeheim lebende Patientinnen/Patienten). Diese Einteilung ist für die **kalkulierte antibiotische** (ATB) **Therapie** wichtig (→ **unterschiedliche Erreger** je nach dem Entstehungsort).

3.3.7 1. **Ambulant erworbene Pneumonie:** am häufigsten **Streptococcus pneumoniae (Pneumokokken)**, weiter **Haemophilus influenzae, Mycoplasma, Chlamydia, Legionellen** und respiratorische Viren (**RSV, Adeno-, Influenzaviren**); 2. **Nosokomiale Pneumonie: Pseudomonas aeruginosa,** Enterobakterien (z. B. **Klebsiella pneumoniae, E. coli**), **Legionella pneumophila**, **Staphylococcus aureus;** 3. **Beatmungsassoziierte Pneumonie:** ähnliches **Erregerspektrum** wie bei **nosokomialen Pneumonien;** 4. in einer **(teil-)stationären Einrichtung erworbene Pneumonie:** ähnliches **Erregerspektrum** wie bei **ambulant erworbenen Pneumonien;** 5. **Pneumonie** durch **opportunistische Erreger** (**Pneumocystis jirovecii, Mykobakterien, Candida albicans, Aspergillus fumigatus**) bei **Immunsuppression.**

Bei der **bakteriellen Pneumonie** wird eine **empirische Therapie** mit **ATB** (➢ Kap. 11.7) initiiert. Ambulant erworbene Pneumonien werden mit folgenden ATB behandelt: **Aminopenicilline** (z. B. **Amoxicillin** p. o. bzw. kombiniert mit **β-Laktamaseinhibitoren,** z. B. **Amoxicillin/Clavulansäure,** bei Risikofaktoren wie COPD), **Cephalosporine** (z. B. **Cefuroxim** i. v. bei stationärer Behandlung), **Fluorchinolone** (z. B. **Levofloxacin** p. o. oder i. v. bei Penicillin-Allergie, allerdings nicht als 1. Wahl!). Bei Verdacht auf atypische Erreger oder bei Penicillin-Allergie werden **Makrolide** (z. B. **Clarithromycin** p. o. oder i. v.) benutzt. Eine Kombination von **Piperacillin/Tazobactam** mit **Makroliden** (i. v.) kommt bei schweren Pneumonien zum Einsatz. Bei nosokomialen Pneumonien werden folgende ATB benutzt: **Amoxicillin/Clavulansäure** oder **Ampicillin/Sulbactam,** alternativ **Cephalosporine** oder **Fluorchinolone.** Bei erhöhtem Risiko für **multiresistente Erreger** (z. B. Pseudomonas aeruginosa) werden folgende ATB benutzt: **Carbapeneme** (**Meropenem, Imipenem**), **Piperacillin/Tazobactam** oder **Cephalosporine** (z. B. Ceftazidim). Bei Verdacht auf **MRSA** werden auch **Vancomycin** oder **Linezolid** eingesetzt. 3.3.8

Der Pfeil zeigt auf einen rechtsseitigen **Pleuraerguss,** d. h. auf eine pathologische Ansammlung von **Flüssigkeit** in der **Pleurahöhle** (= im Pleuraspalt, zwischen Pleura visceralis und Pleura parietalis). Im Röntgenbild stellt sich der Pleuraerguss als eine **homogene Verschattung** im **basalen Bereich,** v. a. im **kostophrenischen Winkel** (= Recessus costodiaphragmaticus) mit **nach lateral ansteigender Begrenzung** dar. 3.3.9

Ein **Pleuraerguss** lässt sich auch mit **Sonografie** (sehr empfindliche Methode, Nachweis bereits ab 20 ml Flüssigkeit möglich) und im **CT** (eher zur **Differenzialdiagnostik,** z. B. zum Ausschluss einer Lymphadenopathie oder von Raumforderungen) gut darstellen. 3.3.10

Bei einem **Pleuraerguss** handelt es sich meistens um ein **Transsudat** (Ursachen: ↑ hydrostatischer Druck bei **Herzinsuffizienz,** ↓ onkotischer Druck bei **Leberzirrhose** u. a.) oder **Exsudat** (Ursachen: ↑ Permeabilität der Kapillaren, z. B. bei **Pneumonie, Lungenkarzinom** und **Lungenmetastasen**). Zu den selteneren Formen gehören **Pleuraempyem** (= Pleuraerguss mit Eiter bei Infektionen), **Hämatothorax** (= Blut im Pleuraspalt, häufig nach Traumen) und **Chylothorax** (= Chylus im Pleuraspalt bei Schädigungen des Ductus thoracicus). 3.3.11

Für einen Pleuraerguss sind typisch: **abgeschwächtes** bis **aufgehobenes Atemgeräusch, verminderte Bronchophonie, gedämpfter Klopfschall** und **verminderter Stimmfremitus.** Kleine Pleuraergüsse sind meist asymptomatisch, bei größeren Ergüssen treten **Hustenreiz, stechende Schmerzen** im **Brustkorb** und ggf. auch **Dyspnoe** auf. 3.3.12

Die **Pleurapunktion** muss unter **sterilen Bedingungen** (sterile Handschuhe, gründliche Desinfektion der Haut und sterile Abdeckung des Bereichs um die Punktionsstelle) durchgeführt werden und erfolgt in mehreren Schritten: 1. Die Patientin/Der Patient sitzt mit aufrechtem oder leicht vorgebeugtem Oberkörper; 2. **Sonografische** Bestimmung des **Pleuraergusses** und Identifizierung der **Stelle** mit der **größten Ergussmenge;** 3. **Markierung** der **Punktionsstelle** am **oberen** (!) **Rippenrand;** 4. Gabe eines 3.3.13

Lokalanästhetikums; 5. **Probepunktion** unter **Aspiration;** 6. Entnahme von **Proben** für die **Diagnostik** (klinische Chemie, Zytologie, Mikrobiologie); 7. Anlage einer **Thoraxdrainage** bei großen Ergüssen (**therapeutische Pleurapunktion**)

MERKE

1. **Punktieren** Sie immer **am oberen Rippenrand** – am unteren Rand verlaufen Gefäße und Nerven! 2. Drainieren Sie in einer Sitzung **nicht mehr als 1,5 L** Flüssigkeit, sonst kann es zu einem **Reexpansionsödem** der Lunge kommen!

3.3.14 Ein Transsudat kann von einem Exsudat in einer laborchemischen Untersuchung des Punktats differenziert werden. Für ein **Transsudat** sprechen ein **niedriger** Gehalt an **Gesamteiweiß** (< 30 g/l) und **niedrige** Konzentration von Laktatdehydrogenase (**LDH**) im Pleurapunktat, bei einem **Exsudat** finden sich ein **hoher** Gehalt an **Gesamteiweiß** (> 30 g/l) und eine **hohe** Konzentration von **LDH.**

3.3.15 Patientinnen/Patienten mit **rezidivierenden Pleuraergüssen** (typischerweise bei einem malignen Pleuraerguss) wird ein dünner **Katheter** in den **Pleuraspalt** implantiert. Folglich kann die Flüssigkeit nach Bedarf in eine Vakuumflasche abgeleitet werden (**Dauerdrainage**). Alternativ kommt eine **Pleurodese** mit **Talkum** (= ein Mineral aus Magnesiumsilikat) oder **Tetracyclin** in Frage, die zu einer **sterilen Entzündung** und **Verklebung** beider **Pleurablätter** führt.

3.3.16 Im Röntgenbild zeigt sich eine **ringförmige Verschattung** mit **transparentem Zentrum** (sog. **Ringschatten**) im linken Oberlappen. Dieser Befund ist typisch für eine **tuberkulöse Kaverne,** kann aber auch bei anderen Erkrankungen (z. B. **Bronchialkarzinom** oder **Lungenmetastasen** mit Einschmelzung, **Lungenabszess, Echinokokkuszyste**) auftreten.

3.3.17 Bestätigt sich eine **tuberkulöse Kaverne,** liegt eine „**offene**" **Tuberkulose** vor. Der Patient kann beim Husten seine Umgebung anstecken und muss daher **isoliert** werden! Außerdem besteht eine **namentliche Meldepflicht** an das **Gesundheitsamt.**

3.3.18 Die **Tuberkulose** (TBC) kann in **zwei Stadien** verlaufen: 1. **Primär-TBC** (Röntgen-Thorax: **Primärkomplex** bestehend aus einem **TBC-Herd** – sog. „Ghon-Herd" – und einer **hilären Lymphknotenschwellung**); bei **guter Immunität** wird der TBC-Herd **abgekapselt** und die Infektion geht in eine **latente TBC** über (Röntgen-Thorax: **Tuberkulom** als eine Verschattung, oft mit **Verkalkungen**); bei einer **Immunsuppression** können sich **Kavernen** bilden; 2. **Postprimäre TBC** nach **Reaktivierung** einer Infektion, oft Jahre später (Röntgen-Thorax: **flächige Verschattungen,** ggf. mit Bildung von **Kavernen**).

3.3.19 In der **Diagnostik** der TBC sind wichtig: 1. **Anamnese** (inkl. **Reise-** und **Migrationsanamnese**); 2. **körperliche Untersuchung** (Pneumonie? Pleuraerguss?) 3. **Labordiagnostik** (Blutbild, CRP, BSG, ggf. ergänzt um die HIV-Serologie); 4. **Röntgen-Thorax,** ggf. **CT-Thorax** bei unklaren Befunden; 5. **direkter Erregernachweis** (Sputum, ggf. Bronchialsekret, Urin, Blut u. a. bei hämatogener Dissemination → **Kultur** und **Resistenztestung,** mikroskopischer Nachweis, alternativ PCR); 6. in der Diagnostik einer latenten TBC: **indirekter Erregernachweis** mit dem **Interferon-γ-Test** (= Quantiferon-Test), ggf. **Tuberkulin-Hauttest** (= Intrakutantest nach Mendel-Mantoux).

MERKE

Der **Quantiferon-Test** basiert auf der Messung der Ausschüttung von **Interferon-γ,** das von den **T-Lymphozyten** bei Kontakt mit dem Antigen des **Mycobacterium tuberculosis** produziert wird. Dieser Test hat eine **höhere Spezifität** als der Tuberkulin-Hauttest (keine falsch positiven Ergebnisse nach vorheriger Impfung).

Insbesondere bei einer **Immunschwäche** können Komplikationen auftreten: **lymphogene** und **hämatogene Dissemination** (**Miliar-TBC** mit Befall von **Meningen, Nieren, Harnwegen, Darm, Leber, Milz** und **Knochen**), **Spontanpneumothorax, Pleuritis** u. a. **3.3.20**

In der **Behandlung** der TBC gilt als Standard eine **antibiotische Kombinationstherapie:** initial eine **4-fach-Therapie** mit **Isoniazid** (INH), **Rifampicin** (RMP), **Ethambutol** (EMB) und **Pyrazinamid** (PZA) über **2 Monate,** dann eine **2-fach-Therapie** mit INH + RMP für weitere **4 Monate.** Bei extrapulmonalen und disseminierten Formen muss die Therapie länger dauern. **3.3.21**

Der Patient weist die typische Symptomtrias einer **chronisch-obstruktiven Lungenerkrankung (COPD)** auf: Auswurf, Husten und Atemnot („AHA-Symptome"). **Differenzialdiagnostisch** kommen vor allem **Asthma bronchiale, Atemwegsinfekte** (Pneumonie, Bronchitis), **kardiologische Erkrankungen** (z. B. Herzinsuffizienz) und **restriktive Lungenerkrankungen** (z. B. Sarkoidose, Lungenfibrose) infrage. **3.3.22**

MERKE

Obstruktive Lungenerkrankungen sind gekennzeichnet durch eine **Obstruktion** der **Atemwege,** typischerweise bei **COPD** und **Asthma bronchiale.** Bei **restriktiven Lungenerkrankungen** liegt eine **verminderte Ausdehnungsfähigkeit** der **Lunge** vor, z. B. bei einer **Sarkoidose** und **Lungenfibrose,** einem **Lungenödem** und **Pneumothorax.**

Bei dem Patienten liegen gleich zwei wichtige **Risikofaktoren** für **COPD** vor – **Rauchen** und (berufliche) Exposition gegenüber **inhalativen Noxen** (Staub, Dämpfe). Zu den weiteren ätiologischen Faktoren gehören z. B. **rezidivierende Atemwegsinfekte** und **Luftverunreinigung,** seltener auch ein genetisch bedingter **Alpha-1-Antitrypsin-Mangel.** **3.3.23**

COPD wird definiert als eine **chronisch-progrediente Atemwegs-** und **Lungenerkrankung** mit **nicht vollständig reversibler Atemwegsobstruktion.** Die Erkrankung entsteht meistens auf dem Boden einer **chronischen Bronchitis.** **3.3.24**

In der **Diagnostik** der **COPD** sind folgende Schritte wichtig: 1. **Anamnese** inkl. Frage nach **Vorerkrankungen, Raucheranamnese** mit Berechnung der **Packungsjahre, Berufsanamnese, Allergien;** 2. **körperliche Untersuchung** (typische Befunde: **abgeschwächtes Atemgeräusch, verlängertes Exspirium, Giemen, Brummen, hypersonorer Klopfschall** bei Emphysem; bei einer fortgeschrittenen COPD: **Fassthorax, Uhrglasnägel** und **Trommelschlägelfinger** durch Hypoxie; **Unterschenkelödeme** und **gestaute Halsvenen** bei Cor pulmonale); 3. Messung der **Lungenfunktion** („Lufu") mittels **Spirometrie** („kleine Lufu") oder **Bodyplethysmografie** („große Lufu"); 4. **Screening-Fragebögen** zur Beurteilung von Symptomatik und Exazerbationsrisiko, insb. **3.3.25**

COPD Assessment Test (CAT); 5. **Labordiagnostik** (Differenzialblutbild – **Eosinophilie?**, **CRP,** ggf. Procalcitonin und Blutkulturen bei V. a. Pneumonie; ggf. Alpha-1-Antitrypsin); 6. **Röntgen-Thorax** (Infiltrate? Emphysem? Cor pulmonale?)

3.3.26 Für die Diagnosestellung der COPD sind die folgenden spirometrischen Parameter wichtig: **forcierte Vitalkapazität (FVC)** – das Atemvolumen, welches nach kompletter Inspiration forciert maximal ausgeatmet werden kann; **forciertes exspiratorisches Volumen (FEV1)**, auch **Einsekundenkapazität**) – das Atemvolumen, welches nach maximaler Inspiration forciert in der ersten Sekunde ausgeatmet werden kann (bei COPD reduziert); **Tiffeneau-Index (FEV1/FVC)** – ein **Abfall** des **Tiffeneau-Index** < **0,7** deutet auf eine **Obstruktion** der **Atemwege** (COPD oder Asthma) hin. Zeigen sich in der Spirometrie Hinweise auf eine obstruktive Lungenerkrankung, wird zusätzlich ein **Bronchospasmolysetest** durchgeführt.

MERKE
Die **Spirometrie** ermöglicht auch eine **Differenzierung** zwischen **obstruktiven** (FEV1 und Tiffeneau-Index reduziert) und **restriktiven** (FVC reduziert, Tiffeneau-Index normal) Ventilationsstörungen. Die **bronchiale Obstruktion** wird auch als **Tiffeneau-Index < LLN** (= Lower Limit of Normal – nach den altersabhängigen Referenzwerten) definiert.

3.3.27 Der **Bronchospasmolysetest** hilft dabei, **obstruktive Lungenerkrankungen** (COPD und Asthma) voneinander zu **differenzieren.** Dabei wird das **FEV1 vor** und **15 Minuten nach** der Inhalation von **Salbutamol** gemessen. Ein Anstieg von **FEV1** < **200 ml** bzw. < **12 %** (gegenüber dem Ausgangswert) spricht für eine **COPD.**

3.3.28 **COPD** wird nach dem **Schweregrad** der **Obstruktion** (**FEV_1**- Wert in **% vom Sollwert**) in **vier Stadien** eingeteilt: **GOLD 1** (leichte COPD, $FEV_1 \geq 80\,\%$), **GOLD 2** (mittelgradige COPD, $50\,\% \leq FEV_1 < 80\,\%$), **GOLD 3** (schwere COPD, $30\,\% \leq FEV_1 < 50\,\%$) und **GOLD 4** (sehr schwere COPD, $FEV_1 < 30\,\%$). Zusätzlich erfolgt abhängig von der **Symptomatik** (CAT-Score) sowie dem **Schweregrad** und **Häufigkeit** der **Exazerbationen** die Einteilung in **drei Gruppen: A** (leichte bis mittelgradige Symptomatik), **B** (mittelgradige bis schwere Symptomatik) und **E** (Exazerbationen im Vordergrund: ≥ 2 moderate Exazerbationen oder ≥ 1 Exazerbation mit Klinikeinweisung).

3.3.29 Die **akute Exazerbation** der **COPD** wird definiert als eine **akute** und > **48 h** anhaltende **Verschlechterung** der **Symptomatik** (vermehrter Husten mit ggf. purulentem Sputum, zunehmende Dyspnoe), die einer **Intensivierung** der **Therapie** bedarf.

3.3.30 In der **Therapie** der **COPD** sind allgemeine Maßnahmen (z. B. **Rauchverzicht, körperliches Training, Atemphysiotherapie**) ebenso wichtig wie die Behandlung mit **Bronchodilatatoren** und **inhalativen Kortikosteroiden** (➤ Kap. 11.3). Die Pharmakotherapie richtet sich nach den ABE-Gruppen: 1. **Gruppe A** – **Langzeittherapie** mit **LAMA** oder **LABA,** ggf. nur eine **Bedarfstherapie** mit **SAMA** oder **SABA;** 2. **Gruppe B** – **Langzeittherapie** mit **LAMA** und **LABA** als Kombinationstherapie, ggf. eine Monotherapie; 3. **Gruppe E** – **Langzeittherapie** mit **LAMA** und **LABA,** ggf. eine Eskalation mit zusätzlicher Gabe von **ICS** oder **Roflumilast.**

MERKE

ICS kommen bei COPD erst **am Ende des therapeutischen Algorithmus** zum Einsatz. Die **Indikation** muss regelmäßig **kritisch geprüft** werden (erhöhtes **Risiko** von **Pneumonien**)!

Bei der **COPD** werden **Impfungen** gegen **Grippe, Pneumokokken** und **COVID-19** empfohlen. (➤ 8.2.18) **3.3.31**

Im Röntgenbild zeigt sich eine **Hypertransparenz** der **Lunge,** ein **tropfenförmiges Herz,** ein **Fassthorax** mit **erweiterten Interkostalräumen** und **tief stehende Zwerchfellkuppeln.** Es handelt sich um typische Veränderungen bei einem **Lungenemphysem.** **3.3.32**

Die **pulmonale Hypertonie** wird definiert als eine **chronische Erhöhung** des **pulmonal-arteriellen Mitteldrucks** in Ruhe > **20 mmHg.** **3.3.33**

Zu einer **pulmonalen Hypertonie** können verschiedene Erkrankungen führen: **Linksherzerkrankungen** (Herzinsuffizienz, Klappenvitien), **obstruktive** und **restriktive** Lungenerkrankungen, **chronische thromboembolische Ereignisse** in den Pulmonalarterien, **Kollagenosen, Sarkoidose** u. a. **3.3.34**

Für die pulmonale Hypertonie sind folgende **Symptome** typisch: **progrediente Belastungsdyspnoe, Bendopnoe** (= Dyspnoe beim Bücken), **Müdigkeit, Tachykardie, Schwindel** bis zu **Synkopen.** Bei einem **Cor pulmonale** können auch **gestaute Halsvenen, Ödeme** u. a. auftreten. **3.3.35**

Unter einem **Cor pulmonale** versteht man eine **rechtsventrikuläre Hypertrophie** oder **Dilatation** bei chronisch oder akut erhöhtem Druck im Lungenkreislauf. Als Folge kann sich eine **Rechtsherzinsuffizienz** entwickeln. **3.3.36**

Die **pulmonale Hypertonie** kann mittels **Rechtsherzkatheteruntersuchung** am besten beurteilt werden. Hierbei wird über eine periphere Vene (meist **Vena femoralis**) ein spezieller Katheter mit einem kleinen aufblasbaren Ballon an der Spitze (**Einschwemmkatheter**) über den rechten Vorhof und Ventrikel bis in die **Pulmonalarterien** vorgeschoben. Es können verschiedene hämodynamische Parameter gemessen werden, u. a. **Druckverhältnisse** im **rechten Herzen** und der **pulmonal-arterielle Mitteldruck.** **3.3.37**

Bei der **pulmonalen Hypertonie** ist es wichtig, die **zugrundeliegende Erkrankung** zu **behandeln.** Außerdem kommen folgende **therapeutische Möglichkeiten** zum Einsatz: **Langzeitsauerstofftherapie, Prostacyclin-Analoga** (z. B. Iloprost), **Phosphodiesterase-(PDE)-5-Hemmer** (z. B. Sildenafil) und **Calciumantagonisten** (z. B. Amlodipin). Bei der chronischen thromboembolischen Genese wird eine **pulmonale Endarteriektomie** durchgeführt. **3.3.38**

Bei der jungen Patientin müssen Sie bei der geschilderten Symptomatik in erster Linie an ein **Asthma bronchiale** denken. **3.3.39**

Asthma bronchiale wird definiert als eine **chronisch-entzündliche** Erkrankung der **Atemwege** mit **bronchialer Hyperreagibilität** und/oder **reversibler bronchialer** **3.3.40**

Obstruktion. Als Symptome können ein **Husten, Dyspnoe** mit **Giemen** (➤ 14.4.10) und **Brustenge** auftreten.

3.3.41 Bei Asthma unterscheidet man drei Formen: 1. **Allergisches Asthma bronchiale** (= Extrinsic-Asthma), die v. a. im Kindesalter beginnt und durch **Allergene** in der Umwelt (z. B. Pollen, Tierhaare, Hausstaubmilben) verursacht wird; 2. **Nicht-allergisches Asthma bronchiale** (= Intrinsic-Asthma), die i. d. R. durch **Infektionen** der **Atemwege** ausgelöst wird; 3. **Sonstige Asthmaformen** (z. B. Asthma bei **Aspirin-Intoleranz,** Asthma bei **körperlicher Belastung**).

MERKE
Es liegen häufig auch **Mischformen** aus allergischem und nicht-allergischem Asthma vor.

3.3.42 Die Diagnose wird anhand von **typischer klinischer Manifestation** (anamnestisch) und einem Nachweis von **reversibler Bronchialobstruktion** (Methoden: **Spirometrie, Bronchospasmolysetest,** alternativ **gutes Ansprechen** auf die **Therapie** bei einer Teilreversibilität) gestellt. Bei fehlender Bronchialobstruktion wird auch der **Provokationstest** mit **Methacholin** (Prinzip: Inhalation von Methacholin → Bronchokonstriktion → Abfall von FEV1 um > 20 % in der Spirometrie; Gabe von Salbutamol nach der Messung!) zum Nachweis der bronchialen Hyperreagibilität durchgeführt. Die **Allergiediagnostik** ist auch wichtig, v. a. Labor (**IgE** im Serum) und **Prick-Test** (Prüfung auf die Allergie vom Soforttyp, d. h. Typ I → Auftragung kleiner Tropfen von Allergenlösungen auf die Haut, leichtes Einstechen mit einer Lanzette und Ablesen nach 15 Minuten → Quaddeln > 3 mm gelten als positives Ergebnis).

3.3.43 Bei **Asthma** wird ein **reduziertes FEV1** sowie ein **Abfall** des **Tiffeneau-Index** < **0,7** (bzw. < LLN) gemessen. Im **Bronchospasmolysetest** zeigt sich ein **Anstieg** von **FEV1** um > **200 ml** und > **12 %** gegenüber dem Ausgangswert (→ reversible Bronchialobstruktion).

3.3.44 In der **Therapie** von Asthma werden **Bronchodilatatoren** und **inhalative Kortikosteroide** (➤ Kap. 11.3) benutzt. Die Behandlung erfolgt nach einem **Stufenschema** und kann bei schwerer Symptomatik (z. B. nächtliches Erwachen, Symptome > 2x pro Woche, Einschränkung von Alltagsaktivitäten) auch mit höheren Stufen beginnen. **Stufe 1: Bedarfstherapie** (auf jeder Stufe mit **ICS** + **Formoterol,** ggf. nur mit **SABA**); **Stufe 2: Langzeittherapie** mit **ICS** (niedrigdosiert), alternativ nur **Bedarfstherapie; Stufe 3: Langzeittherapie** mit **ICS** (niedrigdosiert) + **LABA,** alternativ nur **ICS** (mitteldosiert), ggf. zusätzlich **Leukotrien-Antagonisten** (Montelukast), **Bedarfstherapie; Stufe 4: Langzeittherapie** mit **ICS** (mittel- bis hochdosiert) + **LABA,** ggf. zusätzlich **LAMA** oder **Leukotrien-Antagonisten** (Montelukast), **Bedarfstherapie; Stufe 5: Langzeittherapie** mit **ICS** (hochdosiert) + **LABA** + **LAMA,** ggf. zusätzlich **Biologika** und/oder **orale Kortikosteroide, Bedarfstherapie.**

3.3.45 Die **Schwere** des **asthmatischen Anfalls** kann mit unterschiedlichen Parametern beurteilt werden: **leicht** bis **mittelschwer** (AF < 25/min., HF < 110/min., Sprechen noch normal möglich), **schwer** (AF ≥ 25/min., HF ≥ 110/min., Sauerstoffsättigung < 92 %) und **lebensbedrohlich** (kein Atemgeräusch, flache Atmung, Zyanose, BGA: pO_2 < 60 mmHg, pCO_2 normal oder > 45 mmHg).

Therapie bei asthmatischen Anfällen: **Lippenbremse** (Ausatmen durch entspannt aufeinander liegende Lippen), **Kutschersitz** (sitzend, Oberkörper nach vorne gebeugt, Ellenbogen auf den Oberschenkeln abgestürzt), 2–4 Hübe von **Salbutamol** (ggf. nach 10–15 Min. wiederholen), 20–100 mg **Prednisolon** (je nach Schwere des Anfalls, oral oder i. v.), **Sauerstoffgabe.** Bei schweren Anfällen zusätzlich auch **Ipratropiumbromid** (inhalativ), parenterale β2-Sympathomimetika (**Terbutalin** s. c. oder **Reproterol** i. v.), ggf. **Magnesiumsulfat** i. v. Falls nicht erfolgreich, können auch eine **nicht-invasive Beatmung,** ggf. **Intubation** notwendig sein. **3.3.46**

Auf dem Bild ist ein **Peak-Flow-Meter** dargestellt. Es handelt sich um ein Messgerät, das zur **Therapiekontrolle** beim Asthma angewendet wird. Es misst den **exspiratorischen Spitzenfluss** (= *peak expiratory flow,* PEF), indem man nach vollständigem Einatmen in das Mundstück des Geräts kraftvoll und schnell ausatmet. Dabei wird die **maximale Strömungsgeschwindigkeit** der **Atemluft** bei der **Exspiration** in Litern pro Minute (l/min) gemessen. Nach einer Schulung können Patientinnen/Patienten den Peak-Flow-Meter selbstständig benutzen und mithilfe des **Ampel-Systems** (grüne, gelbe und rote Zone) ihren Therapieerfolg selbst kontrollieren. **3.3.47**

Bei einer **akut aufgetretenen Dyspnoe, Tachypnoe** und **atemabhängigen Thoraxschmerzen** müssen Sie immer an eine **Lungenembolie** denken. Die Angabe von akutem Symptombeginn **nach dem Toilettengang** spricht für diese Diagnose (**Ablösung** des **Thrombus** beim **Pressen**). **3.3.48**

Bei der **Lungenembolie** (LAE) kommt es zum **Verschluss** einer oder mehreren **Lungenarterien** durch einen **Embolus** über die **V. cava inferior** (bei **TVT** der unteren Extremität ➤ 3.2.31), nur selten über die V. cava superior. Zu den weiteren seltenen Formen gehören **Fett-Embolie** (bei Frakturen langer Knochen, v. a. Femur, Humerus), **Luft-Embolie** (nach Anlage oder Entfernung eines zentralen Venenkatheters), **Fruchtwasser-Embolie** (in Schwangerschaft) und **Palacos-Embolie** (bei orthopädischen Eingriffen mit Knochenzement – Palacos® ist der Handelsname des gängigsten Knochenzements auf dem Markt). **3.3.49**

Bei der **LAE** kommt es zu folgenden pathophysiologischen Mechanismen: **Verschluss** der **Lungenarterie** → **Anstieg** des **Gefäßwiderstandes** im **Lungenkreislauf** → **erhöhte Nachlast** für das rechte Herz (rechtsventrikuläre Druckbelastung) → mögliche **Rechtsherzdekompensation** (!); **Erhöhung** des **funktionellen Totraums** (Ventilation ohne Perfusion) → **Myokardischämie** → **Vorwärtsversagen** des linken Herzens → **Abfall** des **Herzzeitvolumens** → möglicher **Kreislaufschock** (!) **3.3.50**

Im vorgelegten **EKG** sind typische **Zeichen** einer **Rechtsherzbelastung** bei der LAE zu erkennen: **S_IQ_{III}-Typ** (= tiefe S-Zacke in der Ableitung I und tiefe Q-Zacke in der Ableitung III) mit **verlangsamter R-Progression** (R/S-Umschlag erst in der Ableitung V5/V6) und **T-Negativierungen** in den Ableitungen V1 – V3. Außer diesen Veränderungen können bei einer LAE auch ein **$S_IS_{II}S_{III}$-Typ** (= etwa gleich große R- und S-Zacken in den Ableitungen I–III), eine **P-pulmonale,** ein **Rechtsschenkelblock** und **ST-Senkungen** oder **-Hebungen** auftreten. **3.3.51**

3.3.52 Bei der **Kreislaufstabilität** wird die **klinische Wahrscheinlichkeit** (Vortestwahrscheinlichkeit) einer **LAE** mittels **Wells-Score** abgeschätzt.

3.3.53 Mittels **Wells-Score** werden sieben Elemente beurteilt, denen in der ursprünglichen Version (**Wells I**) folgende Punktzahlen zugeteilt werden: 1. **klinische Zeichen** einer **TVT** (**3 Punkte**); 2. **alternative Ursache unwahrscheinlicher** als die LAE (**3 Punkte**); 3. **frühere Thromboembolie** (**1,5 Punkte**); 4. **Herzfrequenz ≥ 100/min.** (**1,5 Punkte**); 5. **Operation** oder **Immobilisierung** innerhalb der **letzten 4 Wochen** (**1,5 Punkte**); 6. **Hämoptysen** (**1 Punkt**); 7. **aktive Krebserkrankung** (**1 Punkt**). Mithilfe des Wells-Scores I kann die **Wahrscheinlichkeit** einer LAE als **niedrig** (**0–1 Punkt**), **mittel** (**2–6 Punkte**) oder **hoch** (**≥ 7 Punkte**) bewertet werden. In der vereinfachten Version (**Wells II**) wird jedem Element **jeweils 1 Punkt** zugeteilt. Mittels Wells II kann nur bewertet werden, ob eine **LAE unwahrscheinlich** (**0–1 Punkt**) oder **wahrscheinlich** (**≥ 2 Punkte**) ist.

3.3.54 Bei **niedriger** oder **mittlerer Wahrscheinlichkeit** (Wells I) ist eine Bestimmung von **D-Dimeren** indiziert. Bei **positiven D-Dimeren** ist eine **CT-Angiografie** (CTA) notwendig, bei **negativem Ergebnis** ist eine LAE ausgeschlossen und es folgt **weitere Diagnostik** zur Klärung der Ursache. Bei **hoher Wahrscheinlichkeit** (Wells I) ist eine **CTA** indiziert, ohne D-Dimere bestimmen zu müssen. In der CTA kann sich die LAE als Kontrastmittelaussparung definitiv bestätigen. Alternativ (z. B. bei schwerer Niereninsuffizienz) steht die **Ventilations-/Perfusionsszintigrafie** zur Verfügung, aber nur bei hämodynamischer Stabilität.

3.3.55 **D-Dimere** haben eine **hohe Sensitivität,** aber **geringe Spezifität** (viele falsch positive Befunde – D-Dimere sind oft **erhöht** auch nach **Operationen, Traumen,** bei **Entzündungen, malignen Erkrankungen** und in der **Schwangerschaft**).

3.3.56 Bei einer **hämodynamischen Instabilität** müssen Sie zunächst beurteilen, ob die Patientin/der Patient ausreichend stabil für die CTA ist. Falls nicht, reicht auch ein **echokardiografischer Nachweis** von **rechtsventrikulärer Dysfunktion** (Dilatation und Hypokinesie des rechten Ventrikels, Verlagerung des interventrikulären Septums nach links, Insuffizienz der Trikuspidalklappe u. a.) aus, um eine Therapie zu initiieren.

3.3.57 In der **Akutbehandlung** der LAE sind allgemeine Maßnahmen wie **Analgesie, halbsitzende Position** und eine **Sauerstoffgabe** wichtig. Die **therapeutische Antikoagulation** erfolgt i. d. R. mit **unfraktioniertem Heparin** (➤ 3.13.19). Bei einer ausgeprägten Lungenembolie bzw. einem kardiogenen Schock ist eine **Thrombolyse** (z. B. mit Alteplase) indiziert. In Ausnahmefällen kann auch eine interventionelle kathetergestützte **Embolektomie** zum Einsatz kommen.

3.3.58 Zur **Sekundärprophylaxe** nach einer LAE werden **direkte orale Antikoagulanzien** oder **Vitamin-K-Antagonisten** für **3–6 Monate** eingesetzt. Die Therapiedauerhängt von den Risikofaktoren ab (➤ 3.2.37).

3.3.59 Im **Röntgenbild** zeigt sich eine **Verschattung** in der **rechten Lungenspitze.** Es handelt sich um eine typische Lokalisation für einen **Pancoast-Tumor**.

Pancoast-Tumor kann **benachbarte Strukturen komprimieren** oder **infiltrieren** und entsprechende Symptomatik hervorrufen: **Schulterschmerzen, Schwäche** und **Sensibilitätsstörungen** im **Ober-** oder **Unterarm** (Infiltration des Plexus brachialis), **Horner-Syndrom** (Symptomtrias aus Miosis, Ptosis und Enophthalmus) bei der Infiltration des Ganglion stellatum (→ Sympathikus-Störung), **Heiserkeit** (Infiltration des N. recurrens → Stimmbandparese) und **obere Einflussstauung** (Kompression der V. cava → **gestaute Halsvenen, Schwellungen** im **Hals** und **Arm**). 3.3.60

Zu den **Risikofaktoren** des **Lungenkarzinoms** gehören v.a. **Rauchen** (auch passiv), **Feinstaub** (Straßenverkehr, Industrie), **Quarzstaub** (Bergbau, Risiko der Entwicklung einer Silikose), **Asbest** (Risiko der Entwicklung einer interstitiellen Lungenfibrose), **Radonbelastung** in der Umwelt und **medizinische Strahlenexposition.** 3.3.61

Histologisch werden zwei **Haupttypen** des **Lungenkarzinoms** differenziert: 1. **Nicht-kleinzellige Lungenkarzinome** (NSCLC) – **Plattenepithelkarzinom** (typisch bei Rauchern), **Adenokarzinom, großzelliges Karzinom** und **neuroendokrine Tumoren;** 2. **Kleinzelliges Lungenkarzinom** (SCLC) – sehr aggressiver Typ, der in die Gruppe der neuroendokrinen Tumoren gehört. Nach der **Lage** im **Bronchialsystem** unterscheidet man **zentrale** (meist Plattenepithelkarzinom und kleinzelliges Karzinom) und **periphere** (meist Adeno- und großzelliges Karzinom) **Bronchialkarzinome.** 3.3.62

Im **Röntgenbild** sehen Sie eine **Raumforderung** in der **Hilusnähe** (**M**) – es handelt sich um ein **zentrales Bronchialkarzinom**. Der **Pfeil** zeigt auf eine **poststenotische Atelektase** im **rechten Oberlappen.** Zentrale Bronchialkarzinome können Lappenbronchien einengen und dadurch Atelektasen oder obstruktive Pneumonien verursachen. 3.3.63

Periphere Bronchialkarzinome stellen sich im Röntgenbild als **solitäre Rundherde** mit **unscharfer Kontur** und vom Rundherd ins Lungenparenchym ausstrahlenden **Ausläufern** (sog. **Spiculae**) dar. 3.3.64

MERKE

Lungenmetastasen haben eher eine gleichmäßig **runde Form** bei relativ **scharfer Begrenzung** und treten nur selten solitär auf.

Kleinzellige Lungenkarzinome verursachen oft **paraneoplastische Syndrome,** z.B. das **Syndrom der inadäquaten ADH-Sekretion (SIADH)** mit der Folge einer Hyponatriämie und **paraneoplastisches Cushing-Syndrom** durch die ektope Produktion des adrenocorticotropen Hormons (ACTH). 3.3.65

Bei einem **tumorverdächtigen Röntgen-Befund** erfolgt eine **CT-** oder **MRT-Untersuchung** des **Thorax** und **Oberbauch** mit **KM** zum Ausschluss von Leber- und Nebennierenmetastasen. Zur histologischen Bestätigung wird eine **Biopsie** durchgeführt – **bronchoskopisch** (bei zentralen Karzinomen) oder **transthorakal** (bei peripheren Karzinomen), ggf. **thorako-** oder **mediastinoskopisch.** Zum Ausschluss von Metastasen werden im Staging weitere Untersuchungen durchgeführt, z.B. MRT-Schädel und Knochenszintigrafie. 3.3.66

3.3.67 **TNM-Klassifikation** von Lungenkarzinomen: **T1** = Tumorgröße < **3 cm,** auf die **Lunge begrenzt; T2** = Tumorgröße **3–5 cm** mit **Infiltration** der **Pleura visceralis** oder des **Hauptbronchus,** ggf. tumorbedingte **Atelektase** oder **obstruktive Pneumonie; T3** = Tumorgröße **5–7 cm** oder **Infiltration** der **Pleura parietalis,** des **N. phrenicus** oder des **parietalen Perikards** oder zusätzlicher **Tumorknoten** im **selben Lungenlappen; T4** = Tumorgröße > **7 cm, Infiltration** von **Diaphragma, Mediastinum, Herz, großen Gefäßen** (**Aorta, V. cava, A. pulmonalis, V. pulmonalis**), **Trachea, N. laryngeus recurrens, Ösophagus, Wirbelkörpern, Carina** oder zusätzlicher **Tumorknoten** in einem **anderen ipsilateralen Lungenlappen; N1** = **ipsilaterale Metastase** (oder **direkte Invasion**) in **peribronchialen, hilären** oder **intrapulmonalen** Lymphknoten (LK); **N2** = **ipsilaterale Metastase** in **mediastinalen** oder **subkarinalen** LK; **N3** = **kontralaterale Metastase** in **mediastinalen** oder **hilären** LK bzw. **ipsi-** oder **kontralaterale Metastase** in **tief zervikalen** oder **supraklavikulären** LK; **M1** = **maligner Pleuraerguss, maligner Perikarderguss, Fernmetastasen** (**Leber, Gehirn, Nebennieren, Knochen**)

3.3.68 Bei **kleinzelligem Lungenkarzinom** wird zur Stadieneinteilung eine andere **Klassifikation** verwendet: 1. **Very Limited Disease** (T1–T2, N0–N1, M0); 2. **Limited Disease** (T3–T4 und/oder N2–N3, M0); 3. **Extensive Disease** (immer bei M1)

3.3.69 Zum **Staging** von Lungenkarzinomen werden folgende diagnostische Verfahren eingesetzt: **CT-** oder **MRT-Abdomen, MRT-Schädel, PET-CT** oder **Knochenszintigrafie,** bei Pleuraerguss eine **Pleurapunktion** und ggf. **Videothorakoskopie**

3.3.70 **NSCLC** werden primär **reseziert,** je nach Tumorgröße und -lage als eine **Keilresektion** (= Entfernung von einem kleinen Teil des Lungensegments), **Segmentresektion** (= anatomische Resektion eines Lungensegments), **Lobektomie** (= Entfernung eines Lungenlappens) oder **Pneumektomie** (= Entfernung des kompletten Lungenflügels). Präoperativ muss immer eine **Lungenfunktionsdiagnostik** erfolgen! Kleinere Tumoren können bei Inoperabilität auch mittels **stereotaktischer Bestrahlung** behandelt werden. Bei größeren Tumoren bzw. im Stadium N1/N2 wird auch eine **adjuvante Chemotherapie** (z. B. mit Cisplatin und Checkpoint-Inhibitoren, wie Atezolizumab) oder eine **definitive Radiochemotherapie** durchgeführt. In der **palliativen Situation** ist eine **systemische Chemotherapie** indiziert. Bei einem **Pancoast-Tumor** wird zuerst eine **neoadjuvante Radiochemotherapie** durchgeführt, dann erfolgt eine **Resektion.**

MERKE

Die **rechte Lunge** (= der rechte **Lungenflügel**) besteht aus **drei Lungenlappen** (Ober-, Mittel- und Unterlappen), die **linke Lunge** (= der linke **Lungenflügel**) aus **zwei Lungenlappen** (Ober- und Unterlappen). Jeder Lungenflügel kann außerdem in **10 Lungensegmente** unterteilt werden.

3.3.71 **SCLC** wird abhängig vom Stadium unterschiedlich behandelt: 1. **Very Limited Disease** (kurativ) → **Resektion** und **adjuvante Chemotherapie** (Cisplatin, Etoposid); 2. **Limited Disease** (i. d. R. noch kurativ) → **kombinierte Radiochemotherapie** (Chemotherapie mit

Cisplatin und Etoposid); 3. **Extensive Disease** (palliativ) → **Chemotherapie** (Carboplatin, Etoposid, Atezolizumab) und **Bestrahlung** des **Mediastinums.** Zusätzlich wird **in jedem Stadium** der **Schädel prophylaktisch bestrahlt.**

Die **Sarkoidose** gehört – zusammen mit der Lungenfibrose – zu den **häufigsten interstitiellen Lungenerkrankungen.** Es handelt sich um eine **granulomatöse Erkrankung** unbekannter Ursache, die meist **Lungen** und **hiläre Lymphknoten** (90 %), **Augen** und die **Haut** befällt, andere Organe (**Leber, Milz, Herz, Augen** u. a.) können aber auch betroffen sein. Die **Diagnosestellung** basiert auf dem **radiologischen Befund** (**Röntgen-Thorax, CT** bzw. **Dünnschicht-CT**) der Lunge und **histopathologischem Nachweis** von nicht-verkäsenden **Granulomen** (DD: TBC). Im **Röntgen-Thorax** werden **vier Stadien** (**Typen**) unterschieden: **Typ I** (**bihiläre Lymphadenopathie;** DD: Lymphom, Lungenkarzinom, TBC), **Typ II** (wie Typ I + **retikulo-noduläre Herde;** DD: Miliar-TBC, Silikose, Asbestose), **Typ III** (**retikulo-noduläre Herde ohne Lymphadenopathie**), **Typ IV** (**Lungenfibrose**). Durch **MRT** oder **PET** kann die **Beteiligung anderer Organe** ausgeschlossen werden. Die **Therapie** besteht in der Gabe von **NSAR** (**akute Form** – gute Prognose, meist spontane Rückbildung) bzw. **Immunsuppressiva** (**chronische Form**): **orale Kortikosteroide** (z. B. Prednison) als 1. Wahl, ggf. kombiniert mit **Immunsuppressiva** (Methotrexat, Azathioprin). Bei erfolgloser Therapie wird **Infliximab** indiziert. Bei Therapieversagen kann eine **Lungentransplantation** notwendig sein. 3.3.72

Die **Lungenfibrose** ist meistens **idiopathisch,** kann aber auch durch **Systemerkrankungen** (z. B. Sarkoidose, rheumatoide Arthritis), **inhalative Noxen** (z. B. Pneumokoniosen wie Silikose und Asbestose) oder **Medikamente** (z. B. Methotrexat, Bleomycin u. a.) verursacht werden. **Klinisch** manifestieren sich die Lungenfibrosen v. a. durch **Belastungsdyspnoe** und **trockenen Reizhusten.** In der **Diagnostik** kommen insb. **Lungenfunktionsdiagnostik** (Hinweise auf die **restriktive Ventilationsstörung**), **Laboruntersuchung** (Antinukleäre Antikörper [**ANA**], Anti-Neutrophile cytoplasmatische Antikörper [**ANCA**], **Rheumafaktor** u. a.), **Röntgen-Thorax** (**retikuläres Muster**) bzw. **Dünnschicht-CT** und **Bronchoskopie** mit **Biopsie** zum Einsatz. Bei der idiopathischen Form ist eine **antifibrotische Therapie** mit Nintedanib oder Pirfenidon indiziert. Bei respiratorischer Insuffizienz ist die **Langzeitsauerstofftherapie** wichtig, bei Therapieversagen kann eine **Lungentransplantation** notwendig sein. 3.3.73

3.4 Gastroenterologie

Die geschilderten Beschwerden sind typisch für Sodbrennen und sprechen für eine **gastroösophageale Refluxkrankheit** (**GERD**). Differenzialdiagnostisch kommen auch andere Erkrankungen des Ösophagus in Betracht, wie **Divertikel** und **Motilitätsstörungen** (z. B. **Achalasie**). Bei thorakalen Schmerzen muss immer auch eine **Angina pectoris** (➤ 3.1.1) ausgeschlossen werden! 3.4.1

GERD wird definiert als ein **Rückfluss** von **Mageninhalt** in die Speiseröhre beim Vorliegen der **Symptome** und/oder **Läsionen** (meist Erosionen bei Ösophagitis) in der Speiseröhre. 3.4.2

3.4.3 In der **Diagnostik** der **GERD** ist eine eingehende **Anamneseerhebung** inkl. detaillierter **Medikamentenanamnese** (Anticholinergika, trizyklische Antidepressiva, Benzodiazepine u.a. können eine Relaxation des unteren Ösophagussphinkters verursachen) besonders wichtig. In der **körperlichen Untersuchung** liegt der Fokus auf der Herz- und Lungenauskultation (Ausschluss von Differenzialdiagnosen). Durch die **pH-Metrie** und **Impedanzmessung** (= Messung der elektrischen Leitfähigkeit) werden über 24 Stunden saure und nicht-saure Refluxepisoden erfasst und nach einer Korrelation zwischen diesen und den Symptomen gesucht. Die endoskopische Untersuchung mittels **ÖGD** (= Ösophago-Gastro-Duodenoskopie) dient primär dem Ausschluss von entzündlichen Veränderungen, Läsionen (z.B. Erosionen), Komplikationen (Ulzerationen, Blutungen, Stenosen, Barrett-Ösophagus) sowie einer Hiatushernie.

3.4.4 Bei der Mehrzahl der Patientinnen/Patienten mit GERD finden sich endoskopisch keine Auffälligkeiten. Diese Form wird als NERD (= nicht-erosive Refluxkrankheit) bezeichnet. Die **Therapie** beruht auf zwei Hauptsäulen: 1. **Allgemeinmaßnahmen** (Verzicht auf ungesunde Speisen und Getränke sowie auf Spätmahlzeiten, Erhöhung des Kopfes während des Schlafs, Vermeiden enger Kleidung, ggf. Gewichtsabnahme); 2. Therapie mit **Protonenpumpeninhibitoren** (PPI), z.B. Esomeprazol 20 mg 1-mal täglich für 4–8 Wochen.

MERKE

Chirurgische Therapie der GERD (**Antirefluxoperation**) ➤ 5.2.31

3.4.5 **PPI** werden im Dünndarm resorbiert und gelangen über die Blutbahn in die Magenschleimhaut, wo sie die **Protonenpumpe** (**H^+/K^+-ATPase**) in den **Parietalzellen** (= Belegzellen) irreversibel hemmen. Dadurch wird die Produktion der **Magensäure reduziert.**

3.4.6 **PPI** können Kopfschmerzen, Schwindel, Müdigkeit und **gastrointestinale Beschwerden** (z.B. Übelkeit, Blähungen) verursachen. Durch die pH-Erhöhung im Magen können sie die **Resorption** von bestimmten **Medikamenten** (z.B. antiretroviralen Medikamenten), Vitaminen (**Vit. B12**), Mineralstoffen (**Calcium**) und Spurenelementen (**Eisen**) negativ beeinflussen. Unter einer Langzeittherapie mit PPI können sich somit eine **Osteoporose** sowie ein **Eisenmangel** entwickeln. Die reduzierte bakterizide Wirkung der Magensäure kann zu **Magen-Darm-Infektionen** (insb. Clostridium difficile), **Atemwegsinfekten** und **Pneumonien** führen.

MERKE

PPI werden nicht selten ohne entsprechende Indikation, zu hoch dosiert und zu lange verordnet! Die **Indikation** muss daher regelmäßig **kritisch hinterfragt** werden („Magensäure hat Sinn!").

3.4.7 **PPI** sollen nicht abrupt abgesetzt, sondern **ausgeschlichen** (= schrittweise reduziert) werden. Sonst droht ein **Säure-Rebound,** d.h. ein plötzliches Wiederauftreten der Symptomatik. Diesem Phänomen liegt eine kompensatorische Säureproduktion durch Gastrin und erhöhte Histaminfreisetzung unter PPI-Behandlung zugrunde.

Die häufigste **Motilitätsstörung** des **Ösophagus** ist die **Achalasie**. Zu den selteneren Formen gehören: hyperkontraktiler Ösophagus, distaler (auch diffuser) Ösophagusspasmus und hypokontraktile Motilitätsstörungen. 3.4.8

Achalasie ist eine Funktionsstörung der glatten Muskulatur des **unteren Ösophagussphinkters** (UÖS). Pathophysiologisch liegen **degenerative Veränderungen** der **inhibitorischen Neurone** des **Plexus myentericus** (= Auerbach-Plexus) zugrunde. Diese haben eine **gestörte Relaxation** und einen **erhöhten Ruhedruck** des UÖS zur Folge. 3.4.9

In der **Diagnostik** der **Achalasie** werden **Manometrie** (= Messung des Drucks im Ösophagus), **ÖGD** und **Ösophagus-Breischluck** (= Röntgenuntersuchung mit einem jodhaltigen KM) verwendet. Zu den typischen Befunden gehören: erschwerte Passage mit dem Endoskop, ggf. auch sichtbare Speisereste im Ösophagus, erhöhter Ruhedruck des UÖS und eine Engstelle im Bereich des UÖS mit prästenotischer Dilatation (sog. „Sektglasform"). 3.4.10

In der **Therapie** der **Achalasie** kommen folgende Methoden zum Einsatz: **pneumatische Ballondilatation** (= Dehnung des UÖS mittels Ballonkatheter), endoskopische oder operative **Myotomie** (= Muskelspaltung der betroffenen Muskulatur) und endoskopische Injektion von **Botulinumtoxin.** 3.4.11

Barrett-Ösophagus bezeichnet eine **Metaplasie** des **distalen Ösophagus** (= Umwandlung von **Plattenepithel** des Ösophagus in ein **Zylinderepithel**) auf deren Boden **intraepitheliale Neoplasien** (IEN) und folglich ein **Adenokarzinom** entstehen können. 3.4.12

Zur Diagnosestellung des **Barrett-Ösophagus** ist eine **endoskopische Untersuchung** erforderlich. Dabei werden multiple **Biopsien** aus allen suspekten Arealen entnommen sowie eine **4-Quadranten-Biopsie** (alle 2 cm aus allen 4 Quadranten) durchgeführt. 3.4.13

Bei **Barrett-Ösophagus** wird die Läsion endoskopisch reseziert (**endoskopische Mukosaresektion** oder **Submukosadissektion**) oder mittels **Radiofrequenzablation** (= Thermoablation) entfernt. Die Auswahl der Methode hängt von dem histopathologischen Befund ab (z. B. Radiofrequenzablation bei low-grade IEN, Submukosadissektion bei high-grade IEN). 3.4.14

Zu einer **Dysphagie** können verschiedene Ursachen führen: **Erkrankungen** des **Ösophagus** (z. B. Achalasie, Ösophagusvarizen, Strikturen, Ösophaguskarzinom, Zenker-Divertikel), **neurologische Erkrankungen** (z. B. Apoplex, M. Parkinson, Multiple Sklerose), **Fremdkörper,** große **Struma,** autonome **Neuropathie** u. a. 3.4.15

MERKE

Als **Zenker-Divertikel** bezeichnet man ein **Pseudodivertikel** des **Hypopharynx,** das zu **Dysphagie, Regurgitation** und **Druckschmerzen** führen kann. Größere Zenker-Divertikel können auch eine Aspirationspneumonie verursachen. Das Divertikel lässt sich gut in einer **Röntgenuntersuchung** mit **KM** darstellen und kann endoskopisch (**Mukomyotomie**) oder operativ (**Resektion**) entfernt werden.

3.4.16 **Endoskopie** mit **Biopsieentnahme** ist die primäre diagnostische Methode bei V. a. Ösophaguskarzinom. Mittels **Endosonografie** werden das Ausmaß der Tumorinfiltration sowie Befall der regionären Lymphknoten (LK) beurteilt. Zum Staging wird eine **Abdomen-** und **Halssonografie** zum Ausschluss von Metastasen durchgeführt. Außerdem werden **CT** von **Hals, Thorax** und **Abdomen** mit KM (alternativ **MRT**) und **PET/CT** eingesetzt. Abhängig von der Tumorlokalisation werden ggf. auch eine **Laryngo-, Bronchoskopie** oder **Laparoskopie** mit **zytologischer Untersuchung** (bei Adenokarzinomen des gastroösophagealen Übergangs im Stadium T3/T4) durchgeführt.

3.4.17 Bei **Ösophaguskarzinom** unterscheidet man zwei histologische Typen: **Adenokarzinome** (zunehmende Inzidenz in Industrieländern) und **Plattenepithelkarzinome** (weltweit häufiger).

3.4.18 **Adenokarzinome** finden sich typischerweise im **distalen Ösophagus.** Sie entstehen am häufigsten auf dem Boden eines **Barrett-Ösophagus** bei chronischem Säurereflux. **Plattenepithelkarzinome** sind v. a. im **mittleren** und **proximalen Ösophagus** lokalisiert. Sie entwickeln sich meist im Zusammenhang mit **Alkohol** und **Rauchen** oder nach einer **Strahlentherapie** im Hals- oder Thoraxbereich.

3.4.19 **TNM-Klassifikation** bei **Ösophaguskarzinom: T1a** (Infiltration der **Lamina propria** oder **Muscularis mucosae**); **T1b** (Infiltration der **Submucosa**); **T2** (Infiltration der **Muscularis propria**); **T3** (Infiltration der **Adventitia**); **T4a** (Infiltration von **Pleura, V. azygos, Perikard, Zwerchfell** oder **Peritoneum**); **T4b** (Infiltration der **Aorta, Trachea** oder eines **Wirbelkörpers**); Befall **regionärer Lymphknoten: N1** (1–2 regionäre LK), **N2** (3–6 regionäre LK), **N3** (≥ 7 regionäre LK); Befall **nicht-regionärer LK** oder **hämatogene Metastasierung: M1** (z. B. **supraklavikuläre LK, Leber, Lunge** und **Knochen**).

3.4.20 Das Ösophaguskarzinom metastasiert in die **paraösophagealen LK.** Abhängig von seiner Lokalisation können auch weitere **regionäre LK** betroffen sein: **zervikale** (oberes Drittel), **mediastinale** (mittleres Drittel), **perigastrische** und **zöliakale** LK (unteres Drittel).

3.4.21 Im Stadium **T1** ist eine **endoskopische Resektion** mittels Mukosaresektion oder Submukosadissektion möglich. Ab dem Stadium **T2** erfolgt eine **chirurgische Tumorresektion** (Sicherheitsabstand von 2–4 cm) mit **Lymphadenektomie.** Ab dem Stadium **T3** wird eine neoadjuvante **Radiochemotherapie** (Plattenepithelkarzinome) mit 5-Fluorouracil und Cisplatin bzw. eine neoadjuvante und adjuvante **Chemotherapie** (Adenokarzinome) nach **FLOT-Schema** (5-Fluorouracil, Folinsäure, Oxaliplatin, Docetaxel) durchgeführt. Eine **definitive Radiochemotherapie** kommt bei **nicht operablen** und **zervikal** lokalisierten Plattenepithel- bzw. Adenokarzinomen zum Einsatz. Zur **palliativen Therapie** bei metastasierten Karzinomen wird eine **Chemotherapie** mit 5-Fluorouracil und Cisplatin, ggf. auch mit monoklonalen Antikörpern (z. B. Trastuzumab bei HER2-Mutation) indiziert.

MERKE

Adenokarzinome des **gastroösophagealen Übergangs** werden nach der **Siewert-Klassifikation** in Bezug auf die Z-Linie (= die Grenze zwischen Ösophagus- und Magenschleimhaut) in drei Typen eingeteilt: **Typ I** (Karzinom im distalen Ösophagus, 1–5 cm oberhalb der Z-Linie); **Typ II** (Kardiakarzinom, 1 cm oberhalb bis 2 cm unterhalb der Z-Linie); **Typ III** (Karzinom 2–5 cm unterhalb der Z-Linie). Je nach Typ kommen unterschiedliche operative Strategien zum Einsatz: **subtotale transthorakale Ösophagektomie** mit **Resektion** des **proximalen Magens** (Typ I), **transhiatal erweiterte Gastrektomie** (Typ II) und **transhiatal erweiterte Gastrektomie** mit **Resektion** des **distalen Ösophagus** (Typ III).

Anhand der **ABC-Klassifikation** unterscheidet man 3 Formen der **chronischen Gastritis:** 1. **Typ A** (Autoimmungastritis): **Antikörper** gegen **Parietalzellen** im **Fundus** und **Korpus,** mit der Entwicklung einer Achlorhydrie und perniziöser Anämie (Vit.-B12-Mangel) als Spätfolge; 2. **Typ B** (bakteriell bedingt): Infektion mit **H. pylori** mit Beginn im **Antrum** und Ausbreitung in den **Korpus;** 3. **Typ C** (chemische Gastritis): durch Medikamente (**NSAR, Glukokortikoide**) und Noxen (**Rauchen, Alkohol**). **3.4.22**

Zu einer **akuten Gastritis** führen insb. **exogene Noxen** (z. B. Alkoholexzess, bakterielle Infektionen, Medikamente, u. a. NSAR und ASS) sowie **Stresszustände** (z. B. Operationen, Traumata, Schock). **3.4.23**

Zur Sicherung der Diagnose werden je nach dem endoskopischen Befund auch **Biopsien** aus der Magenschleimhaut entnommen. Bei Verdacht auf eine **H. pylori-Infektion:** jeweils **2** Biopsien aus dem **Antrum** und **Korpus** (große + kleine Kurvatur); bei Verdacht auf **Typ-A-Gastritis:** jeweils **2** Biopsien aus dem **Fundus** und **Korpus.** **3.4.24**

Zum **Nachweis** einer **H.-pylori-Infektion** werden **invasive Methoden** (Histologie, Urease-Schnelltest, ggf. Kultur, PCR) eingesetzt. Zur **Überprüfung** des **Therapieerfolges** kommen i. d. R. **nicht-invasive Methoden** (^{13}C-Harnstoff-Atemtest, Antigennachweis aus Stuhl) zum Einsatz. **3.4.25**

Bei der H.-pylori-Infektion ist eine **Eradikationstherapie** indiziert: **Bismut-Quadrupeltherapie** (Bismut + Tetracyclin + Metronidazol + PPI) für mind. 10 Tage. Bei Versagen der Therapie erfolgt unter Resistenztestung die **Fluorchinolon-Tripeltherapie** (Levofloxacin oder Moxifloxacin + Amoxicillin + PPI), die **französische Tripeltherapie** (Clarithromycin + Amoxicillin + PPI) oder die **italienische Tripeltherapie** (Clarithromycin + Metronidazol + PPI). **3.4.26**

Bei einem **Magenulkus** sollten Sie mind. **8 Biopsien** aus dem Ulkusgrund und -rand zum Ausschluss einer Malignität entnehmen. Außerdem ist es wichtig, auch das **Duodenum** auf das Vorhandensein von **Ulzera** zu untersuchen. **3.4.27**

Gastroduodenale Ulzera entstehen am häufigsten auf dem Boden einer **H.-pylori-Infektion**. Zu den anderen Ursachen und Risikofaktoren zählen **Medikamente** (insb. NSAR), Rauchen, seltener das Zollinger-Elisson-Syndrom (= Übersekretion von Gastrin). Akut können Ulzera bei **Stressfaktoren** (insb. bei einer intensivmedizinischen Behandlung) auftreten. **3.4.28**

3.4.29 **Schmerzen** bei **Ulcus duodeni** treten oft bei **Nüchternheit** auf und verbessern sich durch das Essen. Schmerzen bei **Ulcus ventriculi** manifestieren sich oft **beim Essen.**

3.4.30 Bei einem **H.-pylori-positiven Ulkus** ist die **Eradikationstherapie** indiziert. Findet sich ein **H.-pylori-negatives Ulkus,** folgt eine **symptomatische Therapie** (z. B. Behandlung mit PPI, Absetzen von NSAR, Rauch- und Alkoholverzicht).

3.4.31 Nach **Beendigung** der **Eradikationstherapie** sollte im Abstand von mind. 4 Wochen der Therapieerfolg überprüft werden. Bei **Ulcus ventriculi** reichen die nicht-invasiven Methoden (Atem- oder Stuhltest) nicht aus, sondern ist eine **Kontrollendoskopie** (ggf. mit **Biopsien**) zum Ausschluss eines Magenkarzinoms (!) erforderlich.

3.4.32 Das Vorgehen bei **Hämatemesis** richtet sich nach dem klinischen Bild: Messung der **Vitalparameter, Volumensubstitution** mit kristalloiden Lösungen, **Kreislaufstabilisierung, Blutabnahme** inkl. **Blutbild** und Bestimmung der **Blutgruppe,** ggf. Bereitstellung der **Ery-Konzentrate,** Identifikation der Blutungsquelle mittels **ÖGD** und **endoskopische Blutstillung.**

3.4.33 Zu den häufigsten Ursachen einer **oberen gastrointestinalen Blutung** gehören gastroduodenale **Ulzera, Ösophagusvarizen** (➤ 3.5.25), **Erosionen, Refluxösophagitis, Mallory-Weiss-Syndrom** (= Einrisse der Schleimhaut im distalen Ösophagus oder proximalen Magen durch Erbrechen) und **Karzinome.**

3.4.34 Die **Forrest-Klassifikation** dient zur endoskopischen Beurteilung der Blutungsaktivität bei **gastroduodenalen Ulzera.** Sie beinhaltet 3 Kategorien: 1. **Aktive Blutung** (Typ I): **spritzende** Blutung (Typ **Ia**) oder **Sickerblutung** (= leichte, flächige Blutung; Typ **Ib**); 2. **Blutungsstigmata** ohne aktive Blutung (Typ II): Ulkus mit **Gefäßstumpf** (= durchtrenntes Gefäß ohne Blutung; Typ **IIa**), **Blutkoagel** (Typ **IIb**) oder **Hämatinauflagerung** (Typ **IIc**); 3. **Fibrinbelegtes** Ulkus (Typ **III**).

3.4.35 Bei einer **akuten Ulkusblutung** werden folgende Methoden verwendet: submuköse Injektion einer verdünnten **Adrenalinlösung** (z. B. 1:10000), mechanischer Verschluss mit einem **Metallclip** (diese Methode wird auch bei einem Gefäßstumpf wegen hohem Blutungsrisiko benutzt), **Fibrinkleber** (= Injektion von Fibrinogen und Thrombin) und **Sklerosierung** (z. B. mittels Polidocanol).

3.4.36 Bei einem vergrößerten Lymphknoten **supraklavikulär links** handelt es sich um den sog. **Virchow-Lymphknoten** (manchmal auch Virchow-Drüse). Dieser Befund ist typisch für **metastasierte** maligne Erkrankungen des Magen-Darm-Trakts (insb. bei fortgeschrittenem **Magenkarzinom**).

3.4.37 Zu den **Risikofaktoren** des **Magenkarzinoms** gehören: **H.-pylori-Infektion, atrophische Gastritis** (auf dem Boden der Typ-A-Gastritis), **männliches Geschlecht, Nikotinkonsum** und Z. n. **partieller Gastrektomie.**

3.4.38 **Histologisch** zeichnen sich **Magenkarzinome** durch eine hohe Heterogenität aus. Am häufigsten findet sich ein **Adenokarzinom,** das nach der **WHO-Klassifikation** in weitere Typen unterteilt werden kann: **tubulär, papillär, muzinös, Siegelringzellkarzinom**

(schlechte Prognose!) u. a. Zu den selteneren histologischen Typen gehören Plattenepithelkarzinom, adenosquamöses und undifferenziertes Karzinom. Abhängig vom Wachstumsmuster unterscheidet man nach der **Laurén-Klassifikation** 3 Typen der Magenkarzinome: **intestinaler** (polypös wachsend, gut begrenzt), **diffuser** (infiltrativ wachsend und sich diffus ausbreitend, dadurch schlecht begrenzt) und **Mischtyp.**

Laborchemisch werden u. a. Blutbild, Gerinnung, Leber- und Nierenwerte bestimmt. Zur Beurteilung des Primärtumors sind eine **Endoskopie** mit **Biopsieentnahme** sowie eine **Endosonografie** wichtig. Zum Ausschluss von Metastasen kommen **Abdomensonografie, CT-Abdomen, -Thorax** und **-Becken,** ggf. eine **Staging-Laparoskopie** (bei fortgeschrittenen Tumoren zum Ausschluss einer Peritonealkarzinose) zum Einsatz. **3.4.39**

TNM-Klassifikation bei **Magenkarzinom: T1a** (Infiltration der **Lamina propria** oder **Muscularis mucosae**), **T1b** (Infiltration der **Submukosa**), **T2** (Infiltration der **Muscularis propria**), **T3** (Infiltration der **Subserosa**), **T4a** (Infiltration des **viszeralen Peritoneums**), **T4b** (Infiltration **benachbarter Strukturen,** z. B. Leber, Colon transversum, Milz, Pankreas, Zwerchfell); Befall regionärer Lymphknoten: **N1** (1–2 regionäre LK), **N2** (3–6 regionäre LK), **N3** (7 oder mehr regionäre LK); Befall **nicht-regionärer LK** oder **hämatogene Metastasierung: M1** (z. B. **Leber, Lunge** und **Peritonealkarzinose**). **3.4.40**

Regionäre LK des **Magens** befinden sich im **Kompartiment I** (**perigastrische** LK entlang der kleinen und großen Kurvatur) und **Kompartiment II** (LK im Bereich des **Truncus coeliacus** sowie entlang der **A. gastrica sinistra, A. hepatica communis** und **A. lienalis**). **3.4.41**

MERKE

Ein Befall von mesenterialen, retropankreatischen und paraaortalen LK (= **Kompartiment III**) und weiteren nicht-regionären LK (z. B. supraklavikulär) gilt als **Fernmetastasierung!**

Frühkarzinome im Stadium T1a können **endoskopisch reseziert** (Voraussetzungen: kleine, gut/mäßig differenzierte Läsion ohne Ulzeration u. a.) werden, ab Stadium T1b ist eine **totale Gastrektomie** (bei intestinalem Typ ist auch eine **subtotale Gastrektomie** möglich) mit **D2-Lymphadenektomie** erforderlich. Dabei werden LK im Kompartiment I und II, Omentum majus und minus sowie Bursa omentalis mitentfernt. Zur Wiederherstellung der Verdauungspassage wird i. d. R. die sog. **Roux-Y-Rekonstruktion** (= Durchtrennung, Hochzug und End-zu-End-Anastomose einer Jejunalschlinge mit dem Ösophagus bzw. mit dem Restmagen + End-zu-Seit-Anastomose der Jejunalschlinge mit dem Duodenum) durchgeführt. Bei fortgeschrittenen Karzinomen ist zusätzlich eine **adjuvante** und **neoadjuvante Chemotherapie** nach dem **FLOT-Schema** (5-Fluorouracil, Folinsäure, Oxaliplatin, Docetaxel) indiziert. Im Rahmen von **palliativer Therapie** (nicht resektabler Tumor, Fernmetastasen) wird eine **Chemotherapie** (Chemotherapeutika aus dem FLOT-Schema, ggf. Trastuzumab bei HER-2-Überexpression) durchgeführt. **3.4.42**

Das Ultraschallbild zeigt einen Gallenblasenstein (**Cholezystolithiasis**), der sich als eine **echoreiche** Struktur gut erkennen lässt. Ein typisches Zeichen ist auch der sog. dorsale **Schallschatten,** den Gallensteine werfen. **3.4.43**

3.4.44 Bei der Abdomensonografie müssen auch **intra-** und **extrahepatische Gallenwege** (Choledocholithiasis? Cholangitis?) beurteilt werden. Die Untersuchung erfolgt zunächst in **Rücken-,** dann in **Seitenlage.** Liegen Gallensteine vor, **wandern** sie **nach der Schwerkraft,** abhängig von der Körperlage. So können Sie Gallensteine auch von Gallenblasenpolypen differenzieren (Polypen wachsen aus der Gallenblasenwand und ändern ihre Lage nicht). Während der Sonografie sollten Sie auch das **Murphy-Zeichen** überprüfen (Cholezystitis?).

3.4.45 Am häufigsten kommen **Cholesterinsteine** und **gemischte Steine** vor. Seltener bilden sich **Pigmentsteine,** die weiter in **schwarze** (Bilirubinsteine) und **braune** (bakteriell-entzündlich bedingte Gallensteine) unterteilt werden können.

3.4.46 Nach der „**6F-Regel**" unterscheidet man folgende Risikofaktoren: **Fat** (Adipositas, Hyperlipidämie), **Female** (weibliches Geschlecht), **Fertile** (Schwangerschaft, mind. 1 Kind), **Forty** (Alter > 40 Jahre), **Fair** (heller Hauttyp) und **Family** (genetische Prädisposition).

3.4.47 Bei V. a. Cholezystolithiasis ist in erster Linie eine **körperliche Untersuchung** des Abdomens wichtig. Positives **Murphy-Zeichen** (➤ 14.6.18) spricht für eine **Cholezystitis, lokale Abwehrspannung** im rechten Oberbauch auf eine **Peritonitis** (!). **Druckschmerz** im rechten Oberbauch deutet auf eine **Cholezystolithiasis** bzw. **Cholezystitis** hin. Laborchemisch müssen u. a. **Blutbild,** C-reaktives Protein (**CRP**), Blutsenkungsgeschwindigkeit (**BSG**), **Leber-** und **Cholestasewerte** sowie **Lipase** bestimmt und eine **Abdomensonografie** durchgeführt werden. Liefern die Befunde keine eindeutigen Hinweise auf Gallensteine in den Gallenwegen, wird weiter eine **Endosonografie** bzw. Magnetresonanz-Cholangiopankreatikografie (**MRCP**) durchgeführt. Eine endoskopische retrograde Cholangiografie (**ERC**) kommt zum Einsatz bei einem klaren bildgebenden Nachweis bzw. einer hohen Wahrscheinlichkeit für Choledocholithiasis oder Cholangitis.

3.4.48 Zur symptomatischen **Therapie** der **Cholezystolithiasis** werden **Analgetika** (z. B. Metamizol, bei starken Schmerzen Buprenorphin oder Pethidin) und **Spasmolytika** (z. B. Butylscopolamin) eingesetzt. **Antibiotika** (z. B. Ceftriaxon + Metronidazol oder Piperacillin + Tazobactam bei V. a. nosokomiale Infektion) sind indiziert bei **Cholangitis** oder **komplizierter Cholezystitis** (Abszess, Perforation, Sepsis). Bei gleichzeitig vorliegender Cholezysto- und **Choledocholithiasis** wird zunächst eine **ERC** mit **Papillotomie** und **Steinextraktion** durchgeführt, gefolgt von einer **Cholezystektomie** (➤ 5.2.29) innerhalb von 72 Stunden.

3.4.49 Bei der **ERC** wird ein flexibles Endoskop durch den Mund, Ösophagus und Magen ins Duodenum vorgeschoben. Nach dem Erreichen der **Papilla duodeni major** (= **Papilla Vateri**) im Pars descendens duodeni werden Gallengänge mit einem Kontrastmittel unter Röntgendurchleuchtung visualisiert (Gallensteine stellen sich als Kontrastmittelaussparung dar). Die Papilla Vateri wird mithilfe eines Papillotoms durchtrennt (= **Papillotomie**) oder mit einem Ballon dilatiert und der Stein mittels eines **Dormia-Körbchens,** ggf. eines **Extraktionsballons** extrahiert.

3.4.50 Die **akute Cholezystitis** gilt als Indikation für eine **Cholezystektomie** innerhalb von **24 Stunden.** Antibiotika werden nur bei einer komplizierten Cholezystitis verabreicht.

Gallenblasensteine werden manchmal zufällig im Rahmen einer Abdomensonografie festgestellt. **Kleinere Cholesterinsteine** oder **Sludge** (= Vorstufe der Gallensteine) können bei **durchgängigem Ductus cysticus** auch konservativ mit **Ursodeoxycholsäure** behandelt werden. Eine asymptomatische Cholezystolithiasis ist i. d. R. keine Indikation für eine Cholezystektomie. Finden sich jedoch sonografisch **große Gallensteine** (> 3 cm), **Polypen** (> 1 cm) oder eine **Porzellangallenblase** (= Fibrosierung und Verkalkung der Gallenblase durch rezidivierende Cholezystitiden), wird wegen erhöhtem **Risiko** eines **Gallenblasenkarzinoms** eine **elektive Cholezystektomie** indiziert. **3.4.51**

Die beschriebenen Schmerzen sind typisch für eine akute **Pankreatitis.** Differenzialdiagnostisch müssen auch **andere Ursachen** für akute **Oberbauchschmerzen** sowie ein **akuter Myokardinfarkt** ausgeschlossen werden. **3.4.52**

Bei **akuter Pankreatitis** kommt es zu einer **vorzeitigen Aktivierung** von **Verdauungsenzymen,** was zu einer primär sterilen **Entzündungsreaktion** und einer Schädigung der Pankreaszellen und -gefäßen führt. **3.4.53**

Gallensteine (= **biliäre Pankreatitis**) und übermäßiger **Alkoholkonsum** sind die häufigsten Ursachen der akuten Pankreatitis. Zu den weiteren Ursachen gehören insb. **Hypertriglyceridämie,** Z. n. einer endoskopischen retrograden Cholangiopankreatikografie (**ERCP**) und **Medikamente** (Azathioprin, Opioide, Paracetamol, Simvastatin, Steroide, Sulfasalazin u. a.). **3.4.54**

Bei der **körperlichen Untersuchung** findet sich typischerweise eine gummiartig elastische Bauchdecke („Gummibauch"). **Cullen-Zeichen** (livide Hautverfärbung periumbilikal) und **Grey-Turner-Zeichen** (an den Flanken) treten selten bei schwerer Pankreatitis auf. Im Labor sollten u. a. folgende Parameter bestimmt werden: Blutbild (erhöhter **Hämatokrit** bei schwerer Pankreatitis!), **CRP, LDH** (erhöht bei schwerer Pankreatitis!), **Transaminasen, Cholestaseparameter** (erhöht bei Obstruktion des Ductus choledochus), **Lipase** (typischerweise erhöht, korreliert aber nicht mit dem Schweregrad der Pankreatitis!), **Nierenwerte** (akutes Nierenversagen?). In der Bildgebung kommt primär **Sonografie** (Pankreas echoarm und zur Umgebung schlecht abgrenzbar, ggf. Gallensteine in extrahepatischen Gallenwegen) zum Einsatz. Bei Unklarheiten können auch eine **Endosonografie, MRT** oder **MRCP** benutzt werden. **CT** mit **KM** eignet sich gut zur Klärung von möglichen Komplikationen (z. B. Nekrosen), aber erst nach ca. 48–72 Stunden. Bei biliärer Pankreatitis kommt eine **ERCP** zum Einsatz. **3.4.55**

MERKE

Aufgrund der **retroperitonealen** Lage des **Pankreas** findet sich bei einer akuten Pankreatitis der typische **„Gummibauch"**. Im Gegensatz dazu ist die Bauchdecke bei einer intraperitonealen Entzündung mit Peritonitis angespannt mit typischer Abwehrspannung.

Zur **Diagnose** der akuten Pankreatitis müssen mind. 2 der folgenden 3 **Kriterien** erfüllt sein: 1. **Typische abdominelle Schmerzen;** 2. **Erhöhung** der **Lipase** auf mind. das **Dreifache** der oberen Norm; 3. **Charakteristische Befunde** in der **Bildgebung.** **3.4.56**

3.4.57 Anhand der **Atlanta-Klassifikation** kann die **akute Pankreatitis** in folgende **Schweregrade** eingeteilt werden: **leicht** (ohne Komplikationen/Organversagen), **mittelschwer** (lokale oder systemische Komplikationen oder Organversagen < 48 h) und **schwer** (Organversagen > 48 h oder Multiorganversagen).

3.4.58 Bei einer akuten Pankreatitis können **lokale** (z. B. Blutungen, Nekrose, Pseudozyste) und **systemische Komplikationen** (z. B. Dekompensation einer Herzinsuffizienz), aber auch ein **(Multi-)Organversagen** (insb. akutes Nierenversagen) auftreten.

MERKE
Durch die Freisetzung der Zytokine und proinflammatorischer Mediatoren können sich ein **SIRS** (➤ 3.13.1) sowie ein **hypovolämischer Schock** entwickeln!

3.4.59 In der symptomatischen Therapie nehmen eine kontrollierte **Volumensubstitution** vorwiegend mit Ringer-Laktat-Lösung (initial 200–250 ml/h bzw. ca. 6 l in den ersten 24 h) sowie **Analgesie** eine zentrale Rolle ein. Eine tägliche **Überwachung** von **Vitalparametern** und **Flüssigkeitsbilanz** sind dabei essenziell. Bei einer leichten Pankreatitis sollten Patientinnen/Patienten – soweit möglich – **enteral** und bei schweren Verläufen **parenteral** und so früh wie möglich wieder enteral ernährt werden. Eine **ATB-Therapie** (z. B. mit Meropenem) ist nur bei einem **schweren Verlauf** und **Komplikationen** (z. B. Abszess, infizierte Nekrose, Sepsis) indiziert.

MERKE
Opioide können einen **Spasmus** des **Oddi-Sphinkters** verursachen. Bei starken Schmerzen werden **Buprenorphin** und **Pethidin** bevorzugt, weil sie **weniger spasmogen** wirken.

3.4.60 Bei der biliären Pankreatitis ist eine **ERCP** mit **Papillotomie** und **Steinextraktion** indiziert, gefolgt von einer prophylaktischen **Cholezystektomie** nach Stabilisierung des Patienten.

3.4.61 Die häufigste Ursache der chronischen Pankreatitis ist der **Alkoholkonsum,** zu den weiteren ätiologischen Faktoren gehören **Nikotinkonsum, Autoimmunpankreatitis, Malignome, Hypertriglyceridämie** und **Hyperkalzämie** u. a.

3.4.62 Pankreas hat zwei wichtige Funktionen: 1. Produktion von **Verdauungsenzymen,** v. a. Lipase, Trypsinogen und α-Amylase (**exokrine Funktion**); 2. Produktion von **Hormonen,** insb. **Insulin** und **Glucagon** (**endokrine Funktion**).

3.4.63 Die **endokrine Funktion** wird mittels **Serum-Glukose** und **HbA1c** und die **exokrine Funktion** mittels **Elastase im Stuhl** bestimmt.

3.4.64 Eine chronische Pankreatitis wird symptomatisch mit **Analgetika, Enzymsubstitution** (Pankreatin) und ggf. **Antidiabetika/Insulin** behandelt. Außerdem ist eine **adäquate Ernährung,** ggf. eine Substitution mit **Vitaminen** und **Spurenelementen** und **Alkoholverzicht** wichtig. Bei Komplikationen (z. B. **Pseudozysten**) werden konservative und endoskopische (z. B. **Drainage**) Behandlungsmethoden gegenüber operativen Verfahren bevorzugt.

Zu den **Risikofaktoren** eines **Pankreaskarzinoms** gehören **genetische Prädisposition, Rauchen, Alkoholkonsum, Adipositas** und **chronische Pankreatitis.** 3.4.65

Als **Courvoisier-Zeichen** bezeichnet man eine **prallelastische,** tastbar **vergrößerte** und **schmerzlose Gallenblase** mit **Ikterus.** Dieses Zeichen findet sich typischerweise bei einem Verschluss des Ductus choledochus bei Pankreaskopfkarzinom. 3.4.66

Pankreaskarzinome entstehen am häufigsten im **Pankreaskopf,** seltener dann im Pankreaskörper und im Pankreasschwanz. 3.4.67

Als primäre diagnostische Methode kommt eine **Abdomensonografie** zum Einsatz. Zur besseren Beurteilung des Tumors werden auch **Endosonografie** zur lokalen Beurteilung des Tumors, **CT** (inkl. CT-Thorax und -Abdomen → Staging) und **MRT** (auch zum Nachweis von Metastasen), ggf. in Kombination mit der **ERCP/MRCP** verwendet. Bei V. a. Peritonealkarzinose (z. B. bei einem Aszites) kann eine **diagnostische Laparoskopie** notwendig sein. In der Diagnostik wird auch der Tumormarker **CA 19-9** bestimmt. Eine **endosonografische Feinnadelpunktion** wird zur Differenzialdiagnostik und vor einer spezifischen palliativen Therapie (z. B. zum Nachweis von Mutationen) durchgeführt, jedoch nicht bei resektablen Tumoren (Risiko für Stichkanalmetastasierung!). 3.4.68

Pankreaskarzinom kann je nach der Lokalisation des Tumors verschiedene Nachbarorgane (**Magen, Milz, Duodenum, Jejunum, Kolon, Niere** und **Nebenniere**) und Gefäße (**Truncus coeliacus, A. mesenterica superior, A. hepatica communis, V. mesenterica superior, V. portae** u. a.) infiltrieren. 3.4.69

Die **chirurgische Therapie** gilt als einziges potenziell kuratives Verfahren. Abhängig von der Tumorlokalisation werden unterschiedliche OP-Verfahren durchgeführt: **pyloruserhaltende partielle Duodenopankreatektomie** oder **partielle Duodenopankreatektomie** („Whipple-OP") bei Pankreaskopfkarzinom, **totale Duodenopankreatektomie** oder **Pankreaslinksresektion** (jeweils mit Splenektomie) bei Pankreaskorpus- und Pankreasschwanzkarzinom. Nach der Resektion wird eine **adjuvante Chemotherapie** mit **Gemcitabin** oder **5-Fluorouracil** + **Folinsäure** durchgeführt. Zur **palliativen Therapie** (immer bei metastasiertem Pankreaskarzinom) kommt eine **Chemotherapie** (z. B. nach dem **FOLFIRINOX**-Schema: Folinsäure, 5-Fluorouracil, Irinotecan, Oxaliplatin) zum Einsatz. 3.4.70

MERKE

Abhängig von der Tumorinfiltration und vom Tumorkontakt zu Arterien oder Venen werden Pankreaskarzinome als **resektabel** (kein Tumorkontakt), **grenzwertig** („borderline") resektabel (z. B. solider Tumorkontakt mit der A. hepatica communis) oder **nicht resektabel** (z. B. Infiltration des Truncus coeliacus) bezeichnet. Bei Infiltration von Nachbarorganen muss eine **R0-Resektion** (➤ 3.12.21) möglich sein.

Pankreaskarzinom gehört zu den Tumorerkrankungen mit der **schlechtesten Prognose** (5-Jahres-Überlebensrate von ca. 9 %)! 3.4.71

3.4.72 Differenzialdiagnostisch kommen u. a. **chronisch-entzündliche Darmerkrankungen, Nahrungsmittelallergien** bzw. **-unverträglichkeiten** (Zöliakie, Fructose-, Lactose-, Protein-, Histaminintoleranz, Weizenallergie), **gastrointestinale Infektionen, Dysmenorrhoe** und **Reizdarmsyndrom** in Betracht.

3.4.73 **Zöliakie** (= glutensensitive Enteropathie, einheimische Sprue) ist eine immunologisch vermittelte Krankheit. Der Zöliakie liegt eine intestinale **Unverträglichkeit** gegenüber **Gliadin** (= eine Proteinfraktion des Glutens) zugrunde. Gleichzeitig hat die Krankheit auch Merkmale einer Autoimmunkrankheit (Bildung von **Autoantikörpern**). Als Folge entsteht eine **Immunreaktion** und **chronische Entzündung** des **Dünndarms** mit zunehmender **Atrophie** der **Dünndarmzotten.**

3.4.74 Zöliakie manifestiert sich klassischerweise mit **Durchfällen, Gewichtsverlust, Malabsorptionssyndrom** und **Gedeihstörung** (= Wachstums- und Entwicklungsstörung) bei Kindern. Aus dem Malabsorptionssyndrom können viele weiteren Symptome und Folgeerkrankungen resultieren: chronische **Müdigkeit, Vit.-B12-** und **Folsäuremangel, Muskelatrophie** und **-schwäche** durch den Proteinmangel, **Rachitis** (bei Kindern) bzw. **Osteomalazie** oder **Osteoporose** (bei Erwachsenen) durch die verminderte Kalziumresorption u. a.

3.4.75 In der **Diagnostik** der **Zöliakie** spielen zwei Verfahren die entscheidende Rolle: **serologische Untersuchung** (tTG-IgA = Autoantikörper gegen Gewebstransglutaminase der Klasse IgA, EMA = Anti-Endomysium-Antikörper, Gesamt-IgA) und eine **Duodenum-Biopsie** (typische Befunde: intraepitheliale Lymphozyteninfiltration, Zottenatrophie, Vertiefung der Krypten). Die Diagnostik sollte nicht unter gluteifreier Diät erfolgen.

3.4.76 Zöliakie kann lediglich mit einer lebenslangen **glutenfreien Diät** behandelt werden. Zu den nicht erlaubten glutenhaltigen Getreiden gehören z. B. Weizen, Roggen, Gerste und Dinkel. Bei Malnutrition ist auch eine **Substitution** mit **Vitaminen** und **Mineralstoffen** wichtig. Nur bei einer **refraktären Zöliakie** (= Symptomatik trotz strikter Diät) werden verschiedene **Medikamente** (z. B. Budesonid, Ciclosporin) eingesetzt.

3.4.77 Sie müssen insb. nach dem Aussehen des Stuhls fragen, ob es sich um eine **Hämatochezie** (= frische Blutauflagerungen auf dem Stuhl) oder **Meläna** (= schwarzer Stuhl) handelt.

MERKE

Bei **langsamer Stuhlpassage** kann **Meläna** auch bei einer Blutungsquelle im **unteren GIT-Trakt** entstehen. Parallel dazu können sich massive Blutungen aus dem **oberen GIT-Trakt** bei **rascher Stuhlpassage** auch mit **Hämatochezie** präsentieren.

3.4.78 Obere GIT-Blutungen liegen proximal des **Treitz-Bandes** (Lig. suspensorium duodeni, am Übergang vom Duodenum ins Jejunum), untere GIT-Blutungen treten distal auf.

3.4.79 **Eisen, Bismut** und **Aktivkohle** können **Stuhl schwarz** verfärben.

Es gibt zahlreiche Ursachen für die **untere GIT-Blutung,** z. B. **Hämorrhoiden, Analfissuren, Karzinome, Divertikulitis, Polypen** und **chronisch-entzündliche Darmerkrankungen** (CED). 3.4.80

M. Crohn manifestiert sich häufig mit **Schmerzen** im **rechten Unterbauch** (DD Appendizitis!) und **Durchfällen,** meist ohne Blut. **Colitis ulcerosa** äußert sich durch Schmerzen im **linken Unterbauch** (DD Divertikulitis!) und **Tenesmen, Durchfälle** sind häufiger und meist **blutig-schleimig.** 3.4.81

Als **Differenzialdiagnosen** bei **CED** müssen auch weitere Ursachen für Durchfälle ausgeschlossen werden, u. a. **infektiöse Kolitiden (Campylobacter, Shigellen, Salmonellen, Yersinien, E. coli), Nahrungsmittelunverträglichkeiten** und ein **Reizdarmsyndrom** (Ausschlussdiagnose!). 3.4.82

Extraintestinale Manifestationen können **Gelenke** (z. B. Arthritis, ankylosierende Spondylitis), **Haut** (z. B. Erythema nodosum, Aphten im Mund), **Augen** (z. B. Episkleritis, Uveitis) und **Leber** (primär sklerosierende Cholangitis – häufiger bei Colitis ulcerosa) betreffen. 3.4.83

M. Crohn kann theoretisch im **gesamten GIT-Trakt** vorkommen, entsteht aber typischerweise **im terminalen Ileum.** Der Befall ist **diskontinuierlich** und kann alle Schichten der Darmwand betreffen (**transmurale** Entzündung). Colitis ulcerosa beginnt im **Rektum** und breitet sich **kontinuierlich** und **aufsteigend** im **Kolon** aus, betrifft nur **Mukosa** und **Submukosa.** 3.4.84

In der **Diagnostik** der **CED** sind wichtig: **Inspektion** auf extraintestinale Manifestationen, **körperliche** Untersuchung des Abdomens (auch **digital-rektale** Untersuchung), Laboruntersuchung (v. a. **Blutbild, CRP, BSG,** Parameter des **Eisenstoffwechsels, Leber-,** und **Cholestasewerte**), **Stuhl-Diagnostik** (Calprotectin, Mikrobiologie) und **Abdomensonografie.** Außerdem muss eine **Ileokoloskopie** mit **Stufenbiopsien** (jeweils 2 Biopsien aus dem Ileum, allen Abschnitten des Kolons und dem Rektum) zur **histologischen** Beurteilung (Granulome und Riesenzellen bei M. Crohn, gestörte Kryptenarchitektur und Kryptenabszesse bei Colitis ulcerosa) durchgeführt werden. Bei M. Crohn muss auch der obere GIT-Trakt untersucht werden (**ÖGD, MRT-Enterografie nach Sellink**). 3.4.85

Endoskopisch können sich bei CED je nach Schweregrad und Stadium verschiedene Befunde zeigen. Für **M. Crohn** sich typisch: **Fissuren,** Bildung von **Fisteln** (z. B. perianale Fisteln), **Pflastersteinrelief** der Schleimhaut (= Ulzera zwischen ödematösen Arealen), **kleine hämorrhagische Läsionen** („pin-point lesions") und **Schneckenspuren** (= längliche Ulzerationen). Bei lang andauerndem Verlauf können sich auch **Stenosen** darstellen. Typisch für **Colitis ulcerosa** sind **Kontaktblutungen** bei entzündlich geröteter Schleimhaut, bei chronischem Verlauf bilden sich **Pseudopolypen, Ulzerationen** und das **Fahrradschlauch-Phänomen** (= Haustren-Verlust). 3.4.86

Als **Backwash-Ileitis** bezeichnet man die **Ausbreitung** der **Colitis ulcerosa** ins **Ileum.** Dieser Befund ist selten und erschwert die Differenzialdiagnostik zwischen beiden CED. 3.4.87

3.4.88 Ablauf der **MRT-Enterografie nach Sellink:** 1. p. o.-Gabe einer **Mannitol-Lösung** (negatives Kontrastmittel); 2. i. v.-Gabe eines **Spasmolytikums** (z. B. Buscopan®) zur Darmdilatation; 3. i. v.-Gabe eines **MRT-Kontrastmittels** (Gadolinium, positives Kontrastmittel). Die Untersuchung dauert ca. 30 Minuten. Pathologisch können sich z. B. verdickte Dünndarmwand, vergrößerte LK und Fisteln darstellen.

3.4.89 Bei **akuten Schüben** bei **M. Crohn** kommen **Kortikosteroide** zum Einsatz: bei leichten/mittelschweren Schüben topisch wirkendes **Budesonid** (➤ 11.1.8), bei schweren Schüben systemisch wirkendes **Prednisolon.** Alternativ kann **Mesalazin** verabreicht werden. Zur Remissionserhaltung werden Immunsuppressiva (z. B. **Azathioprin**), **Mesalazin** und Biologika (**TNFα-Antikörper,** z. B. Infliximab) benutzt.

3.4.90 **Akute Schübe** bei **Colitis ulcerosa** werden primär mit **Mesalazin** (p. o. oder rektal) behandelt. Alternativ kommen **Kortikosteroide** in Frage, wie bei M. Crohn. Zur Remissionserhaltung werden Immunsuppressiva (z. B. **Azathioprin**), **Mesalazin** und Biologika (**TNFα-Antikörper,** z. B. Infliximab, und andere **monoklonale Antikörper,** z. B. Vedolizumab) benutzt.

3.4.91 Als **steroidrefraktär** bezeichnet man akute Schübe, bei denen **trotz hochdosierter Steroidtherapie keine Remission** erzielt wird. Dies macht eine Therapieeskalation mit Medikamenten zur Remissionserhaltung erforderlich. **Steroidabhängige** Verläufe sind solche, bei denen bei **Reduktion** der **Kortikoid-Dosis** zu einem **Rezidiv** kommt. Auch in diesem Fall werden Medikamente zur Remissionserhaltung eingesetzt.

3.4.92 Bei CED können sich **Abszesse, Strikturen** und **Fisteln** (M. Crohn) bilden. Akute Schübe der Colitis ulcerosa können sich durch **schwere Blutungen** und einen **fulminanten Verlauf** mit Ausbildung eines **toxischen Megakolons** komplizieren (→ Indikation für Proktokolektomie). Colitis ulcerosa gilt auch als Risikofaktor für **kolorektales Karzinom.**

3.4.93 Im **Frühstadium** ist das **kolorektale Karzinom** oft **asymptomatisch.** Mit **zunehmender Einengung** des Darmlumens treten Symptome auf: Änderungen der Stuhlgewohnheiten (**Obstipation** oder **Diarrhö; paradoxe Diarrhö** = häufige und flüssige Stuhlgänge durch bakterielle Vergärung des Darminhalts oberhalb der Obstruktion; „**Bleistiftstuhl**" = dünner, bandförmiger Stuhl; „**Falsche Freunde**" = Flatus mit Stuhlabgang), **Blutbeimischungen** im **Stuhl, Schmerzen, Krämpfe,** ggf. (**Sub-**)**Ileus** im Spätstadium.

3.4.94 **Risikofaktoren** für das kolorektale Karzinom: **ungesunder Lebensstil** (Rauchen, Alkohol, körperliche Inaktivität, Adipositas, ballaststoffarme Nahrung, rotes Fleisch), **Colitis ulcerosa, genetische Prädisposition,** erbliche Erkrankungen, v. a. **hereditäres nicht-polypöses kolorektales Karzinom** (HNPCC, auch **Lynch-Syndrom**) und **familiäre adenomatöse Polyposis** (FAP).

3.4.95 Kolorektales Karzinom entsteht überwiegend **sporadisch** nach der **Adenom-Karzinom-Sequenz** (= Polypenbildung mit zunehmender Akkumulation der Mutationen). Das Ziel der Vorsorge ist es, **Darmpolypen** (Adenome) frühzeitig zu entdecken, zu entfernen und histologisch zu untersuchen. Jede(r) gesetzlich Versicherte hat einen Anspruch auf eine **Koloskopie** (Männer ab 50 Jahren, Frauen ab 55 Jahren). Wird die

Koloskopie abgelehnt, kann alternativ ein **fäkaler okkulter Bluttest** durchgeführt werden. Zur Entdeckung von Rektumkarzinomen ist auch eine **digital-rektale Untersuchung** sinnvoll.

Von einem **Rektumkarzinom** sprechen wir, wenn der Tumor bis zu **16 cm** oral der **Anokutanlinie** liegt. 3.4.96

Das **Rektum** wird abhängig von der **Distanz** ab der **Anokutanlinie** in drei Abschnitte unterteilt: **oberes** (12–16 cm), **mittleres** (6–12 cm) und **unteres** (< 6 cm) Drittel. 3.4.97

Am häufigsten treten **Rektumkarzinome** (ca. 50 %) auf, gefolgt von **Kolonkarzinomen** im **Colon sigmoideum** (ca. 30 %) und weiteren Abschnitten des Kolons. 3.4.98

Karzinome im **linken Kolon** gelten als **prognostisch günstiger.** Das linke Kolon hat ein **kleineres Lumen** als das rechte Kolon, wodurch es **früher** zu einer **Obstruktion, Symptomatik** und **Diagnosestellung** kommt. Linksseitige Kolonkarzinome haben auch häufiger Mutationen, die mit einer besseren Prognose verbunden sind. 3.4.99

Diagnostik des **kolorektalen Karzinoms** beginnt mit **körperlicher Untersuchung** (inkl. **digital-rektaler Untersuchung**). Laborchemisch ist u. a. eine Bestimmung des Tumormarkers **CEA** wichtig. Als nächster Schritt erfolgt eine **Koloskopie** mit **Biopsie.** Zum Ausschluss von Metastasen dienen **Abdomensonografie** und **Röntgen-Thorax,** ggf. **CT-Thorax/-Abdomen.** Zur Beurteilung des Rektumkarzinoms kommt eine starre **Rektoskopie,** ggf. rektale **Endosonografie** zum Einsatz. Beim Rektumkarzinom sind unter Umständen auch weitere Untersuchungen erforderlich: **Zystoskopie** (bei Verdacht auf Infiltration der Blase) bzw. eine **gynäkologische Untersuchung** (bei Verdacht auf Infiltration von Uterus oder Vagina). 3.4.100

Bei **kolorektalem Karzinom** kommt am häufigsten ein **Adenokarzinom** vor. 3.4.101

TNM-Klassifikation bei kolorektalem Karzinom: **T1** (Infiltration der **Submukosa**), **T2** (Infiltration der **Muscularis propria**), **T3** (Infiltration des **Subserosa** oder des **perikolischen/perirektalen Fettgewebes**), **T4a** (Infiltration des **viszeralen Peritoneums**), **T4b** (Infiltration anderer **Organe/Strukturen**); **N1** (1–3 regionäre LK), **N2a** (4–6 regionäre LK), **N2b** (≥ 7 regionäre LK); **M1a** (Fernmetastasen in **einem Organ**), **M1b** (Fernmetastasen in **mehreren Organen**), **M1c** (Fernmetastasen im **Peritoneum** mit/ohne Befall anderer **Organe**). 3.4.102

Das **Kolonkarzinom** metastasiert in die regionären **mesenterialen LK.** Das **Rektumkarzinom** metastasiert in die **paraaortalen LK,** Karzinome des mittleren Drittels zusätzlich in die LK der **Beckenwand** und des unteren Drittels zusätzlich in die **inguinalen LK.** 3.4.103

Das **Kolonkarzinom** und **Rektumkarzinom** des **oberen Drittels** metastasieren primär über **V. portae** in die **Leber,** Rektumkarzinome des **mittleren** und **unteren Drittels** über **V. cava** in die **Lunge.** 3.4.104

Das **Rektumkarzinom** kann folgende Nachbarorgane infiltrieren: **Harnblase, Prostata, Uterus, Ovarien, Vagina** u. a. 3.4.105

3.4.106 Die primäre Therapie des Kolonkarzinoms besteht in einer **En-Bloc-Resektion** (= Entfernung im Ganzen, z. B. Hemikolektomie links, inkl. tumoradhärenter Organe) unter dem **Sicherheitsabstand** (mind. 10 cm) mit **Entfernung** von **regionären LK** (mind. 12). Bei lokal fortgeschrittenen Tumoren bzw. bei einer Mikrosatelliten-Instabilität (= Genominstabilität in Tumorzellen) erfolgt eine **adjuvante Chemotherapie** z. B. nach dem **FOLFOX**-Schema (Folinsäure, 5-Fluorouracil, Oxaliplatin). Bei metastasierten Karzinomen wird eine Chemotherapie (z. B. FOLFOX bzw. auch monoklonale Antikörper je nach Mutationsstatus) eingesetzt.

MERKE
Radiotherapie wird bei Kolonkarzinomen nicht durchgeführt!

3.4.107 Bei kleinen (< 3 cm) und gut differenzierten (G1, G2 im Grading) **Rektumkarzinomen** kann eine **lokale Exzision** (Vollwandexzision) durchgeführt werden. Bei fortgeschrittenen (Befall regionärer LK) und schlecht differenzierten (G3, G4) Tumoren erfolgt eine **Rektumresektion** (Sicherheitsabstand mind. 5 cm bzw. mind. 2 cm im unteren Rektumdrittel) mit **Entfernung** des **Mesorektums** (= das Rektum umgebende Fett- und Bindegewebe) und **regionären LK.** Die OP erfolgt nach Möglichkeit **kontinenzerhaltend** (= mit Erhalt des Sphinkterapparates). **Präoperativ** wird bei Rektumkarzinomen des mittleren und unteren Drittels eine **Radiotherapie** oder **Radiochemotherapie** durchgeführt. **Postoperativ** erfolgt eine **Chemotherapie** (analog zum Kolonkarzinom).

3.4.108 Bei **linksseitigen Unterbauchschmerzen** kommen folgende Differenzialdiagnosen in Betracht: **Divertikulitis, Urolithiasis, inkarzerierte Leistenhernie,** CED (insb. **Colitis ulcerosa**). Zusätzlich bei Frauen: **Adnexitis, Ovarialzyste, Ovarialtorsion** und **Extrauteringravidität**. Zusätzlich bei Männern: **Hodentorsion.**

3.4.109 Als **Divertikulose** bezeichnet man das **Vorhandensein** von **Divertikeln** im **Kolon** ohne Symptomatik. Kommt es zu akuten oder chronischen **Beschwerden,** spricht man von einer **Divertikelkrankheit**. Unter einer **Divertikulitis** versteht man eine **Entzündung** des **Divertikels.**

3.4.110 **Divertikel** sind **Ausstülpungen** der **Darmwand,** die am häufigsten im **Colon sigmoideum** auftreten. Es handelt sich um **Pseudodivertikel,** also **erworbene** Ausstülpungen der **Mukosa** und **Submukosa.** Sie bilden sich durch **Schwachstellen** in der **Muskelschicht** der Darmwand – meistens an den **Durchtrittstellen** der **Blutgefäße.** Deutlich seltener sind echte Divertikel (= alle Schichten der Darmwand sind ausgestülpt). Diese Form findet sich v. a. im Zäkum und kommt gehäuft in Asien vor.

MERKE
Auch wenn **Divertikel** typischerweise im Colon sigmoideum auftreten, sollen sie **auch bei rechtsseitigen Bauchschmerzen** differenzialdiagnostisch erwogen werden!

3.4.111 Zu den **prädisponierenden Faktoren** der **Divertikulose** gehören v. a. **hohes Alter, ballaststoffarme Ernährung, Adipositas, Bewegungsmangel** und **genetische Prädisposition.**

Klassifikation der **Divertikelkrankheit: Typ 0 – asymptomatische Divertikulose; Typ 1 – akute unkomplizierte Divertikelkrankheit** (weiter **Typ 1a** – Divertikulitis **ohne Umgebungsreaktion, Typ 1b** – Divertikulitis mit **Phlegmone**); **Typ 2 – akute komplizierte Divertikulitis** (weiter **Typ 2a** – mit **Mikroabszess, Typ 2b** – mit **Makroabszess, Typ 2c – freie Perforation** mit **Peritonitis**); **Typ 3 – chronische Divertikelkrankheit** (weiter **Typ 3a – symptomatische Divertikelkrankheit ohne Entzündungszeichen, Typ 3b – rezidivierende Divertikulitis ohne Komplikationen, Typ 3c – rezidivierende Divertikulitis** mit **Komplikationen,** wie **Stenosen, Fisteln** oder **Konglomerattumor**); **Typ 4 – Divertikelblutung.** 3.4.112

Die Diagnostik der Divertikelkrankheit beinhaltet: **körperliche Untersuchung** (inkl. digital-rektaler Untersuchung), **Labor** (Blutbild, CRP, Urinstatus), **Sonografie** (direkter Nachweis des Divertikels möglich), **CT** (mit KM), ggf. **Koloskopie** (*CAVE:* nur zur endoskopischen Blutstillung, sonst immer im beschwerdefreien Intervall – Risiko einer Perforation!) 3.4.113

Bei der asymptomatischen **Divertikulose** ist keine spezifische Therapie indiziert. Wichtig ist ein **gesunder Lebensstil** (z. B. ballaststoffreiche Ernährung, ausreichende Flüssigkeitszufuhr, Bewegung). 3.4.114

Die **Therapie** der **Divertikulitis** richtet sich nach dem Schweregrad. Die **akute unkomplizierte Divertikelkrankheit/Divertikulitis (Typ 1)** wird ambulant oder stationär mit **symptomatischer Therapie** (z. B. Paracetamol, Butylscopolamin) und bei Risikofaktoren (z. B. Nierenerkrankung) auch mit **Antibiotika** (z. B. Cefuroxim + Metronidazol) behandelt. Bei der **komplizierten Divertikulitis (Typ 2)** ist immer eine stationäre Behandlung mit **Antibiotika** notwendig. Bei **Makroabszessen** erfolgt eine **perkutane Drainage,** ca. 6 Wochen nach dem Schub ist eine **Sigmaresektion** indiziert. Bei **freier Perforation** ist eine **notfallmäßige Sigmaresektion** bzw. **Hartmann-OP** (➤ 5.2.19) notwendig. Die Therapie der **chronischen Divertikelkrankheit (Typ 3)** besteht in der **symptomatischen Behandlung** (Typ 3a) oder einer **elektiven Sigmaresektion** (Typ 3b, 3c). Eine **Divertikelblutung (Typ 4)** wird **endoskopisch** gestillt, bei persistierender Blutung kann eine Notfall-OP erforderlich sein. 3.4.115

Bei dem **Reizdarmsyndrom** unterscheidet man 3 Subtypen: **Durchfalltyp** (= Diarrhö im Vordergrund), **Verstopfungstyp** (= Obstipation im Vordergrund) und **Mischtyp** (= Diarrhö und Verstopfung im Wechsel). 3.4.116

In der **Therapie** des **Reizdarmsyndroms** stehen verschiedene Optionen zur Verfügung: **diätetische Maßnahmen** (z. B. erhöhte Ballaststoffzufuhr), **Psychotherapie** inkl. **Entspannungstherapie,** symptomatische Therapie mit **Laxanzien** (z. B. Macrogol), **Antidiarrhoika** (z. B. Loperamid), **Spasmolytika** (z. B. Butylscopolamin) u. a. 3.4.117

3.5 Hepatologie

Bei dem Patienten liegt eine **akute Hepatitis A** vor. Es handelt sich um eine klassische **Reisekrankheit,** die nach einem Aufenthalt in **Risikogebieten** (z. B. in Kroatien) auftreten kann. 3.5.1

3.5.2 Ja, die Hepatitis A ist eine meldepflichtige Krankheit. Bei allen **akuten Hepatitiden** besteht eine **namentliche Meldepflicht** für den **Krankheitsverdacht,** die **Erkrankung** sowie den **Tod.**

3.5.3 1. **HAV** → Virusgenom: **RNA,** Inkubationszeit: **15–50 Tage,** Infektionsweg: **fäkal-oral,** Verlauf: **akut (selbstlimitierend)**, Therapie: **symptomatisch,** Impfung: **möglich;** 2. **HBV** → Virusgenom: **DNA,** Inkubationszeit: **30–180 Tage,** Infektionsweg: **parenteral, sexuell,** Verlauf: **meist asymptomatisch, akut, fulminant (selten), chronisch,** Therapie: **symptomatische Therapie bei akutem Verlauf, antivirale Therapie (Interferon-α, Entecavir, Tenofovir) bei chronischem Verlauf,** Impfung: **möglich;** 3. HCV → Virusgenom: **RNA,** Inkubationszeit: **15–180 Tage,** Infektionsweg: **parenteral, sexuell,** Verlauf: **meist chronisch, akut (oft asymptomatisch)**, Therapie: **direkt antivirale Medikamente in Zweier- oder Dreierkombination bei chronischem Verlauf;** Impfung: **keine;** 4. HDV → Virusgenom: **RNA,** Inkubationszeit: **30–180 Tage,** Infektionsweg: **parenteral, sexuell,** Verlauf: **chronisch als Koinfektion oder Superinfektion (nur mit HBV), fulminant,** Therapie: **antivirale Therapie wie bei der HBV-Infektion,** Impfung: **HBV-Impfung schützt auch vor Hepatitis-D;** 5. HEV → Virusgenom: **RNA,** Inkubationszeit: **15–60 Tage,** Infektionsweg: **fäkal-oral,** Verlauf: **akut (selbstlimitierend), fulminant (insb. bei Schwangeren)**, Therapie: **symptomatisch, antivirale Therapie bei fulminantem Verlauf,** Impfung: **in Europa nicht verfügbar**

3.5.4 In der **Diagnostik** der **Hepatitis B** werden v. a. folgende **serologische Parameter** bestimmt: 1. **Antigene** → **HBsAg** (Hepatitis-B-Surface-Antigen, Oberflächenantigen, Marker für eine **aktive Infektion** – **akut** oder **chronisch**), **HBeAg** (Hepatitis-B-Envelope-Antigen, exkretorisches Antigen, Marker für eine **Virusreplikation,** 2. **Antikörper** → **Anti-HBs** (Antikörper gegen HBsAg, Marker für einen **Impfschutz** und eine **Ausheilung**), **Anti-HBc** (Antikörper gegen Hepatitis-B-Core-Antigen [HBcAg], Marker für eine **akute Infektion,** wenn **IgM** positiv bzw. **chronische Infektion,** wenn **IgG** positiv sind), **Anti-HBe** (Antikörper gegen HBeAg, Marker für eine **immunologische Kontrolle** der Infektion).

3.5.5 1. b), 2. e), 3.d), 4.a), 5.c)

3.5.6 **Anamnestisch** sollten Sie u. a. nach **Vorerkrankungen** (Leber-, Herz-, Nieren- oder Tumorerkrankungen), **Noxen** (Alkoholkonsum), **Medikamenteneinnahme** (hepatotoxische Medikamente) und **Farbe** des **Stuhls** und **Urins** (heller, also acholischer Stuhl und dunkler Urin bei Cholestase) fragen. **Laborchemisch** sollen u. a. Leber-, Nierenwerte und Elektrolyte bestimmt und die Form des **Ikterus** differenziert werden. Bei körperlicher Untersuchung sind insb. eine **Untersuchung** des **Abdomens** (➤ Kap. 14.6) mit Inspektion der Haut auf **Leberhautzeichen** sowie Prüfung auf **Aszites** wichtig. **Sonografisch** können Sie feststellen, ob es sich um einen **Aszites** handelt (freie Flüssigkeit, echofrei) und die **Leber, Gallenblase, Gallengänge** und **Pankreas** auf mögliche Pathologien beurteilen. Bei jedem neu aufgetretenen Aszites ist außerdem eine **diagnostische Aszitespunktion** (= **Parazentese**) obligat.

MERKE

Bei **Erkrankungen** der **Leber** tritt sehr oft **Müdigkeit,** aber i. d. R. keine Schmerzen auf („Der Schmerz der Leber ist die Müdigkeit").

Die **Leber** hat viele Funktionen: 1. **Synthetische Funktion** – Produktion von Galle, Proteinen (z. B. Gerinnungsfaktoren, Albumin), Cholesterin, Lipoproteinen, Glukose (Glukoneogenese) und Ketonkörpern (bei Kohlenhydratmangel); 2. **Speicherfunktion** – Speicherung von Vitaminen E, D, K, A, B12, Eisen, Kupfer, Glykogen und Lipiden; 3. **Entgiftungsfunktion** (Alkohol, Medikamente, Schadstoffe) und **Abbau** von Ammoniak, Hämoglobin, Sexualhormonen, Kohlenhydraten, Fett- und Aminosäuren. 3.5.7

Aszites wird als eine **pathologische Ansammlung** von **freier Flüssigkeit** in der **Peritonealhöhle** definiert. 3.5.8

Einem **Aszites** liegen am häufigsten **hepatale Ursachen** (z. B. Leberzirrhose, akute Leberschädigung, Budd-Chiari-Syndrom, Pfortaderthrombose) zugrunde. Zu den weiteren Ursachen gehören auch **Malignitäten** (Peritonealkarzinose, z. B. bei Magen- oder Kolonkarzinom), **kardiale** (z. B. Herzinsuffizienz) und **entzündliche** (z. B. Peritonitis, Pankreatitis) Erkrankungen. Aszites kann auch bei **Hypoproteinämie** (z. B. bei nephrotischem Syndrom) auftreten. 3.5.9

Vor jeder **Aszitespunktion** müssen Sie das **Blutungsrisiko** abschätzen. Eine **Antikoagulation** mit VKA oder NOAK sollte **pausiert** werden. Bei **disseminierter intravasaler Koagulopathie** (DIC) und einer **Thrombozytopenie** **< 20 000/µl** erfolgt vor der Aszitespunktion eine **Substitution** von **Blutprodukten** (Thrombozytenkonzentrate, Gerinnungsfaktoren, gefrorenes Frischplasma). 3.5.10

Die **Aszitespunktion** erfolgt unter **sterilen Bedingungen** (sterile Handschuhe!) und **sonografischer Kontrolle** in folgenden Schritten: 1. Identifikation der **Punktionsstelle** (standardmäßig im **linken unteren Quadranten**); 2. **Desinfektion** der Haut mit sterilem Tupfer; 3. **Abdecken** der Punktionsstelle mit einem **Lochtuch;** 4. **Lokalanästhesie** (z. B. mit Lidocain) – *CAVE:* epigastrische Gefäße und Kollateralvenen unbedingt meiden!; 5. **Probepunktion** und **Aspiration** (Blut?); 6. **Aszitespunktion** mit einer **dünnen Kanüle** im **45°-Winkel** zur Vermeidung einer Fistelbildung; 7. **makroskopisches Betrachten** des Punktats (klar? trüb? blutig?) und **Probeentnahme** zur Labordiagnostik. 3.5.11

Die Aszitesflüssigkeit wird **laborchemisch** (Zellzahl, Gesamteiweiß u. a.) und **mikrobiologisch** (aerobe + anaerobe Kultur) untersucht. Bei Verdacht auf einen malignen Aszites erfolgt auch eine **zytologische** Untersuchung sowie Bestimmung der **Cholesterinkonzentration** (erhöht bei malignen Prozessen). Aus der Differenz zwischen der Albuminkonzentration im Serum und im Aszites wird der **Serum-Aszites-Albumin-Gradient** (SAAG) berechnet. 3.5.12

SAAG > 1,1 g/dl und **Eiweiß < 30 g/l** sprechen für ein **Transsudat,** bei **SAAG < 1,1 g/dl** und **Eiweiß > 30 g/l** liegt ein **Exsudat** vor. 3.5.13

Ein **Transsudat** bildet sich durch **erhöhten hydrostatischen Druck** (z. B. bei portaler Hypertension oder durch die venöse Stauung bei Herzinsuffizienz) oder **erniedrigten kolloidosmotischen** (= **onkotischen**) Druck (bei Hypalbuminämie, z. B. bei nephrotischem Syndrom oder bei Leberzirrhose). **Entzündliche** (z. B. Peritonitis) und **maligne** Prozesse (z. B. Peritonealkarzinose) verursachen eine **erhöhte Kapillarpermeabilität,** was zur Bildung eines **Exsudats** führt. 3.5.14

3.5.15 In der **Therapie** des **Aszites** sind neben der Behandlung der Ursache allgemeine Maßnahmen wichtig, wie **Kochsalzrestriktion, Gewichts-** und **Elektrolytkontrollen** sowie eine **Flüssigkeitsbilanz.** Als Medikamente werden Aldosteronantagonisten (v. a. **Spironolacton**) benutzt und bei unzureichender Wirkung auch **Schleifendiuretika** (z. B. Furosemid) eingesetzt. Bei therapierefraktärem oder stark ausgeprägtem Aszites ist die **therapeutische Aszitespunktion** (bzw. wiederholte Punktionen) erforderlich. Bei einer portalen Hypertension kann ein **transjugulärer intrahepatischer portosystemischer Shunt** (TIPS) notwendig sein, als Ultima Ratio auch eine **Lebertransplantation** (falls indiziert).

3.5.16 In Verbindung mit einer **Aszitespunktion** können folgende **Komplikationen** auftreten: **protrahierter Austritt** von **Aszites** durch den **Stichkanal, Einblutungen, Abszess, Peritonitis.** Diese Komplikationen sind häufiger bei therapeutischen Parazentesen. Achten Sie auch darauf, dass mit zunehmender Menge abgenommener Aszitesflüssigkeit das Risiko der **Kreislaufdysregulation** steigt. Deswegen sollte bei Volumina > 5 Liter eine Substitution mit **6–8 g Albumin pro Liter** entferntem **Aszites** erfolgen (→ Aufrechterhaltung des onkotischen Drucks).

3.5.17 **Ikterus** wird nach dem Ort seiner Entstehung in drei Formen unterteilt: 1. **prähepatisch** – bei **hämolytischen Anämien;** 2. **intrahepatisch** – bei familiären **Hyperbilirubinämie-Syndromen** (z. B. M. Meulengracht = Gilbert-Syndrom), akuten und chronischen **Hepatitiden, toxischer Leberschädigung** (Medikamente und Toxine, z. B. Aflatoxine von Schimmelpilzen), **Leberzirrhose** und **Stauungsleber** bei Rechtsherzversagen; 3. **posthepatisch** (cholestatisch) mit einer Abflussstörung der Galle, z. B. bei **Pankreaskopfkarzinom** (➤ 3.4.66), **Cholangitis, Choledocholithiasis** und **Mirizzi-Syndrom** (= Kompression des Ductus hepaticus communis durch einen Stein im Gallenblasenhals oder Ductus cysticus).

MERKE

Auch bei intrahepatischem Ikterus kann sich eine Cholestase entwickeln (→ **intrahepatische Cholestase**).

3.5.18 Zu den **hepatotoxischen** Medikamenten zählen z. B. **NSAR, Paracetamol,** einige **Antibiotika** (z. B. **Amoxicillin/Clavulansäure**), **Zytostatika** (z. B. **Methotrexat**) und **Antikonvulsiva** (z. B. **Valproinsäure**).

3.5.19 1. b), 2. c), 3. a)

3.5.20 Einer **Leberzirrhose** liegt am häufigsten ein übermäßiger **Alkoholkonsum** zugrunde. Zu den weiteren Ursachen gehören v. a. **chronische Virushepatitiden** (B, C und D), **toxische Leberschädigung, primär biliäre Cholangitis** (= autoimmun vermittelte Zerstörung der intrahepatischen Gallengänge), **Autoimmunhepatitis, Rechtsherzinsuffizienz** (→ kardiale Zirrhose), **Budd-Chiari-Syndrom** (= Obstruktion des venösen Ausflusses der Leber durch Thrombose) und Stoffwechselkrankheiten, z. B. **M. Wilson** (= übermäßige Ablagerung von Kupfer in der Leber) sowie **metabolisches Syndrom** (→ nichtalkoholische Fettleber).

Die Diagnose einer **Leberzirrhose** kann mit folgenden Untersuchungen gestellt werden: 1. **Körperliche Untersuchung: verhärtete** Leber mit **knotig-höckriger** Oberfläche und **Leberhautzeichen** (➤ 14.6.4); 2. Labor: Lebersyntheseparameter (↓**Quickwert,** ↑**INR,** ↓**Albumin,** ↓**Cholinesterase**), ↑**Transaminasen** (GOT, GPT) – bei Leberzellschädigung, ↑**Cholestaseparameter** (GGT, AP), ggf. ↑**Ammoniak;** 3. **Sonografie: inhomogenes Parenchym** mit **Knoten, unregelmäßige Oberfläche;** 4. **Duplexsonografie: verminderte Flussgeschwindigkeit** im **Pfortaderstromgebiet** bei portaler Hypertension; 5. **Elastografie** (= Messung der Leberelastizität): **verminderte Elastizität;** 6. Ggf. **Leberbiopsie** (bei klarer Ätiologie nicht nötig): **Zerstörung** der **Leberarchitektur, fibröse Septen.** 3.5.21

MERKE
Zu den **Transaminasen** gehören GOT (AST) und GPT (ALT).

Zur Bestimmung des **Schweregrades** der **Leberzirrhose** wird die **Child-Pugh-Klassifikation** verwendet. Es werden **5 Kriterien** beurteilt: **Albumin, Bilirubin, Quick** (bzw. INR), **Aszites** (sonografisch) und **hepatische Enzephalopathie.** Je nach Ausprägung pathologischer Befunde werden jedem Kriterium 1–3 Punkte gegeben. Es gibt 3 Schweregrade: **Child A** (5–6 Punkte), **Child B** (7–9 Punkte) und **Child C** (10–15 Punkte). 3.5.22

Die **Leberzirrhose** führt zu Blutgerinnungsstörungen mit **hämorrhagischer Diathese,** einer **Malnutrition** und **Kachexie** und einem **Aszites.** Außerdem können folgende Komplikationen auftreten: **portale Hypertension** (= Druckerhöhung in der V. portae ≥ 10 mmHg bei erhöhtem Widerstand in den Sinusoiden der fibrotischen Leber), **Ösophagusvarizen** (= Druckerhöhung in den portokavalen Anastomosen mit Blutstau und Dilatation von Ösophagusvenen bei portaler Hypertension), **hepatorenales Syndrom** (= renale Minderperfusion wegen hämodynamischen Veränderungen bei portaler Hypertension), **hepatopulmonales Syndrom** (= Hypoxämie durch pulmonale Vasodilatation), **hepatische Enzephalopathie** (= gestörter Ammoniakabbau, Akkumulation von Ammoniak im Gehirn mit der Folge von Konzentrationsstörungen, Somnolenz und Flapping-Tremor der Hände) und **spontan bakterielle Peritonitis** (= Entzündung der Aszitesflüssigkeit bei Translokation von Bakterien aus dem Darm). Auf dem Boden der Leberzirrhose kann sich auch ein **hepatozelluläres Karzinom** entwickeln. 3.5.23

Die **portale Hypertension** lässt sich mittels **Duplexsonografie** (→ Verlangsamung des Blutflusses und Erweiterung der V. portae) oder invasiv (selten verwendet) mittels Lebervenenkatheter **diagnostizieren.** 3.5.24

In der **Primärprophylaxe** einer **Varizenblutung** werden nicht-selektive Betablocker (**Propranolol, Carvedilol**) benutzt (→ Senkung des portalen Drucks). Bei hohem Blutungsrisiko können Varizen auch mit **endoskopischer Gummibandligatur** behandelt werden. Bei einer **akuten Varizenblutung** werden **Terlipressin** oder **Octreotid** (→ Vasokonstriktion in den Mesenterialgefäßen) und Antibiotika (**Ceftriaxon** oder **Ciprofloxacin**) verabreicht und anschließend die Blutung mittels **Gummibandligatur** gestillt. Eine **Kreislaufstabilisierung,** ggf. **Bluttransfusion** können je nach klinischer Situation auch notwendig sein. Die **Sengstaken-Blakemore-Sonde** spielt eine Rolle als Überbrückung zu anderen Verfahren wie **TIPS** (= transjugulärer intrahepatischer portosystemischer 3.5.25

Shunt) bei schweren Blutungen. Es handelt sich um eine spezielle Sonde mit **zwei Ballons,** die aufgeblasen werden – ein Ballon wird dabei an den **Mageneingang** gelegt, der zweite Ballon im **Ösophagus** komprimiert die Varizen. Wegen Risiko einer Drucknekrose muss die Sonde nach wenigen Stunden entblockt werden! Alternativ kann ein **Metallstent** (z. B. Danis-Stent) in den Ösophagus vorübergehend eingelegt werden.

3.5.26 Bei **TIPS** wird über die **V. jugularis interna** ein **Stent** zwischen einer **Lebervene** und **V. portae** angelegt. Durch diese Verbindung kann das Blut direkt in die V. cava abfließen (→ **Reduktion** des **Pfortaderdrucks**). Die Methode ist **indiziert** bei **akuter,** endoskopisch nicht stillbarer **Blutung** aus **Ösophagusvarizen,** zur **Sekundärprophylaxe** von **Varizenblutung,** bei **therapierefraktärem Aszites** sowie bei **Budd-Chiari-Syndrom.**

3.5.27 Bei einer **Leberzirrhose** sind **allgemeine Maßnahmen** wichtig: **Alkoholverzicht, ausgewogene kochsalzarme, eiweiß-, ballaststoff-** und **vitaminreiche Ernährung, Absetzen lebertoxischer Medikamente.** Das **Screening** auf **hepatozelluläres Karzinom** wird in Form einer **Lebersonografie** alle 6 Monate durchgeführt und ggf. um eine Bestimmung des Alpha-Fetoproteins (AFP) ergänzt. Falls möglich, wird die **Grunderkrankung behandelt,** z. B. chronische Hepatitis mit antiviraler Therapie. **Komplikationen** müssen möglichst früh **erkannt** und **behandelt** werden: **Aszites, Ösophagusvarizen, hepatische Enzephalopathie** (**Lactulose** → verminderte Ammoniakbildung im Darm), **spontan bakterielle Peritonitis** (Cephalosporine der 3. Generation, z. B. **Cefotaxim** bzw. **Carbapeneme** bei nosokomialer Infektion), **hepatorenales Syndrom** (**Terlipressin** → Senkung des portalen Drucks, Steigerung des systemischen Blutdrucks, **Albumin** → Erhöhung des onkotischen Drucks), **Koagulopathien** (**Gerinnungsfaktoren**). Bei terminaler Leberinsuffizienz ist eine **Lebertransplantation** indiziert.

3.5.28 Die Patientin hat wahrscheinlich **Paracetamol** in **suizidaler Absicht** eingenommen. **Somnolenz, Ikterus** und **Foetor hepaticus** (= Mundgeruch nach roher Leber) deuten auf ein **akutes Leberversagen** hin.

3.5.29 **Paracetamol** wird teilweise über das **Cytochrom-P450-System** metabolisiert. Dabei entstehen **reaktive Metaboliten,** die normalerweise durch **Glutathion** abgebaut werden. Bei einer Paracetamol-Intoxikation können diese Metaboliten nicht ausreichend detoxifiziert werden, was zu einer akuten **Leberschädigung** führt.

3.5.30 Bei einer **Paracetamol-Intoxikation** wird **N-Acetylcystein** i. v. als **Antidot** verabreicht.

MERKE

Die **maximale Tagesdosis** von **Paracetamol** hängt von dem Körpergewicht ab und wird mit max. **60 mg/kgKG** angegeben. Das entspricht **ca. 4000 mg** bei einem 70-kg-Erwachsenen.

3.5.31 Neben einer **Anamnese** und **körperlicher Untersuchung** ist in der **Diagnostik** des **HCC** eine **Laboruntersuchung** (Transaminasen, Cholestaseparameter, Albumin, **AFP** als Tumormarker u. a.) wichtig. Außerdem kommen folgende bildgebende Verfahren zum Einsatz: **MRT** (1. Wahl), **Sonografie** und **CT,** jeweils mit Kontrastmittel (KM). Hier zeigt sich ein **typisches Kontrastmittelverhalten** (→ Anreicherung des KM in der arteriellen Phase und rasches Auswaschen des KM in der portalvenösen Phase). Eine **Leberbiopsie**

wäre nur bei **Fehlen** einer **Leberzirrhose** oder bei **unklarem Kontrastmittelverhalten** in **zwei** unabhängigen **Bildgebungen** indiziert (Risiko einer Verschleppung von Tumorzellen bei der Biopsie!).

Zum **Staging** des **HCC** werden folgende diagnostischen Methoden benutzt: **CT/MRT** mit **KM** (Lymphknoten-, Nebennierenmetastasen?), **CT-Thorax** (Lungenmetastasen?) und **Skelettszintigrafie** (Knochenmetastasen?). **3.5.32**

Die **TNM-Klassifikation** bei **HCC** berücksichtigt die **Tumorgröße** (< 5 cm → T2, > 5 cm → T3), **Anzahl** von **Tumoren** (solitärer Tumor oder multiple Tumoren), **Gefäßinvasion** (keine Gefäßinvasion → T1, Gefäßinvasion von V. portae oder Lebervenen → T2, T3b), **Infiltration** des **viszeralen Peritoneums** oder von **Nachbarorganen** (→ T4) den Befall **regionärer Lymphknoten** (= Lymphknoten des **Leberhilus** und entlang der **A. hepatica propria, V. portae** u. a. → N1) und die **Fernmetastasen** (M1). **3.5.33**

Die **Milan-Kriterien** (auch Mailand-Kriterien) dienen der **Abschätzung** der **Erfolgsaussicht** der **Lebertransplantation** bei einem **HCC** und gleichzeitig vorliegender Leberzirrhose. Sie sind erfüllt bei: 1. **einem Tumorherd ≤ 5 cm** oder **max. 3 Tumorherden,** jeweils **≤ 3 cm;** 2. **ohne vaskuläre Infiltration** und 3. **ohne extrahepatische Metastasierung.** Die Patientinnen/Patienten, die alle drei Kriterien erfüllen, haben nach einer Lebertransplantation gute Erfolgsaussichten. **3.5.34**

Die **Barcelona-Klassifikation** (BCLC) wird im klinischen Alltag für das **Staging** des **HCC** benutzt. Anhand der Klassifikation wird die **Prognose** beurteilt und die geeignete **Therapie** ausgewählt. Sie berücksichtigt die **Größe** und **Anzahl** von **Tumorherden** (→ Milan-Kriterien erfüllt/nicht erfüllt), die **Leberfunktion** (Kriterien: portale Hypertension, Bilirubin, Child-Pugh-Klassifikation) und den **Allgemeinzustand** (AZ) der Patientin/des Patienten. Nach diesen Kriterien werden fünf Stadien unterschieden: **Stadium 0** (ein Tumorherd < 2 cm = Milan-Kriterien erfüllt, gute Leberfunktion, guter AZ), **Stadium A** (ein Tumorherd < 5 cm oder bis zu 3 Tumorherden < 3 cm, Child A–B, guter AZ), **Stadium B** (mehrere Tumorherde > 3 cm, Child A–B, guter AZ), **Stadium C** (vaskuläre Infiltration, extrahepatische Metastasierung, Child A–B, reduzierter AZ), **Stadium D** (jegliche Tumorlast, Child C, deutlich reduziertem AZ). **3.5.35**

Patientinnen/Patienten mit einem Tumorherd innerhalb der Milan-Kriterien (= **Stadium 0** oder **A**) werden mittels **Resektion** (= insb. bei Herden > 3 cm), **Radiofrequenzablation** (= gezielte perkutane thermische Ablation des Tumors durch eine Ablationsnadel), ggf. **transarterieller Chemoembolisation** (= selektive regionale Applikation eines Zytostatikums durch einen Mikrokatheter in den tumorversorgenden Gefäßen) oder **Radioembolisation** (= Prinzip wie bei dem letztgenannten Verfahren, hier aber mit der Applikation von radioaktiven Mikropartikeln) behandelt. Die **Lebertransplantation** kommt als Therapie der 1. Wahl bei mehr als einem Tumorherd innerhalb der Milan-Kriterien infrage. Im **Stadium B** erfolgt i. d. R. die **transarterielle Chemoembolisation** zum **Downstaging** bis innerhalb der Milan-Kriterien und dann eine **Lebertransplantation.** Falls dies nicht möglich ist oder nicht erfolgreich war, kommt eine **Systemtherapie** (s. weiter) zum Einsatz. Im **Stadium C** ist eine **Systemtherapie** mit **monoklonalen Antikörpern** (z. B. Atezolizumab) und **Tyrosinkinase-Inhibitoren** (z. B. Sorafenib) indiziert. Die Therapie im **Stadium D** ist **palliativ** (Best Supportive Care, Linderung von Symptomen). **3.5.36**

MERKE

Fragen zur Anatomie der Leber und Resektionsverfahren ➤ 5.2.33

3.6 Nephrologie

3.6.1 Bei **Lethargie, Verwirrung** und klinischen Zeichen einer **Exsikkose** kann eine **akute Nierenschädigung** (AKI), akutes Nierenversagen) vorliegen. **Differenzialdiagnostisch** müssen u. a. **Infektionen** wie **Pneumonie** ausgeschlossen werden – bei älteren Patientinnen/Patienten kann sich eine Pneumonie auch mit Lethargie und Verwirrtheitszuständen manifestieren!

3.6.2 **AKI** geht oft mit einer **Oligurie** (Urinmenge < 500 ml/d) bzw. **Anurie** (Urinmenge < 100 ml/d) einher. Durch verringerte Diurese können durch eine **Volumenüberladung Herzinsuffizienz, Lungen-** und **Hirnödem** (→ **Krampfanfälle, Bewusstseinsstörungen**) auftreten. Durch eine **Retention harnpflichtiger Substanzen** (= Kreatinin, Harnstoff, Harnsäure) kann sich eine **Urämie** (→ **Übelkeit, Erbrechen, Perikarditis, Pleuritis, Bewusstseinsstörungen, Hirnödem**) entwickeln. Die **Hyperkaliämie** (= die häufigste Elektrolytstörung bei AKI) kann zur **metabolischen Azidose** und **Herzrhythmusstörungen** führen.

MERKE

Bei **AKI** verringert sich die Urinausscheidung nicht immer – auch eine **Normourie** oder **Polyurie** sind **möglich!**

3.6.3 In der **Diagnostik** der **AKI** werden **Retentionswerte** (= **Kreatinin,** ggf. Cystatin C [➤ 13.2.7], **Harnstoff**), **Elektrolyte** (Kalium, Natrium, Calcium), **Blutbild, Blutgasanalyse** (BGA) und **weitere Parameter** je **nach Symptomatik** (z. B. CRP, BSG, Procalcitonin bei V. a. Pneumonie oder Urosepsis) bestimmt. Sehr wichtig ist auch eine Urinuntersuchung (**Urinstatus** [U-Status] [➤ Kap. 13.2]).

3.6.4 Neben der Bestimmung von Laborparametern sind in der **Diagnostik** der **AKI** noch bildgebende Untersuchungen hilfreich, insb. **Sonografie** (→ Beurteilung von **Nierenparenchym, Nierenbecken, Harnwegen** und **Harnblase**), **farbkodierte Duplexsonografie** (Beurteilung der **Nierenarterien** und **-venen**) und ggf. **CT-Abdomen** (ohne Kontrastmittel!). Bei V. a. **rapid-progressive Glomerulonephritis** oder **diagnostischen Unklarheiten** ist eine **Nierenbiopsie** indiziert.

3.6.5 **AKI** liegt vor, wenn mind. eines der folgenden Kriterien erfüllt wird: 1. **Anstieg** des **Serum-Kreatinins** auf mind. das **1,5-Fache** innerhalb von **sieben Tagen;** 2. **Anstieg** des **Serum-Kreatinins** um mind. **0,3 mg/dl** innerhalb von **48 Stunden;** 3. Reduktion der **Urinmenge** auf < **0,5 ml/kg KG/h** über **6 Stunden.**

MERKE

AKI kann nach dem **Schweregrad** noch in weitere Stadien eingeteilt werden. **Stadium 2:** Anstieg des Kreatinins auf das 2,0- bis 2,9-Fache oder Reduktion der Urinmenge auf < 0,5 ml/kgKG/h über ≥ 12 Stunden. **Stadium 3:** Anstieg des Kreatinins ≥ 3-fach oder Anstieg auf ≥ 4,0 mg/dl oder

Notwendigkeit der Dialyse oder Reduktion der Urinmenge auf < 0,3 ml/kgKG/h für ≥ 24 Stunden oder Anurie für ≥ 12 Stunden.

Nach der **Ätiologie** wird die **AKI** in drei Formen unterteilt: 1. **Prärenal** (= die häufigste Form) – durch **verminderte Nierenperfusion** (z. B. Hypovolämie, akute Pankreatitis [➤ 3.4.58], akute Herzinsuffizienz, Sepsis [➤ 3.13.4], Schock); 2. **Intrarenal** (Pyelonephritis, Glomerulonephritiden, akute Tubulusnekrose, z. B. ischämisch und medikamentös-toxisch bedingt, tubuläre Obstruktion bei hämolytischen Anämien oder Rhabdomyolyse → Crush-Syndrom [➤ 5.4.12], Gefäßerkrankungen wie Nierenarterienstenose, disseminierte intravasale Koagulopathie [DIC]); 3. **Postrenal** – **Abflussstörung** des Harns (z. B. Tumoren, Harnsteine, Harnröhrenstriktur, benigne Prostatahyperplasie, verstopfter Harnblasenkatheter) **3.6.6**

MERKE

AKI ist eine **häufige Komplikation** bei **unterschiedlichen Erkrankungen,** v. a. bei **intensivmedizinisch** behandelten Patientinnen/Patienten mit **Hypovolämie** und **Sepsis.** Die **Therapie** besteht in der **Behandlung** der **Grunderkrankung.**

Zu den **nephrotoxischen Medikamenten** gehören z. B. **Zytostatika** (z. B. Cisplatin), **Immunsuppressiva** (z. B. Methotrexat), **Aminoglykoside** (z. B. Gentamicin), **NSAR** (z. B. Ibuprofen, Naproxen), **Antiepileptika** (z. B. Phenytoin) und **Amphotericin B.** Bei AKI müssen diese Medikamente abgesetzt werden. **3.6.7**

Die **Behandlung** der **Hyperkaliämie** ist vom Schweregrad abhängig. Bei einer **leichten Hyperkaliämie** reicht die **perorale Gabe** von **kaliumaustauschenden Harzen** (z. B. **Resonium®**, **CPS-Pulver** → Bindung von Kalium im Darm im Austausch gegen Natrium oder Calcium) aus. Zur Behandlung einer **mittelgradigen Hyperkaliämie** kann eine **Glucose-Insulin-Infusion** (→ Kaliumshift von extra- nach intrazellulär) oder **Salbutamol inhalativ** (→ Kaliumshift von extra- nach intrazellulär) verabreicht werden. Bei **metabolischer Azidose** wird **Natriumhydrogenkarbonat** gegeben. Bei **schwerer Hyperkaliämie** mit **EKG-Veränderungen** (hohe spitze T-Wellen, Zunahme der QRS-Dauer) ist eine **Herzprotektion** mit **Calciumgluconat** (→ kardiale Membranstabilisierung) nötig und eine **Akutdialyse** indiziert. **3.6.8**

MERKE

Kalium-Normbereich: 3,6–5,0 mmol/l

Die **Akutdialyse** ist indiziert bei **schwerer Hyperkaliämie** (≥ 6,5 mmol/l) mit **EKG-Veränderungen, schwerer metabolischer Azidose** (pH < 7,2), **Oligo**- oder **Anurie** mit bedrohlicher **Volumenüberladung** (z. B. Lungenödem) sowie bei Symptomen der **Urämie.** **3.6.9**

Zur **Akutdialyse** können die Hämodialyse oder die Hämofiltration herangezogen werden. Bei der **Hämodialyse** fließt das Blut entlang einer **semipermeablen Membran** mit **Poren.** Auf der anderen Seite der Membran befindet sich die **Dialyseflüssigkeit** (= Dialysat). Nur **kleinmolekulare Substanzen** (z. B. harnpflichtige Substanzen) können entlang des **Konzentrationsgradienten** ins Dialysat **diffundieren,** Blutzellen und Plasmaproteine **3.6.10** verbleiben im Blut (= **selektive Diffusion**). Das Prinzip der **Hämofiltration** basiert auf der **Filtration** des Blutes unter **hydrostatischem Druck** (= **Konvention**) durch eine **großporige semipermeable Membran** (Hämofilter). Dabei wird dem Blut das **Blutplasma entzogen** und die **harnpflichtigen Substanzen mitentfernt.** Bei der Hämofiltration ist **kein Dialysat** notwendig, die verlorene Flüssigkeit muss aber durch eine **Substitutionslösung** ersetzt werden. Der **Vorteil** der **Hämofiltration** beruht v. a. in der Möglichkeit, **große Mengen Flüssigkeit** bei **Überwässerung** zu entziehen.

3.6.11 **Shaldon-Katheter** ist ein **zweilumiger Verweilkatheter,** der zur **Akutdialyse** verwendet wird. Er wird ähnlich wie ein zentraler Venenkatheter (ZVK) über die **rechte V. jugularis interna** (alternativ V. subclavia) in die V. cava superior vorgeschoben.

3.6.12 Der **Harnverhalt** (= Ischurie) ist ein **urologischer Notfall,** der häufig durch eine **benigne Prostatahyperplasie, Steine** und **Tumoren** verursacht wird. Er lässt sich erkennen durch **plötzliche Unfähigkeit, spontan** zu **urinieren, Schmerzen** im **unteren Bauchbereich** und **schmerzhafte, tastbare Harnblase** mit **dumpfem Klopfschall** bei Perkussion. In der **Sonografie** zeigt sich eine **prall gefüllte Blase,** ggf. auch eine **Hydronephrose** (= Erweiterung des Nierenbeckens durch den Rückstau von Urin). **Therapeutisch** muss die Harnblase durch eine **transurethrale** oder – falls dies nicht möglich ist – **suprapubische Katheterisierung** entlastet werden. Suprapubische Katheter werden durch **Punktion** der **Bauchdecke** direkt **oberhalb** der **Symphyse** in die Harnblase gelegt.

MERKE

Nach der **Dekompression** durch **Katheterisierung** kommt es häufig zu einer **Polyurie.** In dieser Phase droht eine **hämodynamische Instabilität** durch **Volumenverluste!**

3.6.13 **Hämolytisch-urämisches Syndrom** (HUS) ist die **häufigste Ursache** für **AKI** bei **Kindern** (*CAVE:* bei Erwachsenen auch möglich!). Die Erkrankung entwickelt sich ca. 5–7 Tage nach **vorheriger Infektion** mit **Shiga-Toxin-produzierenden Bakterien,** insb. nach einer **Gastroenteritis** und **Diarrhö** durch **enterohämorrhagische E. coli** (EHEC) oder **Shigellen.** Für das HUS ist eine Trias aus **Thrombozytopenie** (→ Petechien), **hämolytischer Anämie** (→ Symptome der Anämie, Hämoglobinurie) und **AKI** (→ Oligurie/Anurie, Ödeme) charakteristisch. Die **Diagnose** wird laborchemisch (**Thrombozytopenie, Hämolyseparameter** [➤ 3.9.18], ↑**Retentionswerte, Fragmentozyten** im Blutausstrich, **Hämaturie, Proteinurie, normale ADAMTS-13-Enzymaktivität**) und durch eine **Stuhlprobe** (Erregernachweis, Nachweis von Shiga-Toxin) gestellt. Die **Therapie** besteht in der **Plasmapherese,** bei **Komplement-Dysregulation** werden **Immunsuppressiva** oder **monoklonale Antikörper** gegeben.

3.6.14 **Thrombotisch-thrombozytopenische Purpura** (TTP) ist durch **ähnliche Symptomatik wie** das **HUS** gekennzeichnet, zusätzlich treten **neurologische Symptome** (Kopfschmerzen, Vigilanzstörung, Krampfanfälle) auf. Ätiologisch liegt ein erworbener (Bildung von Autoantikörpern) oder selten angeborener **Mangel** an **Aktivität** des **Plasmaenzyms ADAMTS-13** vor. Dieser Befund ist entscheidend für die Differenzierung gegenüber HUS. In der **Therapie** werden **Kortikosteroide, Immunsuppressiva** und **Plasmapherese** eingesetzt.

MERKE

HUS und **TTP** sind **thrombotische Mikroangiopathien,** die durch **Bildung** von **Plättchenthromben** eine **Kapillarschädigung** und **Mikrozirkulationsstörung** der **Niere** verursachen und folglich zu einer **AKI** führen können.

Die **rapid-progressive Glomerulonephritis** (RPGN) ist eine Form der Glomerulonephritis, bei der eine **rasche** Entwicklung einer **AKI** droht (*CAVE:* „nephrologischer Notfall!"). Die Diagnose wird anhand von Labor- (**Antibasalmembran-Antikörper, ANCA, Kryoglobuline**) und Urinbefund (**nephritisches Sediment** [➤ 13.2.6]) sowie **Nierenbiopsie** (glomeruläre **Halbmonde**) gestellt. Als **Komplikation** kann sich das **Goodpasture-Syndrom** (→ zusätzlicher Befall der **Lunge** mit **Dyspnoe** und **Husten**) entwickeln. Therapeutisch kommen **Glukokortikoide, Immunsuppressiva** (Cyclophosphamid), **monoklonale Antikörper** (Rituximab) und **Plasmapherese** zum Einsatz. **3.6.15**

Fieber, Schüttelfrost, Flankenschmerzen, Dysurie und **trüber Urin** sind Zeichen einer **Pyelonephritis**. In der **Diagnostik** sind wichtig: 1. **Anamnese** (inkl. Frage nach vorangegangenen Harnwegsinfekten); 2. **Körperliche Untersuchung** (u. a. **Palpation** und **Perkussion** des **Abdomens** und der **Harnblase, Perkussion** der **Nierenlager** [➤ 14.6.20]); 3. **Labordiagnostik** (**BSG, CRP,** ggf. Procalcitonin, **Blutbild,** glomeruläre Filtrationsrate = **GFR, Blutkulturen** (➤ 13.1.7) **U-Status** (➤ 13.2); **Urinkultur**); 4. **Sonografie** (→ Nierenvergrößerung und echoarmes Parenchym, wichtig zum Ausschluss von Nierenabszess und Harnabflussstörung); 5. Ggf. **CT** mit **KM** oder **MRT** bei ↓GFR oder anderen Kontraindikationen zur CT. **3.6.16**

Zu einer **Pyelonephritis** kommt es meist durch eine **aszendierende Infektion,** wobei Frauen deutlich häufiger betroffen sind (kurze weibliche Urethra). Zu den begünstigenden Faktoren gehören auch **Harnabflussstörungen** (z. B. Urolithiasis) und ein **vesikoureteraler Reflux** (= Reflux von Urin in den oberen Harntrakt). Die häufigsten **Erreger** sind **Enterokokken** (**E. coli, Klebsiella, Proteus** → gramnegativ), seltener auch **Staphylokokken** (→ grampositiv). **3.6.17**

Die Pyelonephritis wird mit **Fluorchinolonen** der Gruppe 2 (**Ciprofloxacin:** 500 mg 2× tgl.) oder Gruppe 3 (**Levofloxacin:** 750 mg 1× tgl.) behandelt. Alternativ kommen auch **Cephalosporine** der 3. Generation (z. B. Cefotaxim) oder **Aminopenicilline** (Amoxicillin/Clavulansäure) zum Einsatz. Bei einer **komplizierten Pyelonephritis** (z. B. bei Harnabflussstörungen oder Niereninsuffizienz) werden **Cephalosporine,** ggf. **Amoxicillin** mit **Aminoglykosiden** (z. B. **Gentamicin**) kombiniert. Bei **nosokomialen Infektionen** werden **Carbapeneme** (Meropenem, Imipenem) und **Piperacillin/Tazobactam** gegeben. Neben der ATB-Therapie ist eine **ausreichende Flüssigkeitszufuhr** zur Aufrechterhaltung der Diurese wichtig. **3.6.18**

Bei der **Pyelonephritis** können folgende **Komplikationen** auftreten: **Nierenabszess, Urosepsis, chronische Pyelonephritis** mit zunehmendem Parenchymverlust und möglicher Entwicklung einer **Schrumpfniere.** **3.6.19**

Bei plötzlich aufgetretenen starken **kolikartigen Schmerzen** in der **Flanke, Übelkeit** und **Harndrang** handelt es sich wahrscheinlich um eine **Urolithiasis**. Als wichtige **Differenzialdiagnosen** kommen auch andere Nieren- und Harnwegserkrankungen (z. B. **3.6.20**

Tumoren, Niereninfarkt, Papillennekrose) und Ursachen des akuten Abdomens (z. B. **Appendizitis, Pankreatitis, Gallenkolik, Adnexitis, Extrauteringravidität, Ovarialtorsion**) in Betracht. Bei einem Mann wäre auch eine Hodentorsion (bei Schmerzen bzw. Schmerzausstrahlung in das Skrotum) möglich.

MERKE
Urolithiasis kann sich je nach der Steinlage mit **Schmerzen** in **verschiedenen Bereichen** äußern, was in der Differenzialdiagnostik berücksichtigt werden muss!

3.6.21 **Urolithiasis** entwickelt sich v. a. auf dem Boden verschiedener **Stoffwechselstörungen,** aber auch **Harnwegsinfekten** (HWI): **Hyperkalzämie,** z. B. bei **Hyperparathyreoidismus** (→ **Kalziumoxalatsteine**), **Hyperurikämie** (→ **Uratsteine**), **HWI** (→ **Struvitsteine** = Infektsteine), **Zystinurie** (→ **Zystinsteine**), **Xanthinurie** (→ **Xanthinsteine**).

3.6.22 Es gibt **3 physiologische Engstellen** des **Ureters** (= Ureterengen), an denen **Harnsteine stecken bleiben** können: die **erste Ureterenge** (**Übergang** zwischen dem **Nierenbecken** und dem **Ureter**), die **zweite Ureterenge** (**Überkreuzung** der **A.** und **V. iliaca communis**) und die **dritte Ureterenge** (**Durchtritt** des **Ureters** durch die **Wand** der **Harnblase**).

3.6.23 In der **Diagnostik** der **Urolithiasis** ist neben der **Anamnese, körperlicher** und **laborchemischer Untersuchung** (v. a. **Retentionswerte, Blutbild, CRP, Harnsäure, U-Status** → **Mikrohämaturie**) eine **Steinanalyse** wichtig, falls der Harnstein abgegangen ist. Als bildgebende Methoden kommen **Sonografie** (typischer Schallschatten), **CT** (ohne KM) und ggf. **Röntgen** (Abdomenübersicht) zum Einsatz.

MERKE
Uratsteine sind **röntgennegativ** und lassen sich daher **im konventionellen Röntgen nicht nachweisen!** In der **CT** sind sie dagegen **sichtbar.**

3.6.24 Die **Therapie** der **Urolithiasis** beginnt mit ausreichender **Analgesie** (1. Wahl: **Metamizol** → auch **spasmolytischer Effekt**). Unter Einsatz von Analgetika und **erhöhter Flüssigkeitsaufnahme** können **kleinere Harnsteine** (bis zu ca. 5 mm) auch **spontan abgehen.** Bei therapieresistenten Koliken, AKI oder weiteren Komplikationen ist eine **Harnableitung** indiziert. Dazu wird meistens eine **Harnleiterschiene** (= ein Doppel-J-Katheter) in den Ureter endoskopisch eingeführt und bis in das Nierenbecken vorgeschoben. Alternativ kann eine **perkutane Nephrostomie** (= ultraschallgestützte Punktion des Nierenbeckens und Ausleitung des Urins über einen speziellen Katheter) durchgeführt werden. Zur **Steinextraktion** werden folgende Methoden benutzt: 1. **Ureterorenoskopie** (= endoskopische Steinentfernung); 2. **Perkutane Nephrolithotomie** (= minimal-invasive endoskopische Entfernung von Nierensteinen ab ca. 1 cm durch eine perkutane Punktion der Niere); 3. **Extrakorporale Stoßwellenlithotripsie** (ESWL) – Zertrümmerung von Harnsteinen durch Stoßwellen. Nach der Therapie erfolgt eine Sekundärprophylaxe (sog. **Harnsteinmetaphylaxe**): **ausreichende Trinkmenge, Diät** (z. B. purinarme Kost bei Uratsteinen), **Ausschluss** oder **Behandlung** des **Hyperparathyreoidismus** (➤ 3.7.40) u. a.

Bei der Patientin mit **langjährigem Diabetes mellitus** kann sich eine **diabetische Nephropathie** entwickeln – diese ist eine der häufigsten Ursachen für **chronische Nierenerkrankung** (CKD), chronische Niereninsuffizienz). Bei der diabetischen Nephropathie entstehen durch **Hyperglykämie** strukturelle Veränderungen der Nieren (z. B. **Glykosylierung** von **glomerulären Proteinen, glomeruläre Sklerose**), die zur **Beeinträchtigung** der **Filtrationsfunktion** der Nieren führen. **3.6.25**

Zu den **Ursachen** für die **CKD** gehören **Diabetes mellitus, arterielle Hypertonie** und **Glomerulonephritiden,** seltener auch **interstitielle Nephropathie** (durch Analgetika oder rezidivierende Pyelonephritiden), **polyzystische Nierenerkrankung, vesikoureteraler Reflux** und weitere Ursachen. **3.6.26**

Bei **CKD** ist eine regemäßige Bestimmung von GFR und Albuminurie wichtig. Nach der **GFR** (in ml/min/1,73 m^2) wird die CKD in die folgenden **Stadien** eingeteilt: **G1 – normal** oder **erhöht** (**GFR ≥ 90**); **G2 – leicht reduziert** (**60 < GFR < 90**); **G3 – mittelgradig reduziert, G3a** (**45 ≤ GFR < 60**), **G3b** (**30 ≤ GFR < 45**); **G4 – hochgradig reduziert** (**15 ≤ GFR < 30**); **G5 – Nierenversagen** (**GFR < 15**). Anhand der **Albuminurie** wird das **Risiko** für die weitere **Progression** der CKD sowie **das kardiovaskuläre Risiko** beurteilt: **A1** (**< 30 mg/24 h**), **A2** (**30–300 mg/24 h**) und **A3** (**> 300 mg/24 h**). **3.6.27**

MERKE

Albuminurie eignet sich auch für die **Früherkennung** der **CKD,** weil die pathologischen Prozesse im Anfangsstadium der CKD zu einer adaptiven Hyperfiltration der Niere (↑GFR) führen. Oft kann die CKD nur durch ein **Albuminurie-Screening** erkannt werden!

Die **Niere** erfüllt viele wichtige **Funktionen** im Körper: 1. Produktion von **Harn;** 2. **Ausscheidung harnpflichtiger Substanzen;** 3. **Renale Elimination** von **Medikamenten;** 4. Regulation von **Wasser-** und **Elektrolythaushalt** (→ Renin-Angiotensin-Aldosteron-System [RAAS]); 5. Regulation von **Säure-Basen-Haushalt** (→ Produktion und Rückresorption von Bicarbonat, Exkretion von Protonen); 6. Regulation von **Blutdruck** (→ RAAS); 7. Bildung von **Erythropoetin** (→ Regulation der **Erythropoese** im Knochenmark); 8. Aktivierung von 1,25-Dihydroxy-**Vit. D3** (Calcitriol) **3.6.28**

Bei **CKD** treten verschiedene **Störungen** der **Nierenfunktion** und **Komplikationen** auf: **↓glomeruläre Filtrationsfunktion** → **↑Plasmakonzentration** von **Medikamenten** und **harnpflichtigen Substanzen** (→ **Urämie**), **Hyperkaliämie, arterielle Hypertonie** (Stimulation des RAAS), **metabolische Azidose, renale Anämie, sekundärer Hyperparathyreoidismus** (➤ 3.7.42), **Linksherzhypertrophie, Beinödeme, Lungenödem.** **3.6.29**

Die **renale Anämie** ist eine Anämieform, die sich im Verlauf der CKD bei einem **Erythropoetinmangel** entwickelt. Sie lässt sich als **normochrome normozytäre Anämie** mit **↓Retikulozyten** nachweisen. **Therapeutisch** wird **Epoetin** (= rekombinantes Erythropoetin) **s. c.** eingesetzt. **3.6.30**

MERKE

Weitere Faktoren, die bei Patientinnen/Patienten mit CKD zu einer Anämie führen, sind **verkürzte Lebenszeit** von **Erythrozyten** sowie **Eisenverluste** durch häufige **Blutabnahmen** und **Dialyse.**

3.6.31 Als **nephrotisches Syndrom** wird das gemeinsame Auftreten von **Proteinurie** (> 3,5 g/d), **Hypalbuminämie** und **Ödemen** bei Schädigung der Glomeruli bezeichnet. Proteinverluste können auch zu **thromboembolischen Komplikationen,** einer **Infektneigung** und **Hyperlipidämie** führen. Als **Ursache** können **Glomerulonephritiden** (insb. die membranöse Glomerulonephritis), Diabetes mellitus sowie andere Erkrankungen (z. B. **Amyloidose, SLE**) vorliegen.

3.6.32 **Glomerulonephritiden** sind **immunvermittelte** Erkrankungen, die den **Glomerulus primär** oder **sekundär** (z. B. systemischer Lupus erythematodes [SLE], ➤ 3.11.15) schädigen. Sie können mit **nephritischem** (typische Trias: **Hämaturie, Hypertonie, Ödeme**) oder **nephrotischem Syndrom** einhergehen. Die **membranöse Glomerulonephritis** ist die **häufigste primäre Form,** bei der sich **Immunkomplexe** in der **glomerulären Basalmembran** anlagern. Die **Diagnostik** basiert auf der **Nierenbiopsie** und histopathologischem Befund. In der **Therapie primärer Glomerulonephritiden** werden **Glukokortikoide** und **Immunsuppressiva** (z. B. Cyclophosphamid) eingesetzt, bei **sekundären Formen** muss die **Grunderkrankung** behandelt werden.

3.6.33 Die **Therapie** der **CKD** besteht in der **Behandlung** der **Grunderkrankung** und **Vermeidung** bzw. **Behandlung** von **Komplikationen:** 1. Therapie mit **Immunsuppressiva** bei **Glomerulonephritiden;** 2. **Behandlung** der art. **Hypertonie** mit **ACE-Hemmern** und **Angiotensin-II-Rezeptorblockern** als 1. Wahl (**RR-Zielwert: < 130/80 mmHg**); 3. Vermeidung von Ödemen durch **ausgeglichene Flüssigkeitszufuhr,** ggf. Therapie mit **Thiaziddiuretika** (in späteren Stadien **Schleifendiuretika**); 4. **Behandlung** des **Diabetes mellitus** (SGLT-2-Hemmer wirken nephroprotektiv); 5. **Therapie** der **Dyslipidämie** (➤ Kap. 11.5); 6. Eher **pflanzliche** und **kaliumarme Ernährung;** 7. **Vermeidung nephrotoxischer Medikamente.** Im **Stadium 5** ist die **Nierenersatztherapie** und – sofern das Spenderorgan zur Verfügung steht und Voraussetzungen für die Transplantation erfüllt sind – eine **Nierentransplantation** indiziert.

3.6.34 Die **Indikationen** für den Beginn einer **Dauerdialyse** sind: **GFR < 7 ml/min** (Beginn bei Diabetes mellitus auch bei höheren GFR-Werten), konservativ **nicht behandelbare renale Anämie** und **therapierefraktäre Hypertonie.**

3.6.35 Unter dem **Cimino-Shunt** versteht man einen **permanenten Gefäßzugang** zur **Hämodialyse.** Der Cimino-Shunt wird operativ als **arteriovenöse Fistel** angelegt, meistens am **Handgelenk** zwischen **A. radialis** und **V. cephalica.** Durch die Fistel kommt es zur **Erweiterung** der **V. cephalica,** was einen ausreichend großen Durchfluss bei der Hämodialyse ermöglicht. Der Shunt ist allerdings nicht sofort, sondern erst nach einigen Wochen punktierbar.

3.6.36 Neben der Hämodialyse kann auch die **Peritonealdialyse** bei **CKD** eingesetzt werden. Das Prinzip beruht auf der Tatsache, dass eigenes **Peritoneum** als **biologischer Filter** ähnlich wie die **semipermeable Membran** im Dialysator funktioniert. Bei der Peritonealdialyse wird die Dialyseflüssigkeit (= **Dialysat**) über einen laparoskopisch angelegten **Dauerkatheter** in die **Bauchhöhle** geleitet. Harnpflichtige Substanzen gelangen dabei entlang eines Konzentrationsgradienten vom Blut ins Dialysat. Die Patientin/Der Patient wechselt das Dialysat selbst (4–5-mal täglich). Zu den **Vorteilen** der Peritonealdialyse gehören: **größere Unabhängigkeit** und **Flexibilität** der Patientin/des Patienten im Alltag (Wechsel des Dialysats auch am Arbeitsplatz, im Urlaub usw. möglich), **keine kardiale Belastung** durch den Shunt und **Schonung** der **Armgefäße** (kein Shunt notwendig). **Nachteilig** sind mögliche Komplikationen (**Migration** und **Dysfunktion** des **Katheters, Leckage, Hernien, Infektionen**) und **geringere Effektivität** im Vergleich mit der Hämodialyse.

Im Zusammenhang mit der **Hämodialyse** können auch **Komplikationen** auftreten: **Dysäquilibrium-Syndrom** (zu schnelle Entfernung von osmotisch wirksamen Substanzen → Kopfschmerzen, Übelkeit, Erbrechen), **Hypotonie, Eisenverluste** (→ Eisemangelanämie), **Stenosen, Thrombosen** und **Infektionen** des **Shunts.** **3.6.37**

Vor einer **Nierentransplantation** müssen medizinische und rechtliche Voraussetzungen erfüllt sein. 1. **Medizinische Voraussetzungen: Blutgruppen**- und möglichst weitgehende **HLA-Kompatibilität** zwischen Spenderin/Spender und Empfängerin/Empfänger sowie **Fehlen** von **präformierten Antikörpern** gegen **HLA-Antigene** der Spenderin/des Spenders. 2. **Rechtliche Voraussetzungen:** bei **Lebendspende** → **Volljährigkeit, Einwilligungsfähigkeit, guter Allgemeinzustand, beide Nieren gesund** u. a.; bei **Leichenspende** → Feststellung des **Hirntods** und **Zustimmung** der **verstorbenen Person** zur Transplantation zu Lebzeiten oder Zustimmung der **Angehörigen** (= Entscheidungslösung). **3.6.38**

Eurotransplant ist eine **internationale Organisation,** die für die **Zuteilung** von **Spenderorganen** verantwortlich ist. Die Zuteilung erfolgt anhand **Kriterien** wie **Wartezeit** ab Beginn der Dialyse, **Übereinstimmung** im **HLA-System, Entfernung** zum **Ort** der **Entnahme** u. a. **3.6.39**

Zur **Vermeidung** einer **Abstoßung** der **transplantierten Niere** ist nach der Transplantation eine **lebenslange Immunsuppression** indiziert. Diese erfolgt als **Kombinationstherapie** mit einem **Glukokortikoid,** einem Calcineurininhibitor (z. B. **Ciclosporin**) und einem Antimetaboliten (z. B. **Mycophenolat**). **3.6.40**

Schmerzlose Hämaturie gilt immer als **Warnzeichen** für einen möglichen **Tumor!** Es muss an ein **Blasen**-, **Nierenzell**- oder **Prostatakarzinom** (➤ 3.12.36) gedacht werden, differenzialdiagnostisch kommen auch **Glomerulonephritiden** oder **Hämoglobinurie** bei **Hämolyse** in Betracht. **3.6.41**

MERKE

Auch **Medikamente** (z. B. Ibuprofen, Rifampicin, Phenytoin, Metronidazol) können den **Urin rot verfärben.**

Zur **Abklärung schmerzloser Hämaturie** sind u. a. folgende Untersuchungen wichtig: **U-Status** zur Differenzierung zwischen Glomerulonephritiden und anderen Ursachen für **3.6.42** die Hämaturie (**dysmorphe Erythrozyten → glomeruläre Hämaturie, isomorphe Erythrozyten → nicht-glomeruläre Hämaturie** – Blutungsquelle im **Harntrakt**). Weitere mögliche Befunde: deutliche **Albuminurie → glomeruläre Ursache, Urinzytologie → Tumorzellen,** erhöhte **Retentionswerte** im Blut. Die weitere Abklärung erfolgt mit bildgebenden Verfahren (**Sonografie, Urethrozystoskopie, CT,** ggf. **MRT**).

3.6.43 In **frühen Stadien** des **Blasenkarzinoms** wird eine **transurethrale Tumorresektion** durchgeführt, bei **lokal fortgeschrittenen** Tumoren ist eine **radikale Zystektomie** mit **Lymphadenektomie** (pelvine Lymphknoten [LK]) nötig. Die **adjuvante Chemotherapie** erfolgt mit Mitomycin (frühe Stadien) bzw. mit Gemcitabin und Cisplatin (lokal fortgeschrittene Stadien).

3.6.44 Das **Nierenzellkarzinom** wird primär **reseziert,** möglichst als **partielle Nephrektomie** (zur Vermeidung postoperativer Niereninsuffizienz). Ansonsten ist eine **radikale Nephrektomie** mit **Lymphadenektomie** (bei **LK-Infiltration**) indiziert. Problematisch beim Nierenzellkarzinom ist die unzureichende Wirkung konventioneller Zytostatika. Aus diesem Grund werden bei Irresektabilität immunregulative Therapieprinzipien angewandt, z. B. mit **Multikinase-** (z. B. Sorafenib) und **Tyrosinkinase-Inhibitoren** (z. B. Sunitinib), außerdem kommen auch **monoklonale Antikörper** (z. B. Bevacizumab) zum Einsatz.

3.7 Endokrinologie

3.7.1 Die geschilderten Symptome können auf eine **manifeste Hyperthyreose** hinweisen. **Differenzialdiagnostisch** kommen zahlreiche Ursachen in Betracht: **Herzrhythmusstörungen, psychische Erkrankungen** (Panikattacken, Manie, Psychose), **klimakterische Beschwerden** (Wechseljahre), **Phäochromozytom, Drogenmissbrauch** u. a.

3.7.2 Zu den weiteren **Symptomen** der **Hyperthyreose** gehören: **Muskelschwäche, Wärmeintoleranz, Heißhunger, Gewichtsverlust, warme feuchte Haut, Konzentrationsstörungen,** seltener auch ein **prätibiales Myxödem** (= nicht eindrückbares Ödem an den Unterschenkeln).

MERKE

Im **höheren Alter** kann sich die **Hyperthyreose** durch einen **Gewichtsverlust, Müdigkeit, Konzentrationsstörung** und **Depression** manifestieren, was zu **falschen Verdachtsdiagnosen** (z. B. Tumorerkrankung, Altersdepression, Demenz) führen kann!

3.7.3 Als **Merseburger Trias** bezeichnet man die Symptomtrias aus **Struma, Exophthalmus** und **Tachykardie.** Diese Konstellation ist typisch für den **M. Basedow.**

3.7.4 Eine **Hyperthyreose** ist am häufigsten **autoimmun** (**M. Basedow** → Bildung von **aktivierenden Autoantikörpern** gegen **TSH-Rezeptoren**) oder durch eine **Autonomie** der Schilddrüse (SD) verursacht. Bei der SD-Autonomie kommt es zur Bildung von SD-Hormonen in den Arealen, die sich der hormonellen Regulation durch die Hypothalamus-Hypophysen-Achse entziehen, z. B. bei einer **Struma** oder einem **Adenom.** Zu den weiteren Ursachen der Hyperthyreose gehören **jodhaltige KM, Medikamente** (v. a. **Amiodaron**) und **Thyreoiditis de Quervain.**

MERKE

Die **Schilddrüse** wird über die **Hypothalamus-Hypophysen-Achse** reguliert: **Hypothalamus** → Bildung von **Thyreoliberin (TRH)** → Bildung von **Thyreoidea-stimulierendem Hormon (TSH)** in der **Adenohypophyse** → Bildung von **Trijodthyronin (T3)** und **Thyroxin (T4)** in der **Schilddrüse.**

Unter einer **Hyperthyreosis factitia** versteht man eine **Hyperthyreose** durch eine **versehentliche** oder **bewusste Überdosierung** von **SD-Hormonen** (z. B. bei Anorexia nervosa mit dem Ziel abzunehmen). 3.7.5

Die **initiale Diagnostik** der **Hyperthyreose** besteht aus: 1. **Anamnese** (inkl. Frage nach der Einnahme von Amiodaron und ggf. durchgeführten Untersuchungen mit jodhaltigen KM); 2. **Körperliche Untersuchung** der **SD** (➤ 14.2.2); 3. **Labordiagnostik** (typische Befunde: **↓TSH, ↑fT3, ↑fT4,** positive **TSH-Rezeptor-Antikörper** (TRAK) und **Thyreoperoxidase-Antikörper** [TPO-Ak] bei M. Basedow); 4. (**Farbkodierte**) **Doppler-Sonografie** der SD (Beurteilung der Größe, Knoten, Malignitätszeichen, Vaskularisation – typische **Hypervaskularisation** bei M. Basedow). 3.7.6

MERKE

Die **Thyreozyten** der **Schilddrüse** produzieren unter Einfluss von TSH das **Thyreoglobulin.** Dieses Protein wird durch **Thyreoperoxidase** (TPO) **jodiert,** wodurch **T3** und **T4** als SD-Hormone gebildet werden. T3 und T4 sind zu **99 %** an **Plasmaproteine gebunden** und nur die nicht gebundenen (freien) T3 und T4 (**fT3, fT4**) können die **Wirkung** entfalten. **fT3** hat dabei eine deutlich **höhere Wirkung** als das fT4.

Bei **sonografisch** nachgewiesenen, aber auch **palpablen Schilddrüsenknoten ≥ 1 cm** ist eine **Szintigrafie** indiziert. Mittels Schilddrüsenszintigrafie können sog. „**kalte Knoten**" und „**heiße Knoten**" voneinander differenziert werden (➤ 9.6.2). 3.7.7

MERKE

Zu den **weiteren Indikationen** für die **Schilddrüsenszintigrafie** gehören: V. a. **diffuse** oder **fokale SD-Autonomie** bei manifester oder latenter **Hyperthyreose** und **diagnostische Unklarheiten** in der Abklärung M. Basedow gegen Hashimoto-Thyreoiditis.

Solide „**heiße Knoten**" deuten auf einen **hyperfunktionellen Bereich** mit **übermäßiger Produktion** der **SD-Hormone** hin. Es handelt sich meistens um ein **autonomes Adenom** (bei M. Basedow stellt sich die SD in der Szintigrafie meistens diffus vergrößert und gleichmäßig hyperfunktionell dar). **Adenome** werden initial mit **Thyreostatika** (z. B. Thiamazol) bis zum Erreichen der **Euthyreose** (!) behandelt und dann definitiv mit **Radiojodtherapie** (= gezielte Zerstörung des autonomen Gewebes mit radioaktivem Jod) oder operativ (**Thyreoidektomie**) entfernt. Nach der Radiojodtherapie müssen **Thyreostatika** vorübergehend weiter eingenommen werden (verzögerter Wirkungseintritt). Nach der definitiven Entfernung des Adenoms ist i. d. R. eine vorübergehende oder lebenslange **Substitution** mit **L-Thyroxin** notwendig. 3.7.8

3.7.9 **Wirkung** von **Thyreostatika:** 1. **Thionamide** (Thiamazol, Carbimazol, Propylthiouracil) **hemmen** die **Thyreoperoxidase** und **blockieren** so die **Synthese** von **SD-Hormonen;** 2. **Perchlorat** (Irenat®) **hemmt** die **Jodaufnahme** in die **Thyreozyten** (➤ 9.7.6).

3.7.10 **M. Basedow** wird zunächst für 12–18 Monate mit **Thionamiden** (z. B. Thiamazol) behandelt, bei unzureichendem therapeutischem Erfolg wird anschließend eine definitive Therapie (**Radiojodtherapie,** ggf. **Thyreoidektomie**) durchgeführt.

3.7.11 **Thyreoiditis de Quervain** ist eine subakute **Entzündung** der **Schilddrüse,** die nach **viralen Atemwegsinfektionen** auftritt. Als Symptome treten Zeichen einer **Hyperthyreose** mit **Abgeschlagenheit, erhöhter Temperatur** und einer **druckschmerzhaften SD** auf. Im Labor zeigen sich typischerweise eine deutlich **↑BSG, ↑CRP, ↓TSH, ↑fT3** und **↑fT4,** sonografisch stellen sich **echoarme fleckige Areale** dar. Die Erkrankung verläuft i. d. R. **selbstlimitierend,** die **Therapie** ist rein **symptomatisch** (**NSAR,** ggf. **Kortikosteroide** bei schweren Verläufen, Thyreostatika sind nicht indiziert). Die Thyreoiditis de Quervain kann im Verlauf in eine **Hypothyreose** übergehen.

3.7.12 Bei einer **latenten Hyperthyreose** treten i. d. R. (aber nicht in allen Fällen!) **keine Symptome** auf, laborchemisch zeigt sich nur **↓TSH, fT3** und **fT4** liegen noch **im Normbereich.** Eine **manifeste Hyperthyreose** geht mit der typischen **Symptomatik** einher, im Labor finden sich **↓TSH, ↑fT3** und **↑fT4.**

3.7.13 Die **thyreotoxische Krise** ist eine **akute Exazerbation** der **Hyperthyreose.** Auslöser sind u. a. eine Jodaufnahme durch KM und Amiodaron, Infektionen, Operationen, Traumen. Die **thyreotoxische Krise** äußert sich zunächst mit **Symptomatik** einer **Hyperthyreose** und **Hyperthermie** (Stadium I), im weiteren Verlauf treten **Bewusstseinsstörungen** (Desorientiertheit, Somnolenz, Psychose) auf (Stadium II). Unbehandelt führt der Zustand zum **Koma** (Stadium III).

3.7.14 In der **Behandlung** der **thyreotoxischen Krise** sind folgende Prinzipien wichtig: 1. Ausreichende **Volumengabe** und **Kalorienzufuhr;** 2. Gabe von **Propranolol** (→ Hemmung der Konversion von T4 zu T3), **Thiamazol, Hydrocortison** (wegen relativer Insuffizienz der Nebenniere, auch Hemmung der Konversion von T4 zu T3); 3. **Elektrolytausgleich;** 4. **Physikalische Temperatursenkung;** 5.**Thromboseprophylaxe;** 6. ggf. **Plasmapherese;** 7. ggf. Notfall-OP (**totale Thyreoidektomie**)

3.7.15 Bei **erhöhtem TSH** und **normalen fT3** und **fT4** liegt eine **latente Hypothyreose** vor.

3.7.16 Am häufigsten ist eine **Hypothyreose autoimmun** bedingt (**Hashimoto-Thyreoiditis**), aber auch **iatrogene** Ursachen sind möglich, z. B. eine Therapie mit **Thyreostatika, Lithium** oder **Amiodaron.** Sehr selten liegt eine **Insuffizienz** der Adenohypophyse (= sekundäre Hypothyreose) oder des Hypothalamus (= tertiäre Hypothyreose) vor.

3.7.17 **Hypothyreose** kann sich manifestieren u. a. mit **Müdigkeit, Depression, Kälteempfindlichkeit, trockener kühler Haut, brüchigen Haaren, heiserer Stimme, Bradykardie, Obstipation** und **Myxödem** an **Augenlidern** und **Füßen.**

3.7.18 Die Diagnose **Hypothyreose** wird laborchemisch (**↑TSH, ↓fT3, ↓fT4,** positive **TPO-Ak** und **Thyreoglobulin-Antikörper** = Tg-Ak bei **Hashimoto-Thyreoiditis**) und **sonogra-**

fisch (SD diffus echoarm und inhomogen bei Hashimoto-Thyreoiditis) gestellt, nur bei **diagnostischen Unklarheiten** ist auch eine **SD- Szintigrafie** nötig.

Die Indikation zur **Substitutionstherapie** mit **L-Thyroxin** bei einer **latenten Hypothyreose** wird anhand von TSH-Wert, Symptomatik und Alter **individuell** entschieden. Bei einem **TSH-Wert ≤ 10 mU/l** erfolgt **keine Therapie,** falls **keine Symptomatik** vorliegt. Bei einem **TSH-Wert** > **10 mU/l** wird die latente Hypothyreose im **Alter** ≤ **75 Jahre** i. d. R. **behandelt,** im **Alter** > **75 Jahre** i. d. R. erst ab einem **TSH-Wert ≥ 20 mU/l.** 3.7.19

MERKE

Die **Substitutionstherapie** mit **L-Thyroxin** beginnt **langsam,** mit **individueller Titration** der Dosis unter **regelmäßigen TSH-Kontrollen** (8 Wochen nach Therapiebeginn sowie nach jeder Dosisanpassung, 6 Monate nach Erreichen der Zieldosis, dann alle 12 Monate).

Als **Struma** bezeichnet man eine **Vergrößerung** der **SD** mit einem Volumen > 18 ml bei Frauen bzw. > 25 ml bei Männern (= die Summe beider Lappenvolumina) **unterschiedlicher Ätiologie** und **Stoffwechsellage** (meistens **euthyreote,** aber auch **hypo-** oder **hyperthyreote** Struma möglich). Nach der **Morphologie** werden unterschieden: **Struma diffusa** (ohne Knoten), **uninodosa** (mit einem Knoten) und **multinodosa** (mit multiplen Knoten). 3.7.20

Die **häufigste Ursache** einer **Struma** ist der **Jodmangel.** Zu den weiteren Ursachen gehören verschiedene Erkrankungen der SD (M. Basedow, Hashimoto-Thyreoiditis, Adenom, Karzinom u. a.) und Medikamente (z. B. Lithium). 3.7.21

Nach **WHO-Klassifikation** wird die **Struma** in verschiedene **Schweregrade** eingeteilt: **Grad 0** (nur sonografisch feststellbar), **Grad 1a** (tastbar, aber nicht sichtbar), **Grad 1b** (tastbar und sichtbar, aber nur bei rekliniertem Kopf), **Grad 2** (tastbar und auch bei normaler Kopfhaltung sichtbar) und **Grad 3** (sehr große Struma mit lokalen Komplikationen, z. B. Behinderung der Atmung, Schluckbeschwerden). 3.7.22

Struma ist meist **asymptomatisch,** je nach der Stoffwechsellage kann sie sich auch mit Symptomen einer **Hypo-/Hyperthyreose** äußern. Ist die Struma sehr groß, kann sie die **Nachbarstrukturen** (v. a. **Trachea**) **verdrängen** und zu Beschwerden (z. B. **Stridor**) führen. 3.7.23

Eine **Feinnadelpunktion** der **SD** wird v. a. bei **Malignitätszeichen** in der **Sonografie** (z. B. Knoten mit unscharfer Begrenzung, Mikrokalzifikationen) und bei **kalten Knoten** in der Szintigrafie durchgeführt. 3.7.24

Struma wird nach der **Stoffwechsellage** behandelt – mit **Thyreostatika, L-Thyroxin** und bei einer euthyreoten Struma mit **Jodid-Substitution** (bei Kindern) oder Kombinationstherapie mit **Jodid** + **L-Thyroxin** (bei Erwachsenen). Bei großen Strumen erfolgt eine **operative Entfernung,** alternativ wird auch die **Radiojodtherapie** eingesetzt. 3.7.25

Als wichtiger **Risikofaktor** für die Entstehung des **SD-Karzinoms** gilt die frühere **Bestrahlung** der **Halsregion,** z. B. bei Behandlung eines Hodgkin-Lymphoms. SD-Karzinome können auch **genetisch** bedingt sein und im Rahmen von **multiplen endokrinen Neoplasien** (MEN) entstehen: **MEN 2** (= SD-Karzinom, Phäochromozytom, primärer 3.7.26

Hyperparathyreoidismus), **MEN 3** (= SD-Karzinom, Phäochromozytom, primärer Hyperparathyreoidismus, Neurinome).

3.7.27 Beim **SD-Karzinom** unterscheidet man folgende **histologische Subtypen: papilläres** (der häufigste Typ), **follikuläres** (der zweithäufigste Typ), **medulläres** (= C-Zell-Karzinom) und **undifferenziertes** (= anaplastisches) **Karzinom.**

3.7.28 **Papilläres** Karzinom metastasiert überwiegend **lymphogen, follikuläres** Karzinom eher **hämatogen. Medulläres** Karzinom ist oft mit **MEN2/3** assoziiert, **undifferenziertes** Karzinom ist mit einem **schnellen Wachstum** und **schlechter Prognose** verbunden.

3.7.29 **SD-Karzinom** verläuft anfangs **asymptomatisch,** die Symptome resultieren aus dem **lokalen Wachstum,** der **Infiltration** benachbarter Strukturen (z. B. **Heiserkeit, Dysphagie, Horner-Syndrom** (➤ 3.3.60), lymphogener (z. B. **vergrößerte zervikale Lymphknoten**) und hämatogener Metastasierung.

3.7.30 Als **Tumormarker** können das **Thyreoglobulin** (für das papilläre und follikuläre Karzinom) und das **Calcitonin** (für das medulläre Karzinom) bestimmt werden.

3.7.31 **TNM-Klassifikation** beim **SD-Karzinom: T1, T2** und **T3a** → der Tumor ist noch **auf die SD begrenzt,** Tumorgröße: < 2 cm (T1), 2–4 cm (T2), > 4 cm (T3a); **T3b** → der Tumor ist auf die **infrahyoidale Muskulatur** begrenzt; **T4a** → **Ausbreitung außerhalb der SD** mit dem Befall von Nachbarstrukturen (z. B. **Trachea, Larynx, Ösophagus, N. laryngeus recurrens**); **T4b** → **ausgedehnte Ausbreitung** mit dem Befall von weiteren Strukturen (z. B. **Gefäße** im **Mediastinum**); **N1** → Befall **regionärer Lymphknoten** (LK, z. B. paratracheale LK); **M1** → Befall **nicht-regionärer LK** oder hämatogene Metastasierung (v. a. **Lunge, Knochen**).

3.7.32 Zum **Staging** werden folgende bildgebende Verfahren eingesetzt: **Röntgen/CT-Thorax, Sonografie,** ggf. **CT/MRT** des **Abdomens, CT/MRT** der **Halsregion, Knochenszintigrafie.**

3.7.33 **SD-Karzinom** wird primär **operativ entfernt** (➤ 5.2.40). Bei **papillärem** und **follikulärem** Karzinom kommt auch eine **adjuvante Radiojodtherapie** zum Einsatz, bei **medullärem** und **undifferenziertem** Karzinom wird eine **adjuvante Chemotherapie** mit Tyrosinkinase- und Checkpoint-Inhibitoren sowie konventionellen Zytostatika (z. B. Paclitaxel) durchgeführt. In einer **palliativen** Situation wird eine **Chemotherapie** eingesetzt.

MERKE
Medulläres und **undifferenziertes** Karzinom nehmen am Jodstoffwechsel nicht teil, deswegen wird bei diesen Subtypen eine **Chemotherapie,** aber keine Radiojodtherapie durchgeführt!

3.7.34 Unter dem **Phäochromozytom** versteht man einen meist benignen **neuroendokrinen Tumor** des **Nebennierenmarks** oder der **extraadrenalen sympathischen Ganglien** (= **Paragangliom,** z. B. Paragangliom des Glomus caroticum). Der Tumor produziert **Katecholamine** (Adrenalin, Noradrenalin), was zu **paroxysmaler** oder **persistierender sekundärer Hypertonie** mit typischen Symptomen (Tachykardie, Palpitationen, Kopfschmerzen, Schwitzen, Unruhe, Gesichtsblässe) führt.

Die **Diagnosestellung** eines **Phäochromozytoms** basiert auf dem laborchemischen und bildgebenden Befund. Entscheidend ist der Nachweis der erhöhten **Meta-** und **Normetanephrine** (= Metabolite von Katecholaminen) im **Plasma** oder **Urin.** Bei nicht eindeutigen Befunden kann die Diagnostik um den **Clonidin-Hemmtest** ergänzt werden. Prinzip: Gabe von zentralem α-2-Rezeptorantagonisten Clonidin → Hemmung des Sympathikus → fehlende Suppression von Katecholaminen bei Phäochromozytom oder Paragangliom. Zur **Tumorlokalisation** werden bildgebende Verfahren (**CT, MRT, Szintigrafie** bzw. **PET/CT** zum Ausschluss von Metastasen) benutzt. **3.7.35**

Phäochromozytom wird primär **operativ** behandelt (Adrenalektomie), eine **konservative Therapie** mit **Phenoxybenzamin** (= Alphablocker; bei benignem Phäochromozytom) oder **Chemotherapie/Chemoembolisation** (bei malignem Phäochromozytom) kommt als Alternative bei einem nicht-operablem Phäochromozytom in Frage. **3.7.36**

Präoperativ werden **Alphablocker** (Phenoxybenzamin) und bei Tachykardie auch **Betablocker** gegeben. Um eine Ausschüttung von Katecholaminen zu verhindern, wird intraoperativ die sog. „**No-Touch-Technik**" verwendet: 1. Zunächst werden **Arterien** und **Venen unterbunden;** 2. Der **Tumor** wird **zirkulär präpariert** und **nicht palpiert** oder eröffnet. **3.7.37**

MERKE

Vasoregulation: Noradrenalin → α1-Rezeptoren → Vasokonstriktion; Adrenalin → β2-Rezeptoren → Vasodilatation. **Alphablocker** müssen **zuerst** gegeben werden, um einer Vasokonstriktion entgegenzuwirken. Würden zuerst Betablocker verabreicht, fällt die über den β2-Rezeptor vermittelte Vasodilatation weg, was zu gefährlichen Blutdruckkrisen führen kann!

Als **Inzidentalom** bezeichnet man einen **Tumor** der **Nebenniere,** der im Rahmen einer bildgebenden Untersuchung aus anderen Gründen **zufällig entdeckt** wurde. Inzidentalome sind meistens **benigne,** ohne Hormonproduktion. **3.7.38**

Zu den häufigsten **Ursachen** einer **Hyperkalzämie** gehören **Metastasen** bei malignen Tumoren (v. a. Bronchial-, Prostata-, Mammakarzinom) sowie **Hyperparathyreoidismus**. Seltener tritt eine Hyperkalzämie z. B. auch bei **Immobilisation, Sarkoidose** und **Hyperthyreose** auf. **3.7.39**

Als **Hyperparathyreoidismus** bezeichnet man eine **übermäßige Produktion** des **Parathormons** (PTH), die bei einem **Adenom** oder einer **Hyperplasie** der **Nebenschilddrüsen** (= Epithelkörperchen) auftreten kann. **3.7.40**

PTH erhöht den **Calcium-Spiegel** durch zwei Mechanismen: 1. **Bildung** von aktivem **Vit. D** (= 1,25-Dihydrocholecalciferol) sowie **Resorption** von **Calcium** in der **Niere;** 2. **Mobilisierung** von **Calcium** aus **Knochen.** **3.7.41**

Der **primäre Hyperparathyreoidismus** entsteht meistens bei einem **Adenom** oder seltener bei einer **Hyperplasie** (z. B. bei einer Therapie mit Thiaziddiuretika oder Lithium) der Nebenschilddrüsen. Dem **sekundären Hyperparathyreoidismus** liegt am häufigsten ein Vit.-D-Mangel und Hypokalzämie bei **chronischer Nierenerkrankung** mit **3.7.42** kompensatorischer **Hyperplasie** zugrunde. Der **tertiäre Hyperparathyreoidismus** entwickelt sich **nach einem langjährigen sekundären Hyperparathyreoidismus** durch eine übermäßige Stimulierung und **Hyperplasie.** Als Sonderform gilt der **paraneoplastisch** (➤ 3.12.19) bedingte **Pseudohyperparathyreoidismus,** der sich z. B. bei einem Lungenkarzinom entwickeln kann.

3.7.43 Bei **Hyperparathyreoidismus** entsteht eine **Hyperkalzämie,** die asymptomatisch verlaufen, aber auch gastrointestinale Beschwerden (z. B. **Obstipation, Meteorismus, Übelkeit**), **Muskelschwäche** und **Lethargie** verursachen kann. Die Hyperkalzämie kann auch eine **Pankreatitis** und **Herzrhythmusstörungen** (verkürzte QT-Zeit) auslösen und zur Entwicklung einer **Nephrolithiasis, Nephrokalzinose** (= Verkalkung des Nierenparenchyms), **Osteoporose** und **Atherosklerose** führen. Selten kann auch eine **hyperkalzämischen Krise** (→ ausgeprägte Symptome einer Hyperkalzämie, Somnolenz bis hin zum Koma) auftreten.

3.7.44 **Hyperparathyreoidismus** wird **laborchemisch** und mittels Bildgebung (**Sonografie, MRT, PET/CT** zur Untersuchung der Nebenschilddrüsen, ggf. **Knochenszintigrafie** zur Tumorsuche) diagnostiziert. Bei einzelnen Formen sind folgende Befunde im Serum zu erwarten: 1. **Primärer Hyperparathyreoidismus:** ↑PTH, ↑Calcium, ↓Phosphat; 2. **Sekundärer Hyperparathyreoidismus:** ↑PTH, ↓Calcium (auch Normwerte möglich!), ↑Phosphat (auch Normwerte möglich!); 3. **Tertiärer Hyperparathyreoidismus:** ↑PTH, ↑Calcium, ↑Phosphat. Außerdem werden auch weitere Laborparameter zur **Klärung** der **Ursache** bestimmt, insb. **Kreatinin** und **Vit.-D-Spiegel.**

3.7.45 Bei **Hyperparathyreoidismus** wird entweder nur **das betroffene Epithelkörperchen** (bei Adenom) oder **alle Epithelkörperchen** (bei Hyperplasie) **operativ entfernt.** Bei totaler Parathyreoidektomie wird ein **kleiner Teil** (⅛) in den **M. brachioradialis** oder **M. sternocleidomastoideus transplantiert.** Bei asymptomatischem oder sekundärem/tertiärem Hyperparathyreoidismus bzw. Kontraindikationen zur Operation kommt auch eine **konservative Therapie** infrage: ausreichende **Flüssigkeitszufuhr, vorsichtige Substitution** bei **Vit. D-Mangel,** Gabe von **Cinacalcet** (= Calcimimetikum → Agonismus an calciumsensitiven Rezeptoren → ↓Freisetzung von PTH durch negative Rückkopplung), ggf. **Absetzen** von **Thiaziddiuretika.**

3.7.46 Bei einer **Gewichtszunahme, Muskelschwäche, Adynamie, Akne-** und **Hämatombildung** besteht ein Verdacht auf **Cushing-Syndrom** (= Hyperkortisolismus).

3.7.47 Bei **Cushing-Syndrom** können auch weitere Symptome auftreten, z. B. **Wundheilungsstörungen, Hautatrophie, Striae rubrae** (= Dehnungsstreifen), **Vollmondgesicht, Stiernacken** und **Depression.** Durch die Wirkung von Glukokortikoiden entwickelt sich häufig eine **Hypertonie, Osteoporose** und **diabetische Stoffwechsellage** (→ Auftreten oder Verschlechterung des Diabetes mellitus). Bei **Frauen** können auch **Zyklusstörungen** auftreten.

3.7.48 Es gibt folgende Formen: 1. **Exogenes Cushing-Syndrom** – iatrogen verursacht durch eine **Langzeitbehandlung** mit **Glukokortikoiden;** 2. **Endogenes Cushing-Syndrom:** ACTH-abhängig (zentrale Form = **M. Cushing** bei Hypophysenadenomen oder **ektope ACTH-Sekretion,** z. B. bei einem kleinzelligen Lungenkarzinom) oder ACTH-unabhängig (**adrenales Cushing-Syndrom** bei Cortisol-produzierenden Adenomen der Nebennierenrinde).

In der **Stufendiagnostik** des Cushing-Syndroms erfolgt zunächst ein Nachweis des **Hyperkortisolismus** durch Messung des **Cortisolspiegels** im **Serum**, **Speichel** oder Ausscheidung von **Cortisol** im **24-h-Sammelurin** und Durchführung von **Dexamethason-Kurztest.** Zur Differenzierung zwischen einzelnen Formen des Cushing-Syndroms wird der ACTH-Spiegel bestimmt (↑**ACTH** bei M. Cushing und ektopen Cushing-Syndrom, ↓**ACTH** bei adrenalem Cushing-Syndrom). Bei ↑ACTH wird weiter ein **Corticotropin-Releasing-Hormon-Test** (= CRH-Stimulationstest) bzw. **Dexamethason-Langtest** durchgeführt. Im letzten Schritt wird der Tumor mittels **CT** oder **MRT** lokalisiert. **3.7.49**

Beim **Dexamethason-Kurztest** (= niedrigdosierter Dexamethason-Suppressionstest) wird um 8 Uhr das Serum-Cortisol gemessen, um 24 Uhr **1–2 mg Dexamethason** verabreicht und um 8 Uhr am nächsten Tag das **Serum-Cortisol** wieder gemessen. Bei allen Formen des Cushing-Syndroms **fehlt** die physiologische **Suppression.** **3.7.50**

Im **CRH-Stimulationstest** kommt es nach Gabe von CRH zu einem **Anstieg** von **ACTH** und **Cortisol** bei **zentralem Cushing-Syndrom** bzw. zu **keiner Änderung** bei der **adrenalen** und **ektopen** Form. **3.7.51**

Beim **Dexamethason-Langtest** (= hochdosierter Dexamethason-Suppressionstest) wird um 8 Uhr das Serum-Cortisol gemessen, um 24 Uhr **8 mg Dexamethason** (alternativ **16 mg** über 2 Tage verteilt) verabreicht und um 8 Uhr am nächsten Tag das **Serum-Cortisol** wieder gemessen. Beim **zentralen** Cushing-Syndrom kommt es zu einer **Suppression,** bei der **adrenalen** und **ektopen** Form **bleibt** die **Suppression aus.** **3.7.52**

Therapie des Cushing-Syndroms: 1. **Exogenes Cushing-Syndrom** – **langsame Reduktion** der Glukokortikoid-Dosis (nie abrupt absetzen, sonst Gefahr einer akuten Insuffizienz der Nebennierenrinde!); 2. **Zentrales Cushing-Syndrom** – **operative Entfernung** des Adenoms (transnasal/transsphenoidal); alternativ Protonenbestrahlung der Hypophyse; 3. **Adrenales Cushing-Syndrom** – **Adrenalektomie;** alternativ Hemmung der Cortisol-Synthese mit **Adrenostatika** (Mitotan oder Ketoconazol); 4. **Ektopes Cushing-Syndrom** – Behandlung des Tumors **3.7.53**

MERKE

Nach der **operativen** Tumorentfernung ist eine **Substitution** mit **Glukokortikoiden** notwendig, um eine **Addison-Krise** zu vermeiden!

Unter der **Cushing-Schwelle** versteht man eine **Grenzdosis,** ab der bei **Langzeitbehandlung** mit **Glukokortikoiden** klinische Zeichen des **Cushing-Syndroms** auftreten können. Glukokortikoide haben je nach ihrer Wirkstärke unterschiedliche Cushing-Schwellen (z. B. Hydrocortison – relative Wirkstärke 1, Cushing-Schwelle 30 mg/Tag; Dexamethason – relative Wirkstärke 30, Cushing-Schwelle 1 mg/Tag). **3.7.54**

Die **Nebenniere** besteht aus der **Nebennierenrinde** (NNR) und dem Nebennierenmark. Die NNR wird in **drei Schichten** eingeteilt, in denen unterschiedliche Hormone gebildet **3.7.55** werden: 1. **Zona glomerulosa** (→ **Mineralocorticoide – Aldosteron**); 2. **Zona fasciculata** (→ **Glukokortikoide – Cortisol**); 3. **Zona reticularis** (→ **Sexualhormone – Androgene;** aus den Androgenen werden dann **Östrogene** gebildet). Im **Nebennierenmark** werden **Katecholamine** (Adrenalin, Noradrenalin, Dopamin) produziert.

3.7.56 Bei **Conn-Syndrom** (= primärer Hyperaldosteronismus) kommt es zu **Überproduktion** von **Aldosteron** durch eine **Hyperplasie** oder ein **Adenom** in der **NNR.** Die Erkrankung manifestiert sich mit einer **Hypertonie** (durch Natrium- und Wasserretention), **Hypokaliämie** (→ **Muskelschwäche, Obstipation**) und **metabolischer Alkalose.** Zur Diagnosebestätigung wird der **Kochsalzbelastungstest** durchgeführt: Vor und nach der Gabe von 2 Litern 0,9%-iger Kochsalzlösung (über 4 Stunden) wird der Aldosteron-Spiegel gemessen (→ fehlende Suppression). Zur Lokalisierung des Tumors wird **CT/MRT** herangezogen. Das Conn-Syndrom wird mit **Spironolacton** (bei Hyperplasie) oder **operativ** (Adrenalektomie bei Adenom) behandelt.

3.7.57 **Allgemeine Schwäche, Gewichtsverlust, Bauchschmerzen, Schwindel, Hyperpigmentierung** der **Haut,** aber auch weitere Symptome (**Hypotonie** durch Natrium- und Wasserverluste, **Dehydratation, Übelkeit, Salzhunger**) treten bei **M. Addison** auf.

3.7.58 **M. Addison** tritt am häufigsten bei einer **autoimmun** vermittelten Destruktion der NNR mit der Folge einer **primären NNR-Insuffizienz** auf. Seltener können auch **Metastasen, Infektionskrankheiten** (z. B. TBC) oder **Medikamente** (z. B. Fluconazol) zum M. Addison führen. Bei akuter NNR-Insuffizienz, z. B. bei Meningokokkensepsis (= **Waterhouse-Friderichsen-Syndrom** ➤ 4.1.39) oder nach einer **Adrenalektomie** kann sich schnell eine **Addison-Krise** entwickeln. Dabei treten zusätzlich auch Symptome einer **Pseudoperitonitis, metabolischen Azidose** und **Exsikkose** auf, die ein akutes Abdomen imitieren und bis zum **Koma** führen können.

MERKE

Symptome bei M. Addison resultieren v. a. aus einem **Cortisol-** und **Aldosteronmangel.** NNR-Insuffizienz kann auch **sekundär** (bei Schädigungen der Hypophyse) oder **tertiär** (bei Langzeitbehandlung mit Glukokortikoiden durch eine Insuffizienz der Hypothalamus-Hypophysen-NNR-Achse) auftreten, von **M. Addison** spricht man allerdings nur bei der **primären** Form.

3.7.59 **M. Addison** wird laborchemisch (**↓Natrium, ↑Kalium, ↓Serum-Cortisol,** fehlender Anstieg von Cortisol nach ACTH-Gabe im **ACTH-Stimulationstest, ↑ACTH,** positive **21-Hydroxylase-Antikörper**) und mittels **MRT** diagnostiziert.

3.7.60 In der Therapie des **M. Addison** ist die **Hormonsubstitution** mit Glukokortikoiden (**Hydrocortison**) und Mineralokortikoiden (**Fludrocortison**) indiziert. Bei einer **Addison-Krise** sind folgende therapeutische Maßnahmen wichtig: **Volumengabe** (1000 ml 0,9%-ige Kochsalzlösung mit 5 % Glucose), **Hydrocortison 100 mg i. v.** (weiter über Perfusor) und **langsamer** (!) **Ausgleich** der **Hyponatriämie** (Gefahr der zentralen pontinen Myelinolyse!).

3.7.61 Symptomtrias aus **Polyurie, Polydipsie** und **Asthenurie** (geringe Konzentration des Harns) ist für **Diabetes insipidus** charakteristisch.

Bei **Diabetes insipidus** kommen u. a. folgende **Differenzialdiagnosen** in Betracht: **Diabetes mellitus, Hyperkalzämie/hyperkalzämische Krise, psychogene Polydipsie, Überdosierung/Missbrauch** von **Diuretika, Inkontinenz.** 3.7.62

Es gibt **zwei Formen** von **Diabetes insipidus:** 1. **Zentrale Form** – Störung der **Produktion** (im Hypothalamus) oder **Freisetzung** (aus der Neurohypophyse) des antidiuretischen Hormons (**ADH,** Vasopressin) durch Tumoren, Traumen, Infektionen des ZNS u. a.; 2. **Renale Form** (selten) – fehlende **Wirkung** von **ADH** in der Niere (genetisch bedingt, bei Amyloidose, Lithium-Therapie u. a.). 3.7.63

Die Diagnose **Diabetes insipidus** wird anhand der Labordiagnostik und Bildgebung gestellt: 1. **Natrium** und **Osmolalität** im **Serum** sind **erhöht,** können aber auch kompensatorisch im **Normbereich** liegen!; 2. **Natrium** und **Osmolalität** im **24-h-Sammelurin** sind typischerweise **erniedrigt;** 3. **Durstversuch** (→ **ausbleibende Konzentrierung** des **Urins** bei Flüssigkeitskarenz); 4. **Desmopressin-Test** (Gabe von Desmopressin → **Konzentrierung** des **Urins** bei **zentraler Form** bzw. **ausbleibende Konzentrierung** bei **renaler Form**); 5. Messung von **Copeptin** – der Spiegel korreliert mit dem ADH-Spiegel im Blut; 6. Bildgebung (**MRT/CT**) 3.7.64

Zur Volumensubstitution werden kristalloide (z. B. isotone **Kochsalzlösung**) und NaCl-freie Lösungen (z. B. **Glucose 5 %** – bei Hypernatriämie/Hyperosmolalität) verwendet. In der **Therapie** des **Diabetes insipidus** ist die **Behandlung** der **Ursache** wichtig. Zur **symptomatischen Therapie** wird **Desmopressin** (= synthetisches Analogon des ADH) benutzt (intranasale, p. o.- und i. v.-Gabe möglich). Bei **renalem Diabetes insipidus** werden auch **Thiaziddiuretika** (Wirkprinzip: Hemmung des Na-Cl-Cotransporters → erhöhte Ausscheidung von Natrium) eingesetzt. 3.7.65

MERKE

Natrium-Normbereich: 135–145 mmol/l

Im **Hypophysenvorderlappen** (= **Adenohypophyse**) werden **adrenocorticotropes Hormon** (ACTH), **follikelstimulierendes Hormon** (FSH), **luteinisierendes Hormon** (LH), **Prolactin, somatotropes Hormon** (STH) und **Thyreoidea-stimulierendes Hormon** (TSH) gebildet. In den **Hypophysenhinterlappen** (= **Neurohypophyse**) gelangen zwei Hormone durch axonalen Transport aus dem Hypothalamus: **Antidiuretisches Hormon** (ADH) und **Oxytocin.** 3.7.66

3.8 Diabetologie

Bei dem **Blutzuckerspiegel** (BZ-Spiegel) von ≥ **200 mg/dl** als Gelegenheitsmessung besteht ein **V. a. Diabetes mellitus** (DM). Das Ergebnis muss um eine Messung der **Nüchternglukose** (→ keine Nahrungsaufnahme über 8 Stunden) oder des **Hämoglobins** A1c (HbA1c) ergänzt werden. Ggf. kann auch ein **oraler Glukosetoleranztest** (oGTT) durchgeführt werden. Zur Bestätigung des DM sind **zwei pathologische Werte** notwendig. 3.8.1

3.8.2 **Nüchternglukose – Normwert: < 100 mg/dl, Diabetes mellitus: ≥ 126 mg/dl; HbA1c – Normwert: < 5,7 %, Diabetes mellitus: ≥ 6,5 %.**

3.8.3 Bei dem **HbA1c** handelt es sich um das Hämoglobin, an dem **Glukose** gebunden ist (= **glykiertes Hämoglobin**). Dieser Parameter eignet sich für die **Erstdiagnostik** sowie zur **Langzeitkontrolle** des glykämischen Status bei DM. Das HbA1c reflektiert den **durchschnittlichen BZ-Spiegel** in den **vergangenen** ca. **3 Monaten** (= Lebensdauer von Erythrozyten).

3.8.4 **Falsch erhöhte HbA1c-Werte** können bei Situationen mit **vermindertem Erythrozyten-Turnover** (= Umsatz) auftreten, z. B. bei **Anämien** bei **Eisen-**, **Folsäure-** und **Vit.-B12-Mangel. Falsch niedrige HbA1c-Werte** entstehen hingegen bei **erhöhtem Erythrozyten-Turnover,** z. B. bei **hämolytischen Anämien** oder in der **Schwangerschaft.**

3.8.5 Der **orale Glukosetoleranztest** (oGTT) ist keine Routineuntersuchung, sondern wird meist bei V. a. **gestörte Glukosetoleranz** („Prädiabetes“) durchgeführt, z. B. bei Nüchternglukose 100–125 mg/dl. Außerdem wird oGTT zum **Screening** auf **Gestationsdiabetes** benutzt. Der Test wird **am Morgen** nach mind. 8 Stunden Nahrungskarenz durchgeführt: Die Patientin/der Patient trinkt **75 g Glukose** in 250–300 ml Wasser innerhalb von 5 Minuten, **gleichzeitig** wird das **venöse Blut** abgenommen. **Nach 2 Stunden** erfolgt eine neue **Blutentnahme.** BZ-Spiegel **≥ 200 mg/dl** in der **2. Stunde** spricht für einen **DM,** Werte zwischen **140–199 mg/dl** sind als **gestörte Glukosetoleranz** definiert und Werte **< 140 mg/dl** gelten als normal.

3.8.6 Bei der Erstdiagnose des DM Typ 2 ist auch eine **Bestimmung** von **eGFR, Lipidstatus** (HDL-, LDL-Gesamt-Cholesterin, Triglyceride) sowie **Albumin** (➤ 3.6.27) und **Glukose** im **Urin** wichtig.

3.8.7 Nach der Ätiologie unterscheidet man folgende **Typen** von **DM: Typ 1 (autoimmune** Zerstörung von pankreatischen β-Zellen mit der Folge eines **absoluten Insulinmangels** – typischerweise bei Kindern und Jugendlichen; nur selten idiopathisch); **Typ 2** (meist zusammen mit **metabolischem Syndrom** und peripherer **Insulinresistenz,** mit der Folge eines relativen Insulinmangels, häufiger im Erwachsenenalter); **Typ 3** mit folgenden Unterformen: **Typ 3a – genetische Defekte** der **β-Zellen,** sog. Maturity Onset Diabetes of the Young (**MODY**), **Typ 3b – genetische Defekte** der **Insulinwirkung, Typ 3c – Erkrankungen** und **Schädigungen** des **Pankreas** (z. B. chronische Pankreatitis), **Typ 3d – Hormonerkrankungen** (z. B. Morbus Cushing), **Typ 3e** – durch **Medikamente** (z. B. Glukokortikoide), **Typ 3f** – durch **Infektionen** (z. B. Cytomegalievirus [CMV]), **Typ 3g – seltene immunvermittelte Formen** (z. B. Anti-Insulin-Rezeptor-Antikörper), Typ **3h – genetische Syndrome** (z. B. Down-Syndrom); **Typ 4 (Gestationsdiabetes** – in der Schwangerschaft)

MERKE

Latent Autoimmune Diabetes in Adults (LADA) ist eine **Sonderform** des **DM Typ 1** mit den folgenden Merkmalen: Manifestation erst nach dem 30. Lebensjahr, positive Autoantikörper, i. d. R. kein metabolisches Syndrom, Behandlung mind. 6 Monate ohne Insulin möglich. Patientinnen/Patienten mit LADA wird häufig zunächst der DM Typ 2 diagnostiziert.

Lösungen

Das metabolische Syndrom beschreibt das gemeinsame Auftreten der folgenden **kardiovaskulären Risikofaktoren:** 1. **Stammbetonte Adipositas** (Taillenumfang bei Männern ≥ 94 cm, bei Frauen ≥ 80 cm); 2. **Hypertriglyceridämie** (≥ 150 mg/dl); 3. **Erniedrigtes HDL-Cholesterin** (bei Männern < 40 mg/dl, bei Frauen < 50 mg/dl); 4. **Arterielle Hypertonie** (systolisch ≥ 130 mmHg und/oder diastolisch ≥ 85 mmHg); 5. **Erhöhte Nüchternglukose** (≥ 100 mg/dl) oder **DM Typ 2.** 3.8.8

Adipositas wird definiert als **übermäßige Vermehrung** des **Körperfetts.** Anhand des Body-Mass-Index (BMI) kann sie in **drei Schweregrade** eingeteilt werden: **Grad I** (BMI ≥ **30**), **Grad II** (BMI ≥ **35**) und **Grad III,** auch **Adipositas permagna** (BMI ≥ **40**). 3.8.9

Bei der **Insulinresistenz** ist das **Ansprechen** der **Zielorgane** (v. a. Muskulatur, Fettgewebe und Leber) auf **Insulin vermindert.** In der Pathophysiologie der Insulinresistenz spielen **Faktoren** des **Lebensstils** (v. a. Adipositas) zusammen mit **genetischen Faktoren** eine wichtige Rolle. 3.8.10

DM Typ 2 verläuft oft **asymptomatisch,** die Erkrankung wird daher oft bei einer **Routinetestung erkannt.** Die Symptome (➤ 3.8.27) entwickeln sich **schleichend** und erst bei einer ausgeprägten Hyperglykämie. 3.8.11

In der **Therapie** von **DM Typ 2** sind **allgemeine Maßnahmen** wichtig, außerdem werden **Antidiabetika** und **Insuline** (➤ Kap. 11.4) eingesetzt. Die Therapie richtet sich nach dem folgenden **Stufenschema: Stufe 1 – Basistherapie** (Patientenschulung, Ernährungstherapie, Steigerung der körperlichen Aktivität, Gewichtsreduktion) – auf jeder Stufe relevant; **Stufe 2 – Monotherapie** mit einem **Antidiabetikum** (1. Wahl: **Metformin**); **Stufe 3** – Kombinationstherapie mit **zwei Antidiabetika** (meist Metformin + SGLT-2-Hemmer oder GLP-1-Rezeptor-Agonist) oder ein **Antidiabetikum + Insulin; Stufe 4 – zwei Antidiabetika + Insulin** oder **drei Antidiabetika; Stufe 5 – konventionelle** oder **intensivierte Insulintherapie.** 3.8.12

Die **basal unterstützte orale Therapie** (BOT) stellt das Therapieprinzip von **DM Typ 2** auf den **Stufen 3** und **4** dar. Dieses Therapieregime dient dem **Einstieg** in die **Insulintherapie** bei nicht ausreichender Wirksamkeit von Antidiabetika. Dabei spritzen sich die Patientinnen/Patienten **einmal täglich** (i. d. R. **zur Nacht**) ein **lang wirksames Insulin.** 3.8.13

Bei der **konventionellen Insulintherapie** (CT) spritzt sich die Patientin/der Patient **zweimal täglich** ein **langwirksames Mischinsulin – vor dem Frühstück** (2/3 der Tagesdosis) und **vor dem Abendessen** (1/3 der Tagesdosis). Vorteilhaft ist eine **geringe Belastung** für die Patientin/den Patienten (BZ-Messung und die Insulingabe nur zweimal täglich). Der Nachteil dieser Therapie ist **der starre Therapieplan – Mahlzeiten** müssen **zu bestimmten Zeiten** und mit **festgelegten Mengen** an **Kohlenhydraten** eingenommen werden um eine Hypoglykämie zu vermeiden. CT eignet sich daher v. a. für **Seniorinnen/Senioren** mit einem sehr gleichmäßigen Tagesablauf. 3.8.14

Die **intensivierte Insulintherapie** (ICT) beruht auf dem **Basis-Bolus-Prinzip** und wird zur Behandlung **von DM Typ 2** sowie **Typ 1** eingesetzt. Der Hauptvorteil liegt in einer **flexiblen Anpassung** der **Insulindosis** an den Blutzuckerspiegel, Menge der Mahlzeiten 3.8.15

und sportlichen Aktivitäten der Patientin/des Patienten. Nachteilig ist die Notwendigkeit **regelmäßiger Blutzuckermessungen.** Bei der ICT wird **zweimal täglich** ein **lang wirkendes Insulin** (= **Basis**) und **vor jeder Mahlzeit** ein **schnell wirkendes Insulin** (= **Bolus**) gespritzt. Eine Form der ICT ist auch die **Insulinpumpentherapie,** bei der ein **kurz wirkendes Insulin** (oder **Normalinsulin**) durch eine Insulinpumpe **kontinuierlich verabreicht** wird. Die **Insulingabe** vor **Mahlzeiten** erfolgt dann per **Knopfdruck.** Manche Insulinpumpen enthalten auch einen **Sensor** zur kontinuierlichen **Messung** des **BZ-Spiegels.**

3.8.16 Die „**30er-/40er-Regel**" wird zur **BZ-Korrektur** bei **Hyperglykämie** verwendet. Sie besagt, dass **eine Insulin-Einheit** (IE) den **BZ-Spiegel** um **30–40 mg/dl** senkt. Die „30er-/40er-Regel" dient allerdings nur zu einer groben Orientierung – bei jeder Patientin/jedem Patienten wird ein **Korrekturfaktor** individuell bestimmt.

3.8.17 Der **Tagesbedarf** an **Insulin** beträgt im Durchschnitt **40–50 Insulineinheiten.**

3.8.18 Als **Dawn-Phänomen** bezeichnet man eine **morgendliche Hyperglykämie,** die trotz Insulintherapie auftritt. Ursächlich ist die **vermehrte Sekretion** des **Somatotropins** (= Wachstumshormons) in der **Nacht.** Beim Dawn-Phänomen muss die Insulintherapie angepasst werden, z. B. durch eine spätere Gabe oder Erhöhung der Abenddosis.

3.8.19 Bei der **Insulintherapie** ist der **regelmäßige Wechsel** der **Einstichstellen** wichtig. Wird das Insulin immer an derselben Stelle gespritzt, kann sich eine **Lipodystrophie** (= Verhärtung und Verdickung des subkutanen Gewebes) entwickeln.

3.8.20 Bei einem **langjährigen DM** entstehen **arteriosklerotische** Veränderungen mit der Entwicklung einer **Makroangiopathie** (Folgen: **KHK, pAVK** u. a.). Der erhöhte BZ-Spiegel schädigt die Kapillaren mit der Folge einer **Mikroangiopathie,** die verschiedene Organe betreffen kann: Niere (**diabetische Nephropathie**), Nerven (**diabetische Neuropathie** – **periphere Polyneuropathie** und **Neuropathie** des **vegetativen Nervensystems** mit vielen möglichen Konsequenzen, z. B. **Gastroparese, stumme Herzinfarkte, Blasenentleerungsstörungen**), Netzhaut (**diabetische Retinopathie**), Fuß (**diabetisches Fußsyndrom**).

MERKE

Eine **periphere Polyneuropathie** lässt sich bereits in **Frühstadien** am besten durch eine **Vibrationsempfindungsstörung** erkennen. Diese kann einfach bei der körperlichen Untersuchung mittels einer **Stimmgabel** untersucht werden.

3.8.21 Bei einem **unerkannten,** aber auch unzureichend **behandelten DM Typ 2** kann sich akut ein **hyperosmolares hyperglykämisches Syndrom** entwickeln, das bis zu einem **diabetischen Koma** führen kann. Auch akute, schwere Erkrankungen (z. B. **Infektionen, Unfälle,** aber auch **Operationen**) können zu dieser Komplikation führen.

3.8.22 Die Symptomatik bei **hyperosmolarem hyperglykämischem Syndrom** entwickelt sich schleichend, mit **Polyurie, Polydipsie, Durst** und **allgemeiner Schwäche.** Im weiteren Verlauf kommt es zu einer starken **Exsikkose, Tachykardie, Hypotonie, Übelkeit** und

Bewusstseinsstörungen (z. B. Desorientierung). Die Diagnostik basiert auf einer **Blutabnahme** (inkl. BGA und kapillare BZ-Messung). Es zeigt sich dabei die folgende Konstellation: **ausgeprägte Hyperglykämie** (> **600 mg/dl**), ↑**Serumosmolalität** (> 320 mOsm/l), **pH** > **7,3, Serumbikarbonat** > **18 mmol/l, Anionenlücke** meist **normal, Ketone** i. d. R. **negativ.**

In der **Therapie** des **hyperosmolaren hyperglykämischen Syndroms** sind folgende Maßnahmen wichtig: 1. **Flüssigkeitssubstitution** mit physiologischer **0,9%-iger Kochsalzlösung** (Volumensubstitution führt zu einer BZ-Senkung), ggf. **0,45%-iger Kochsalzlösung** bei schwerer Hypernatriämie oder **hypoosmolarer Vollelektrolytlösung** bei ausgeprägter Hyperosmolalität (*CAVE:* eine zu schnelle Reduzierung der Osmolalität kann zu einem zerebralen Ödem führen!); 2. **Insulin** (Normalinsulin) **0,05 IE/kg KG/h** als Infusion (*CAVE:* Insulin senkt den Kaliumspiegel im Blut!); 3. **Korrektur** von **Elektrolytstörungen** (Kalium, Natrium) **3.8.23**

MERKE

Bei dem **hyperosmolaren hyperglykämischen Syndrom** entsteht i. d. R. **keine Ketoazidose** – das **Insulin** ist bei DM Typ 2 noch in **ausreichenden Mengen** vorhanden, so dass sich keine Ketonkörper (➤ 3.8.27) bilden.

Bei Menschen mit typischen **Diabetes-Symptomen** ist eine unverzügliche Bestimmung der **Plasmaglukose** sowie eine **Urinuntersuchung** auf **Ketonurie** nötig! Außerdem sollte die Patientin mit V. a. die **Erstmanifestation** des **DM Typ 1 stationär** aufgenommen werden. **3.8.24**

Die Bestimmung der **Autoantikörper,** z. B. Autoantikörper gegen Glutamat-Decarboxylase der β-Zelle (= GAD65A) und Autoantikörper gegen Tyrosinphosphatase (= IA-2) können helfen bei **Differenzierung** zwischen **DM Typ 1** (v. a. **LADA**) und **Typ 2.** Die Bestimmung von **C-Peptid** (= Spaltprodukt aus Proinsulin) kann auch in der **Differenzialdiagnostik** des Diabetes mellitus (erniedrigte Konzentration bei DM Typ 1, erhöhte Konzentration bei DM Typ 2), aber auch bei problematischer Einstellung mit Insulin benutzt werden. **3.8.25**

Bei **DM Typ 1** kommt es zu einer progredienten **autoimmunen Destruktion** der pankreatischen **β-Zellen** mit der Folge eines **absoluten Insulinmangels.** DM Typ 1 kann sich sehr schnell innerhalb weniger Monate, aber auch über Jahre entwickeln. **3.8.26**

Allen Formen des **DM** ist eine Stoffwechselstörung mit **Hyperglykämie** gemeinsam. Bei einem **BZ-Spiegel** von **ca. 180 mg/dl** wird die **Nierenschwelle überschritten,** die **Glukose** kann im Tubulussystem nicht mehr vollständig rückresorbiert werden und wird **im Urin** ausgeschieden. Die **Glucosurie** führt durch die **osmotische Diurese** zur **Polyurie, Polydipsie** und **Exsikkose.** Bei einem akuten starken BZ-Anstieg kann durch eine **Quellung** der **Linse** auch **verschwommenes Sehen** auftreten. Bei dem **DM Typ 1** kann die **Glukose** als **Energieträger** bei absolutem Insulinmangel vom Körper nicht ausreichend genutzt werden. Es kommt zu einer vermehrten **Mobilisierung** der **Fettreserven** (→ **Gewichtsabnahme**) und Abbau der Fettsäuren durch die β-Oxidation in der Leber. Dabei entstehen **Ketonkörper** (→ **Ketoazidose**), die vom Körper zur **Energiegewinnung** benutzt werden. **3.8.27**

3.8.28 **Insulin** als **anaboles Hormon** fördert die **Synthese** sowie **Speicherung** von **Glykogen, Lipiden** und **Proteinen** – v. a. in **Muskel-, Fett-** und **Leberzellen.** Außerdem **senkt** das Insulin als einziges Hormon den **Blutzuckerspiegel,** indem es den **Transport** von **Glukose,** aber auch **Kalium** in die **Zellen** begünstigt.

3.8.29 Bei **DM Typ 1** ist eine lebenslange Insulintherapie indiziert. Als Therapiestandard gilt die **intensivierte Insulintherapie.**

3.8.30 Als akute Komplikation kann bei einem **unerkannten, unzureichend behandelten DM Typ 1** oder **akuten, schweren** Erkrankungen eine **diabetische Ketoazidose** auftreten. Dieser Zustand kann bis zu einem **diabetischen Koma** führen.

3.8.31 Die **diabetische Ketoazidose** manifestiert sich **ähnlich** wie das **hyperosmolare hyperglykämische Syndrom.** Zusätzlich treten oft **abdominelle Schmerzen,** die **Kussmaul-Atmung** (→ tiefe und regelmäßige Atmung als Kompensationsmechanismus bei der Ketoazidose) und ein **Acetongeruch** in der Atemluft auf. In der Diagnostik ist eine **Blutentnahme** (inkl. BGA und kapillare BZ-Messung) wichtig. Es zeigt sich dabei die folgende Konstellation: **Hyperglykämie** (> **250 mg/dl**), **pH < 7,3, Ketone positiv, Serumbikarbonat < 15 mmol/l, Anionenlücke > 10** (durch Ketone erhöht).

3.8.32 In der **Therapie** der **diabetischen Ketoazidose** sind folgende Maßnahmen wichtig: 1. **Flüssigkeitssubstitution** mit physiologischer **0,9%-iger Kochsalzlösung;** 2. **Insulin** (Normalinsulin) **0,05–0,1 IE/kg KG i. v.** (*CAVE:* Insulin senkt das den Kaliumspiegel im Blut!); 3. **Korrektur** von **Elektrolytstörungen** (Kalium, Natrium)

3.8.33 Zu einer **Hypoglykämie** kommt es bei **DM** am häufigsten durch **unzureichende** oder **unregelmäßige** Nahrungsaufnahme, **körperliche Anstrengung,** eine **Überdosierung** mit **Insulin** oder mit Antidiabetika (v. a. **Sulfonylharnstoffe** und **Glinide**).

3.8.34 Bei einer **Hypoglykämie** treten folgende **Symptome** auf: **Heißhunger, Übelkeit, allgemeine Schwäche, Kaltschweiß, Tremor, Tachykardie.** Unbehandelt entwickelt sich schnell ein **hypoglykämischer Schock** mit **Bewusstlosigkeit, Muskelkrämpfen, Kreislauf-** und **Atemstörungen.** Durch eine **Blutzuckermessung** aus dem **Kapillarblut** lässt sich die Hypoglykämie schnell erkennen.

3.8.35 Eine **leichte Hypoglykämie** (BZ < 70 mg/dl) ist mit einer **peroralen Glukosegabe** (z. B. 20 g **Traubenzucker**), ggf. mit **süßen Getränken** (z. B. Cola) einfach behandelbar. Bei einer **schweren Hypoglykämie** (BZ < 40 mg/dl) muss die **20%-ige** oder **40%-ige Glukose i. v.** verabreicht werden. Bei erschwerten Bedingungen für die Anlage eines venösen Zuganges kommt **Glukagon** (1 mg s. c./i. m.) zum Einsatz.

3.9 Hämatologie

3.9.1 Bei erniedrigtem mittleren korpuskulären Volumen (MCV), erniedrigtem mittleren korpuskulären Hämoglobin (MCH) und verminderter Hämoglobinkonzentration (Hb) spricht man von einer **hypochromen mikrozytären Anämie.** Die häufigste Ursache für diese Anämieform ist ein **Eisenmangel,** der durch erhöhte Eisenverluste (**Menorrhagie, Blutungen** aus dem **gastrointestinalen Trakt, Hämodialyse**), unzureichende Eisenzufuhr (**vegetarische** und **vegane** Ernährung), verminderte Eisenresorption (**atrophische Gastritis, Zöliakie, M. Crohn,** Z. n. **Magenresektion**) oder erhöhten Eisenbedarf (**Gravidität, Kindheit**) verursacht sein kann.

Zu den **Allgemeinsymptomen** einer **Anämie** gehören **Müdigkeit, verminderte Leistungsfähigkeit, Schwindel, Kopfschmerzen** und **Konzentrationsstörungen.** Außerdem können auch **pektanginöse Beschwerden, Tachykardie** sowie **Belastungsdyspnoe** auftreten. Bei der körperlichen Untersuchung können **blasse Schleimhäute,** ggf. auch **blasse Haut** auffallen. **3.9.2**

Die **Anämie** ist definiert als eine **Verminderung** des **Hämoglobins** (Hb) < **12 g/dl** bei **Frauen** bzw. < **13 g/dl** bei **Männern.** Zusätzlich sind oft auch Erythrozyten und der Hämatokrit vermindert. **3.9.3**

Der **Hb-Wert** hängt von Alter und Geschlecht ab und liegt im Erwachsenenalter etwa zwischen **12–15 g/dl** bei **Frauen** bzw. **13–17 g/dl** bei **Männern.** **3.9.4**

Das **Ferritin** stellt den sensitivsten Parameter dar. Es ist typischerweise **erniedrigt,** kann aber als **Akute-Phase-Protein** bei systemischen Entzündungsreaktionen und chronischen Erkrankungen (z. B. Tumorerkrankungen) auch erhöht sein! Weiter kann die **Transferrin-Sättigung** bestimmt werden, die auch **erniedrigt** ist. Bei Verdacht auf falsch erhöhtes Ferritin bei einer Anämie bei chronischen Erkrankungen kann ergänzend **der lösliche Transferrinrezeptor** im Serum (sTfR) bestimmt werden, der dann **erhöht** ist. Das Serum-Eisen ist als diagnostischer Parameter nicht geeignet, weil es u. a. zirkadianen Schwankungen unterliegt. **3.9.5**

a) Das **Ferritin** dient der **Speicherung** von **Eisen** im Körper; b) Das **Transferrin** dient dem **Transport** von **Eisen** im Blut. **3.9.6**

Man unterscheidet **drei Stadien** des **Eisenmangels:** 1. **Speichereisenmangel** (Erythropoese noch ungestört; keine Anämie; Ferritin erniedrigt); 2. **eisendefizitäre Erythropoese** (Erythropoese gestört, Hämoglobin noch im Normbereich; keine Anämie; zusätzlich Transferrin-Sättigung erniedrigt und sTfR erhöht); 3. **Eisenmangelanämie** (Symptome einer Anämie; zusätzlich Hb, MCV und MCH erniedrigt). **3.9.7**

Die **Eisenmangelanämie** kann sich durch **allgemeine Symptome** einer **Anämie** sowie **spezifische Symptome** eines Eisenmangels (**Mundwinkelrhagaden, brüchige Nägel** und **Haare, Haarausfall, atrophische Glossitis**) manifestieren. **3.9.8**

Die **Eisenresorption** ist insb. von der Eisenform abhängig. Das Eisen wird in **zweiwertiger Form** (**Fe^{2+}**) im Darm resorbiert. Diese Form kommt im **Häm-Eisen** vor, gebunden an Hämoglobin und Myoglobin im **Fleisch** und **Fisch.** Die sich in **pflanzlichen** Lebensmitteln befindliche **dreiwertige Form** (**Fe^{3+}**) – auch **Nicht-Häm-Eisen** – ist wesentlich schlechter resorbierbar, weil sie im Darm zunächst zu der zweiwertigen Form reduziert werden muss. Das **Vit. C** (**Ascorbinsäure**) fördert die Eisenresorption, indem es die Oxidation von Fe^{2+} hemmt. Eisenresorption wird gehemmt durch **Protonenpumpeninhibitoren** **3.9.9**

(Unterdrückung der Magensäureproduktion), **kalziumhaltige Nahrungsmittel** (z. B. Milchprodukte), **Kaffee** und **Tee** (Bildung von schwerlöslichen Komplexen mit Eisen).

3.9.10 Neben einer allgemeinen Aufklärung über die Indikation, Dosierungsschema und Nebenwirkungen (**gastrointestinale Beschwerden** wie **Übelkeit, Durchfälle** oder **Verstopfung**) sollte Frau Möller darauf hingewiesen werden, dass orale Eisenpräparate den **Stuhl schwarz verfärben** können. Außerdem sollte sie einen zeitlichen **Abstand** von **2–3 Stunden** zwischen dem Genuss von **kalziumhaltigen Nahrungsmitteln, Kaffee** und **Tee** und der Einnahme von oralem Eisenpräparat einhalten.

3.9.11 Unter einer **megaloblastären Anämie** versteht man eine durch **Vit.-B12-** oder **Folsäuremangel** verursachte Anämie. Als Folge kommt es zu einer **Störung der DNA-Synthese** und Bildung von **Megalozyten** im peripheren Blut.

3.9.12 **Vit.-B12-Mangel** entsteht z. B. auf dem Boden eines **Intrinsic-Faktor-Mangels** bei der **Typ-A-Gastritis** (➤ 3.4.22), sog. **perniziöse Anämie.** Auch **Protonenpumpeninhibitoren** können durch die Hemmung der Protonenpumpe in den Parietalzellen des Magens einen Vit.-B12-Mangel verursachen. Zu einem **Folsäuremangel** kommt es oft bei **Alkoholabusus,** aber auch bei Einnahme von Folsäureantagonisten (z. B. **Methotrexat**). Generell können Vitaminmangelzustände bei **mangelnder Zufuhr** (Veganismus, Vegetarismus), **erhöhtem Bedarf** (Schwangerschaft, Kindheit) oder **gestörter Resorption** (z. B. Zöliakie, M. Crohn) auftreten.

3.9.13 Das an **Proteine** gebundene **Vit. B12** (= Cobalamin) wird durch die Wirkung von **Pepsin** freigesetzt und an den von Parietalzellen der Magenschleimhaut produzierten **Intrinsic-Faktor** gebunden. Die **Resorption** des Vit. B12 erfolgt **im distalen Ileum.**

3.9.14 Bei der **megaloblastären Anämie** treten **allgemeine Symptome** einer **Anämie** auf. Außerdem können bei einem **Vit.-B12-Mangel** durch gestörte Bildung der Myelinscheiden **neurologische Symptome** (periphere Neuropathie, Gangunsicherheit, Parästhesien, Paresen, funikuläre Myelose) auftreten. Bei der körperlichen Untersuchung kann auch eine **Hunter-Glossitis** (glatte, rote, brennende Zunge) auffallen. Der **Folsäuremangel** erhöht das Risiko für **Neuralrohrdefekte** in der **Schwangerschaft.**

3.9.15 Die **megaloblastäre Anämie** zeigt sich im Blutbild als eine **makrozytäre hyperchrome** Anämie (MCV und MCH erhöht, Hb erniedrigt). Der **Plasmaspiegel** von **Vit. B12** bzw. **Folsäure, Holo-Transcobalamin** (bei Vit.-B12-Mangel) sowie **Retikulozytenzahl** sind **erniedrigt.** Im Blutausstrich lassen sich typische **Megalozyten** nachweisen. Oft besteht auch eine **Leukozytopenie** und **Thrombozytopenie** (= Panzytopenie).

3.9.16 **Vit. B12** wird mit **Hydroxycobalamin** substituiert (**subkutan, intramuskulär** oder **peroral**) – bei neurologischer Symptomatik erfolgt die Substitution immer parenteral. Bei Therapiebeginn ist eine kombinierte Gabe von Vit. B12 und **Folsäure** (**peroral**) erforderlich.

3.9.17 Zu den weiteren Anämieformen gehören: 1. **hämolytische Anämien** durch **Enzymdefekte** (z. B. Mangel an Glukose-6-Phosphat-Dehydrogenase) oder **Membrandefekte** (z. B. hereditäre Sphärozytose) der Erythrozyten, **Hämoglobinopathien** (z. B. Thalassämien,

Sichelzellanämie), **mechanische Schädigung** der Erythrozyten (z. B. durch mechanische Herzklappen), **Infektionskrankheiten** (z. B. Malaria), **Hypersplenismus** oder **Immunreaktionen** (z. B. Transfusionsreaktionen bei AB0-Inkompatibilität oder Autoantikörper, z. B. Wärme- und Kälteantikörper); 2. **Blutungsanämie** durch Blutverluste; 3. **renale Anämie** (➤ 3.6.30); 4. **aplastische Anämie** (= Knochenmarkinsuffizienz, z. B. nach einer Strahlentherapie).

Bei einer **Hämolyse** kommt es zur **Erhöhung** von **Bilirubin, LDH, Kalium** und **Retikulozyten** sowie **Verminderung** von **Haptoglobin** (= Transportprotein des freien Hämoglobins). **3.9.18**

Bei Herrn Dörrenberg liegt wahrscheinlich eine **postoperative Anämie** vor, die Tachykardie kann auf eine **anämische Hypoxie** hinweisen. In dieser Konstellation wäre eine **Bluttransfusion** eher indiziert. Zunächst ist es aber wichtig sicherzustellen, dass der Patient **hämodynamisch stabil** ist und eine **Hypovolämie** zu behandeln, falls diese vorliegt. Außerdem muss eine **postoperative Nachblutung** sowie andere Ursachen für die Tachykardie, z. B. eine Lungenembolie (➤ 3.3.48) ausgeschlossen werden. **3.9.19**

Bei der **Bluttransfusion** handelt es sich immer um eine **Einzelfallentscheidung.** Zu den Indikationen gehören **akute** und **chronische Blutverluste,** bei **akuter Anämie** ein **Hb-Wert** < 7 **g/dl.** Bei Hb-Werten ≥ 7 g/dl ist eine Bluttransfusion indiziert bei sog. **physiologischen Transfusionstriggern** (z. B. Tachykardie, Hypotension, Laktatazidose, Ischämiezeichen im EKG wie ST-Hebungen oder -Senkungen), **eingeschränkter Kompensation** und **Risikofaktoren** (z. B. KHK oder Herzinsuffizienz). **3.9.20**

Bei der **Kreuzprobe** handelt es sich um eine **serologische Verträglichkeitsprobe,** bei der die **Erythrozyten** des **Spenders** mit dem **Blutserum** des **Empfängers gekreuzt** (= gemischt) werden. Die Kreuzprobe dient der Bestimmung von möglichen **Antikörpern** im Serum des Empfängers, die zur Hämolyse der transfundierten Erythrozyten führen könnten. **3.9.21**

MERKE

Die Kreuzprobe muss vor jeder Bluttransfusion durchgeführt werden und ist 3 Tage gültig. In **Notfällen** werden Erythrozytenkonzentrate transfundiert, bevor das Ergebnis der Kreuzprobe vorliegt. Man spricht dann von „**ungekreuztem Blut**".

Die **Bluttransfusion** setzt sich aus mehreren Schritten zusammen: 1. **Patientenaufklärung** über den Ablauf, Risiken, Komplikationen und Behandlungsalternativen sowie **schriftliche Einwilligung** und **Dokumentation;** 2. **Blutentnahme** mit **Identitätssicherung** (Patientendaten inkl. Abnahmedatum und -uhrzeit auf dem Anforderungsschein und Blutröhrchen, aktive Befragung des Patienten zur Prüfung der Übereinstimmung von Patientendaten); 3. **Anforderung** von **Erythrozytenkonzentraten;** 4. **Prüfung** der **Blutkonserve** (Verfallsdatum, Chargennummer, visuelle Prüfung auf Hämolyse); 5. **Bedside-Test;** 6. **Einleitung** der **Bluttransfusion:** initial ca. 10–20 ml des Erythrozytenkonzentrats über einen i. v.-Zugang mithilfe eines standardisierten Transfusionsbestecks verabreichen; 7. kurze **Überwachung** (ca. 5–10 Minuten) des Patienten auf mögliche Komplikationen **3.9.22**

(z. B. Tachykardie, Dyspnoe, Übelkeit); 8. **Durchführung** der **Bluttransfusion** unter **Monitoring** der **Vitalparameter** und engmaschigen **Kontrollen** durch das **Personal;** 9. **Aufbewahrung** des **Konservenbeutels** im Kühlschrank für mind. 24 Stunden.

3.9.23 Unmittelbar vor der Bluttransfusion muss am Patientenbett der **Bedside-Test** zur Prüfung der **AB0-Kompatibilität** durchgeführt werden. Die Testfelder auf Bedside-Testkarten sind mit Anti-A- und Anti-B-Antikörpern beschichtet. Es wird jeweils ein Tropfen des von der Patientin/dem Patienten abgenommenen Blutes auf die Testfelder eingetragen. Eine sichtbare **Verklumpung** (= **Agglutination**) von Erythrozyten zeigt die Blutgruppe an. Beispiel: Kommt es zu einer Agglutination nur im Testfeld „Anti-A", liegt die Blutgruppe A vor. Das Ergebnis muss anschließend **dokumentiert** werden.

MERKE
Der **Bedside-Test** ist auch bei **Notfalltransfusionen** erforderlich!

3.9.24 Bei einer **Bluttransfusion** können folgende **Komplikationen** (sog. **Transfusionszwischenfälle**) auftreten: **allergische Reaktionen** (Urtikaria, Pruritus, Hypotension bis zum anaphylaktischen Schock), **hämolytische Reaktionen** (Hyperthermie, Tachykardie, Hypotension, Schocksymptomatik, Flankenschmerzen, akute Nierenschädigung), **febrile, nicht-hämolytische Transfusionsreaktion** (Fieber, Schüttelfrost), **bakterielle Kontamination** der Blutkonserve (Fieber, Schüttelfrost, Sepsis), **Volumenüberladung** (Dyspnoe, Tachykardie, Hypertension) und **transfusionsassoziierte akute Lungeninsuffizienz** (Dyspnoe, Lungenödem).

3.9.25 Bei **Transfusionszwischenfällen** sind wichtig: 1. sofortige **Unterbrechung** der **Transfusion;** 2. **symptomatische Therapie** je nach Klinik, z. B. kardiopulmonale Stabilisierung, Sauerstoffgabe, Gabe von Prednisolon; 3. kontinuierliche **Überwachung** der **Vitalparameter;** 4. erneuter **Bedside-Test** zum Ausschluss einer Verwechslung der Blutkonserve; 5. **Laboruntersuchungen** (z. B. Hämolyseparameter im Blut, Hämoglobin im Urin, Blutkulturen); 6. **Dokumentation** und **Meldung** an transfusionsbeauftragte/n Ärztin/Arzt.

3.9.26 Sofern eine medizinische Indikation für die **Bluttransfusion** vorliegt, die **Eltern** diese aber **verweigern,** muss das **Familiengericht** eingeschaltet werden. Im **Notfall** dürfen Sie die **Bluttransfusion** auch gegen den Wunsch der Eltern durchführen, um das Leben und Gesundheit des Kindes zu schützen.

3.9.27 Außer **Erythrozytenkonzentraten** können auch **Thrombozyten-, Granulozyten-** und **Plasmakonzentrate** (= alle Komponenten des Blutplasmas ohne Blutzellen, z. B. gefrorenes Frischplasma), **Humanalbumin, humane Immunglobuline** sowie **Faktorenkonzentrate** (z. B. Prothrombinkonzentrat [PPSB] mit Vit.-K-abhängigen Gerinnungsfaktoren II, VII, IX und X) transfundiert werden.

3.9.28 Die Konstellation aus einer **Anämie, Thrombozytopenie** und **Leukozytose** ist hochverdächtig für eine **Leukämie**. Rezidivierende und therapierefraktäre Infektionen (z. B. in der Mundhöhle) gehören zu den möglichen Manifestationen.

MERKE

Leukämien können auch mit **normalen** oder sogar **erniedrigten Leukozytenzahlen** einhergehen (sog. **aleukämischer Verlauf,** wenn sich Blasten nur im Knochenmark, aber (noch) nicht im peripheren Blut befinden)!

Zur weiteren Labordiagnostik von Leukämien ist ein **Differenzialblutbild** zum Nachweis und mikroskopischer Beurteilung von **Blasten** im peripheren Blutausstrich wichtig. Die Blasten können weiter untersucht werden, z. B. mittels einer **Immunphänotypisierung** (= Untersuchung von Antigenen auf Zelloberfläche, z. B. CD13, CD33). Zur Bestätigung der Diagnose wird eine Knochenmarkpunktion und ggf. auch eine Knochenmarkbiopsie durchgeführt. **3.9.29**

Als **Blasten** bezeichnet man **unreife hämatopoetische Vorläuferzellen,** z. B. Myeloblasten und Lymphoblasten. Sie befinden sich **physiologisch** nur in **kleinen Mengen** im **Knochenmark,** allerdings nicht im peripheren Blut. **3.9.30**

Unter einer **Leukämie** versteht man eine maligne Erkrankung, bei der es zu einer unkontrollierten **Proliferation unreifer Blasten** im **Knochenmark** kommt. Diese hat eine **gestörte Lymphozytenfunktion, Verdrängung** der normalen **Hämatopoese** (→ Anämie, Thrombozytopenie, Neutropenie) und eine **Infiltration** von anderen **Organen** zur Folge. **3.9.31**

Leukämien werden eingeteilt nach dem prozentualen Anteil von Blasten im Knochenmark oder Blut (**akut** oder **chronisch**) sowie abhängig von der Art der betroffenen Vorläuferzelle (**myeloisch** oder **lymphatisch**). So unterscheidet man vier Leukämieformen: **akute lymphatische** (ALL), **akute myeloische** (AML), **chronische lymphatische** (CLL) und **chronische myeloische** (CML) Leukämie. **3.9.32**

MERKE

Aus den **lymphatischen** Vorläuferzellen entwickeln sich **B-** und **T-Lymphozyten** (= B- und T-Zellen), aus den **myeloischen** Vorläuferzellen entstehen **Erythrozyten, Thrombozyten,** neutrophile, eosinophile und basophile **Granulozyten** sowie **Monozyten.**

Die Häufigkeit von Leukämien steigt mit dem Alter (Häufigkeitsgipfel: **CML** bei ca. **60 Jahren, AML** und **CLL** bei ca. **70 Jahren**). **ALL** manifestiert sich am häufigsten im **Kindesalter** (häufigste maligne Erkrankung im Kindesalter!), mit dem zweiten Häufigkeitsgipfel **im höheren Alter** (> 80 Jahre). **3.9.33**

Eine **akute Leukämie** ist nach WHO als Vorhandensein von ≥ **20 % Blasten** (**AML**) bzw. ≥ **25 % Blasten** (**ALL**) im **Blut** oder **Knochenmark** definiert. **3.9.34**

Akute Leukämien manifestieren sich oft mit einer **B-Symptomatik** (➤ 3.12.4). Durch eine Störung der normalen Hämatopoese kommt es häufig zu **Infekten** (z. B. Pneumonie, Pharyngitis, Soor), Symptomen einer **Anämie** und erhöhter **Blutungsneigung** (z. B. Petechien, Ekchymosen). Leukämische Blasten können verschiedene **Organe infiltrieren** (Leber → **Hepatomegalie,** Milz → **Splenomegalie,** Lymphknoten [LK] → **Lymphadenopathie,** Meningen → **Meningeosis leucaemica** – typisch für ALL, Haut → **Leucaemia cutis**). Bei sehr ausgeprägter **Leukozytose** kann sich durch eine **Hyperviskosität** des **3.9.35**

Blutes ein **Leukostasesyndrom** entwickeln. Dabei kommt es zu einer **Hypoperfusion** der Organe mit Folge einer **Hypoxie, retinalen Einblutungen** und **neurologischer Symptomatik** bis hin zum **Schlaganfall.** Bei akuten Leukämien tritt häufiger als bei anderen Tumorerkrankungen ein **Tumorlyse-Syndrom** (➤ 3.12.16) auf.

3.9.36 Zur Diagnosesicherung bei akuten Leukämien dient eine **Knochenmarkpunktion.** Das Punktat wird **zytomorphologisch** (z. B. zur Differenzierung zwischen Myelo-, Mono-, Erythro- und Megakaryoblasten bei AML), **zytogenetisch** und **molekulargenetisch** (z. B. Mutationen, Translokationen) untersucht. Eine **Immunphänotypisierung** ist z. B. zur Differenzierung zwischen T-Zell und B-Zell-ALL wichtig. Bei **ALL** wird immer auch eine **Lumbalpunktion** mit **zytologischer Liquordiagnostik** durchgeführt.

3.9.37 In der Behandlung **akuter Leukämien** ist eine intensive **Chemotherapie** notwendig, die i. d. R. mehrere Zyklen umfasst und in 2–3 Phasen erfolgt. Ziel der initialen **Induktionsphase** (Dauer: einige Wochen) ist eine komplette Remission. Bei **AML** gilt das **7+3-Schema** (**Cytarabin** über 7 Tage, **Daunorubicin** über 3 Tage) als Standard, bei **ALL** ist eine Kombinationstherapie (Induktionsphase I: **Dexamethason, Vincristin, Daunorubicin, Asparaginase;** Induktionsphase II: **Cyclophosphamid, Cytarabin, 6-Mercaptopurin, Methotrexat** intrathekal) indiziert. Zusätzlich werden auch weitere Wirkstoffe eingesetzt, z. B. monoklonale Antikörper (Gemtuzumab-Ozogamicin bei CD33-positiver AML) und Tyrosinkinase-Inhibitoren (Imatinib bei Philadelphia-Chromosom). Bei ALL wird vor der Induktionstherapie zur Vermeidung eines Tumorlyse-Syndroms noch die sog. Vorphasetherapie mit Dexamethason und Cyclophosphamid durchgeführt. Im Falle eines ZNS-Befalls erfolgt auch eine intrathekale Applikation von Chemotherapeutika, ggf. eine ZNS-Bestrahlung. Im Anschluss an die Induktionsphase wird zur Festigung der Remission die **Konsolidierungsphase** (Dauer: einige Monate) durchgeführt. Diese wird mit **Zytostatika** (bei **AML** mit **Cytarabin;** bei **ALL** mit **Methotrexat, Cytarabin** und **Asparaginase**) erzielt, außerdem kann auch eine **allogene Stammzelltransplantation** (= Übertragung von hämatopoetischen Stammzellen von einem Spender) infrage kommen. Als letzte Phase der Behandlung gilt bei ALL (falls keine Stammzelltransplantation durchgeführt wurde), selten auch bei AML, die **Erhaltungsphase** (Dauer: i. d. R. 12–24 Monate) mit Zytostatika (bei **ALL** mit **6-Mercaptopurin** und **Methotrexat**).

3.9.38 **CML** verläuft in drei Phasen: 1. **Chronische Phase** (Leukozytose, Anämie, Splenomegalie, initial meist asymptomatisch); 2. **Akzelerationsphase** (Symptomatik ähnlich der bei akuten Leukämien, aber weniger ausgeprägt); 3. **Blastenphase** (= Blastenkrise, ≥ 20 % Blasten).

3.9.39 Für die **CML** ist das **Philadelphia-Chromosom** typisch (klassische CML, 95 % der Fälle). Es handelt sich um eine **Translokation** von Genen **ABL** und **BCR** zwischen den **Chromosomen 9** und **22,** wobei das neue **Fusionsgen BCR-ABL** entsteht.

3.9.40 **CML** wird in der **chronischen** und **akzelerierten** Phase standardmäßig mit **Tyrosinkinase-Inhibitoren** (z. B. Imatinib) behandelt, bei Therapieversagen wird eine **allogene Stammzelltransplantation** durchgeführt. In der **Blastenphase** kommen Zytostatika (**Hydroxyurea, Cytarabin** u. a.), **Tyrosinkinase-Inhibitoren** sowie **allogene Stammzelltransplantation** zum Einsatz.

CLL wird definiert als indolentes (= niedrigmalignes) **B-Zell-Lymphom,** das sich mit einem **leukämischen Verlauf** manifestiert. **3.9.41**

In der **Behandlung** der **CLL** werden **monoklonale Antikörper** (z. B. Rituximab, Ibrutinib) und **Zytostatika** (z. B. Cyclophosphamid, Fludarabin) verwendet, alternativ kommt eine **allogene Stammzelltransplantation** in Frage. **3.9.42**

Bei einer **Lymphadenopathie** unterscheidet man **benigne** (lokale oder generalisierte **Infektionen,** z. B. mit EBV, CMV, HIV und Toxoplasmose; **Sarkoidose** u. a.) von **malignen** (**Leukämien, Lymphome, Metastasen**) Ursachen. **3.9.43**

Unter einem **malignen Lymphom** versteht man einen malignen Tumor, der sich aus Zellen des **lymphatischen Systems** (B- oder T-Zellen) entwickelt. Der Ursprungsort von Lymphomen liegt nicht im Knochenmark wie bei Leukämien, sondern meist in den **Lymphknoten,** seltener auch in anderen **lymphatischen Geweben,** z. B. der Magenschleimhaut bei MALT-Lymphomen. **3.9.44**

Maligne Lymphome werden in zwei Gruppen unterteilt: 1. **Hodgkin-Lymphom** (= Lymphom der **B-Zellen**); 2. **Non-Hodgkin-Lymphome** – eine sehr heterogene Gruppe von malignen Erkrankungen, die sich aus den **B-Zellen** (z. B. CLL, multiples Myelom, Burkitt-Lymphom) oder **T-Zellen** (z. B. Mycosis fungoides) entwickeln. Nach Krankheitsverlauf werden **indolente** (= niedrigmaligne) und **aggressive** (= hochmaligne) Non-Hodgkin-Lymphome unterschieden. **3.9.45**

Das **Hodgkin-Lymphom** manifestiert sich oft mit **B-Symptomatik** und einer **schmerzlosen Lymphadenopathie** (selten auch schmerzhaft nach Alkoholkonsum) im **zervikalen** Bereich , seltener auch **mediastinal** und **inguinal** . Eine mediastinale Lymphadenopathie kann zum **Reizhusten** und **Druckgefühlen** im **Thorax** führen. **3.9.46**

Zur **Stadieneinteilung** des **Hodgkin-Lymphoms** wird die **Ann-Arbor-Klassifikation** verwendet. Sie berücksichtigt die **Anzahl** und **Lage** der betroffenen **Lymphknotenregionen** in Bezug auf das **Zwerchfell** sowie den extranodalen Befall. Es werden vier Stadien unterschieden: **Stadium I** (= Befall einer LK-Region oder ein extranodaler Befall), **Stadium II** (= Befall von 2 oder mehr LK-Regionen oder ein extranodaler Befall mit Befall von LK-Regionen, jeweils auf **einer Seite** des **Zwerchfells**), **Stadium III** (= Befall von 2 oder mehr LK-Regionen oder ein extranodaler Befall mit Befall von LK-Regionen, jeweils auf **beiden Seiten** des **Zwerchfells**) und **Stadium IV** (= nicht lokalisierter, **disseminierter Befall** eines oder mehrerer extralymphatischer Organe mit/ohne Befall von LK). Liegt keine B-Symptomatik vor, erhält das Stadium den **Zusatz A,** bei vorhandener **B-Symptomatik** den **Zusatz B** (z. B. Stadium IIB). **3.9.47**

MERKE

Zum **lymphatischen System** gehören **Lymphknoten, Milz,** Thymus, Waldeyer-Rachenring, Peyer-Plaques und Blinddarm. Unter einem **extranodalen Befall** versteht man die lokale **Ausbreitung** der Erkrankung von einem LK bzw. einer LK- Region **in die Umgebung** (z. B. in die Pleura).

Lösungen

3.9.48 Zur **Diagnosesicherung** des **Hodgkin-Lymphoms** ist eine **LK-Biopsie** mit Entnahme des **ganzen Lymphknotens** (Zytologie ist nicht ausreichend!) und histologischer Untersuchung notwendig. Hier zeigen sich die sog. **Reed-Sternberg-Zellen.** Anamnestisch muss u. a. nach der B-Symptomatik gefragt werden, bei der **körperlichen Untersuchung** liegt der Fokus auf der Palpation der **Lymphknoten, Leber** und **Milz** (Hepatosplenomegalie?). Laborchemisch werden u. a. das **Differenzialblutbild** und **BSG** (wichtig für die Prognose) untersucht. Zum **Staging** werden **PET/CT** (Befall des Skeletts?), **Röntgen-Thorax** und **CT** mit **KM** (Hals, Thorax, Abdomen) durchgeführt. Eine **Knochenmarkbiopsie** ist bei einem unauffälligen PET/CT-Befund nicht erforderlich.

MERKE
Erhebung des Lymphknotenstatus bei körperlicher Untersuchung (➤ Kap. 14.10)

3.9.49 Das **Hodgkin-Lymphom** wird in vier **histologische Subtypen** unterteilt: 1. **nodulär-sklerosierender Typ** (häufigster Subtyp); 2. **Mischtyp;** 3. **lymphozytenreicher Typ;** 4. **lymphozytenarmer Typ.**

3.9.50 Patientinnen/Patienten werden abhängig vom **Stadium** (nach Ann-Arbor-Klassifikation) und Vorhandensein von **Risikofaktoren** (3 oder mehr befallene LK-Areale, hohe BSG, großer Tumor im Mediastinum, extranodaler Befall) in drei **Prognosegruppen** eingeteilt: 1. **frühes Stadium** (IA – IIB, ohne Risikofaktoren); 2. **intermediäres Stadium** (IA – IIB mit mind. einem Risikofaktor); 3. **fortgeschrittenes Stadium** (IIIA – IVB mit/ohne Risikofaktoren). Die **Behandlung** des **Hodgkin-Lymphoms** basiert auf einer **Chemotherapie** und anschließender **Strahlentherapie** (sog. **Involved-Site Radiotherapie** mit Bestrahlung nur zu Beginn der Erkrankung befallener LK). In der **Chemotherapie** werden folgende **Protokolle** eingesetzt: **ABVD** (Adriamycin, Bleomycin, Vinblastin, Dacarbazin), **BEACOPP** (Bleomycin, Etoposid, Adriamycin, Cyclophosphamid, Oncovin, Procarbazin, Prednisolon) und **BrECADD** (Brentuximab, Etoposid, Cyclophosphamid, Adriamycin, Dacarbazin, Dexamethason). Die **Therapie** ist **stadien-** und **altersabhängig:** Patientinnen/Patienten im Alter ≤ 60 Jahre (Mehrheit der Fälle) erhalten 2 Zyklen ABVD (frühes Stadium), 2 Zyklen BEACOPP + 2 Zyklen ABVD (intermediäres Stadium) bzw. 4–6 Zyklen BrECADD (fortgeschrittenes Stadium). Patientinnen/Patienten im Alter > 60 Jahre erhalten immer ABVD (2 Zyklen im frühen Stadium, 4 Zyklen im intermediären Stadium, 6 Zyklen im fortgeschrittenen Stadium).

3.9.51 Das **Hodgkin-Lymphom** hat eine **sehr gute Prognose** – über 80 % der Erkrankten können langfristig geheilt werden.

3.9.52 **Das multiple Myelom** (= **Plasmozytom**) entsteht durch eine monoklonale Proliferation von **Plasmazellen** (= reifste Form der B-Zellen), die **monoklonale Immunglobuline** (sog. **Paraproteine**) oder **freie Leichtketten** (= Bestandteile von Immunglobulinen, sog. **Bence-Jones-Proteine**) produzieren. Symptomatisch kommt es häufig zu einer **Anämie** und **Infekten.** Typisch ist eine **Knocheninfiltration** (→ lytische Läsionen, Hyperkalzämie, Knochenschmerzen, pathologische Frakturen). Oft kommt es auch zu einem **Hyperviskositätssyndrom** aufgrund von **Hypergammaglobulinämie.** Die **Diagnose** wird gestellt durch: 1. einen Nachweis von **klonalen Plasmazellen** im **Knochenmark;** 2. **Paraproteinen** oder **freien Leichtketten** im **Serum** bzw. **Urin;** 3. **Organschaden** (Knochenläsionen,

Niereninsuffizienz, Anämie, Hyperkalzämie). In der Therapie werden Kombinationen (Triple-Therapie) von **Thalidomid, Cyclophosphamid, Dexamethason, monoklonalen Antikörpern** u. a. eingesetzt und eine **autologe Stammzelltransplantation** durchgeführt, falls möglich. Die supportive Therapie basiert auf der Gabe von **Bisphosphonaten** (z. B. Zoledronat), ggf. lokaler **Bestrahlung** von **Knochen** zur Vermeidung von Spontanfrakturen.

Das Burkitt-Lymphom ist ein **aggressives B-Zell-Lymphom** mit sehr hoher Proliferationsrate. Unterschieden werden **endemische** (Zentralafrika), **sporadische** (EBV) und **Immundefizienz-assoziierte** (HIV) Formen. Die Erkrankung manifestiert sich typischerweise im **lymphatischen Gewebe** von **Organen.** Es können v. a. folgende Symptome auftreten: **Hepatosplenomegalie, neurologische Ausfälle** (bei Befall des ZNS), **Vergrößerung** des **Kiefers** (endemische Form), **abdominelle Beschwerden** bis zu einem Ileus (sporadische Form). In der Diagnostik kommen **Lymphknoten-** und **Knochenmarkbiopsie, CT, MRT** sowie **PET/CT** zum Einsatz. Schnellstmöglicher Beginn einer intensiven **Chemotherapie** (z. B. mit Cyclophosphamid, Doxorubicin, Vincristin, Methotrexat) ist entscheidend für die Prognose. **3.9.53**

3.10 Infektiologie

Das Bild zeigt **erythematöse Maculae** und **Bläschen,** die sich **gürtelförmig** und **halbseitig** ausbreiten. Hierbei handelt es sich um eine typische Manifestation von **Herpes zoster** (= Gürtelrose). Die Infektion beschränkt sich typischerweise auf ein oder mehrere **Dermatome** (➤ 12.6), am häufigsten im thorakalen Bereich (auf dem Bild sind Dermatome Th 5–8 betroffen). **3.10.1**

Herpes zoster entsteht bei **abgeschwächter Immunität** als **Reaktivierung** des **Varizella-Zoster-Virus** (VZV). Dieses Virus ist verantwortlich für Varizellen (= Windpocken) im Kindesalter und persistiert nach der Infektion in den **Spinal-** oder **Hirnganglien.** **3.10.2**

MERKE

Die **Flüssigkeit** der **Hautbläschen** enthält das VZV und ist **sehr infektiös.** Personen mit Herpes zoster gelten daher **bis zur Verkrustung** der Bläschen als **ansteckungsfähig** und sollten engen **Kontakt** zu schwangeren Frauen und kleinen Kindern **vermeiden** (→ Herpes zoster ist infektiös für Personen, die noch nicht an Windpocken erkrankt waren).

Eine Infektion mit **Herpes zoster** ist immer ein Zeichen eines **abgeschwächten Immunsystems,** z. B. bei akuten Belastungssituationen. Betroffen sind auch **ältere Menschen** und Patientinnen/Patienten mit **Tumorerkrankungen, AIDS** und unter Therapie mit **Immunsuppressiva.** Insb. bei **jüngeren Betroffenen** ist eine **Abklärung** von **Risikofaktoren** (z. B. HIV-Testung) sinnvoll. **3.10.3**

Zu den **Sonderformen** des **Herpes zoster** gehören **Zoster ophthalmicus** (Befall von Stirn, Nase und Augen, ggf. mit Keratitis, Konjunktivitis u. a.) und **Zoster oticus** (Ohrenschmerzen, Hörminderung bis zum Hörverlust!, Schwindel, Fazialisparese, Hautauschlag auf der Ohrmuschel). **3.10.4**

3.10.5 Die **Diagnose** eines **Herpes zoster** wird i. d. R. anhand des **typischen klinischen Bildes** gestellt. Zur **Diagnosesicherung** kann das VZV in der Flüssigkeit aus den Bläschen nachgewiesen werden (**PCR** oder **Antigennachweis**).

3.10.6 In der **Therapie** des **Herpes zoster** kommen symptomatische (**Analgetika**) und kausale (Virostatika, z. B. **Aciclovir**) therapeutische Maßnahmen zum Einsatz. **Lokale antiseptische Lösungen** (z. B. Octenidin) werden zur Verhinderung einer bakteriellen Superinfektion eingesetzt.

3.10.7 Die häufigste und gefürchtete **Komplikation** nach einer Gürtelrose sind **anhaltende neuropathische Schmerzen** in der betroffenen Hautregion (= **Post-Zoster-Neuralgie**).

3.10.8 Die **Impfung** gegen **Herpes zoster** ist möglich und wird **chronisch kranken Personen ab 50 Jahren** sowie **gesunden Personen ab 60 Jahren** empfohlen. Die Impfserie besteht aus zwei Impfstoffdosen.

3.10.9 Ein **schmerzloses ringförmiges** und sich langsam **ausbreitendes Erythem** mit **zentraler Abblassung** ist typisch für ein **Erythema migrans** (= Wanderröte). Dieser Befund gilt als **Leitsymptom** der **Lyme-Borreliose** im **1. Stadium.**

3.10.10 **Lyme-Borreliose** gehört zu den wichtigsten durch **Zecken** übertragenen Infektionskrankheiten. Es handelt sich um eine durch **Borrelien** (Borrelia-burgdorferi-Komplex) verursachte **bakterielle Infektion.**

3.10.11 **Zecken** können auch das **FSME-Virus** übertragen, das eine **Frühsommer-Meningoenzephalitis** (FSME) hervorrufen kann. Eher selten können auch **Babesien** (= einzellige Parasiten) und **Rickettsien** (= gramnegative Bakterien) durch einen Zeckenstich übertragen werden.

3.10.12 Die **FSME-Risikogebiete** liegen vor allem in **Süddeutschland** (Bayern, Baden-Württemberg und südliche Teile Hessens, Thüringens, Sachsens und Brandenburgs).

MERKE

Die aktuelle Karte der **FSME-Risikogebiete** finden Sie auf der Webseite des **Robert-Koch-Instituts** unter ▶ www.rki.de/DE/Content/InfAZ/F/FSME/Karte_Tab.html

3.10.13 Bei der **Lyme-Borreliose** werden **drei Stadien** unterschieden. Dabei müssen nicht unbedingt alle Symptome auftreten, und das zweite und v. a. dritte Stadium entwickelt sich nur bei wenigen Betroffenen: 1. **früh lokalisiertes Stadium: grippeähnliche Allgemeinsymptome** (Abgeschlagenheit, Fieber, Kopf- und Gliederschmerzen), **Erythema migrans,** selten **Borrelien-Lymphozytom** (= eine rötliche knotige Schwellung, häufig am Ohrläppchen); 2. **früh disseminiertes Stadium: Arthritis, Peri-** oder **Myokarditis** (→ Leitungsstörungen, z. B. AV-Block), Befall des **Nervensystems** (frühe Neuroborreliose → **Paresen, radikuläre Schmerzen, Fazialisparese, Kopfschmerzen**); 3. **spät disseminiertes Stadium: chronische Arthritis** (v. a. Knie), späte Neuroborreliose (→ **Meningitis, Enzephalitis**), **Acrodermatitis chronica atrophicans** (→ Verlust der Körperbehaarung, Hautatrophie).

MERKE

Eine Infektion mit Borrelien verläuft oft asymptomatisch!

Das **Erythema migrans** ist eine **Blickdiagnose,** die **klinisch gestellt** wird. Bei diagnostischen **Unklarheiten** basiert die Diagnostik auf einem Labornachweis von **Borrelien-spezifischen Antikörpern** im **Serum** (ggf. auch im **Liquor** bei einer Neuroborreliose): **IgM** (in ersten Stadien positiv) und **IgG** (eher im weiteren Verlauf positiv). Beachtet werden müssen auch mögliche falsch-positive Befunde bei einigen Viruserkrankungen (z. B. VZV, EBV) und Lues. Ein Erregernachweis mittels PCR ist nur selten notwendig. **3.10.14**

MERKE

Ca. 30 % der Bevölkerung haben positive IgG-Antikörper durch eine vorherige Infektion!

Im 1. und 2. Stadium ist eine perorale Therapie mit **Doxycyclin** (1. Wahl) indiziert, alternativ werden Beta-Laktam-Antibiotika (z. B. **Amoxicillin**) oder Makrolide (z. B. **Azithromycin**) benutzt. Spätstadien (3., ggf. 2. Stadium mit schwerem Verlauf) erfordern den Einsatz von **Ceftriaxon i. v.** **3.10.15**

FSME verläuft meistens **asymptomatisch,** kann sich aber mit **Fieber, Abgeschlagenheit** und **Myalgien** manifestieren. Im weiteren Verlauf kommt es typischerweise zunächst zu einer **Milderung** der **Symptome ohne Fieber** (= **fieberfreies Intervall**), dann tritt **hohes Fieber** auf und häufig auch Symptome einer **Meningoenzephalitis.** Diagnostisch erfolgt der **Erregernachweis** (PCR) im **Blut,** ggf. Bestimmung von **FSME-spezifischen IgM** und **IgG-Antikörpern** im **Blut** oder **Liquor** im späteren Krankheitsverlauf. Die **Behandlung** ist rein **symptomatisch,** eine kausale antivirale Therapie gibt es nicht! **3.10.16**

Gegen **Lyme-Borreliose** ist **keine Impfung** möglich. Eine **FSME-Impfung** wird allen Personen empfohlen, die sich in FSME-Gebieten aufhalten. Für die **Grundimmunisierung** sind **drei Impfungen** erforderlich, **nach 3 Jahren** eine **Auffrischimpfung,** die nachfolgenden **Auffrischungen** erfolgen **alle 5 Jahre.** **3.10.17**

Das **makulopapulöse,** teilweise **konfluierende Exanthem** ist charakteristisch für **Masern** (= Morbilli). **3.10.18**

Masern werden durch das **Masernvirus** (= Paramyxovirus, RNA-Virus) verursacht. Der Erreger wird als **Tröpfcheninfektion** durch Sprechen, Husten und Niesen übertragen. Die **Inkubationszeit** beträgt ca. **10–14 Tage bis zum Beginn** des Prodromalstadiums und ca. **14–17 Tage bis zum Ausbruch** des **Exanthems.** Infizierte Personen sind **5 Tage vor** und noch **4 Tage nach Ausbruch** des **Exanthems infektiös.** **3.10.19**

Die Infektion mit Masern verläuft in zwei Stadien: 1. **Prodromalstadium** (= **katarrhalisches Stadium**) mit **Fieber, Husten, Rhinokonjunktivitis, Lichtempfindlichkeit, Koplik-Flecken** (= weiße Flecken an der Wangenschleimhaut gegenüber der Molaren), **Himbeerzunge;** 2. **Exanthematisches Stadium** mit **hohem Fieber** und typischem **Exanthem,** **3.10.20**

Lösungen

das **hinter** den **Ohren beginnt** und sich dann auf die **übrigen Körperteile ausbreitet** (Handflächen und Fußsohlen bleiben ausgespart). Nach 4–7 Tagen kommt es zur **Abblassung** des **Exanthems** und **Schuppenbildung.**

3.10.21 Bei Masern können folgende **Komplikationen** auftreten: **Otitis media, Masernpneumonie, Masernenzephalitis** und **Pseudokrupp** (subglottische Laryngitis mit **Erstickungsgefahr**!).

3.10.22 Der Nachweis einer Infektion mit Masern erfolgt laborchemisch mittels Bestimmung von **Masern-Antikörpern (IgG, IgM)** im **Serum** (↑IgM bei akuter Infektion, ↑IgG nach durchgemachter Infektion oder Impfung). Auch ein **direkter Erregernachweis** mittels **PCR** (z. B. aus Nasen-Rachen-Abstrich) ist möglich.

3.10.23 Bei Masern besteht eine **namentliche Meldepflicht** bei **Verdacht, Erkrankung** und **Tod** sowie bei **Labornachweis.** Die infizierten Personen müssen isoliert werden!

3.10.24 Die **Standardimpfung** gegen Masern erfolgt mit einem **kombinierten Lebendimpfstoff** (**MMR-Vakzin**) in **zwei Impfstoffdosen** im **Alter** von **11** und **15 Monaten.**

MERKE
Für **Beschäftigte** in **medizinischen** und **Pflegeeinrichtungen, Schulen** und **weiteren Einrichtungen** (z. B. Gemeinschaftsunterkünfte für Geflüchtete) sowie für **Kinder ab** 1 **Jahr** (Voraussetzung z. B. für die Anmeldung in einer Tageskinderpflege) besteht eine **Masern-Impfpflicht**.

3.10.25 Typische klinische Manifestationen und mögliche Komplikationen: a) **Diphterie** („Echter Krupp") – **ödematöse Halsschwellung** („Cäsarenhals"), **Kehlkopfdiphtherie** (**bellender Husten,** Heiserkeit, mögliche **Verlegung** der **Atemwege** – **Erstickungsgefahr**!), **Rachendiphtherie** (**Halsschmerzen, Dysphagie, Angina tonsillaris** mit festhaftenden weißlichen Belägen – **Pseudomembranen**), **Nasendiphtherie** (**blutiger Schnupfen**); b) **Mumps** (Parotitis epidemica) – **Parotitis, Ohrenschmerzen, Schmerzen** beim **Kauen, Orchitis** (→ Risiko der **Sterilität** bei **Männern**!), **Pankreatitis, Meningitis;** c) **Pertussis** (Keuchhusten) – 1. **Stadium catarrhale** (**Erkältungssymptome, leichtes Fieber**), 2. **Stadium convulsivum** (typische **stakkatoartige Hustenanfälle** mit **tiefer** und **lauter Inspiration, Auswürgen** von **zähem, glasigem Schleim,** häufig **Erbrechen** → Gefahr von **Apnoe**!), 3. **Stadium decrementi** (**Abklingen** der **Symptome**); d) **Poliomyelitis** – **Diarrhö, Fieber, Meningitis,** selten auch **schlaffe Paresen** mit möglichem Befall der **Atemmuskultur** (!); e) **Röteln** (Rubella) – **Husten, Schwellung** der **Halslymphknoten, Halsschmerzen, makulopapulöses, nicht konfluierendes hellrotes Exanthem** mit dem gleichen Ausbreitungsmuster wie bei Masern, **Arthralgien, Splenomegalie, Rötelnembryopathie** bei Infektion während der Schwangerschaft (!); f) **Scharlach** – **hohes Fieber, Hals-** und **Kopfschmerzen, Erbrechen, Himbeerzunge, makulopapulöses, kleinfleckiges** (stecknadelkopfgroß) **Exanthem** mit Beginn in **Achseln** und **Leisten,** möglicher toxischer Verlauf mit **Durchfällen, Erbrechen, Myokarditis** und **Kreislaufversagen** (!); g) **Varizellen** (Windpocken) – **Fieber, Kopf-** und **Gliederschmerzen, papulovesikuläres Exanthem** auf gerötetem Grund, **Krusten** („**Sternenhimmel**") mit starkem **Juckreiz, Befall** des **ZNS,** der **Lunge** und weiterer Organe möglich (v. a. bei Immundefizit), **fetales Varizellensyndrom** bei **Infektion** während der **Schwangerschaft** (!)

PRÜFUNGSTIPP

In der Prüfung wird häufig nach Impfungen gefragt. Informieren Sie sich daher über den aktuellen **Impfkalender** auf der Webseite des Robert-Koch-Instituts: ▶ www.rki.de/DE/Content/Kommissionen/STIKO/Empfehlungen/Aktuelles/Impfkalender.html

3.11 Rheumatologie

Bei **schmerzhaften Gelenken** kommen u. a. folgende **Differenzialdiagosen** in Betracht: **rheumatoide Arthritis** (RA), **systemischer Lupus erythematodes** (SLE), **reaktive Arthritis** (nach bakteriellen oder viralen Infektionen), **septische Arthritis** (!), **Sjögren-Syndrom, Lyme-Borreliose** (➤ 3.10.9), **aktivierte Arthrose, Gicht.** 3.11.1

Bei der **RA** wird das **Immunsystem** bei **genetischer Disposition** durch einen bisher nicht bekannten Trigger **aktiviert** und **fehlreguliert.** Dabei kommt es zur **Synovitis** (= Entzündung der Gelenksschleimhaut), **Arthritis** und Bildung von **Autoantikörpern,** insb. Rheumafaktoren (RF) und Antikörpern gegen cyclisches citrulliniertes Peptid (Anti-CCP-Ak). Unbehandelt entwickeln sich zunehmend **Destruktionen** der **Gelenke** („Rheumahand", „Rheumafuß"). 3.11.2

Für die RA ist, v. a. im Anfangsstadium, der Befall **kleiner Gelenke** der **Hand** typisch: **Fingergrundgelenke** (= Metakarpophalangealgelenke [MCP]) und **Fingermittelgelenke** (= proximale Interphalangealgelenke [PIP]). Aber auch Gelenke der **unteren Extremitäten** (z. B. **Zehengrundgelenke** = Metatarsophalangealgelenke [MTP], **Knie**- und **Sprunggelenk**) und weitere Gelenke (z. B. **Schulter**-, **Ellenbogengelenk**) können betroffen sein. 3.11.3

Für die RA ist ein **Ruheschmerz** mit **Morgensteifigkeit** (> 60 Minuten) der Gelenke und **Besserung** der Symptome **bei Bewegung** charakteristisch. Typischerweise sind dabei mehrere Gelenke (**Oligo**- bis **Polyarthritis**) **symmetrisch** betroffen. 3.11.4

Bei der RA treten auch allgemeine unspezifische Symptome wie **Müdigkeit, Leistungsschwäche, subfebrile Temperaturen, Nachtschweiß,** aber auch **Gewichtsabnahme.** Es können aber auch **verschiedene Organe** betroffen sein, was dann zu **weiteren Symptomen** führt. 3.11.5

Als **Gaenslen-Zeichen** bezeichnet man **Schmerzen** beim **Zusammendrücken** der **Finger- oder Zehengrundgelenke.** Das positive Gaenslen-Zeichen deutet auf eine Gelenkentzündung hin. 3.11.6

RA kann auch mit **extraartikulären Manifestationen** einhergehen: 1. **Herz** (z. B. **Perikarditis, Myokarditis → Herzrhythmusstörungen**); 2. **Lunge** (z. B. **Pleuritis**); 3. **Gefäße (Vaskulitis**); 4. **Haut** (z. B. **Rheumaknoten** – schmerzlose subkutane Knoten an den Streckseiten der Gelenke, v. a. am Ellbogen); 5. **Augen** (z. B. **Keratoconjunctivitis sicca, Skleritis**); 6. **Nieren** (z. B. **Glomerulonephritis, interstitielle Nephritis**) 3.11.7

MERKE

Rheumatoide Arthritis gilt als kardiovaskulärer Risikofaktor!

3.11.8 In der **Diagnostik** der **RA** werden folgende Untersuchungen eingesetzt: 1. **Labordiagnostik (CRP, BSG, RF, Anti-CCP-Ak)**; 2. **Arthrosonografie** (Nachweis einer Arthritis oder Synovitis auch in Frühstadien gut möglich); 3. **Röntgenaufnahme** beider **Hände** und **Füße** zur Beurteilung von möglichen erosiven Gelenkveränderungen (z. B. gelenknahe Entkalkung, Erosionen, Verschmälerung des Gelenkspalts); 4. **MRT** mit **KM** (in den frühen Stadien); 5. ggf. **Gelenkpunktion** zur **Differenzialdiagnostik** (insb. bei V. a. septische Arthritis!)

3.11.9 Zur **Diagnosestellung** der **RA** werden vier **Klassifikationskriterien** berücksichtigt: 1. **Anzahl** und **Größe** (klein oder mittelgroße/groß) der **schmerzhaften** oder **geschwollenen Gelenke;** 2. Vorhandensein von **Autoantikörpern** (RF oder Anti-CCP-Ak) im Blut (Serologie); 3. **Entzündungsparameter** im Blut (CRP, BSG); 4. **Symptomdauer** (≥ 6 Wochen). Jedem Kriterium werden je nach Ausprägung Punkte vergeben, ab ≥ 6 Punkte und Nachweis einer Synovitis wird die Diagnose gestellt.

MERKE

Die Klassifikationskriterien erlauben eine Diagnosestellung, wenn **> 10 Gelenke** (davon **mind. 1 kleines Gelenk**) betroffen sind und die Symptomatik bereits **6 Wochen oder länger** andauert. Dies ermöglicht einen schnellen Therapiebeginn, denn eine **frühzeitige Therapieeinleitung** ist **prognoseentscheidend!**

3.11.10 Eine **seronegative RA** bedeutet, dass serologisch **keine Autoantikörper** nachweisbar sind. Dies erschwert die Diagnostik und kann zu einer späten Diagnosestellung führen.

3.11.11 **Akute Beschwerden** werden symptomatisch mit **NSAR** (z. B. Diclofenac, Coxibe) behandelt. In der **Langzeittherapie** werden **krankheitsmodifizierende antirheumatische Medikamente** (Disease Modifying Antirheumatic Drugs [**DMARDs**]) eingesetzt. Diese werden in drei Gruppen eingeteilt: 1. **Konventionelle synthetische DMARDs** (**Methotrexat** [MTX], **Leflunomid, Sulfasalazin, Hydroxychloroquin**); 2. **Zielgerichtete synthetische DMARDs** (Januskinase-Inhibitoren [**JAK-Inhibitoren**], z. B. Tofacitinib); 3. **Biologische DMARDs** (Tumornekrosefaktor-Hemmer = **TNF-α-Hemmer,** z. B. **Infliximab** und Adalimumab; monoklonale CD20-Antikörper, z. B. **Rituximab** u. a.).

MERKE

Die Wirkung von **DMARDs** setzt erst nach Wochen bis Monaten ein. Deswegen werden zu Beginn der Therapie zusätzlich **Glukokortikoide** eingesetzt und dann schrittweise ausgeschlichen.

3.11.12 Das **Ziel** der **Therapie** ist die **Besserung** der **Krankheitsaktivität** nach **spätestens 3 Monaten** sowie eine **Remission** nach **spätestens 6 Monaten.** Als Mittel der **1. Wahl** wird das **MTX** benutzt, bei **Kontraindikationen** (z. B. GFR < 30 ml/min., schwere Leberfunktionsstörungen) werden **andere konventionelle DMARDs** eingesetzt. Bei **Nichtansprechen** wird die Therapie **eskaliert** (→ MTX + **weiteres konventionelles DMARD,** bei Nichtansprechen → MTX + **zielgerichtetes** oder **biologisches DMARD**).

Unter einer **Arthritis** versteht man eine **Gelenkentzündung** mit typischen **Entzündungszeichen: Calor** (= Überwärmung), **Rubor** (= Rötung), **Dolor** (= Schmerz), **Tumor** (= Schwellung) und **Functio laesa** (= gestörte Funktion). Als **Arthrose** bezeichnet man eine **progrediente Degeneration** und **Destruktion** des **hyalinen Gelenkknorpels,** die primär nicht entzündlich ist. Eine **aktivierte Arthrose** ist ein **entzündlicher Schub** bei vorbestehender **Arthrose.** **3.11.13**

Die **septische Arthritis** ist eine **Gelenkinfektion,** die meist durch Staphylokokken ausgelöst wird. Die Infektion kann durch **direkte Ausbreitung** (z. B. nach Traumen, Gelenkpunktionen) oder **hämatogene Streuung** des Erregers entstehen. Die Diagnose wird anhand der **Untersuchung** der **Synovialflüssigkeit** nach einer **Gelenkpunktion** gestellt – möglichst vor der Antibiotikagabe. Bei systemischen Entzündungszeichen müssen auch **Blutkulturen** (➤ 13.1.7) abgenommen werden. Die Behandlung basiert auf der initialen **kalkulierten i. v. ATB-Therapie** mit **Cephalosporinen der 2. Generation** (z. B. **Cefuroxim**), die weitere Therapie wird ggf. nach dem **Antibiogramm** angepasst. **3.11.14**

Der **systemische Lupus erythematodes** (SLE) ist eine **Autoimmunerkrankung** unbekannter Ursache, die insb. **Gelenke** (Polyarthritis) und die **Haut** (Lichtempfindlichkeit, Schmetterlingserythem mit Schuppen auf Wangen und Nasenrücken) befällt. SLE kann aber auch verschiedene **Organe betreffen:** das **Herz** (Myokarditis, Perikarditis, Endokarditis), die **Lunge** (Pleuritis, Pleuraerguss), die **Niere** (Lupusnephritis) und das **Nervensystem** (Depression, Delir, Psychose, Epilepsie). **Zirkulierende Autoantiköper** können auch eine **Zerstörung** von **Blutzellen** verursachen und so zu einer **(Pan-)Zytopenie** führen. Die **Diagnose** basiert auf dem Nachweis verschiedener **antinukleärer Antikörper** (ANA), z. B. von **Antiköpern gegen doppelsträngige DNA** (Anti-dsDNA-Ak). In der Diagnostik wird auch ein **Provokationstest mit UV-Licht** benutzt (→ Erythem nach einer Exposition mit UV-Licht). Wichtig ist auch, einen **medikamentös induzierten Lupus** (verursacht durch **Procainamid, Hydralazin, Phenytoin** u. a.) auszuschließen. Zur **topischen Therapie** bei Hautmanifestationen werden **Retinoide** und **Glukokortikoide** benutzt. Als **systemische Therapie** kommen **NSAR, Glukokortikoide** und **Hydroxychloroquin** zur Anwendung, bei schweren Verläufen auch **Immunsuppressiva** (z. B. Azathioprin) und **monoklonale Antikörper** (Belimumab). **3.11.15**

M. Bechterew (= ankylosierende Spondylitis) ist eine **chronisch-entzündliche** Erkrankung, die zur Entzündung der **Wirbelsäle** (= **Spondylitis**) führt und folglich eine **Versteifung** der **Wirbelgelenke** (= **Ankylose**) verursachen kann. Die Erkrankung äußert sich durch **Rückenschmerzen,** v. a. im **Iliosakralbereich** (Kreuzschmerzen) und **Bewegungseinschränkungen** der **Wirbelsäule.** Neben der Wirbelsäule können aber auch Entzündungen **peripherer Gelenke** auftreten und selten können auch Augen (z. B. Uveitis, Iritis), Nieren (z. B. IgA-Nephritis) und das Herz (z. B. AV-Block) betroffen sein. Bei der **körperlichen Untersuchung** wird die **Wirbelsäule palpiert** und **perkutiert** (→ typischer **Klopfschmerz** der **Iliosakralgelenke**) und das **Bewegungsausmaß** einzelner Abschnitte der **Wirbelsäule gemessen.** Im **Labor** ist das **Antigen HLA-B27** typischerweise positiv (genetische Untersuchung). **MRT** gilt als Goldstandard zur Darstellung von pathologischen Prozessen in Iliosakralgelenken. **Physiotherapie** ist ein wichtiger Bestandteil der **3.11.16**

Behandlung, medikamentös kommen **NSAR, Glukokortikoide** und bei schweren Verläufen auch **TNF-α-Hemmer** und **DMARDs** zum Einsatz.

3.11.17 Unter dem **Sjögren-Syndrom** versteht man eine **Autoimmunerkrankung,** die zu einer **chronischen Entzündung** von **Tränen-** und **Speicheldrüsen** führt. Die genaue Ursache des primären Sjögren-Syndroms ist nicht bekannt, die **sekundäre Form** kann sich z. B. bei **RA** oder **SLE** entwickeln. Die Erkrankung manifestiert sich typischerweise mit einer **Xerophthalmie** (= Austrocknung von Kornea und Konjunktiva bei **Keratoconjunctivitis sicca**) und **Xerostomie** (= Mundtrockenheit). Folglich treten Symptome auf, wie **brennende Augen, Fremdkörpergefühl, Stomatitis, Karies, Probleme beim Schlucken.** Häufig kommt es auch zu einer **Schwellung** der **Glandula parotis. Innere Organe** können auch **beteiligt** sein, v. a. die Lunge (**interstitielle Lungenerkrankung**), das Nervensystem (**periphere Neuropathie** oder **Befall** des **ZNS**) und Gefäße (**Vaskulitis**). In der **Diagnostik** ist der **Nachweis** von **spezifischen Antikörpern** wegweisend, außerdem ist eine **ophthalmologische** und **HNO-Untersuchung** mit einer Messung der Tränen- und Speichelproduktion wichtig. Die **Therapie** ist meistens **symptomatisch** (z. B. ausreichende Flüssigkeitszufuhr, Kaugummi, Augentropfen, Pilocarpin), bei einer **Beteiligung** der **Organe** oder einer **Vaskulitis** sind **Immunsuppressiva** (z. B. MTX) indiziert.

3.11.18 **Nachts** bzw. **früh morgens plötzlich** aufgetretene **intensive Schmerzen** und lokale **Entzündungszeichen** im Bereich des **Großzehengrundgelenks** (Podagra) sind typisch für einen **akuten Gichtanfall.**

3.11.19 Von **Gicht** können auch weitere Gelenke (untere Extremität: **Zehengelenke, Sprunggelenk, Fußwurzelgelenke, Kniegelenk;** obere Extremität: **Finger-** und **Handgelenke, Ellenbogengelenk**) betroffen sein.

3.11.20 **Gicht** (= Arthritis urica) ist eine klinische **Manifestation** der **Hyperurikämie,** bei der sich **Uratkristalle** (= **Tophi**) in **Gelenken,** aber auch in weiteren Teilen des Körpers (**Niere, Knochen** und **Weichgewebe,** z. B. an Ohren) bilden können. Der **primären Hyperurikämie** liegt am häufigsten eine **gestörte Sekretion** der **Harnsäure** im **Tubulussystem** der **Niere** oder selten eine genetisch bedingte Überproduktion der Harnsäure zugrunde (→ Gicht als **genetisch bedingte Stoffwechselstörung**). **Sekundär** können Erkrankungen mit **erhöhtem Zelluntergang** (z. B. hämolytische Anämien, Tumorlysesyndrom ➤ 3.12.16) oder Zustände mit **reduzierter renaler Ausscheidung** der **Harnsäure** (z. B. Nierenerkrankungen, Schleifendiuretika) zur Hyperurikämie führen.

3.11.21 Außer der oben genannten Ursachen können auch **purinreiche Ernährung, übermäßiger Alkoholkonsum,** aber auch **Fasten** einen **akuten Gichtanfall** auslösen.

MERKE

Die Harnsäure entsteht als Abbauprodukt der Purine, die sich v. a. im Fleisch befinden. **Gicht** wird daher als **Wohlstandskrankheit** bezeichnet und ist oft mit dem **metabolischen Syndrom** (➤ 3.8.8) assoziiert!

Bei der **Diagnostik** der **Gicht** kommen folgende Untersuchungen zum Einsatz: Labordiagnostik (↑**Harnsäure** im **Serum,** inkl. Bestimmung von CRP, BSG und Nierenparametern), bei diagnostischen Unklarheiten oder V. a. septische Arthritis (!) eine **Gelenkpunktion** mit Untersuchung der **Synovialflüssigkeit** (Nachweis von Tophi), **Arthrosonografie** (sog. Doppelkontur, Nachweis von Tophi), **Röntgen** (Nachweis von Gelenkdefekten bei chronischer Gicht), ggf. **Dual-Energy-CT** (Nachweis von Tophi). **3.11.22**

MERKE

Der **Harnsäurespiegel** kann im akuten Gichtanfall auch **im Normbereich** sein! In solchem Fall erfolgt eine **Laborkontrolle** in frühestens 2 Wochen.

Bei **chronischer Gicht** können die **Uratkristalle** zu einer Nierenschädigung (→ **Uratnephrolithiasis, Uratnephropathie** bis zur **chronischen Niereninsuffizienz**) und zu **Knochendefekten** führen. **3.11.23**

Bei **akuten Gichtanfällen** werden **NSAR** (z. B. Ibuprofen, Diclofenac) benutzt, bei unzureichender Wirkung kommen **Glukokortikoide** (z. B. Prednisolon) zum Einsatz. Als effektive Alternative gilt **Colchicin** (*CAVE:* kontraindiziert in der Schwangerschaft, Stillzeit, bei Niereninsuffizienz und Lebererkrankungen!). Zur **Symptomlinderung** ist die **lokale Kryotherapie** hilfreich. **3.11.24**

Bei **asymptomatischer Hyperurikämie** ist eine **purinarme Diät** indiziert. **Manifeste Gicht** gilt als **Indikation** für eine **medikamentöse Dauertherapie** der Hyperurikämie. **Urikostatika** (**Allopurinol** als Mittel der 1. Wahl, ggf. Febuxostat) **hemmen** das Enzym **Xanthinoxidase** und **verringern** somit die **Harnsäurebildung; Urikosurika** (z. B. **Probenecid) hemmen** die **tubuläre Reabsorption** der **Harnsäure.** **3.11.25**

MERKE

Rasburicase wandelt als **Urikolytikum** die bereits gebildete Harnsäure in **löslicheres Allantoin** um und ist zur **Prophylaxe** und **Therapie** einer **akuten Hyperurikämie** bei **hämato-onkologischen Erkrankungen (Tumorlyse-Syndrom** ➤ 3.12.16) indiziert.

Allopurinol wird nicht zur Behandlung akuter Gichtanfälle benutzt und zu **Therapiebeginn** mit **Colchicin** über mind. 3 Monate **kombiniert.** Der Grund ist die verstärkte **Freisetzung** von **Harnsäure** in Geweben unter Allopurinol, was zu einer vorübergehenden **Hyperurikämie** führt und einen **Gichtanfall** auslösen kann! **3.11.26**

3.12 Onkologie

Bei **Frauen** ist das **Mammakarzinom** die häufigste maligne Erkrankung, gefolgt vom **kolorektalen** und **Lungenkarzinom.** **3.12.1**

Bei **Männern** ist das **Prostatakarzinom** die häufigste maligne Erkrankung, gefolgt vom **Lungen-** und **kolorektalen Karzinom.** **3.12.2**

3.12.3 **Benigne** Tumoren **wachsen langsam** und können das benachbarte Gewebe **verdrängen,** infiltrieren dieses aber nicht und bilden auch keine Metastasen. Die Tumorzellen sind immer **gut differenziert. Maligne** Tumoren sind hingegen durch **schnelles Wachstum** und **Infiltration** benachbarten Gewebes gekennzeichnet. Die Tumorzellen sind typischerweise **wenig differenziert** und können auch **metastasieren.**

3.12.4 Als **B-Symptomatik** wird eine Kombination aus **Fieber** (> 38 °C), **Nachtschweiß** und **Gewichtsverlust** von > 10 % des Körpergewichts in den vergangenen 6 Monaten bezeichnet.

3.12.5 Unter **Grading** versteht man die **histologische** Untersuchung und Beurteilung des **Differenzierungsgrades** des Tumors, d. h. inwieweit das Tumorgewebe von Normalgewebe abweicht.

3.12.6 Bei **Grading** werden Tumoren in **vier Grade** eingeteilt: **G1** (gut differenziert), **G2** (mäßig differenziert), **G3** (schlecht differenziert) und **G4** (nicht differenziert).

3.12.7 Unter **Staging** versteht man die Beurteilung der lokalen und systemischen **Ausbreitung** einer **Tumorerkrankung.**

3.12.8 Bei **Staging** wird die **TNM-Klassifikation** verwendet. Sie beschreibt die Ausdehnung des **Primärtumors** (= **T**), die Zahl und Lage der betroffenen **regionären Lymphknoten** (= **N**) sowie das Vorhandensein von **Fernmetastasen** (= **M**). Abhängig vom TNM-Stadium werden Tumorerkrankungen nach dem System der **Union internationale contre le cancer** (**UICC**) in **vier Stadien** (UICC I–IV) unterteilt. Bei einigen Tumorerkrankungen werden auch andere Klassifikationssysteme benutzt, z. B. die Ann-Arbor-Klassifikation beim Hodgkin-Lymphom (➤ 3.9.47).

MERKE

Bei malignen Erkrankungen ist die Kenntnis der regionären Lymphknoten (LK) für die TNM-Klassifikation wichtig (➤ 3.4.41)!

3.12.9 Als **Carcinoma in situ** bezeichnet man einen **nichtinvasiven malignen Tumor,** der die **Basalmembran** noch **nicht durchbrochen** hat. In diesem Stadium ist ein invasives Wachstum noch nicht vorhanden, zur Bildung von Metastasen kommt es auch noch nicht.

3.12.10 **Maligne Tumoren** können über verschiedene Wege **metastasieren: lymphogen** (= über das Lymphsystem, z. B. Ösophaguskarzinom in die paraösophagealen Lymphknoten), **hämatogen** (= über das Blut, z. B. Kolonkarzinom über V. portae in die Leber) und **kavitär** (= über Körperhöhlen, z. B. Peritonealkarzinose bei Magenkarzinom).

3.12.11 **Synchrone Metastasen** liegen bereits **zum Zeitpunkt der Diagnose** des **Primärtumors** vor oder werden innerhalb von 90 Tagen nach initialer Tumordiagnose entdeckt. **Metachrone Metastasen** bilden sich zu **einem späteren Zeitpunkt,** nicht selten erst nachdem der Primärtumor behandelt wurde – oft Monate oder auch Jahre später.

Im Rahmen einer **Chemotherapie** werden **Zytostatika** eingesetzt, also Medikamente, die das **Zellwachstum hemmen** oder **stoppen.** Zu den **konventionellen Zytostatika** gehören: 1. **Alkylanzien** (→ Alkylierung der Purin-/Pyrimidinbasen in der DNA, z. B. **Cisplatin, Cyclophosphamid**); 2. **Antimetaboliten** (→ Unterdrückung der Nukleotidsynthese von Nukleotiden, z. B. Folsäure-Analogon **Methotrexat** oder Einbau von Nukleotid-Analoga, z. B. **5-Fluorouracil, 6-Mercaptopurin, Azathioprin, Cytarabin, Gemcitabin**); 3. **Anthrazykline** (→ Einlagerung in die DNA-Struktur, z. B. **Daunorubicin, Doxorubicin**); 4. **Mitosehemmstoffe** (→ Bindung an Mikrotubuli und Verhinderung der Zellteilung, z. B. **Docetaxel, Paclitaxel, Vincristin**); 5. **Topoisomerasehemmer** (→ Hemmung der Topoisomerasen, also Enzyme, die für die richtige Anordnung und Struktur der DNA sorgen, z. B. **Topotecan, Etoposid**); 6. **zytostatische Antibiotika** (**Anthrazykline, Bleomycin** → Bildung von Radikalen, **Mitomycin** → Alkylierung der DNA). Zu den weiteren Formen der Chemotherapie gehören: **Hormontherapie** (→ Hemmung der Hormonproduktion: **Aromatasehemmer,** z. B. **Letrozol;** Modulation des Gonadotropin-Releasing-Hormons, bspw. mit **GnRH-Agonisten**), Therapie mit **monoklonalen Antikörpern** (→ gegen spezifische Antigene gerichtete gentechnisch modifizierte Antikörper, z. B. CD-20 Antikörper **Rituximab**), **Thalidomid** und **Thalidomid-Analoga** (→ Hemmung der Angiogenese) sowie **Tyrosinkinase-Inhibitoren** (→ Hemmung von Tyrosinkinasen, also Enzymen, die in vielen Signalwegen eine wichtige Rolle spielen, z. B. **Imatinib**). 3.12.12

Zytostatika führen häufig zu einer **Übelkeit** mit/ohne **Erbrechen.** Durch die Hemmung der Proliferation werden v. a. die sich **schnell teilenden Zellen** betroffen und es kommt zu **Haarausfall,** Schleimhautatrophie und -entzündungen (Mundraum → **Stomatitis;** Darm → **Diarrhö**) und einer **Myelosuppression** (→ **Anämie, Thrombozytopenie, Leukopenie**). Manche Zytostatika sind **kardiotoxisch** (z. B. Anthrazykline), **nephrotoxisch** (z. B. Cisplatin), **hepatotoxisch** (z. B. Methotrexat), **pneumotoxisch** (z. B. Bleomycin) und **neurotoxisch** (z. B. Vincristin). 3.12.13

Unter einem „**Port**" versteht man einen **Katheter,** der als **zentralvenöser Zugang** zur wiederholten Gabe von **Chemotherapeutika** und anderen Medikamenten , aber auch zu einer **parenteralen Ernährung** dient. Durch den Portkatheter werden Thrombophlebitiden und Gefäßverschlüsse, die durch die Gabe von Chemotherapeutika über einen peripheren Zugang entstehen können, verhindert. Der Portkatheter wird **subkutan** implantiert und besteht aus einem **Schlauch** und einer **Kammer** mit **Gummimembran,** die angestochen wird. Als Zugang dienen meistens die **V. cephalica, V. subclavia** oder **V. jugularis interna.** 3.12.14

Bei der **Radiotherapie** (= Strahlentherapie) werden hochenergetische **ionisierende Strahlen** oder **Protonen** in einem **lokal eng begrenzten Bereich** benutzt, um das Tumorgewebe zu zerstören. Ionisierende Strahlung erzeugt **DNA-Schädigungen** und verhindert die Zellteilung. Meistens erfolgt die Strahlentherapie in mehreren Sitzungen (= **fraktioniert**), um eine Regeneration des gesunden Gewebes zu ermöglichen. Durch die **stereotaktische Bestrahlung** („Gamma Knife") kann der Tumor sehr präzise bestrahlt werden, z. B. bei Hirntumoren. Die Radiotherapie kann auch in **palliativer Situation** zur Bestrahlung von Tumoren oder Metastasen benutzt werden, z. B. zur Schmerzlinderung. 3.12.15

3.12.16 Als **Tumorlyse-Syndrom** bezeichnet man eine potenziell lebensbedrohliche **Stoffwechselentgleisung,** die nach Einleitung einer **Chemo-** oder **Radiotherapie,** seltener auch spontan, auftreten kann. Dem Tumorlyse-Syndrom liegt ein massiver **Zerfall maligner Zellen** mit Freisetzung von **Kalium, Phosphat** und **Nukleinsäuren** (die zu **Harnsäure** abgebaut werden) ins Blut zugrunde. Durch Komplexbildung mit Phosphat kann es sekundär auch zu einer **Hypokalzämie** kommen. Das Tumorlyse-Syndrom entsteht insbesondere bei Therapie der **Leukämien** und **Lymphomen,** kann aber auch bei Behandlung solider Tumoren auftreten.

3.12.17 Das **Tumorlyse-Syndrom** kann durch **Hyperkaliämie** zu **Herzrhythmusstörungen** führen. Bei einer **Hyperurikämie** kommt es durch Urat-Kristalle zu Mikroobstruktionen in den Glomeruli und Tubuli, was ein **akutes Nierenversagen** verursachen kann. Eine **Hypokalzämie** erhöht das Risiko für **Krampfanfälle** und **Herzrhythmusstörungen** (z. B. Torsade de pointes).

3.12.18 In der **Prophylaxe** des **Tumorlyse-Syndroms** sind eine ausreichende **Hydratation** sowie ein **Monitoring** der **Laborparameter** wichtig. Prophylaktisch werden **Allopurinol** oder **Rasburicase** sowie **Dexamethason** und **Cyclophosphamid** (v. a. bei ALL) eingesetzt. **Allopurinol** (= Urikostatikum) hemmt das Enzym Xanthinoxidase und verringert somit die Harnsäurebildung, **Rasburicase** (= Urikolytikum) katalysiert den Abbau von Harnsäure. In der **Therapie** des **Tumorlyse-Syndroms** sind ein **Elektrolytausgleich,** eine ausreichende **Hydratation** sowie ein kontinuierliches **EKG-Monitoring** besonders wichtig. Zudem sollten engmaschige **Laborkontrollen** stattfinden. Zur Behandlung einer Hyperurikämie kommt **Rasburicase** zum Einsatz. In schweren Fällen kann auch eine **Hämodialyse** erforderlich sein.

3.12.19 **Paraneoplastische Syndrome** sind Krankheitsbilder, die in Zusammenhang mit einer **Tumorerkrankung** auftreten. Häufig handelt es sich um die **B-Symptomatik, Kachexie** und erhöhte **Thrombenbildung.** Es können aber auch endokrine (➤ 3.3.65), dermatologische (z. B. Erythem, Pruritus), hämatologische (z. B. Anämie) und weitere Syndrome auftreten.

3.12.20 Der Begriff „**adjuvant**" bezeichnet eine **zusätzliche Chemo-/Radiotherapie nach operativer Entfernung** eines malignen Tumors. Die adjuvante Therapie hat zum Ziel, restliche Tumorzellen und Mikrometastasen abzutöten. Als „**neoadjuvant**" bezeichnet man eine **Chemo-/Radiotherapie vor** einer **Operation** zur Verkleinerung des Tumors und Verbesserung der präoperativen Situation („Down-Staging").

3.12.21 Die **R-Klassifikation** wird nach einer Tumorbehandlung (insb. einer **Tumorresektion**) verwendet, um das Fehlen oder Vorhandensein des **Residualtumors** zu beschreiben: **R0 = kein Residualtumor** erkennbar, **R1 = mikroskopisch** nachgewiesener Residualtumor, **R2 = makroskopisch** nachgewiesener Residualtumor.

3.12.22 Als „**Schnellschnitt**" bezeichnet man die **intraoperative pathologische Untersuchung** eines Tumorgewebes. Die Untersuchung dauert weniger als 30 Minuten und hilft bei der Beurteilung, ob es sich um einen **benignen** bzw. **malignen** Tumor handelt und der Tumor **vollständig entfernt** (= **R0-Resektion**) wurde. Abhängig vom Ergebnis wird die weitere operative Strategie festgelegt.

Ein **Tumorboard** (= **Tumorkonferenz**) ist eine **interdisziplinäre Besprechung,** in der das weitere **diagnostische** und **therapeutische Vorgehen** besprochen wird. In Tumorboards kommen Ärztinnen und Ärzte **verschiedener Fachdisziplinen** (z. B. Onkologie, Radiologie, Chirurgie, Pathologie) zusammen. **3.12.23**

In Deutschland haben **Frauen** zwischen **50** und **75 Jahren alle zwei Jahre** Anspruch auf das **Mammografie-Screening.** Bei Frauen mit **Risikofaktoren** (z. B. BRCA1/2-Mutation) wird die Mammografie **ab dem 40. Lebensjahr einmal jährlich** durchgeführt. Bei dichtem Drüsengewebe (insb. bei jüngeren Frauen) wird die Mammografie wegen reduzierter Sensitivität um eine **Ultraschalluntersuchung,** ggf. MRT ergänzt. Bei einem **Malignitätsverdacht** erfolgt eine **Stanzbiopsie** (= Gewinnung eines kleinen Gewebezylinders) oder **Vakuumbiopsie** zur histologischen Sicherung. Neben Mammografie wird allen **Frauen ab 30 Jahren einmal jährlich** eine **Palpation** der **Brust** empfohlen. **3.12.24**

In der **Mammografie** werden insb. **Herdbefunde, Verkalkungen** und **Architekturstörung** beurteilt. Für ein **Mammakarzinom** sprechen eher **unregelmäßige Herdbefunde** mit **unscharfer** oder **spikulierter** (= mit strahligen Ausläufern/gezackter) **Begrenzung,** polymorphe/pleomorphe **Mikroverkalkungen** und **umschriebene Architekturstörungen.** **3.12.25**

Zu den **Risikofaktoren** des **Mammakarzinoms** gehören insb. **genetische** (Mutationen in den Genen BRCA1 und BRCA2 u. a.) sowie **hormonelle** (frühe Menarche, späte Menopause, späte oder keine Gravidität) Faktoren, aber auch **höheres Alter** und **Noxen** (Rauchen, Alkoholkonsum, Strahlenexposition im Brustbereich). **3.12.26**

Bei **Mammakarzinom** unterscheidet man zwischen **nicht-invasiven Läsionen** (v. a. duktales Carcinoma in situ [DCIS] und lobuläres Carcinoma in situ [LCIS]) und **invasiven Karzinomen** (invasives duktales Karzinom [IDC] und invasives lobuläres Karzinom [ILC]). Zu den seltenen Sonderformen gehören **Paget-Karzinom** (DCIS, das sich in die Epidermis ausbreitet) und **inflammatorisches Mammakarzinom** (= sehr aggressive Form mit schneller Ausbreitung). **3.12.27**

Das **Mammakarzinom** manifestiert sich mit einem tastbaren **derben, nicht schmerzhaften** und **nicht verschieblichen Knoten** in der Brust, am häufigsten im **oberen äußeren Quadranten.** Es kann auch zu einer blutig-serösen **Sekretion** aus der Brustwarze (= Mamille) kommen, außerdem können Hautveränderungen auftreten, z. B. **Einziehungen** und **Verdickungen, Orangenhaut** (= ähnlich einer Orangenschale), **Mamillenretraktion** (= Einziehung der Brustwarze), ggf. **ekzematöse Hautveränderungen** (bei Paget-Karzinom), **Rötung** und **Überwärmung** der Haut (bei inflammatorischem Mammakarzinom). Bei lymphogener Metastasierung kann eine Schwellung der axillären oder supraklavikulären LK auffallen. **3.12.28**

In der **Primärdiagnostik** des **Mammakarzinoms** sind eine **körperliche Untersuchung** der Brüste und regionären LK, **Mammografie** und **Sonografie** (Brüste, LK) wichtig. Bei einem **Malignitätsverdacht** erfolgt eine **Biopsie** zum **Grading** und zur Beurteilung des **(Hormon-)Rezeptorstatus** der Krebszellen (= Vorhandensein oder Fehlen von **Östrogen-, Progesteronrezeptoren** und humanen epidermalen Wachstumsfaktor-Rezeptor 2 = **HER2**). Bei klinisch unauffälligen LK wird intraoperativ die **Sentinel-Lymph-Node-Technik** **3.12.29**

(SLNE) durchgeführt. Prinzip: Präoperativ wird im Bereich des Tumors ein mit Technetium-99 m markiertes Kolloid intradermal appliziert. Während der OP wird der Sentinel-LK mit Hilfe einer Gamma-Sonde genau lokalisiert, entfernt und auf mögliche Metastasen untersucht. Bei Mammakarzinomen in höheren Stadien bzw. bei Verdacht auf Metastasen erfolgt ein Staging mittels **CT** (**Thorax, Abdomen**) und **Skelettszintigrafie.**

MERKE

Als **Sentinel-Lymphknoten** bezeichnet man den/die **ersten Lymphknoten** im **Lymphabflussgebiet** eines **Tumors.** Bei einer lymphogenen Metastasierung ist/sind der/die Sentinel-Lymphknoten zuerst betroffen.

3.12.30 Das **Mammakarzinom** metastasiert **lymphogen** zunächst in die regionären LK: **axillär** (medial, lateral und im Bereich des M. pectoralis minor), **infra-, supraklavikulär** sowie LK an der A. mammaria interna. **Hämatogene** Metastasierung erfolgt v. a. in die **Knochen, Leber, Lunge** und ins **Gehirn.**

3.12.31 Als **Basistherapie** bei **Mammakarzinom** gilt eine **Tumorresektion,** die meist als **brusterhaltende Therapie** mit adjuvanter **Radiotherapie** der verbliebenen Brust durchgeführt wird. Eine **Mastektomie** (= vollständige Entfernung der Brust) ist z. B. nach einer inkompletten Tumorentfernung und bei inflammatorischem Mammakarzinom nötig. Bei positivem Sentinel-LK wird entweder eine **Axilladissektion** (= Entfernung der axillären LK) durchgeführt oder die **Axillarregion bestrahlt.** Eine adjuvante **Hormontherapie** kommt bei positivem Hormonrezeptor-Status (Antiestrogen **Tamoxifen** bei prämenopausalen Frauen, **Aromatasehemmer** bei postmenopausalen Frauen) zum Einsatz. Bei positivem HER2-Status ist **Trastuzumab** indiziert. Bei einem triple-negativen Mammakarzinom (= negativer Hormonrezeptor- und HER2-Status) sind **Anthrazykline, Taxane** und **platinhaltige Zytostatika** wirksam. Die Behandlung eines Mammakarzinoms mit **Fernmetastasen** besteht in der **palliativen Hormontherapie/Chemotherapie** mit weiteren **supportiven Maßnahmen** (z. B. Bisphosphonate bei Knochenmetastasen).

3.12.32 Bei Männern über 50 Jahren gilt die **benigne Prostatahyperplasie** als die häufigste Ursache für einen **schwachen Harnstrahl.** Differenzialdiagnostisch muss v. a. ein **Prostatakarzinom** ausgeschlossen werden, alternativ auch weitere Erkrankungen, z. B. eine **Urethrastriktur** oder **Harnsteine.**

3.12.33 Neben einer **Anamnese** sind folgende Untersuchungen wichtig: Palpation und Perkussion der **Nierenlager** und der **Harnblase,** Untersuchung der **Genitalien,** Laboruntersuchung (insb. **Urinstatus, Nierenwerte** und das prostataspezifische Antigen [**PSA**]), **digital-rektale Untersuchung** (DRU) und **Sonografie** (Harnblase, Nieren und Prostata – i. d. R. als **transrektaler Ultraschall** [TRUS]). Bei suspekten Befunden (hoher PSA-Wert oder schneller PSA-Anstieg, derb-knotiger Tastbefund) wird zur Diagnosesicherung eine **Prostatabiopsie** unternommen.

3.12.34 In der **Therapie** der **benignen Prostatahyperplasie** werden v. a. α1-Adrenozeptor-Antagonisten (= **α-Blocker**) verwendet (z. B. **Tamsulosin**), aber auch **5α-Reduktasehemmer,** z. B. **Finasterid** (Wirkmechanismus: Hemmung der Umwandlung von Testosteron in das

Lösungen

stärker wirksame Dihydrotestosteron). Bei Versagen der konservativen Therapie bzw. bei Komplikationen (z. B. rezidivierender Harnverhalt) kann eine **Resektion** der Prostata notwendig sein.

MERKE

α-Blocker bewirken eine **Relaxation** der **glatten Muskulatur** von Urethra und Prostata, wodurch sich der **Harnfluss verbessert.** Das Prostatavolumen wird dabei nicht beeinflusst. Als **Nebenwirkungen** können insb. **Schwindel, Ejakulationsstörungen, Kopfschmerzen** und **orthostatische Hypotonie** auftreten.

Zur **Früherkennung** des **Prostatakarzinoms** können **Männer** ab **45 Jahren jährlich** eine körperliche Untersuchung in Anspruch nehmen. Die Untersuchung umfasst eine **Palpation** des **äußeren Genitales,** regionärer **Lymphknoten** und der **Prostata** (DRU). Der PSA-Test gehört nicht zu der Untersuchung, kann aber zusätzlich durchgeführt werden. **3.12.35**

In Frühstadien ist das **Prostatakarzinom** meist **asymptomatisch.** Die **Symptome** resultieren aus dem Tumorwachstum bzw. -infiltration (**schwacher Harnfluss, Harnverhalt, Hämaturie, Blut** in der **Samenflüssigkeit, Erektionsstörung**) oder aus der Metastasierung (z. B. **Rücken-** und **Knochenschmerzen**). **3.12.36**

Die **Diagnose** des **Prostatakarzinoms** wird durch eine **Biopsie** und **histopathologische Untersuchung** bestätigt. Hier wird für das Grading der **Gleason-Score** (→ Beurteilung von Drüsen in 2 unterschiedlichen Arealen) verwendet. Im Staging spielen eine **Szintigrafie, Abdomensonografie, CT/Röntgen** der **Wirbelsäule** und **MRT** des **kleinen Beckens** eine wichtige Rolle. **3.12.37**

Das **Prostatakarzinom** metastasiert **lymphogen** in die regionären LK des **Beckens** sowie **hämatogen** in die **Knochen** (v. a. Wirbelsäule), **Lunge** und **Leber.** **3.12.38**

Als **primäre Therapieoption** beim **Prostatakarzinom** gilt eine **radikale Prostatektomie,** möglichst unter Erhalt der Harnkontinenz und Erektionsfunktion. Bei einem LK-Befall erfolgt auch eine zusätzliche **Lymphadenektomie.** Alternativ zu der OP kann auch eine alleinige **Radiotherapie** (als **externe Bestrahlung** oder **Brachytherapie** = Implantation von dünnen Stiften mit schwach radioaktivem Jod-125 – sog. Seeds – direkt in die Prostata) durchgeführt werden. In fortgeschrittenen Stadien erfolgt ggf. eine adjuvante **Hormontherapie** (= Androgendeprivation, z. B. mit Blockern des Gonadotropin-Releasing-Hormons [GnRH]). Bei **metastasiertem** Prostatakarzinom ist eine **Hormon-** und **Chemotherapie** (z. B. mit Docetaxel) indiziert, bei Knochenmetastasen werden **Bisphosphonate** eingesetzt. **3.12.39**

Zur **Früherkennung** von **Hautkrebs** können sich **Frauen** und **Männer** ab **35 Jahren alle zwei Jahre** körperlich untersuchen lassen. Die Untersuchung beinhaltet eine **Inspektion** der **gesamten Haut** einschließlich des **behaarten Kopfes.** **3.12.40**

Die **ABCDE-Regel** dient der Beurteilung von **Pigmentveränderungen** und Erkennung eines möglichen **malignen Melanoms:** Asymmetrie (asymmetrische Form), **B**egrenzung (ungleichmäßige, unscharfe Begrenzung), **C**olorit (ungleich starke Pigmentierung oder **3.12.41**

Mehrfarbigkeit), **D**urchmesser (> 5 mm) und **E**rhabenheit (über die Haut erhabene Pigmentveränderung) bzw. **E**ntwicklung (Veränderung der Größe, Form oder Farbe über die Zeit).

3.12.42 Die suspekte Läsion wird zunächst mit **Dermatoskopie** untersucht. Besteht der Verdacht weiterhin, wird der Tumor komplett **entfernt** (Sicherheitsabstand ca. 2 mm) und **histopathologisch** untersucht. Dabei wird v. a. die Tumordicke (= Eindringtiefe) beurteilt. Die **Tumordicke** ist ein wichtiger prognostischer Faktor und korreliert mit dem T-Stadium (≤ 1 mm = T1; 1,01–2,0 mm = T2; 2,01–4,0 mm = T3; > 4,0 mm = T4). Im **Labor** werden **S100B** (Tumormarker) und **LDH** bestimmt, **sonografisch** die **regionären LK** beurteilt. Ab dem Stadium T2 wird der **Sentinel-LK** lokalisiert, entfernt und **histopathologisch** untersucht. Bei einem positiven Befund muss weitere Diagnostik erfolgen (**Ganzkörper-CT/-MRT** oder **PET/CT, Skelettszintigrafie, molekulargenetische Untersuchung** auf das Vorhandensein von **Mutationen,** z. B. BRAF-Mutation).

3.12.43 Malignes Melanom **metastasiert** am häufigsten in die **Lunge, Leber, Knochen** und ins **Gehirn.**

3.12.44 Als primäre Therapieoption gilt die **Exzision** des **Tumors** unter Einhaltung des **Sicherheitsabstandes** (1–2 cm). Bei positivem Sentinel-LK erfolgt eine **Lymphadenektomie** und **adjuvante Chemotherapie,** z. B. mit Pembrolizumab (Checkpoint-Inhibitor) oder Dabrafenib (BRAF-Inhibitor). **Adjuvante Chemotherapie** wird bei ausgeprägtem LK-Befall und bei Fernmetastasierung durchgeführt.

3.12.45 Außer **malignem Melanom** (**„schwarzer Hautkrebs“** – von den Melanozyten der Epidermis ausgehend) gibt es auch nicht-melanozytäre Formen von Hautkrebs (**„weißer Hautkrebs“**): **Basalzellkarzinom** (von der Basalzellschicht der Epidermis ausgehend) und **Plattenepithelkarzinom** (von den Keratinozyten der Epidermis ausgehend).

3.13 Internistische Intensivmedizin

3.13.1 Unter **SIRS** (= **Systemic Inflammatory Response Syndrome**) versteht man eine **generalisierte Entzündungsreaktion** des Körpers. Das SIRS kann **infektiöser,** aber auch **nicht-infektiöser** (z. B. akute Pankreatitis, Anaphylaxie, große Operationen, schwere Traumata, Verbrennungen) Genese sein.

3.13.2 Zu den **SIRS-Kriterien** gehören: 1. **Körpertemperatur ≥ 38 °C** oder **≤ 36 °C;** 2. **Herzfrequenz ≥ 90/min.;** 3. **Atemfrequenz ≥ 20/min.** oder **Hyperventilation** mit arteriellem pCO_2 < 4,3 kPa (33 mmHg);4. **Leukozytose > 12000/mm³** oder **Leukopenie < 4000/mm³** oder > **10 % unreife Neutrophile** im Differenzialblutbild. Werden **mind. zwei Kriterien** erfüllt, liegt ein SIRS vor.

3.13.3 Der **Unterschied** zwischen **Sepsis** und **SIRS** besteht darin, dass die systemische Immunantwort bei **Sepsis** durch eine **Infektion** mit **Krankheitserregern** (meist Bakterien) ausgelöst wird, während SIRS oft nicht-infektiöse Ursachen zugrunde liegen.

Sepsis wird definiert als eine akute lebensbedrohliche **Organdysfunktion,** die durch eine **inadäquate systemische Immunreaktion** des Körpers auf eine nachgewiesene oder vermutete **Infektion** verursacht wird. 3.13.4

Für die Diagnose einer **Sepsis** ist eine **Organdysfunktion** obligat. Diese wird mittels **SOFA-Score** (= Sequential Organ Failure Assessment Score) ermittelt, wobei definitionsgemäß ein Anstieg um mind. 2 Punkte im SOFA-Score vorliegt. 3.13.5

Mithilfe des **SOFA-Scores** wird der Zustand von **sechs Organsystemen** mithilfe unterschiedlicher Parameter beurteilt: 1. **Lunge** (PaO_2/FiO_2 = Oxygenierungsindex nach Horovitz); 2. **Gerinnung** (Thrombozytenzahl); 3. **Leber** (Bilirubin); 4. **Herz-Kreislauf-System** (Messung des arteriellen Mitteldrucks oder Notwendigkeit der Gabe von Katecholaminen); 5. **ZNS** (GCS = Glasgow Coma Scale); 6. **Niere** (Kreatinin oder Diurese). Jedem Organsystem können zwischen 0 (normale Funktion) und 4 (deutlich eingeschränkte Funktion) Punkte vergeben werden. 3.13.6

qSOFA-Score (Quick Sequential Organ Failure Assessment) dient der **schnellen Risikoeinschätzung** einer möglichen **Sepsis außerhalb der Intensivstation.** Der qSOFA-Score beinhaltet nur drei klinische Parameter: **Bewusstseinstrübung** (GCS < 15), **systolischer Blutdruck ≤ 100 mmHg** und **Atemfrequenz ≥ 22/min.** und gilt als positiv, wenn **mind. 2 Parameter** erfüllt sind. 3.13.7

„Four Hit Model“ beschreibt die Pathophysiologie der Organschädigung bei einer **Sepsis: „First Hit“ – akute Verletzung** oder akuter **Infekt** (z. B. Pneumonie); **„Second Hit“** – Syndrom der **Multiorgandysfunktion** (z. B. Bildung toxischer Sauerstoffmetaboliten, Verlust der endothelialen Barrierefunktion der Kapillaren); **„Third Hit“** – global **erhöhte kapilläre Permeabilität; „Fourth Hit“ – negative Flüssigkeitsbilanz** und **Hypovolämie.** 3.13.8

Der Schwerpunkt der **Diagnostik** einer **Sepsis** liegt auf der **Erregeridentifizierung** durch die Abnahme von **mind. 2 Blutkultursets** (➤ 13.1.7) noch vor Beginn der antibiotischen Therapie sowie der **Fokussuche** (z. B. Pneumonie, Harnwegsinfekt, intraabdomineller Fokus). Laborchemisch erfolgt die Messung von **Parametern im SOFA-Score** und weiteren (z. B. **Procalcitonin, CRP, Laktat**). **Therapeutisch** stehen eine schnellstmögliche **kalkulierte** (= empirische) **parenterale Antibiotikatherapie** mit **Breitspektrum-ATB** (z. B. Piperacillin/Tazobactam oder Meropenem bei nosokomialen Infektionen; Cephalosporine der 3. Generation wie Ceftriaxon und Cefotaxim bei ambulant erworbenen Infektionen) und frühe **Sanierung** des **Infektfokus** im Vordergrund. Außerdem sind auch weitere Maßnahmen wichtig: **hämodynamische Stabilisierung** (ausreichende Flüssigkeitszufuhr, initial mit kristalloiden Lösungen, bei hohem Bedarf auch Albumin, ggf. Katecholamine – Noradrenalin als 1. Wahl), **Thromboseprophylaxe, Behandlung** von **Komplikationen** (z. B. disseminierte intravasale Koagulopathie – Gabe von Heparin im 1. Stadium, Gabe von Thrombozyten- und Faktorenkonzentraten im 2. Stadium). 3.13.9

Bei einer **Sepsis** lassen sich am häufigsten **gramnegative** (E. coli, Pseudomonas aeruginosa, Klebsiella) und **grampositive Bakterien** (S. aureus, S. epidermidis, S. pneumoniae) nachweisen. 3.13.10

3.13.11 Ein **septischer Schock** liegt vor, wenn trotz adäquater Flüssigkeitsgabe der Einsatz von **Vasopressoren** notwendig ist, um den **mittleren arteriellen Blutdruck** von ≥ **65 mmHg** aufrechtzuerhalten und der **Laktatwert** bei > **2,0 mmol/l** liegt.

3.13.12 Auf dem Bild sieht man einen **zentralen Venenkatheter** (ZVK) mit **zwei Lumina.**

3.13.13 Ein **ZVK** dient der **Gabe** von **Medikamenten** (z. B. **Katecholamine**), **hyperosmolaren Lösungen, parenteraler Ernährung** oder einer **Volumentherapie,** v. a. wenn ein peripherer Venenzugang nicht möglich ist (z. B. bei Schock). Außerdem kann ein ZVK zu **Massivtransfusionen, Akutdialyse** oder **Messung** des **zentralen Venendruckes** benutzt werden.

3.13.14 Der **ZVK** wird über die **V. jugularis interna** (Standardzugang) oder **V. subclavia** eingeführt und mit seiner Spitze in der **V. cava superior** kurz **vor** der **Einmündung** in den **rechten Vorhof** platziert.

3.13.15 Die **Seldinger-Technik** ist eine Methode zur **Punktion** und **Katheterisierung** von **Blutgefäßen.** Sie wird insb. bei der **Arteriografie, Koronarangiografie** und zur **Anlage** von **arteriellen** und **zentralvenösen Zugängen** verwendet. Vorgehen bei der Seldinger-Technik: 1. **Punktion** des Gefäßes mit einer **Einführungskanüle** schräg (45°) zur Hautoberfläche, dabei ständige Kontrolle der erfolgreichen Punktion mittels **Aspiration** (Blutfüllung in der Kanüle); 2. **Herausziehen** des **Mandrins** aus der Kanüle; 3. **Vorschieben** des **Führungsdrahts** (Seldinger-Draht) durch die Kanüle ins Gefäß; 4. **Entfernen** der **Einführungskanüle** (*CAVE:* Die Position des Führungsdrahtes muss unverändert bleiben und das Gefäß muss komprimiert werden!); 5. **Schieben** eines **Katheters** über den **Führungsdraht;** 6. **Herausziehen** des **Führungsdrahts** und anschließendes Durchspülen der Schleuse mit Heparin/NaCl.

3.13.16 Bei der **Anlage** eines **ZVK** gelten wichtige **Regeln:** 1. Vorgehen unter **aseptischen Bedingungen;** 2. Venenpunktion unter **sonografischer Kontrolle** und ständiger **Aspiration;** 3. Im Falle einer **Fehlpunktion keine gegenseitige Punktion** vor **Ausschluss** eines **Pneumothorax;** 4. **Intrakardiale EKG-Kontrolle** zur **Lagekontrolle** der **Katheterspitze** – die Lage des Katheters im rechten Vorhof wird durch eine erhöhte P-Welle angezeigt (→ Rückziehen des Katheters bis zur Normalisierung der P-Welle).

3.13.17 Im Zusammenhang mit der ZVK-Anlage können verschiedene **Komplikationen** auftreten: versehentliche **Arterienpunktion, Hämatome, Luftembolie, Pneumothorax, Verletzung** des **Plexus brachialis, Herzrhythmusstörungen** bei der Lage der Katheterspitze im rechten Vorhof, **Thrombenbildung, Katheter-assoziierte Infektionen.**

3.13.18 Ein **Perfusor®** ist eine **Spritzenpumpe,** also ein Gerät, das zur **kontrollierten** und **kontinuierlichen intravenösen Verabreichung** von **Medikamenten** (z. B. Katecholamine bei einem Kreislaufschock, Urapidil bei einer hypertensiven Krise) und **Infusionslösungen** dient. Die **Laufrate** (ml/h) wird eingestellt, um die Geschwindigkeit der Gabe zu regulieren. Auch eine einmalige schnelle Gabe (**Bolusgabe**) ist möglich.

3.13.19 **Therapeutische Antikoagulation** mit **unfraktioniertem Heparin:** Nach der initialen **Bolusgabe** von **5.000–10.000 I. E.** (bzw. **70–80 I. E./kgKG**) werden weiter **15–20**

I. E./kg KG pro **Stunde** über **Perfusor** verabreicht. Die **Dosisanpassung** richtet sich nach der partiellen Thromboplastinzeit (**PTT,** Zielbereich: 1,5–2,5-fache Verlängerung).

3.14 Geriatrie

Osteodensitometrie ist eine spezielle Art der Röntgenuntersuchung zur **Messung** der **Knochendichte.** Sie wird **Frauen ab 70 Jahren** und **Männern ab 80 Jahren** zum **Osteoporose-Screening** empfohlen. 3.14.1

Mit Hilfe der **Osteodensitometrie** wird die **Knochendichte** an der **Lendenwirbelsäule** (LWS), am **Gesamtfemur** und am **Femurhals** gemessen und der sog. **T-Score** (= Standardabweichung vom Mittelwert der maximalen Knochendichte eines gesunden 30-jährigen Menschen) berechnet. 3.14.2

Die **Osteoporose** wird definiert als eine **Erkrankung** des **Skeletts** mit **niedriger Knochenmasse** und **Verschlechterung** der **Mikroarchitektur** des Knochengewebes (nach WHO: **T-Score** < **-2,5**). Als **manifeste Osteoporose** bezeichnet man das gleichzeitige Auftreten von **Frakturen.** Als **Osteopenie** bezeichnet man die **präklinische Form** (Vorstufe) der Osteoporose mit dem **T-Score** von **–1** bis **–2,5.** 3.14.3

Der Unterschied zwischen Osteoporose und Osteomalazie liegt darin, dass bei der **Osteoporose** die **gesamte Knochenmasse abnimmt,** während die **Osteomalazie** eine **isolierte Störung** der **Knochenmineralisation** ist. 3.14.4

Bei der **primären Osteoporose** werden **zwei Typen** unterschieden: 1. **Postmenopausale** Osteoporose (**Typ I**), die nur **Frauen** ab ca. 50 Jahren betrifft; 2. **Senile Osteoporose** (**Typ II**), die bei **Frauen** und **Männern** im höheren Alter (ab ca. 70 Jahren) auftritt. Der **sekundären Osteoporose** können verschiedene Ursachen zugrunde liegen. 3.14.5

Die **postmenopausale Osteoporose** entwickelt sich bei **Frauen** durch **Östrogenmangel,** die **senile Osteoporose** entsteht durch **allgemeine Alterungsprozesse.** Zu den Ursachen für die **sekundäre Osteoporose** gehören **endokrine Störungen** (z. B. Hyperthyreose, Cushing-Syndrom), **Medikamente** (v. a. Langzeittherapie mit Kortikosteroiden und Protonenpumpeninhibitoren), **Immobilisation, Vit.-D-** und **Calciummangel** u. a. 3.14.6

Die **Osteoporose** manifestiert sich oft erst durch eine **pathologische Fraktur** (= ohne adäquates Trauma). Außerdem kommt es zu degenerativen Veränderungen der Wirbelsäule, mit der **Kyphosierung** der **Brustwirbelsäule** (BWS), Bildung von **Rundrücken, Gibbus** und **Abnahme** der **Körpergröße.** Das Letztere kann zu dem sog. **Tannenbaumphänomen** (= Hautfalten am Rücken, die in ihrem Verlauf an einen Tannenbaum erinnern) führen. 3.14.7

Bei der **postmenopausalen Osteoporose** (Typ I) treten typischerweise **Wirbelkörperfrakturen** auf. Die Wirbelkörper sinken in sich zusammen und verlieren an Höhe (= **Sinterung**), was folglich zu **Sinterungsfrakturen** führen kann. Dabei bilden sich Deformitäten wie **Fischwirbel** (= bikonkave Sinterungsfraktur) und **Keilwirbel** (= ventral 3.14.8

betonte Sinterungsfraktur). Für die **senile Osteoporose** (Typ II) sind eher **Frakturen** von **langen Knochen** (**Schenkelhals**-, **Humerus**-, **Radiusfraktur**) typisch.

3.14.9 In der **Therapie** der **Osteoporose** sind **allgemeine Maßnahmen** wichtig: **Mobilisation, Sturzprophylaxe, Verbesserung** der **Muskelkraft** und **Koordination.** Als **Medikamente** werden die folgenden Wirkstoffe eingesetzt, die entweder die **Osteoblasten stimulieren** („osteoanabol") oder die **Osteoklasten hemmen** („antiresorptiv"): 1. **Bisphosphonate** (z. B. Alendronat – antiresorptiv) bei Frauen und Männern; 2. **Raloxifen** (selektiver Östrogenrezeptor-Modulator – antiresorptiv) bei Frauen; 3. **Östrogene** (antiresorptiv) bei Frauen; 4. **Denosumab** (antiresorptiv) bei Frauen und Männern; 5. **Teriparatid** (rekombinantes Fragment des humanen Parathormons – osteoanabol) bei Frauen und Männern.

MERKE

Als **Nebenwirkung** von **Bisphosphonaten** können **Osteonekrosen** im **Kieferbereich** auftreten. Aus diesem Grund müssen sich Patientinnen/Patienten **vor Therapiebeginn zahnärztlich untersuchen** lassen!

3.14.10 **Medikamente,** die **Stürze begünstigen,** sind u. a. **Benzodiazepine, Antidepressiva, Antipsychotika, Opioide** und **Anticholinergika**.

3.14.11 Medikamente mit **anticholinerger Wirkung** (**Benzodiazepine, Antihistaminika – Cetirizin, Diphenhydramin, trizyklische Antidepressiva,** z. B. **Amitriptylin, Antipsychotika** u. a.) können v. a. im Alter unterschiedliche **Nebenwirkungen** verursachen: **Mundtrockenheit, Sehstörungen, Obstipation** (bis zum **Ileus!**), **Miktionsstörungen** (bis zum **Harnverhalt!**), **Desorientiertheit, kognitive Defizite, Delirium, Sturzrisiko** u. a.

3.14.12 Die **Orientierung** wird mit **Fragen** überprüft: 1. **Zeitliche Orientierung** („Welches Datum haben wir heute?"); 2. **Örtliche Orientierung** („In welcher Stadt sind wir?"); 3. **Orientierung** über die **eigene Person** („Wann sind Sie geboren?"); 4. **Situative Orientierung** („Warum sind Sie hier?")

3.14.13 In der **Demenzdiagnostik** werden zur orientierenden Überprüfung kognitiver Defizite **psychometrische Tests** eingesetzt, v. a. Mini-Mental-Status-Test (MMST) und Uhrentest. Der **MMST** besteht aus einem **Interview** mit **Fragen** zur Überprüfung der **Orientierung** sowie **Handlungsaufgaben** zum Testen der **räumlichen Orientierung,** des **Gedächtnisses,** der **Merkfähigkeit,** der **Aufmerksamkeit,** des **Rechnens** und der **Sprache.** Bewertung (max. 30 Punkte): **< 27 Punkte – leichte Demenz; < 20 Punkte – mittelgradige Demenz; < 10 Punkte – schwere Demenz.** Beim **Uhrentest** lassen Sie dem Patienten ein **Zifferblatt** mit einer bestimmten **Uhrzeit zeichnen.**

3.14.14 Es gibt folgende **Demenzformen:** 1. Demenz vom **Alzheimer-Typ** (= die häufigste Form) mit Ablagerung von Beta-Amyloid und Tau-Protein im Gehirn; 2. **Vaskuläre Demenz** bei Arteriosklerose oder durch multiple Infarkte; 3. **Lewy-Körperchen-Demenz** bei Parkinson-Syndrom; 4. **Sekundäre Demenzformen,** z. B. bei Normaldruckhydrozephalus, Hypoxie, Traumen

In der **Therapie** der **Alzheimer-Demenz** werden als Antidementiva **Cholinesterasehemmer** (Rivastigmin, Galantamin, Donepezil) und **NMDA-Antagonisten** (Memantin) benutzt. **3.14.15**

Kapitel 4 Neurologie

4.1 Akute neurologische Erkrankungen

Bei akut aufgetretenen neurologischen Symptomen besteht immer Verdacht auf einen **Apoplex** (= Schlaganfall). Anamnestisch muss immer nach dem **Symptombeginn** bzw. dem Zeitpunkt, an dem Herr Öztürk zuletzt gesund gesehen wurde, gefragt werden. Diese Kenntnis ist insbesondere für die Indikationsstellung einer Thrombolysetherapie sehr wichtig (**Thrombolyse-Zeitfenster**). Durch eine schnelle und gezielte Anamnese sollten auch weitere wichtige anamnestische Angaben erhoben werden, insb. über die **Medikation** (Thrombozytenaggregationshemmer, Antikoagulanzien), **Vorerkrankungen** (VHF, Diabetes mellitus, art. Hypertonie), **Allergien** (Medikamente, Kontrastmittel) u. a. **4.1.1**

Weitere **Diagnostik** umfasst folgende Schritte: **Erfassung** der **Vitalparameter, EKG-Monitoring,** Legen eines venösen Zugangs und **Blutentnahme** (u. a. Blutbild, Gerinnung, Blutzucker, Kreatinin, Elektrolyte, CRP, Herzenzyme), **klinisch-neurologische Untersuchung** und eine **Bildgebung** (i. d. R. kraniale Computertomografie [**CCT**]). **4.1.2**

MERKE

Die Zeit vom Eintreffen des Rettungsdienstes in der Notaufnahme bis zur durchgeführten Bildgebung (CCT) sollte **25 Minuten** nicht überschreiten („**Door-to-CT-Zeit**")!

Bei der **klinisch-neurologischen Untersuchung** werden Patientinnen/Patienten orientiert untersucht und es wird der sog. **NIHSS-Score** erfasst. Dieser Score dient zur Einschätzung der Schwere eines Schlaganfalls. Es werden dabei folgende Funktionen beurteilt: 1. **Vigilanz** (Bewusstseinsstörung?); 2. **Orientierung;** 3. **Befolgung von Aufforderungen** (Augen und die nicht-paretische Hand öffnen und schließen); 4. **Okulomotorik** (Blickparese?); 5. **Gesichtsfeld** (Hemianopsie?); 6. **Funktion** des **N. facialis** (Fazialisparese?); 7. **Motorik** der **Arme** im Armvorhalteversuch (Parese/Plegie?); 8. **Motorik** der **Beine** im Beinvorhalteversuch (Parese/Plegie?); 9. **Extremitätenataxie** im Finger-Nase- und Knie-Hacke-Versuch; 10. **Sensibilität;** 11. **Sprache** (Aphasie?); 12. **Dysarthrie;** 13. **Neglect** (= Auslöschung bzw. Nichtbeachtung von Reizen). Im Rahmen der Differenzialdiagnostik sollte Herr Öztürk auch auf **Meningismus** (➤ 14.11.15) und klinische **Hirndruckzeichen** (z. B. Übelkeit, Erbrechen, Anisokorie) untersucht werden. **4.1.3**

1. d), 2. a), 3. b), 4. c) **4.1.4**

In der **Akutdiagnostik** eines **Schlaganfalls** ist die **zerebrale Bildgebung** mittels **nativer CT** (= diagnostischer Standard, da schnell und fast überall verfügbar) oder **MRT** essenziell. Dabei sollten folgende Fragen beantwortet werden: 1. Liegt eine zerebrale Ischämie **4.1.5**

(= **ischämischer Schlaganfall**) oder eine intrazerebrale, ggf. Subarachnoidalblutung (= **hämorrhagischer Schlaganfall**) vor? 2. Sind andere Pathologien erkennbar (Differenzialdiagnostik)? 3. Handelt es sich im Falle eines ischämischen Schlaganfalls um einen **frischen Infarkt** oder hat er sich bereits **demarkiert** (= als eine Hypodensität vom gesunden Gewebe abgegrenzt)? Die Ergänzung um eine **CT**- oder **MR-Angiografie** vom Aortenbogen bis nach intrakraniell liefert Hinweise auf die Lage des Gefäßverschlusses (wichtig vor einer mechanischen Thrombektomie). Ist bei Ankunft in der Klinik das **Thrombolyse-Zeitfenster** (➤ 4.1.6) bereits **überschritten** oder ist die Patientin/der Patient mit den Symptomen erwacht („**Wake-up Stroke**"), kann eine erweiterte Bildgebung mittels **Perfusionsuntersuchung** mit **CT** oder **MRT** durchgeführt werden. Hierbei wird nach einem **Mismatch** zwischen schon **abgestorbenem Hirngewebe** und der **Penumbra** (= Hirngewebe, die noch überlebensfähige Gehirnzellen enthält) gesucht.

4.1.6 **Verlust** der **Mark-Rinden-Grenze** und **verstrichene Sulci** gelten als **Infarktfrühzeichen.** Liegt der **Symptombeginn** max. **4,5 Stunden** (= **Thrombolyse-Zeitfenster**) zurück und bestehen keine Kontraindikationen (➤ 4.1.7), ist eine **intravenöse Thrombolysetherapie** mit **Alteplase** indiziert. Die Dosis hängt vom Körpergewicht (0,9 mg/kgKG) ab, 10 % der Gesamtdosis wird als i. v.-Bolus, der Rest (90 %) über eine Stunde mittels Perfusor verabreicht.

MERKE

Alteplase kann off-Label **bis zu 9 Stunden** ab Symptombeginn verabreicht werden, aber nur dann, wenn ein **Mismatch** vorliegt – in dem Fall gibt es noch Hirngewebe, die durch eine Thrombolyse zu retten ist.

4.1.7 Eine **intravenöse Thrombolyse** mit **Alteplase** ist **kontraindiziert** bei einer **manifesten Blutung** (Hirnblutung im CCT/MRT, Symptome einer Subarachnoidalblutung), **erhöhtem Blutungsrisiko** (z. B. bei bekannter hämorrhagischer Diathese, einer Antikoagulanzientherapie, unkontrollierbarer schwerer arterieller Hypertonie, Ösophagusvarizen, Aortenaneurysma und Thrombozytenzahl < 100.000/µl, größeren Operationen oder schweren Traumen in den letzten 3 Monaten u. a.), **bakterieller Endokarditis** sowie **akuter Pankreatitis.**

4.1.8 **Alteplase** ist ein **Thrombolytikum** (auch **Fibrinolytikum**), d. h. ein Arzneimittel, das die **Auflösung** von **Thromben** stimuliert. Als **rekombinanter Gewebeplasminogenaktivator** (= rt-PA) fördert Alteplase eine **Umwandlung** von **Plasminogen** zu aktivem **Plasmin,** das eine enzymatische Spaltung des Fibrins im Thrombus (**Fibrinolyse**) bewirkt.

MERKE

Thrombolytika (Fibrinolytika) aktivieren die **Fibrinolyse,** bewirken also eine **Auflösung** von bereits gebildeten **Thromben.** Dies unterscheidet sie von **Antikoagulanzien,** die die **Bildung** von **Thromben** verhindern.

4.1.9 Außer intravenöser Thrombolyse können **ischämische Schlaganfälle** mittels **mechanischer Thrombektomie** (= Entfernung des Thrombus durch einen Stent-Retriever) behandelt werden. Diese Therapieoption wird bei Verschlüssen der **A. carotis interna, A. cerebri anterior, A. cerebri media** (erstes Segment) und **A. cerebri posterior** angewendet.

Stroke Unit (= Schlaganfallstation) ist eine spezielle Abteilung für Patientinnen/Patienten mit einem akuten **Schlaganfall** bzw. einer **transitorischen ischämischen Attacke** (TIA). Das Behandlungskonzept umfasst folgende Maßnahmen: **Überwachung** der **Vitalparameter, EKG-Monitoring, Screening** auf **Dysphagie, Physio-, Ergotherapie,** ggf. **Logopädie** und regelmäßige Erfassung des **neurologischen Status** (NIHSS-Score). Standardmäßig erfolgt auch eine Untersuchung mittels **Doppler-/Duplexsonografie** der **hirnversorgenden Gefäße** (Carotiden, Aa. vertebrales) und **Echokardiografie** zur ätiologischen Klärung des Schlaganfalls. Bei dem Patienten muss außerdem eine **CCT-Kontrolle** gemacht werden zum Ausschluss einer Blutung nach der Thrombolyse. **4.1.10**

Ischämische Schlaganfälle werden nach der **Ätiologie** in **fünf Subtypen** unterteilt: 1. **makroangiopathisch** (meistens arteriosklerotisch bedingt), 2. **kardioembolisch** (Okklusion aufgrund eines Embolus, typischerweise bei VHF), 3. **mikroangiopathisch** (meistens auf dem Boden einer arteriellen Hypertonie), 4. Schlaganfälle **anderer Ätiologie** (z. B. bei Vaskulopathien und Gerinnungsstörungen), 5. **kryptogen** (Ätiologie nicht eindeutig geklärt). **4.1.11**

TIA bezeichnet ein **vorübergehendes** (max. 24 Stunden) **fokales neurologisches Defizit** ohne Läsion in der zerebralen Bildgebung. **4.1.12**

Patientinnen/Patienten mit **ischämischem Schlaganfall** sollen – wenn keine Indikation zur Antikoagulation vorliegt (z. B. bei VHF) – zur **Sekundärprävention** mit **ASS 100 mg** oder Clopidogrel 75 mg täglich behandelt werden. Zu den weiteren Maßnahmen gehört die **Behandlung** der **Hyperlipidämie** (➤ Kap. 11.5), **Hypertonie** (➤ 3.1.81) und des **Diabetes mellitus**(➤ 3.8.12). Bei einem **persistierenden Foramen ovale** (PFO) sollte zur Verhinderung paradoxer Embolien ein **interventioneller Verschluss** erwogen werden. Nicht zuletzt spielt ein **gesunder Lebensstil** (Rauchverzicht, Beschränkung des Alkoholkonsums, abwechslungsreiche bzw. mediterrane Kost, körperliche Aktivität, Stress-, ggf. Gewichtsreduktion) eine wichtige Rolle. **4.1.13**

Der **FAST-Test** ermöglicht es auch medizinischen **Laien,** einen Schlaganfall zu erkennen und dient somit der **präklinischen Beurteilung** eines **Schlaganfalls.** Das Akronym FAST steht für **F**ace (Gesicht), **A**rms (Arme), **S**peech (Sprache) und **T**ime (Zeit). Es sollte auf folgende Symptome geachtet werden: Asymmetrien der Mundwinkel beim Lächeln, Kraftlosigkeit oder Kontrollverlust der Arme, Sprach- oder Sprechstörungen. Beim Verdacht sollte man nicht zögern und unverzüglich den Rettungsdient verständigen („Time is Brain" – „Zeit ist Hirn"). **4.1.14**

Als **Subarachnoidalblutung** (SAB) bezeichnet man eine **arterielle Blutung** in den **Subarachnoidalraum,** d. h. zwischen **Pia mater** und **Arachnoidea mater.** **4.1.15**

Die häufigsten Ursachen für eine **SAB** sind die spontane **Ruptur** eines zerebralen **Aneurysmas** (typische Lokalisation: Verzweigungen der Arterien des Circulus arteriosus Willisii), **arteriovenöse Malformationen** und ein **Schädel-Hirn-Trauma.** **4.1.16**

SAB äußert sich typischerweise als plötzlich auftretender, sehr intensiver Kopfschmerz (sog. **Vernichtungskopfschmerz** – „Kopfschmerzen wie noch nie vorher"), begleitet von vegetativer Symptomatik (z. B. **Übelkeit, Erbrechen**). Je nach Schweregrad der Blutung **4.1.17**

können auch **Bewusstseinsstörungen, Synkope,** fokale **Hirnnervenausfälle** und **Meningismuszeichen** auftreten.

4.1.18 In der **Diagnostik** der **SAB** erfolgt im ersten Schritt eine **zerebrale Bildgebung** mittels **CCT,** in der sich das Blut als **Hyperdensität** darstellt. Bei einem negativen radiologischen Ergebnis kann die Bildgebung um die **CT-Angiografie** ergänzt werden. Zusätzlich kann eine **Lumbalpunktion** (*CAVE:* Ausschluss des erhöhten intrakraniellen Drucks [➤ 13.3.3] vorgenommen werden – dabei wird das Liquor in 3 Röhrchen abgenommen und makroskopisch beurteilt (sog. **3-Gläser-Probe**). Bei einer SAB ist das Liquor **in allen drei Röhrchen** gleichmäßig **rot verfärbt.**

4.1.19 Bestätigt sich der Verdacht auf die SAB, muss die Patientin/der Patient **intensivmedizinisch** überwacht werden. Der mittlere arterielle **Blutdruck** soll auf **60–90 mmHg** gesenkt werden (z. B. mit Urapidil), außerdem ist eine **Prophylaxe** des **zerebralen Vasospasmus** mit Nimodipin indiziert. Je nach dem Schwerwegrad können auch weitere intensivmedizinische Maßnahmen (z. B. Intubation) notwendig sein. Im Falle eines rupturierten **Aneurysmas** kann dieses mit einem **endovaskulären Coiling** (= Verschließen des Aneurysmas mit einer Platinspirale) oder einem **mikrochirurgischen Clipping** (= Abklemmung des Aneurysmas mithilfe eines Clips) ausgeschaltet werden.

4.1.20 Patientinnen/Patienten mit einer spontanen **intrazerebralen Blutung** werden je nach Schweregrad auf einer Stroke Unit oder Intensivstation behandelt. Der systolische **Blutdruck** soll auf dem Zielwert zwischen **110–140 mmHg** gehalten und eine vorbestehende **Antikoagulationstherapie pausiert,** ggf. auch **antagonisiert** (➤ 11.8.6) werden. Das **Hämatom** kann durch **Kraniotomie evakuiert** oder minimalinvasiv (**Bohrlochtrepanation**) mit einem Katheter **aspiriert** oder **ausgeräumt** werden. Dehnt sich die Blutung ins Ventrikelsystem aus und entsteht ein **Hydrozephalus,** muss i. d. R. eine **Ventrikeldrainage** durchgeführt werden.

4.1.21 Bei einem **erhöhten intrakraniellen Druck** sind folgende Allgemeinmaßnahmen wichtig: **Oberkörperhochlagerung** (30°), **Analgosedierung, Vermeidung** einer **Hypoxie, Behandlung** einer **arteriellen Hypertonie**. Als Osmotherapeutikum kann **Mannitol** verabreicht werden.

4.1.22 Bei der geschilderten Symptomatik kann es sich um einen klassischen **epileptischen Anfall** handeln, der auf dem Boden einer noch nicht bekannten Epilepsie auftritt. Differenzialdiagnostisch müssen **akut-symptomatische Anfälle** ausgeschlossen werden, denen viele unterschiedlichen ätiologischen Faktoren zugrunde liegen können: **Infektionen** (z. B. Meningitis, Sepsis), **neurologische Erkrankungen** (insb. Raumforderungen im Gehirn), metabolische Störungen (z. B. **Hypoglykämie, Hypo-** oder **Hypernatriämie**), Intoxikationen (**Alkohol, Drogen**), **Medikamente** (z. B. Antidepressiva, Antipsychotika) u. a. Außerdem müssen auch **Synkopen** und **psychogene Anfälle** in Betracht gezogen werden.

4.1.23 1. b), 2. a), 3. c)

4.1.24 **Epileptische Anfälle** werden in **fokale** (= Beginn in einer umschriebenen Region des Gehirns – einem Fokus) und **generalisierte** Anfälle (= Beginn in beiden Hemisphären gleichzeitig) eingeteilt, wobei **fokale** Anfälle auch **sekundär generalisieren** können. **Fokale** Anfälle können **bewusst** oder **nicht bewusst** erlebt werden, **generalisierte** Anfälle sind in aller Regel mit einem **Bewusstseinsverlust** verbunden. Nach den motorischen Entäußerungen differenziert man **atonische** (= plötzlicher Verlust des Muskeltonus, oft mit einem Sturz verbunden), **tonische** (= Anspannen der Muskulatur ohne Zucken), **klonische** (= rhythmische Muskelzuckungen) und **myoklonische** (= kurze, ruckartige Muskelzuckungen) Anfälle. Bei generalisierten Anfällen können sich einzelne motorische Komponente kombinieren, z. B. bei einem **tonisch-klonischen Anfall** (früher Grand mal). **Fokale Anfälle** können mit einer **Aura** beginnen, die sich z. B. als Druckgefühl im Epigastrium, Halluzinationen oder Déjà-vu-Erlebnisse manifestieren kann.

In der **postiktalen Phase** (= nach dem epileptischen Anfall) können vorübergehende Lähmungen (sog. **Todd-Parese**), **Sprach-** und **Gedächtnisstörungen, Verwirrtheit, depressive Verstimmungen** u. a. auftreten. **4.1.25**

Epilepsie ist eine Erkrankung des Gehirns, die mit einer andauernden **Prädisposition** für epileptische Anfälle einhergeht. **Epileptische Anfälle** treten bei einer Epilepsie, aber auch als **Symptom** bei einer anderen strukturellen oder systemischen Ursache auf. **4.1.26**

In der **Differenzialdiagnostik** der **Epilepsie** ist eine ausführliche **Anamneseerhebung** inkl. **detaillierter Beschreibung des epileptischen Anfalls** essenziell. Im Labor werden u. a. **Blutbild, Blutzucker, CK, Laktat** und **Elektrolyte** bestimmt. Bei Epilepsie zeigen sich im **EEG epilepsietypische Potenziale,** z. B. **Spike-Wave-Komplexe.** Zum Ausschluss anderer Ursachen sollte bei einem ersten epileptischen Anfall auch ein **MRT** durchgeführt werden. In der Notaufnahme erfolgt ggf. eine **CCT** (z. B. nach einem Sturz oder V. a. Meningitis). **4.1.27**

Epilepsie wird mit **Antikonvulsiva** behandelt. Als Mittel der ersten Wahl gilt eine Monotherapie (z. B. mit **Lamotrigin, Levetiracetam, Valproinsäure**). Bei einer pharmakoresistenten fokalen Epilepsie kann eine **tiefe Hirnstimulation** eingesetzt oder die betroffene Hirnregion reseziert werden (**Epilepsiechirurgie**). **4.1.28**

Die Patientin muss auch über ein **Fahrverbot** aufgeklärt werden. Bei der Diagnose Epilepsie darf man für mind. **1 Jahr kein Auto fahren.** **4.1.29**

Bei V. a. einen laufenden generalisierten Anfall muss der Patient vor einer **Selbstgefährdung geschützt** und seine **Atemwege** müssen **freigehalten** werden. Wichtig ist eine **Untersuchung** nach dem ABCDE-Schema (➤ 7.1.3) und Messung der **Vitalparameter** (insb. **Puls, Blutdruck, Atmung, Sauerstoffsättigung** und **BZ-Messung,** ggf. Blutabnahme zur **BGA**). Diagnostisch stehen eine **orientierende neurologische Untersuchung** (fokal-neurologische Defizite?) und **fokussierte Fremdanamnese** (bekannte Epilepsie? Sturz auf den Kopf?) im Vordergrund. Zum Sistieren des Krampfanfalls wird ein Benzodiazepin verabreicht: **Lorazepam i. v.** oder – falls noch kein i. v.-Zugang etabliert ist – **Midazolam** (**intranasal/intramuskulär** oder **bukkal**), alternativ **Diazepam rektal.** Zusätzlich kann dem Patienten je nach SpO_2 **Sauerstoff** gegeben werden. Bei einer **Kopfverletzung** ist die **CCT** indiziert. **4.1.30**

4.1.31 Unter einem **Status epilepticus** versteht man einen epileptischen **Anfall,** der > **5 Minuten** dauert, oder eine **Serie** von **Anfällen,** zwischen denen es nicht zu einer Erholung kommt.

4.1.32 Bei einem **Status epilepticus** gelten allgemeine Behandlungsprinzipien wie bei jedem epileptischen Anfall. Zusätzlich müssen eine **intensivmedizinische Überwachung** sowie **Intubationsbereitschaft** gesichert sein. Pharmakologisch werden initial **Benzodiazepine** verabreicht, bei fehlendem Ansprechen erfolgt eine Eskalation mit i. v.-**Antiepileptika** (Levetiracetam, Valproat). Sistiert der Status epilepticus trotzdem nicht (= **therapierefraktärer Status epilepticus**), erfolgt eine Gabe von **Propofol** oder **Thiopental,** und eine **Intubation.**

4.1.33 Die **vier Kardinalsymptome** (**Kopfschmerzen, Fieber, Meningismus** und **Vigilanzstörung**) sprechen für eine **Meningitis**. Beachten Sie, dass das Fehlen einzelner Kardinalsymptome eine Meningitis nicht ausschließt!

4.1.34 Zu den häufigsten **Erregern** bei einer **ambulant erworbenen** akuten bakteriellen Meningitis bei **Erwachsenen** gehören **Streptococcus pneumoniae** (= **Pneumokokken**), gefolgt von **Neisseria meningitidis** (= **Meningokokken**) und **Listeria monocytogenes.** Bei **Neugeborenen** gehören zu den häufigsten Erregern **E. coli, ß-hämolysierende Streptokokken der Gruppe B, Klebsiella** u. a. Bei Kindern ist das Erregerspektrum ähnlich wie bei Erwachsenen. Bei **immunsupprimierten** Patientinnen/Patienten müssen opportunistische Infektionen mit **Cryptococcus neoformans, Candida albicans, Viren** (z. B. **HSV, CMV**) sowie eine **tuberkulöse Meningitis** in Betracht gezogen werden. Bei V. a. eine **nosokomial erworbene** Meningitis muss v. a. an **Enterobakterien, Pseudomonas aeruginosa** und **Staphylokokken** gedacht werden.

4.1.35 In der **Diagnostik** einer **Meningitis** ist eine **Blutabnahme** (u. a. Blutbild, CRP, BSG, Gerinnung, Leberwerte, Kreatinin, Elektrolyte, Glukose, ggf. **Procalcitonin** – erhöht bei **bakterieller Meningitis**) inkl. Abnahme von mind. zwei Paar **Blutkulturen** zum Erregernachweis wichtig. Im Anschluss wird eine **Lumbalpunktion** mit anschließender Untersuchung des Liquors durchgeführt (Liquorbefund bei bakterieller [➤ 13.3.5] und viraler Meningitis [➤ 13.3.6]). **CCT** wird zum Ausschluss eines erhöhten intrakraniellen Drucks, zur Differenzialdiagnostik sowie zur Suche nach dem **Infektfokus** (oft im HNO-Bereich – Sinusitis, Otitis media, Mastoiditis) durchgeführt.

4.1.36 Bei einer **Meningokokken-Meningitis** treten oft **Hautveränderungen** (makulopapulöses Exanthem, Petechien, ggf. Purpura fulminans mit Hautnekrosen) auf.

4.1.37 In der Behandlung der **bakteriellen Meningitis** spielt eine **frühestmögliche empirische antibiotische Therapie** die wichtigste Rolle. Diese sollte möglichst **innerhalb 1 Stunde** nach Krankenhausaufnahme begonnen werden. Die ausgewählte ATB-Therapie richtet sich nach dem wahrscheinlichen Erregerspektrum und besteht in einer **Kombinationstherapie,** z. B. mit **Ceftriaxon** + **Ampicillin** (ambulant erworbene Meningitis) oder **Vancomycin** + **Meropenem** (nosokomiale Meningitis). Bei V. a. eine **virale Meningitis** wird **Aciclovir** verabreicht.

4.1.38 Patientinnen/Patienten mit V. a. eine **Meningokokken-Meningitis** müssen **bis 24 Stunden** nach Beginn einer ATB-Therapie **isoliert** werden. Außerdem sind Sie gesetzlich verpflichtet, **Krankheitsverdacht, Erkrankung bzw. Tod** durch Meningokokken-Meningitis oder -sepsis unverzüglich an das **Gesundheitsamt namentlich** zu **melden.**

Eine akute bakterielle Meningitis, insb. eine **Meningokokken-Meningitis,** kann durch freigesetzte Endotoxine zu einem **Waterhouse-Friderichsen-Syndrom** führen. Diese Komplikation manifestiert sich mit einer **disseminierten intravasalen Koagulopathie** und **hämorrhagischen Diathese** (**Petechien** und **Purpura** an der Haut und Schleimhäuten, Einblutungen in den inneren Organen, inkl. Nebennieren mit **Nebenniereninsuffizienz** [➤ 3.7.58]). 4.1.39

4.2 Weitere neurologische Erkrankungen

M. Parkinson liegt ein **Verlust dopaminerger Neuronen** in der **Substantia nigra** im **Mittelhirn** zugrunde. Das hat eine Funktionsstörung des **extrapyramidal-motorischen Systems** und der **Basalganglien** zur Folge. Außerdem kommt es zu einem **Ungleichgewicht** zwischen **Acetylcholin** („zu viel") und **Dopamin** („zu wenig"), was den typischen Ruhetremor und Rigor erklärt. 4.2.1

Die **Ätiologie** des Parkinson-Syndroms ist meistens **unbekannt** (= **idiopathisches Parkinson-Syndrom,** auch **M. Parkinson**). Parkinson-Syndrome können auch bei **neurodegenerativen Erkrankungen** (sog. **atypische Parkinson-Syndrome,** z. B. bei einer Multisystematrophie oder kortikobasaler Degeneration) oder **sekundär** auftreten, z. B. unter einer Therapie mit **Neuroleptika** (z. B. Haloperidol), **Valproat** oder **Lithium.** 4.2.2

Das **Parkinson-Syndrom** manifestiert sich typischerweise mit **Bradykinese** (= Verlangsamung der Bewegungsgeschwindigkeit) oder **Akinese** (= gestörter Bewegungsinitiation und Bewegungsblockade), **Rigor, Ruhetremor** und **posturaler Instabilität.** Im Verlauf der Erkrankung entwickeln sich oft ein **kleinschrittiges Gangbild,** eine leise und undeutliche Sprache (= **Hypophonie**), reduzierte Mimik (= **Hypomimie**) und verkleinerte Schrift (= **Mikrografie**). 4.2.3

Begleitend können auch **sensorische** (Dysästhesien, Schmerzen, Hyposmie), **vegetative** (Störungen von Blutdruck- und Temperaturregulation, Blasen- und Darmfunktion), **psychische** (Depression) und **kognitive** (Demenz in fortgeschrittenen Stadien) Störungen auftreten. 4.2.4

In der **Diagnostik** des **M. Parkinson** spielt die **körperliche Untersuchung** eine grundsätzliche Rolle. Hierbei finden sich typische Befunde wie **Ruhetremor, Bradydiadochokinese, Rigor** mit **Zahnradphänomen** (= ruckartiges Nachgeben des Muskelwiderstandes bei passiver Bewegung mit dem Arm) u. a. Eine zerebrale Bildgebung mittels **MRT** oder **CCT** dient dem Ausschluss anderer Ursachen bzw. zur Abgrenzung atypischer Parkinson-Syndrome (keine typischen CCT/MRT-Zeichen bei M. Parkinson!). Eine **klinische Besserung** unter **L-Dopa-Therapie** spricht für einen M. Parkinson. 4.2.5

Als wirksamstes Medikament in der **Therapie** des **M. Parkinson** gilt **L-Dopa** (= Vorstufe des Dopamins), das immer mit einem **Decarboxylasehemmer** (**Carbidopa** oder **Benserazid**) kombiniert wird. Des Weiteren werden folgende Medikamentengruppen eingesetzt: **Dopaminagonisten** (z. B. Pramipexol, Ropinirol), **Hemmer** der 4.2.6

Catechol-O-Methyltransferase (= **COMT-Hemmer,** z. B. Entacapon; Wirkprinzip: Steigerung der Dopaminkonzentration durch die Hemmung der COMT), **Hemmer** der **Monoaminoxidase B** (= **MAO-B-Hemmer,** z. B. Selegilin; Wirkprinzip: Verlangsamung des Dopaminabbaus durch die Hemmung der MAO-B) und **NMDA-Antagonisten** (z. B. Amantadin; Wirkprinzip: Antagonismus an NMDA-Rezeptoren, reduzierte Wirkung des Glutamats). Treten während der Therapie psychotische Symptome auf, werden diese mit **Clozapin** behandelt.

MERKE

Decarboxylase metabolisiert **L-Dopa** zu **Dopamin.** Ohne Hinzugabe von einem **Decarboxylasehemmer** würde der Großteil von L-Dopa bereits in der Peripherie in Dopamin umgewandelt, was eine sehr schwache Wirkung und starke Nebenwirkungen zur Folge hätte.

4.2.7 Bei der **Multiplen Sklerose** (MS, auch Encephalomyelitis disseminata) handelt es sich um eine **autoimmune, chronisch-entzündliche** Erkrankung, die unterschiedliche Regionen des ZNS (Gehirn, Rückenmark und N. opticus) betreffen kann. Die Entzündung führt zu fokaler **Demyelinisierung, Neurodegeneration** und Bildung von **Glianarben.**

4.2.8 Am häufigsten verläuft die MS **schubförmig remittierend** mit **vollständigen** oder **inkompletten Remissionen** zwischen einzelnen Schüben. Diese Verlaufsform kann in die **sekundär progrediente** Form übergehen, die mit kontinuierlicher Verschlechterung der Symptomatik gekennzeichnet ist. Die seltene **primär progrediente** Form ist charakteristisch durch eine schleichende Zunahme der neurologischen Funktionsstörungen (ohne vorherige Schübe).

4.2.9 MS verläuft individuell sehr variabel („Krankheit der 1000 Gesichter"). Häufig treten okuläre Symptome (**Visusverlust, Schleiersehen, Diplopie**), Sensibilitätsstörungen (**Parästhesie, Hypästhesie**) und motorische Störungen (**spastische Paresen**) auf. Zu weiteren möglichen klinischen Manifestationen gehören autonome Störungen (**imperativer Harndrang, Inkontinenz, erektile Dysfunktion**), **Müdigkeit, Konzentrationsstörungen, depressive Stimmung** und **Trigeminus-Neuralgie.**

4.2.10 Die **Diagnosestellung** einer MS erfolgt anhand **McDonald-Kriterien.** Diese beruhen auf dem Prinzip der zeitlichen und räumlichen Dissemination. Hierbei bedeutet die **zeitliche Dissemination,** dass es im Verlauf der Erkrankung **zu verschiedenen Zeitpunkten zu Entzündungsaktivität** im ZNS kommt. Diese kann **klinisch,** radiologisch (**MRT**) oder mittels **Lumbalpunktion** nachgewiesen werden. Unter der **räumlichen Dissemination** ist ein **MRT-Nachweis** von **Entzündungsherden** in mind. 2 für die MS typischen Lokalisationen (**infratentoriell, juxtakortikal, kortikal, periventrikulär** und **spinal**) zu verstehen.

4.2.11 Als Therapiestandard in der Behandlung **akuter Schübe** gelten **i. v.-Glukokortikoide** (z. B. Methylprednisolon). Bei steroidresistenten Schüben kann eine **Plasmapherese** bzw. **Immunadsorption** notwendig sein. Zur **Schubprophylaxe** werden je nach Verlaufsform und Schwere der Symptomatik verschiedene **Immunmodulatoren** und **Immunsuppressiva** eingesetzt. Basistherapeutika bei milder und moderater Krankheitsaktivität sind: **Interferon-ß** (i. m./s. c.), **Glatirameracetat** (s. c.) und **Teriflunomid** (p. o.). Bei hoher

Krankheitsaktivität bzw. Versagen anderer Therapien kommt **Fingolimod** (p. o.) zum Einsatz, auf der nächsten Eskalationsstufe dann **monoklonale Antikörper,** z. B. **Alemtuzumab** (i. v.) und **Natalizumab** (i. v.). In der symptomatischen Therapie spielen **Physio-** und **Ergotherapie,** ggf. **Logopädie** sowie **antispastische Therapie** (z. B. mit Baclofen) eine wichtige Rolle.

Die geschilderte Symptomatik spricht für ein **Karpaltunnelsyndrom (CTS)**. **4.2.12**

Bei dem CTS liegt eine **Kompression** des **N. medianus** unter dem **Retinaculum flexorum** im Karpaltunnel vor. Es handelt sich um das häufigste **Engpass-Syndrom.** **4.2.13**

Im Rahmen der **klinisch-neurologischen Untersuchung** des CTS ist es wichtig, die **motorische Funktion** des **N. medianus** zu überprüfen (**Opposition, Flexion** und **Adduktion** des **Daumens** sowie **Flexion** der **Finger**). Außerdem wird die **sensible** Innervation untersucht – die **Palmarseite** der **Finger I–III + radiale Hälfte** des **Fingers IV** sowie **Dorsalflächen** der **Fingerendglieder** gleicher Finger. Die Untersuchung wird um **Provokationstests** ergänzt: **Phalen-Test** (= Schmerz und Parästhesien bei Volarflexion der Hand für 60 Sekunden) und **Hoffmann-Tinel-Test** (= Schmerz und Parästhesien bei Beklopfen des Karpaltunnels). **4.2.14**

Zur Diagnosesicherung des CTS wird eine **Elektroneurografie** durchgeführt und die **Nervenleitgeschwindigkeit** des **N. medianus** gemessen. Diese ist bei einem CTS als Folge der Demyelinisierung typischerweise **reduziert.** In fortgeschrittenem Stadium sind außerdem die **Amplituden** der Reizantworten **erniedrigt** (Hinweis auf einen Axonschaden). **4.2.15**

In der **Therapie** des CTS kommen zuerst konservative Methoden zum Einsatz: **nächtliche Ruhigstellung** mit einer **Unterarmschiene, NSAR** (z. B. Diclofenac) oder eine **Infiltrationstherapie** mit **Glukokortikoiden** (i. d. R. nur einmalig, sonst besteht die Gefahr der Sehnenschädigung!). Bei Therapieresistenz oder Progredienz der Beschwerden wird das Retinaculum flexorum **operativ** gespaltet. **4.2.16**

Kapitel 5 Chirurgie

5.1 Allgemeinchirurgie

Operationen (OP) können in mehrere **Dringlichkeitsstufen** eingeteilt werden: 1. **Elektiv** (= nicht dringlicher und aufschiebbarer Eingriff, z. B. Implantation einer Hüftprothese bei Coxarthrose); 2. **Frühelektiv** (= unverzichtbarer Eingriff, i. d. R. innerhalb von 72 h, z. B. Cholezystolithiasis); 3. **Dringlich** (= OP innerhalb von 12–24 h, z. B. akute Cholezystitis); 4. **Notfall** (= OP sofort, ggf. bereits im Schockraum oder auf der Intensivstation z. B. Aneurysmaruptur). **5.1.1**

Intraoperativ können u. a. **Verletzungen** umliegender **Organe** und **Strukturen** (z. B. Nerven, Gefäße), **Herz-** und **Kreislaufstörungen, Blutungen** bis zum **hypovolämischen Schock** und **anästhesiebedingte Komplikationen** (➤ 6.1.5) auftreten. **5.1.2**

5.1.3 Zu den **allgemeinen postoperativen Komplikationen** gehören **Wundheilungsstörungen** (**Wunddehiszenz** = Auseinanderweichen benachbarter Wundränder, **Wundkeloid** = überschießende Proliferation des Bindegewebes), **Wundinfektion, Nachblutung, postoperative Darmatonie** (= Motilitätsstörung des Darms → Gefahr eines **Ileus!** [➤ 5.2.12]), **postoperatives Fieber** (häufig durch Harnwegsinfekte, Pneumonie, Wundinfektion u. a.), **Postaggressionssyndrom** (= allgemeine Stressreaktion des Körpers mit Fieber und kataboler Stoffwechsellage), **Durchgangssyndrom** (= postoperatives Delir), **postoperative Übelkeit** und **Erbrechen** (PONV), **katheterassoziierte Harnwegsinfekte, Pneumonie** (➤ 3.3.2), kardiale Komplikationen (z. B. **Arrhythmien**), **tiefe Venenthrombose** (➤ 3.2.27) und **Lungenembolie** (➤ 3.3.48).

5.1.4 Die **Wundbehandlung** basiert auf den **Prinzipien** der **primären chirurgischen Wundversorgung:** Die Wunde und die umliegende Haut werden unter **sterilen Bedingungen** gereinigt und desinfiziert, abgestorbene Teile des Gewebes werden entfernt (= **Débridement**). Verschmutzte Wunden werden mit **Antiseptika** (z. B. Polyhexanid) gespült und mit **isotonischer Kochsalzlösung** nachgespült. Nach der Wundtoilette wird die Wunde **genäht** und **steril verbunden.** Der **Tetanus-Impfstatus** muss geklärt und ggf. aktualisiert werden (➤ 5.4.7).

5.1.5 **Wunden heilen** in **drei Phasen:** 1. **Exsudationsphase** (**Tag 1–4: Vasokonstriktion, Thrombozytenaggregation → primäre Hämostase; Vasodilatation,** Invasion von **Makrophagen** und **Neutrophilen,** Freisetzung von Zytokinen → **Entzündungsreaktion** → **Schorfbildung**); 2. **Proliferationsphase** (**Tag 2–14:** Aufbau von **Granulationsgewebe**); 3. **Reparationsphase** (**Tag 7–21: Epithelisierung, Narbenbildung**).

5.1.6 Bei der Heilung von Wunden wird zwischen der primären und der sekundären Wundheilung unterschieden. 1. **Primäre Wundheilung: glatte Wundränder** bei **aseptischer Wunde, schnelle Abheilung, minimale Bindegewebsbildung, minimale Narbenbildung** (= primäre Adaptation); 2. **Sekundäre Wundheilung:** Bildung größerer Mengen **Bindegewebe,** sekundäre Wundrandadaptation durch **Zusammenziehung** der **Wunde,** Defektheilung mit **Narbe.**

5.1.7 Unter **Fast-Track-Chirurgie** versteht man ein multimodales Konzept zur **Vermeidung postoperativer Komplikationen** und **Beschleunigung postoperativer Erholung.** Dies beinhaltet eine **effektive Schmerztherapie** (z. B. Analgetikagabe über einen Periduralkatheter), **enterale Ernährung** bereits am OP-Tag, **frühe Mobilisation** der Patientin/des Patienten u. a.

PRÜFUNGSTIPP

Weitere Themen, die in der Prüfung gefragt werden, sind **Anästhesieformen** (➤ Kap. 6.1), **Einschätzung** des **perioperativen Risikos** (➤ Kap. 6.2), **Ablauf** der **Anästhesie** (➤ Kap. 6.3), **hygienische** (➤ 10.3.4) und **chirurgische Händedesinfektion** (➤ 10.3.5), Unterschiede zwischen **Sterilisation** und **Desinfektion** (➤ 10.3.6).

5.2 Viszeralchirurgie

5.2.1 **Laparoskopie** – **Vorteile: weniger Blutverlust, weniger postoperative Komplikationen, kürzere Hospitalisierung, schnellere Erholung** (weniger Schmerzen), **besseres**

kosmetisches Ergebnis (kleinere Narben). **Laparoskopie – Nachteile: längere OP-Zeit** (→ längere Narkosezeit), **höhere technische Anforderungen, erschwerte intraoperative Blutstillung,** mögliche **Verletzung** durch die **Trokare, Beeinträchtigung** der **Atemmechanik** durch die Gasinsufflation. **Laparotomie** (= offene OP) – **Vorteile: direkter Zugang** zum **OP-Areal, bessere Erkennung** der **Ursache** und **Blutstillung** in **Akutsituationen. Laparotomie – Nachteile: stärkere postoperative Schmerzen, höhere Rate postoperativer Komplikationen** (z. B. Wunddehiszenz, postoperativer Ileus), **größere Narben.**

Bei **laparoskopischen OP** werden **Trokare** verwendet, um einen Zugang für **Optik** und **laparoskopische Instrumente** zu schaffen. Der **Erstzugang** in die Peritonealhöhle erfolgt **offen** oder **geschlossen.** Beim geschlossenen Vorgehen wird eine **umbilikale Inzision** in senkrechter Richtung durchgeführt und die Bauchdecke wird mithilfe der **Veres-Kanüle** punktiert (*CAVE:* Risiko von Darm- und Gefäßverletzungen!). Die **korrekte Lage** der Veres-Kanüle wird mit verschiedenen **Sicherheitstests** überprüft: z. B. **Injektionstest** (= Instillation von Kochsalzlösung), **Aspirationstest** (→ Ausschluss von Gefäß- oder Darmpunktionen). Um optimale Sichtbedingungen zu ermöglichen, wird die Peritonealhöhle mit CO_2 gefüllt (→ **Pneumoperitoneum**). Anschließend wird über einen **Optiktrokar** ein **Laparoskop** und über weitere **Arbeitstrokare** unterschiedliche **laparoskopische Instrumente** in das Abdomen eingebracht. 5.2.2

Als **Konversion** bezeichnet man den **ungeplanten Wechsel** der **OP-Technik** mit Notwendigkeit **zusätzlicher Inzision,** z. B. eine Konversion von **Laparoskopie zur Laparotomie** bei unübersichtlichen anatomischen Verhältnissen oder intraoperativ entdecktem Karzinom. 5.2.3

Einem akuten Abdomen (= akute Bauchschmerzen, die aufgrund ihrer Intensität diagnostisch schnellstmöglich abgeklärt werden müssen) können **viele Ursachen** zugrunde liegen. Die **Verlagerung** der **Schmerzen** vom **Epigastrium** in den **rechten Unterbauch** ist typisch für die **Appendizitis** (*CAVE:* Bei **Schwangeren** können die Schmerzen durch die Vergrößerung der Gebärmutter auch im **Oberbauch** auftreten!). **Andere Ursachen** für **rechtsseitige Unterbauchschmerzen** sind **M. Crohn** (➤ 3.4.84), **Divertikulitis** (➤ 3.4.110), **Leistenhernie, Urolithiasis** (➤ 3.6.20), bei **Frauen** zusätzlich **Extrauteringravidität, Ovarialzyste, Torsionsovar, Adnexitis, Endometriose,** bei **Männern** auch **Hodentorsion.** Zu den **extraabdominellen Ursachen** gehören **Hyperparathyreoidismus** (➤ 3.7.43), **M. Addison** (➤ 3.7.57), **diabetische Ketoazidose** (➤ 3.8.31) u. a. 5.2.4

PRÜFUNGSTIPP

Nach den extraabdominellen Ursachen des akuten Abdomens wird in der Prüfung immer gefragt!

In der **Diagnostik** der **Appendizitis** sind wichtig: 1. **Anamnese,** inkl. detaillierter **Schmerzanamnese** (➤ 12.1); 2. **Körperliche Untersuchung,** v. a. **Appendizitiszeichen** (➤ 14.6.16) und Prüfung der lokalen oder generalisierten **Abwehrspannung** (➤ 14.6.13) als Hinweis auf eine Peritonitis; 3. **Temperaturmessung;** 4. **Laboruntersuchung** (v. a. **Blutbild, CRP, Urinanalyse, Schwangerschaftstest** bei Frauen); 5. **Sonografie,** ggf. **CT/MRT.** 5.2.5

5.2.6 **Sonografisch** zeigt sich bei **Appendizitis** das **Kokarden-Phänomen** (= konzentrische echoarme und echoreiche Kreise, wie eine Zielscheibe), **Wandverdickung** und **Durchmesser** des **Appendix** > **6 mm.** Auf dem Bild ist zusätzlich ein **Aszites** zu sehen.

5.2.7 Der **Appendix** liegt am häufigsten **retrozäkal,** kann aber auch **antero-**, **medio** -, **laterozäkal,** im **rechten Oberbauch** (bei Schwangeren) und im **kleinen Becken** lokalisiert sein.

5.2.8 Die **komplizierte Appendizitis** wird definiert als eine Appendizitis mit Vorliegen einer der folgenden Komplikationen: **Phlegmone, Gangrän, perityphlitischer Abszess** (= Abszess bei gedeckter Perforation), **freie Flüssigkeit, freie Perforation** (→ Peritonitis).

5.2.9 Bei Appendizitis ist die **laparoskopische Appendektomie** die **Therapie** der **1. Wahl,** begleitend werden sofort **Antibiotika** (ATB) gegeben (Cephalosporine + Metronidazol). Laparoskopisch kann eine **Single-Port-OP** (= nur ein Zugang über den Bauchnabel) oder eine **3-Port-OP** durchgeführt werden. Als **Standardzugang** bei **offener Appendektomie** gilt der **Wechselschnitt** (= Schnitt entsprechend der Hautlinien und dem Verlauf von Fasern der M. obliquus externus und internus, damit die Wunde später besser verheilt). Die OP erfolgt binnen 24 Stunden, bei Komplikationen unverzüglich. Bei **perityphlitischem Abszess** wird eine **Drainage** angelegt. Die **konservative Therapie** (= ATB, Nahrungskarenz) ist nur bei **unkomplizierter Appendizitis** als **2. Wahl** möglich.

MERKE

Bei **konservativ behandelten** Patientinnen/Patienten sind **engmaschige klinische Kontrollen** unverzichtbar. Zeigt sich bei Abdomenpalpation eine **Abwehrspannung,** ist eine **sofortige Appendektomie** indiziert!

5.2.10 **Entzündetes Meckel-Divertikel** kann die typische **Symptomatik** der **Appendizitis** imitieren. Beim Meckel-Divertikel handelt es sich um den im Ileum liegenden **Rest** des **Ductus omphaloentericus,** der sich in der Embryonalentwicklung nicht vollständig zurückgebildet hat.

5.2.11 Die Abdomenübersicht zeigt die **Spiegelbildung** – einen typischen Befund bei **Ileus.** Dabei kommt es zur **Dilatation** der **Darmschlingen** und zur **Stase** des **Darminhalts,** was sich an der **Grenze** (= **Spiegel**) zwischen **Flüssigkeit** und **Luft** gut erkennen lässt. Anhand der **Lokalisation** der **Spiegel** kann zwischen **Dünndarm-** (**zentral**) und **Dickdarmileus** (**peripher** – **Kolonrahmen**) differenziert werden.

5.2.12 **Ileus – Formen:** 1. Nach der **Ätiologie: mechanischer** (= Störung der Darmpassage durch ein mechanisches Hindernis) und **paralytischer Ileus** (= Störung der Darmmotilität durch verschiedene Ursachen). 2. Nach der **Lokalisation: Dünndarm-** (häufiger) und **Dickdarmileus.** Wenn die Darmpassage gestört, aber nicht komplett aufgehoben ist, spricht man von einem **Subileus.**

5.2.13 **Ileus – Ursachen:** 1. **Mechanischer Ileus:** a) **Kompression** von **außen,** z. B. postoperative Verwachsungen in der Bauchhöhle (= **Briden** → **Bridenileus**) oder **inkarzerierte Hernien;** b) **Lumenverlegung,** z. B. durch **Tumoren** (v. a. im Dickdarm) oder **Fremdkörper** (z. B. Kot- und Gallensteine); c) **Inkarzeration, Invagination** (= Einstülpung eines Darmabschnittes in einen anderen Abschnitt) oder **Volvulus** (= Verdrehung des Darms um die eigene Achse) mit **Strangulation** der **Gefäße.** 2 **Paralytischer Ileus: postoperativ,** bei **intraabdominellen Entzündungen** (z. B. Peritonitis, Appendizitis), **Minderperfusion** (z. B. **Mesenterialinfarkt**), **medikamentös** bedingt (z. B. **Opioide**), bei **Hypokaliämie, Urämie, Ketoazidose** bei Diabetes mellitus u. a.

Mögliche **Folgen** von **Ileus: Flüssigkeits-** und **Elektrolytverlust; bakterielle Translokation → Durchwanderungsperitonitis, Sepsis; Strangulation → Durchblutungsstörung → Darmischämie → Nekrose; Darmperforation.** 5.2.14

Ein **Ileus** manifestiert sich mit **Übelkeit, Erbrechen, Meteorismus, Stuhl-** und **Windverhalt.** Die Symptomatik des mechanischen Ileus ist von der Lokalisation des Hindernisses abhängig. Beim **Dünndarmileus** treten v. a. **Übelkeit, Erbrechen (je proximaler** die Ursache, **desto früher** das Erbrechen) und **Meteorismus** auf, Stuhl- und Windverhalt können anfangs als Symptome fehlen. Beim **Dickdarmileus** sind die **Beschwerden** i. d. R. **weniger ausgeprägt,** im Vordergrund der Symptomatik stehen **Meteorismus, Stuhl-** und **Windverhalt,** wobei das **Erbrechen** (ggf. **Miserere** = Erbrechen von Kot) erst **später** einsetzt. Bei **mechanischem Ileus** treten auch **kolikartige Schmerzen** bei initial gesteigerter Peristaltik auf (= Reaktion des Körpers, um das Hindernis zu überwinden). 5.2.15

Die **Diagnose** eines **Ileus** wird anhand der folgenden Untersuchungen und Befunde gestellt: 1. **Anamnese** – u. a. **Symptomatik, Voroperationen** im **Abdominalraum** als Hinweis auf möglichen Bridenileus; 2. **Körperliche Untersuchung** – Differenzierung zwischen mechanischem und paralytischem Ileus nach dem **auskultatorischen Befund** (➤ 14.6.7), **tympanitischer Klopfschall** bei **Meteorismus;** 3. **Labordiagnostik** (u. a. CRP, BSG, Kalium, Calcium, Lipase, Transaminasen, **Laktat** und **Procalcitonin** – zum Ausschluss einer **Darmischämie**); 4. **Röntgen** – **Abdomenübersicht** im **Stehen** oder in **Links-Seitenlage** (→ Spiegelbildung, ggf. freie Luft bei Darmperforation), auch mit **Kontrastmittel p. o.;** 5. **Sonografie** – z. B. zum Ausschluss einer **inkarzerierten Hernie,** bei Ileus mit **Klaviertastenphänomen** (= gut sichtbare Darmfalten bei dilatiertem und flüssigkeitsgefülltem Darm); 6. **CT** mit **Kontrastmittel** (p. o. und i. v.), insb. bei ausgeprägter Symptomatik oder bei V. a. einen akuten Mesenterialinfarkt (➤ 5.3.16). 5.2.16

Ileus – **Allgemeine** und **konservative Therapie:** 1. **Volumensubstitution,** ggf. **Elektrolytausgleich, Analgesie** (keine Opioide, wenn möglich), **ATB** bei **Entzündungszeichen** oder **Sepsis;** 2. **Gastrointestinale Dekompression** (Magensonde, Nahrungskarenz); 3. **Applikation** von **jodhaltigem, wasserlöslichem Kontrastmittel** über die Magensonde (→ **Kontrolle** des Therapieerfolgs, **Röntgenkontrolle** nach 24 Stunden). **Operative Therapie: Lösung** von **Briden** (v. a. bei Dünndarmileus); **Entfernung** der **Fremdkörper; Detorsion** bei Volvulus; **Tumorresektion** (v. a. bei Dickdarmileus) – **einzeitig (Resektion** des **Tumors** und des **dilatierten Darmabschnitts + primäre Darmanastomose)** oder **zweizeitig (Resektion + Stomaanlage,** ggf. **Rückverlagerung** des **Stomas** in einer **zweiten OP);** **Resektion** des **nekrotischen Darmabschnittes + Darmanastomose.** 5.2.17

MERKE
Zu den **absoluten OP-Indikationen** gehören **Strangulation, Ischämie, Darmperforation** und eine **vollständige Unterbrechung** der **Darmpassage.**

Lösungen

5.2.18 Als **Darmanastomose** wird eine **Wiederherstellung** der **Darmkontinuität** nach **vorheriger Resektion** bezeichnet. Es werden unterschieden: 1. **End-zu-End-Anastomose** – **beide Darmenden** werden **direkt verbunden,** z. B. kolokolische Anastomose nach Resektion eines Kolonkarzinoms; 2. **End-zu-Seit-Anastomose** – v. a. bei unterschiedlichen oralen und aboralen Darmdurchmessern wird zunächst das **Ende** des **größeren Darmabschnitts verschlossen,** dann der Darm **seitlich eröffnet** und **mit** dem **anderen Abschnitt anastomosiert,** z. B. ileokolische Anastomose; 3. **Seit-zu-Seit-Anastomose** – **beide Darmteile** werden **verschlossen, seitlich eröffnet** und an den Öffnungen **aneinander verbunden,** z. B. ileokolische Anastomose.

5.2.19 Die **Hartmann-Operation** (= **Diskontinuitätsresektion** nach Hartmann) ist ein OP-Verfahren, bei dem die Kontinuität des Darms durch die **Anlage** eines künstlichen Darmausgangs (= **Stoma,** Anus praeter) unterbrochen wird. In **einer ersten OP** wird der **betroffene Darmabschnitt reseziert,** das **aborale Ende blind verschlossen** und das **orale Ende** als **Stoma ausgeleitet.** In **einer zweiten OP** kann je nach Allgemeinzustand der Patientin/des Patienten die Kontinuität des Darms durch die **Rückverlagerung** des **Stomas** und **Anastomosierung** beider **Darmenden** wiederhergestellt werden. Die Hartmann-OP wird v. a. bei **Notfall-Indikationen** durchgeführt, z. B. bei einer perforierten Divertikulitis.

5.2.20 Bei einer **Leistenschwellung** kommen folgende Differenzialdiagnosen in Betracht: **Leistenhernie, Schenkelhernie** (= Femoralhernie), **Hydrozele** (= Ansammlung von Flüssigkeit im Skrotum), **benigne** oder **maligne Lymphknotenschwellung** (z. B. Lymphom), **Tumor** (z. B. Sarkom), **Abszess, Coxarthrose** (➤ 5.4.43), **Muskelzerrung** im Bereich der Adduktoren (Sportverletzung).

5.2.21 Eine **Hernie** (= Eingeweidebruch) besteht aus drei Teilen: 1. **Bruchpforte** (= angeborene oder erworbene **Schwachstelle/Lücke** in der Bauchwand); 2. **Bruchsack** (= Ausstülpung von **Peritoneum parietale,** das sich durch die Bruchpforte drängt; nach außen hin wird der Bruchsack von **Haut** und **Unterhautfettgewebe** begrenzt – diese Schichten werden als **Bruchhülle** bezeichnet); 3. **Bruchinhalt** (meist **Dünndarmschlingen** und/oder Anteile des **Omentum majus**).

5.2.22 Hernien werden nach Lage der Bruchpforte in äußere und innere Hernien unterteilt. **Äußere Hernien** sind deutlich **häufiger** und treten im Bereich der **Bauchwand** auf: **Leistenhernie** (Hernie durch eine erworbene oder angeborene Lücke im Bereich der Leiste, meist bei Männern), **Schenkelhernie** (= unterhalb des Leistenbandes, meist bei Frauen), **Nabelhernie** (= im Bereich des Anulus umbilicalis), **Narbenhernie** (= im Bereich von OP-Narben), **epigastrische Hernie** (= im Bereich der Linea alba zwischen Processus xiphoideus und Nabel), **parastomale Hernie** (= im Bereich eines Stomas). **Innere Hernien** sind Ausstülpungen von Eingeweiden durch angeborene oder erworbene Lücken innerhalb der **Körperhöhle.** Am häufigsten treten Hernien des **Zwerchfells** (insb. **Hiatushernien**) auf, zu den weiteren inneren Hernien gehören z. B. **Treitz-Hernie** (= Hernie am Übergang vom retroperitoneal liegenden Duodenum zum intraperitoneal liegenden Jejunum) und **parazökale Hernie** (am Übergang vom intraperitoneal liegenden Zökum zum retroperitoneal liegenden Colon ascendens).

Lösungen

Der **Leistenkanal** (= Canalis inguinalis) verläuft **oberhalb** des **Leistenbandes** (= Lig. inguinale) durch die Bauchwand und hat zwei Öffnungen: **innerer Leistenring** (= Anulus inguinalis internus oder profundus) auf der Innenseite der Bauchwand und **äußerer Leistenring** (= Anulus inguinalis externus oder superficialis) auf der Außenseite der Bauchwand. **Anatomisch** wird der Leistenkanal von folgenden Strukturen **begrenzt: ventral – Aponeurose** des **M. obliquus externus, dorsal – Fascia transversalis, kranial – M. obliquus internus, M. transversus abdominis, kaudal – Lig. inguinale.** Durch den Leistenkanal ziehen **Lymphgefäße, N. ilioinguinalis,** bei **Männern** zusätzlich der **Funiculus spermaticus** (enthaltene Strukturen: **Ductus deferens, A.** und **V. ductus deferentis, A.** und **V. cremasterica, A. testicularis, Vv. testiculares, R. genitalis** des **N. genitofemoralis, Plexus testicularis** mit sympathischen Nerven), bei **Frauen** das **Lig. teres uteri.** 5.2.23

Leistenhernien werden abhängig von ihrer **Lage** zu den **epigastrischen Gefäßen** in **direkte** (= **mediale**) und **indirekte** (= **laterale**) **Hernien** eingeteilt. **Indirekte Leistenhernien** (= häufiger) entstehen bei **nicht vollständiger Obliteration** des **Processus vaginalis** nach dem **Descensus testis** (= **angeboren**) oder sind **erworben** und verlaufen vom **Anulus inguinalis profundus** durch den **Leistenkanal** zum **Anulus inguinalis superficialis. Direkte Leistenhernien** sind immer **erworben** und verlaufen vom **Trigonum inguinale** (= **Hesselbach-Dreieck**) durch die **Fascia transversalis** zum **Anulus inguinalis superficialis.** 5.2.24

Die **Diagnose** einer **Leistenhernie** wird klinisch gestellt: **Inspektion, Palpation** im **Stehen,** im **Liegen** und beim **Husten** (➤ 14.6.5). Bei Männern wird vom Skrotum in Richtung des inneren Leistenrings palpiert. Eine **reponible Vorwölbung** ist ein eindeutiges Indiz für eine Hernie. Zur **Differenzierung** zwischen einer **Skrotalhernie** und einer **Hydrozele** hilft die **Diaphanoskopie** (= Durchleuchtung mit einer Lichtquelle; der Bruchinhalt stellt sich im Gegensatz zur Hydrozele als wenig transparent dar). Bei **nicht reponiblem Befund** bzw. zur **Differenzialdiagnostik** wird die **Sonografie** durchgeführt. Eine **inkarzerierte Hernie** (→ Einklemmung des Bruchsackinhaltes, Kompression der Gefäße – Gefahr einer Ischämie und Nekrose) zeigt sich durch **Schmerzen, Schwellung** und **Irreponibilität** bis hin zur **Symptomatik** des **Ileus.** 5.2.25

Das **Prinzip** der **operativen Therapie** von **Leistenhernien** beruht auf dem **Verschluss** der **Bruchpforte** und **Verstärkung** der anatomischen **Schwachstelle** durch die **Doppelung** der **Fascia transversalis** oder ein **Kunststoffnetz,** das Stabilität durch Vernarbung erzeugt. Bei den Methoden der Leistenhernienreparation wird zwischen **offenen** und **minimalinvasiven** Eingriffen, **naht-** und **netzbasierten** Verfahren sowie **anterioren** und **posterioren** Zugängen unterschieden. **Offene OP-Verfahren** erfolgen **immer** durch den **anterioren Zugang** (= über die Leiste): 1. **OP nach Shouldice** – Spaltung und **Doppelung** der **Fascia transversalis** mit **Naht; M. obliquus internus** und **M. transversus** werden ans **Leistenband genäht;** 2. **OP nach Lichtenstein – Implantation** und **Fixierung** eines spannungsfreien **Netzes präperitoneal** zwischen **M. obliquus internus** und der **Aponeurose** des **M. obliquus externus. Minimalinvasive Eingriffe** erfolgen **immer** durch den **posterioren Zugang** und sind **netzbasiert:** 1. **Transabdominelle präperitoneale Plastik** (TAPP) – **Eröffnung** des **Peritoneums, präperitoneale Netzimplantation** über der Bruchpforte, Verschluss des Peritoneums 5.2.26

über dem Netz; 2. **Totale extraperitoneale Plastik** (TEPP) – **Netzimplantation** im Raum zwischen der Bauchwand und dem Peritoneum (= **extraperitoneal**) ohne Eröffnung des Peritoneums.

MERKE

Bei **asymptomatischen Männern** ist auch eine **konservative Therapie** (= manuelle Reposition, Abwarten) **möglich.** Der Grund ist das **geringere Risiko** für **Einklemmungen** bei Männern als bei Frauen.

5.2.27 Bei der **Auswahl** der **OP-Methode** werden mehrere Kriterien berücksichtigt, z. B. eignen sich bei **Frauen** die **OP-Verfahren** mit **posteriorem Zugang,** bei **Skrotalhernien** werden **offene OP-Verfahren** eingesetzt. Handelt es sich um ein **Rezidiv** und die **Vor-OP** erfolgte durch **posterioren Zugang,** wird eine Methode durch **anterioren Zugang** ausgewählt – und umgekehrt.

5.2.28 Eine **Cholezystektomie** wird standardmäßig **laparoskopisch** durchgeführt. Nur in bestimmten Situationen (z. B. **große intraabdominelle Verwachsungen** nach vorherigen Operationen, Verdacht auf **Karzinom**) erfolgt eine **offene Cholezystektomie.**

5.2.29 Die **laparoskopische Cholezystektomie** erfolgt standardmäßig in der **4-Trokar-Technik** (→ erster Trokar supraumbilikal, 3 weitere Trokare rechts subhepatisch, rechts in Höhe des Nabels und links epigastrisch). Die OP wird wie folgt durchgeführt: 1. **Einbringen** der **Trokare;** 2. **Fassen** und **Anspannen** der **Gallenblase** mit einer Fasszange; 3. **Präparation** des **Calot-Dreiecks** (= wichtige anatomische Landmarke gebildet durch Ductus cysticus, Ductus hepaticus communis und den hinteren Leberrand); 4. **Abklemmen** und **Durchtrennen** des **Ductus cysticus** und der **A. cystica;** 5. **Auslösen** der **Gallenblase** aus dem Leberbett mittels Elektrokoagulation oder Dissektion; 6. **Blutstillung** mittels Elektrokoagulation; 7. **Entfernung** der **Gallenblase** in einem **Bergebeutel,** ggf. unter erweiterter Hautinzision bei großen Steinen.; 8. **Verschluss** der Inzisionen mit einer **Naht.**

5.2.30 Bei der **Cholezystektomie** kann es **intraoperativ** v. a. zu **Verletzungen** von Nachbarstrukturen (**Gallengänge, Leber, A. hepatica, A. cystica, V. portae, Dünndarm, Kolon**) und **Blutungen** kommen. **Postoperativ** können folgende **spezifische Komplikationen** auftreten: **Gallenfistel** (= Fistel zwischen Gallengängen und einem Nachbarorgan oder der Haut), **subhepatischer Abszess, Peritonitis** und selten auch ein **Galleleck** (= Ansammlung der Galle außerhalb der Gallengänge).

5.2.31 Bei der **chirurgischen Therapie** der **GERD** wird primär **laparoskopisch** eine **Fundoplicatio** durchgeführt. Dabei wird eine **Manschette** aus dem **Magenfundus** gebildet, um den **distalen Ösophagus geschlungen** und durch eine Naht fixiert. Bei der Fundoplicatio nach **Nissen** wird eine **Vollmanschette** (**360°**) modelliert und bei der Fundoplicatio nach **Toupet** eine **Teilmanschette** (**270°**) von **dorsal** um den Ösophagus gelegt. Die **Manschette** wirkt wie ein **Ventil,** das zu einer **Druckerhöhung** im Bereich des **unteren Ösophagussphinkters** führt. Bei einer **Hiatushernie** wird der Hiatus ösophageus durch **Naht eingeengt** und ggf. mit einem Netz verstärkt (= **Hiatoplastik**). Zusätzlich kann der Magen am **Zwerchfell fixiert** werden (= **Gastropexie**).

Lösungen

Die **Fundoplicatio** nach **Toupet** ist zu **bevorzugen.** Diese Methode ist zwar gleich effektiv wie Nissen, **postoperative Komplikationen** (insb. Dysphagie) treten aber **seltener** auf und auch die **Re-Operationsrate** ist **niedriger.** 5.2.32

Die **Leber** wird **anatomisch-funktionell** in **8 unabhängige Segmente** mit jeweils **eigener vaskulärer Versorgung** und **Gallenabfluss** eingeteilt. Diese Einteilung hat eine **chirurgische Relevanz** für operative Eingriffe an der Leber. Die **Segmente** werden **im Uhrzeigersinn benannt,** beginnend anterior-superior am linken Leberlappen: **II, III, IVa** und **IVb** für den **linken Leberlappen** und **V, VI, VII, VIII** für den **rechten Leberlappen.** Das **Segment I** (= **Lobus caudatus**) wird dabei als **autonomes Segment** gesehen. 5.2.33

MERKE

Anatomisch werden an der Leber **4 Leberlappen** unterschieden: **Lobus hepatis dexter** (= rechter Leberlappen), **Lobus hepatis sinister** (= linker Leberlappen), **Lobus quadratus** und **Lobus caudatus.**

Lebermetastasen gelten als **resektabel,** wenn **alle entfernt** werden können und folgende **Kriterien erfüllt** sind: 1. Postoperatives **Restlebervolumen** von **mind. 20 %;** 2. Beibehaltung von **zwei benachbarten Lebersegmenten;** 3. Erhaltene **Blutversorgung** über **Pfortader** und **Lebervenen;** 4. Vorhandener **Abfluss** über die **Gallenwege;** 5. **R0-Resektion** (➤ 3.12.21). 5.2.34

Bei der **anatomischen Leberresektion** werden die **anatomischen Grenzen** zwischen Lebersegmenten **berücksichtigt,** bei **nichtanatomischer Resektion nicht** (z. B. Keilresektion). 5.2.35

Beispiele für die **anatomische Leberresektion: Bisegmentektomie** – Resektion von **zwei Segmenten,** z. B. IVb und V; **Hemihepatektomie rechts** – Resektion von **Segmenten V–VIII; Hemihepatektomie links** – Resektion von **Segmenten II, III, IVa** und **IVb.** 5.2.36

Die **Leber** verfügt über eine **duale Blutversorgung: 75 %** des Blutflusses erfolgt über die **V. portae** (sauerstoffarmes, nährstoffreiches Blut von abdominellen Organen) als **Vereinigung** von **V. lienalis** und **V. mesenterica superior. 25 %** des Blutflusses erfolgt über die **A. hepatica propria** (sauerstoffreiches Blut), die aus den folgenden Gefäßen entsteht: **Aorta abdominalis → Truncus coeliacus → A. hepatica communis → A. hepatica propria.** 5.2.37

Die **Schilddrüse** (SD) liegt **unterhalb** des **Schildknorpels** (= Cartilago thyroidea) und **ventral** der **Trachea.** Sie besteht aus **zwei Lappen** (= Lobus dexter, Lobus sinister), die über den **Isthmus** verbunden sind. Vom Isthmus geht bei manchen Menschen ein **zusätzlicher Lobus pyramidalis** ab. Auf der **Rückseite** der SD befinden sich **zwei obere** und **zwei untere Epithelkörperchen** (= Nebenschilddrüsen), die zusammen mit der SD von einer **Kapsel** umgeben sind. **Dorsal** der SD verläuft **beidseits** der **N. laryngeus recurrens** und zieht nach kranial **zum Larynx.** 5.2.38

5.2.39 Der operative **Zugang** zur **Schilddrüse** erfolgt standardmäßig durch einen **horizontalen Hautschnitt** ca. **3 cm über** dem **Jugulum** (= **Kocher-Kragenschnitt**).

5.2.40 Das **Resektionsausmaß** bei einem **SD-Karzinom** hängt hauptsächlich von dem **Stadium** und vom **histologischen Subtyp** des Tumors ab. SD-Karzinome werden standardmäßig durch eine **totale Thyreoidektomie** (inkl. Kapsel) entfernt, zusammen mit den **Lymphknoten** (LK) im **zentralen zervikalen Kompartiment.** Bei **LK-Metastasen** ist eine zusätzliche **Dissektion** betroffener **LK** erforderlich. Bei **kleinen** (< 1 cm) **papillären Karzinomen** ohne Befall regionärer LK (N0) ist auch eine **Hemithyreoidektomie** möglich. In **fortgeschrittenen Stadien** erfolgt hingegen eine **radikale Dissektion** der **LK** (sog. „**Neck Dissection**" = Entfernung der Hals-LK und angrenzender Strukturen, z. B. Fettgewebe und Muskeln).

5.2.41 Bei **SD-Operationen** kann der **N. laryngeus recurrens** (= der Recurrensnerv) ein- oder beidseitig (sehr selten) **geschädigt** werden (→ **Recurrensparese**). **Postoperativ** kann sich ein **Hypoparathyreoidismus** (→ Hypokalzämie) entwickeln.

MERKE

Um eine Schädigung des Recurrensnervs zu vermeiden, wird **intraoperativ** ein **Neuromonitoring** durchgeführt. **Einseitige Recurrensparese** führt zur **Heiserkeit** und **Schluckstörungen, beidseitige Recurrensparese** ist **lebensbedrohlich** (→ **inspiratorischer Stridor, Erstickungsgefahr!**).

5.3 Herz- und Gefäßchirurgie

5.3.1 Es werden grundsätzlich **mechanische** und **biologische Herzklappenprothesen** unterschieden. **Mechanische Herzklappen** – **Vorteile: lange Haltbarkeit,** nur **eine OP** notwendig; **Nachteile: lebenslange Antikoagulation** mit **Vitamin-K-Antagonisten** (→ regelmäßige INR-Kontrollen), **Hämolyse, Prothesenklick** (= Klappgeräusch beim Schließen der Herzklappe). **Biologische Herzklappen** – **Vorteile: keine dauerhafte Antikoagulation** (nur postoperativ über 3 Monate); **Nachteile: kürzere Haltbarkeit** (ca. 15 Jahre).

MERKE

Der **INR-Zielwert** bei **mechanischen Herzklappen** liegt zwischen **2,5–3,5.**

5.3.2 Die **Ross-Operation** ist ein **kardiochirurgisches** Verfahren, bei dem die **Aortenklappe** in **zwei Schritten ersetzt** wird: Zunächst wird die **körpereigene Pulmonalklappe** in **Aortenposition** implantiert. An die **Stelle** der **entfernten Pulmonalklappe** wird dann eine **fremde Spenderklappe** (= **Homograft**) eingesetzt. Die Ross-Operation wird bei **jungen Menschen** oder **Frauen** mit **Kinderwunsch** als Alternative zu einer biologischen bzw. mechanischen Klappe durchgeführt.

5.3.3 Nach ihrer Anatomie unterscheidet man zwei Arten von Herzklappen. **Segelklappen** (= Atrioventrikularklappen – **Trikuspidalklappe, Mitralklappe**) befinden sich **zwischen**

den **Herzvorhöfen** und den **Herzkammern.** Die **Trikuspidalklappe** besteht dabei aus **drei,** die **Mitralklappe** aus **zwei Segeln,** die an den **Papillarmuskeln** befestigt sind. Die **Taschenklappen** (= Semilunarklappen – **Pulmonalklappe, Aortenklappe**) liegen jeweils zwischen **Herzkammer** und **Ausstromgefäß** (Truncus pulmonalis bzw. Aorta). Beide **Semilunarklappen** bestehen aus **drei halbmondförmigen Taschen.** Alle Herzklappen gehören zum **Endokard.**

Für die **chirurgische Revaskularisation** bei koronarer Herzkrankheit (= **koronare Bypass-OP**) sprechen folgende Faktoren: **Hauptstammstenose, komplexe koronare Gefäßerkrankung, Diabetes mellitus, rezidivierende In-Stent-Restenosen** nach vorherigen perkutanen Koronarinterventionen (PCI) u. a. **5.3.4**

MERKE

Zur besseren **Entscheidung** zwischen **PCI** und **koronarer Bypass-OP** wird bei komplexen Koronarstenosen der **SYNTAX-Score** berechnet.

Die **Herz-Lungen-Maschine** (HLM) wird in der **Herzchirurgie** eingesetzt, um die **Herz- und Lungenfunktion** bei **stillstehenden Herzen** zu **übernehmen.** Dabei wird mit der Gabe einer **kardioplegischen Lösung** der **Herzstillstand** erreicht und die **extrakorporale Zirkulation** geschaffen. Das **Blut** fließt während der OP über eine **Kanüle im rechten Vorhof** in den **Oxygenator** der HLM, wo der **Gasaustausch** stattfindet, und wird dann in die **Aorta zurückgepumpt.** Durch **Abkühlung** der Patientin/des Patienten mit einem **Wärmeaustauscher** wird der **Sauerstoffverbrauch vermindert.** Beim Einsatz der HLM ist auch eine **Antikoagulation** mit **Heparin** erforderlich. **5.3.5**

Für die **koronare Bypass-OP** können **Arterien** und **Venen** verwendet werden. Vorwiegend wird wegen der räumlichen Nähe zum Ramus interventricularis anterior (RIVA) die **linke A. mammaria interna** (LIMA) benutzt, alternativ auch die **rechte A. mammaria interna** (RIMA) und die **A. radialis.** Die **A. mammaria interna** wird nur **distal abgetrennt** (**proximal** erfolgt der **Blutfluss** aus der **A. subclavia**) und mit der betroffenen **Koronararterie hinter der Stenose anastomosiert.** Als **Venen** kommt die **V. saphena magna** zum Einsatz, alternativ auch die **V. saphena parva.** **5.3.6**

MERKE

A. mammaria interna wird auch als **A. thoracica interna** bezeichnet.

Arterien haben eine **ausgeprägtere Muskelschicht** (= Media) und weisen daher im Gegensatz zu Venen eine **größere Haltbarkeit** und eine **höhere Belastbarkeit** auf **Druck** auf. Die **Offenheitsraten** von Arterien nach Bypass-OP sind **länger** als bei Venen. **5.3.7**

Unter einem **Aneurysma** versteht man eine **umschriebene Gefäßerweiterung** aufgrund einer Schädigung oder Schwächung der Gefäßwand. Nach der **Morphologie** werden **Aneurysma fusiforme** (= spindelförmig) und **sacciforme** (= sackförmig) unterschieden. Abhängig von der **Schädigung** der **Wandschichten** sind folgende Formen zu differenzieren: 1. **Aneurysma verum** (= echtes Aneurysma) – Gefäßerweiterung, die **alle drei** **5.3.8**

Wandschichten (Intima, Media und Adventitia) betrifft; 2. **Aneurysma spurium** (= falsches Aneurysma, Pseudoaneurysma) – **paravasales Hämatom** nach Schädigung der Gefäßwand; 3. **Aneurysma dissecans** (= dissezierendes Aneurysma) – Riss in der Intima mit dem Eindringen von Blut in die Media und Bildung eines **falschen Lumens.**

5.3.9 Aneurysmen bilden sich am häufigsten auf dem Boden der **Arteriosklerose,** als prädisponierende Faktoren gelten **arterielle Hypertonie, Rauchen** und **männliches Geschlecht.** Zu den weiteren Ursachen gehören **Vaskulitiden** (z. B. Takayasu-Arteriitis, Riesenzellarteriitis), **Syphilis, Mykosen,** angeborene Bindegewebserkrankungen (z. B. **Marfan-Syndrom**) und **traumatische Schädigungen** (auch iatrogen bei **Gefäßpunktionen**).

5.3.10 Aortenaneurysmen befinden sich **am häufigsten** im **abdominellen Abschnitt** der **Aorta** (im Aorta thoracica seltener – diese Lokalisation ist typischerweise bei Syphilis und Mykosen betroffen) und liegen meist **infrarenal** (= distal des Abgangs der Nierenarterien).

5.3.11 Die **Aorta** entspringt dem **linken Ventrikel** und verläuft von dort als **Aorta ascendens** (Äste: **A. coronaria sinistra** und **dextra**), anschließend biegt sie im **Arcus aortae** (= Aortenbogen, mit **drei Ästen:** 1. **Truncus brachiocephalicus → A. carotis communis dextra, A. subclavia dextra;** 2. **A. carotis communis sinistra;** 3. **A. subclavia sinistra**) und geht in die **Aorta descendens** über, bis zur **Aortenbifurkation** (→ Aa. iliacae communes) in Höhe des 4. Lendenwirbelkörpers. Die **Aorta descendens** wird in die **Aorta thoracica** (Äste: Rami bronchiales, Rami ösophageales, Rami mediastinales, Rami pericardiaci, Aa. intercostales posteriores, Aa. subcostales, Aa. phrenicae superiores) und die **Aorta abdominalis** (**paarige Äste: A. phrenica inferior, A. suprarenalis media, A. renalis, A. testicularis/A. ovarica, Aa. lumbales I-IV; unpaarige Äste: Truncus coeliacus, A. mesenterica superior** und **inferior**) eingeteilt.

5.3.12 **Aneurysmen** sind **meist asymptomatisch** und werden oft als **Zufallsbefund** entdeckt. Klinisch können sie sich mit **thorakalem Druckgefühl** oder mit **Schmerzen** (**Rücken, Flankenbereich, Bauch**) manifestieren. **Thorakale Aneurysmen** gehen manchmal mit **Husten, Dyspnoe** oder **Heiserkeit** einher, **abdominelle Aneurysmen** können sich auch mit **Verdauungsbeschwerden** bemerkbar machen. Bei einer **Aortendissektion** treten **akute Vernichtungsschmerzen** von **reißendem** oder **stechendem Charakter** auf.

5.3.13 Bei **Aortendissektion** werden zwei Klassifikationen verwendet, die den betroffenen Teil der Aorta berücksichtigen. 1. **Stanford-Klassifikation** (häufiger verwendet): **Typ A: Aorta ascendens** betroffen, unabhängig von der primären Lokalisation der Dissektion; **Typ B: Aorta descendens** (nach dem Abgang der linken A. subclavia) betroffen. 2. **DeBakey-Klassifikation: Typ I: Beginn** in der **Aorta ascendens, Ausdehnung** in den **Aortenbogen,** ggf. in die **Aorta descendens; Typ II: Beginn** und **Ausdehnung** nur in der **Aorta ascendens; Typ III: Beginn** in der **Aorta descendens, Ausdehnung** nach **distal.**

5.3.14 In der **Diagnostik** von Aortenaneurysmen kommen folgende Methoden zur Anwendung: 1. **Anamnese** (Symptome, Risikofaktoren); 2. **Körperliche Untersuchung** (ggf.

pulsierender Tumor bei Palpation, **Strömungsgeräusche** bei Auskultation); 3. (**Farbduplex-)Sonografie** (**abdominelles Aneurysma** definitionsgemäß bei einem **Durchmesser ≥ 3 cm**); 4. **CT-Angiografie** (**Goldstandard**).

Die **Indikation** für die endovaskuläre oder chirurgische Therapie hängt u. a. von dem Aneurysma-Durchmesser ab (je größer das Aneurysma, desto höher das Rupturrisiko). **Kleinere asymptomatische Aneurysmen** werden **regelmäßig sonografisch kontrolliert.** Bei **symptomatischen** Aneurysmen, **asymptomatischen** Aneurysmen > **5,5 cm** bei **Männern** bzw. > **5,0 cm** bei **Frauen** sowie bei einer **Größenzunahme** > **1 cm pro Jahr** erfolgt eine **endovaskuläre** (→ Implantation eines **Stent-Grafts** über transfemoralen Zugang) oder chirurgische Versorgung. Die **offen-chirurgische Therapie** erfolgt meist über die **mediane Laparotomie.** Dabei wird das **Aneurysma eröffnet,** ggf. **Thromben entfernt** und eine **Rohrprothese** (= Gefäßprothese aus Dacron/Polyester) zur Rekonstruktion der Aorta implantiert. Sind von Aneurysma auch **Aa. iliacae** oder **Aa. femorales betroffen,** wird anstatt der Rohrprothese eine **Y-Prothese** (= Bifurkationsprothese) eingesetzt. **Thorakale Aneurysmen** können ebenso **endovaskulär** oder **offen-chirurgisch** (Zugang über **mediane Sternotomie,** Einsatz einer **Herz-Lungen-Maschine,** Implantation einer **Rohrprothese**) behandelt werden. **Aortendissektionen** von **Typ A** nach **Stanford** müssen **sofort operativ** behandelt werden, bei **Typ-B-Dissektionen** kann **auch** eine **endovaskuläre Therapie** durchgeführt werden. 5.3.15

MERKE

Gesetzlich krankenversicherte **Männer ab 65 Jahren** haben Anspruch auf eine **einmalige sonografische Untersuchung** zur **Früherkennung** von **Aneurysmen** der **Bauchaorta.**

Bei **akutem Abdomen** und bekanntem **Vorhofflimmern** (VHF) muss immer an einen **akuten Mesenterialinfarkt** durch arterielle Embolie gedacht werden. 5.3.16

Bei **akutem Mesenterialinfarkt** sind die **Viszeralarterien** (= 3 unpaarige Äste der Bauchaorta) betroffen: **A. mesenterica superior** (= die häufigste Lokalisation), weniger oft der **Truncus coeliacus** oder die **A. mesenterica inferior.** 5.3.17

Die **arterielle Versorgung** von **abdominellen Organen** (von kranial nach kaudal): 1. **Truncus coeliacus** mit folgenden Ästen: **A. gastrica sinistra** (→ **Magen, Ösophagus**), **A. hepatica communis** (→ **Leber, Gallenblase, Magen, Duodenum, Pankreas**), **A. splenica** (→ **Milz, Magen, Pankreas**). 2. **A. mesenterica superior** → **Pankreas, Duodenum, Jejunum, Ileum, Kolon** bis zur **linken Kolonflexur.** 3. **A. mesenterica inferior** → **Kolon distal** der **linken Kolonflexur** bis zum **Rektum** (oberer Teil). 5.3.18

Die **Riolan-Anastomose** ist eine inkonstante Gefäßverbindung von Viszeralarterien, zwischen der **A. mesenterica superior** und der **A. mesenterica inferior.** Die Riolan-Anastomose ist klinisch wichtig wegen möglicher **Kollateralkompensation** bei mesenterialer Ischämie. 5.3.19

Ursachen einer **akuten mesenterialen Ischämie: arterielle Embolie** (bei VHF), **akute Thrombose** (bei Arteriosklerose), **nicht-okklusive Mesenterialischämie** (bei Hypotonie, Hypovolämie, Herzinsuffizienz, Vasokonstriktion), **Venenthrombose.** 5.3.20

5.3.21 Die **akute mesenteriale Ischämie** verläuft typischerweise in **drei Stadien:** 1. **Akute krampfartige** oder **einschießende diffuse abdominelle Schmerzen** mit **Diarrhö, Übelkeit;** oft **Hyperperistaltik** bei Auskultation, 2. **Schmerzfreies Intervall** für ca. **6–12 Stunden,** beginnende **Wandnekrose** (!), **blutiger Stuhl, reduzierte Peristaltik;** 3. **Darmgangrän, Durchwanderungsperitonitis** (→ **Abwehrspannung**), **starke Schmerzen, paralytischer Ileus** (→ **„Totenstille"** bei Auskultation).

MERKE
Die **Ischämietoleranz** des **Dünndarms** beträgt ca. **6 Stunden.**

5.3.22 **Diagnostik** bei der akuten mesenterialen Ischämie: 1. **Körperliche Untersuchung** (Befund abhängig vom Stadium); 2. **Labordiagnostik** (↑**Leukozyten,** ↑**CRP,** ↑**D-Dimere,** ↑**Laktat** und ↑**LDH** bei fortgeschrittener Ischämie); 3. **Röntgen** (Abdomenübersicht) – Befunde wie bei **Ileus;** 4. **Farbkodierte Duplexsonografie** (gestörter Blutfluss); 5. **CT-Angiografie** (in **arterieller** + **venöser Phase** → direkter Nachweis eines arteriellen Gefäßverschlusses oder einer Venenthrombose); 6. **Explorative Laparotomie** bei Peritonitis (nekrotische Darmwand).

5.3.23 **Therapie** der akuten mesenterialen Ischämie: 1. **Allgemeine** und **supportive Maßnahmen: Aufrechterhaltung** der **hämodynamischen Stabilität,** z. B. mit **i. v.-Flüssigkeitsgabe,** bei **nicht-okklusiver** Mesenterialischämie Gabe von **Papaverin/Prostavasin, Behandlung** der **Azidose, therapeutische Antikoagulation** (➤ 3.13.19), **ATB-Therapie** (Cephalosporine der 2. Generation + Metronidazol) bei Peritonitis; 2. **Endovaskuläre Revaskularisation** bei einem Arterienverschluss: a) **perkutane transluminale Angioplastie** (PTA) mit **Ballondilatation** und ggf. **Stentimplantation** bei abgangsnahen Stenosen und Verschlüssen; b) **Aspirationsembolektomie** (= Absaugen des Thrombus durch einen großlumigen Katheter) bei großem abgangsnahem Embolus; c) **lokale Fibrinolyse** (Katheterlyse) mit rt-PA bei peripherer Embolie; 3. **Revaskularisation** bei einer **Venenthrombose** als **portal-venöse Rekanalisation** oder **Dekompression** mit **TIPS** (➤ 3.5.26) bei portaler Hypertension; 3. **Chirurgische Therapie** (Indikationen: Peritonitis, Schocksymptomatik, Nachweis einer Darmgangrän u. a.): **Thrombendarteriektomie,** ggf. **aorto-mesenterialer Bypass, Resektion nekrotischer Darmanteile,** ggf. **Second-Look-Laparotomie** (Beurteilung der Darmvitalität innerhalb von 24 Stunden).

5.4 Unfallchirurgie und Orthopädie

5.4.1 Die Abkürzung **DMS** steht für **Durchblutung, Motorik** und **Sensibilität.** Die DMS-Kontrolle erfolgt durch: 1. Beurteilung der **Hautfarbe** und **-temperatur,** Überprüfung der **Rekapillarisierungszeit** und Palpation der **peripheren Pulse;** 2. Untersuchung der **Beweglichkeit** der **Extremitäten;** 3. Überprüfung der **Sensibilität** durch **Berührung/Bestreichen** der **Haut.**

5.4.2 Zu den **unsicheren Frakturzeichen** gehören **Schmerzen** (Dolor), **Schwellung** (Tumor), **Rötung** (Rubor) und **Funktionseinschränkung** (Functio laesa). **Sichere Frakturzeichen** sind **Fehlstellung** (Dislokation), **Stufenbildung, abnorme Beweglichkeit, Krepitation,**

offene Frakturen und Nachweis der Fraktur im **Röntgen** (→ **Frakturlinie, Kontinuitätsunterbrechung** und **Stufenbildung** der **Kortikalis, Kompression** der **Spongiosa, Knochenfragmente**).

1. a), 2. i), 3. g), 4. c), 5. j), 6. d), 7. e), 8. f), 9. b), 10. h) **5.4.3**

Die **Klassifikation** der **Arbeitsgemeinschaft** für **Osteosynthesefragen** (= **AO-Klassifikation**) dient der **Einteilung** von **Frakturen.** In der AO-Klassifikation wird jeder Fraktur ein **4-stelliger Code** zugeteilt, je nach der **Körperregion** (1–9 → z. B. 1 für den Oberarm), **Position** innerhalb der Region (1–3 → z. B. 3 für die distale Epiphyse) und dem **Typ** und der **Komplexität** der **Fraktur** (A–C, z. B. A für eine einfache oder extraartikuläre Fraktur; 1–3, z. B. 1 für eine Spiralfraktur). Beispiel: 13-A1 für die extraartikuläre Spiralfraktur des distalen Humerus. **5.4.4**

Zu den **Therapieprinzipien** bei **Frakturen** gehören die „**3 Rs**“: **Reposition, Retention** und **Rehabilitation.** 1. **Reposition:** Zurückbringen der Knochenfragmente in die anatomisch korrekte Position. Die **geschlossene Reposition** wird **manuell** unter **axialem Längszug** bei ausreichender Analgesie, ggf. Analgosedierung und mit anschließender **DMS-Kontrolle** (!) durchgeführt, die **offene Reposition** erfolgt operativ (**Osteosynthese**). 2. **Retention** (Ruhigstellung und Stabilisierung der Fraktur) mit **Gips, Orthesen, Verbänden** oder **Schienen.** In dieser Phase sind **regelmäßige Röntgenkontrollen** zur Überprüfung der Frakturheilung nötig. 3. Mit der **Rehabilitation** werden eine **frühzeitige Mobilisierung** und **Wiederherstellung** der **Funktion** angestrebt. **5.4.5**

Bei **offenen Frakturen** sind folgende Maßnahmen besonders wichtig: 1. **Erstversorgung** am **Unfallort** (**steriles Abdecken** der Wunde, **Reposition** und **Schienung** der Fraktur zur Verhinderung von Wundinfektionen und Weichteilschädigung); 2. **Erstbehandlung** in der **Notaufnahme** (Überprüfung der **DMS**, bildgebende Diagnostik – **Röntgen** bzw. CT, **ATB** – z. B. Cephalosporine der 2. Generation, ggf. **Tetanusimpfung**); 3. **Versorgung** im **Operationssaal** (**Entfernung** der **Verbände,** Abnahme von **Abstrichen, Beurteilung** der **Verletzung, mechanische Wundreinigung, Débridement, Lavage, Osteosynthese** je nach Fraktur). **5.4.6**

Bei Personen **ohne Impfschutz** und bei **unbekanntem Impfstatus** sind immer eine **aktive** (Impfstoff) und **passive Immunisierung** (Tetanus-Immunglobulin) erforderlich. 1. Bei **oberflächlichen** und **sauberen Wunden** ist bei **ausreichendem Impfschutz** (≥ 3 Impfungen, letzte Impfung vor weniger als 10 Jahren) **keine Immunisierung** nötig, sonst wird **aktiv immunisiert.** 2. Bei **tiefen** und **verschmutzten Wunden** ist bei **ausreichendem Impfschutz** auch **keine Immunisierung** nötig (*CAVE:* hier **letzte Impfung vor weniger** als **5 Jahren**!), sonst wird **aktiv immunisiert** und bei **weniger als 3 Impfungen** auch **passiv.** **5.4.7**

Stabile, nicht-dislozierte Frakturen können **konservativ** behandelt werden. Eine **operative Versorgung** ist bei **dislozierten, offenen, intraartikulären Frakturen** und **Trümmerfrakturen** sowie bei schweren **Weichteil-** und **begleitenden Nerven-** und **Gefäßverletzungen** nötig. **5.4.8**

5.4.9 Unter der **Osteosynthese** versteht man eine **operative Versorgung** von **Frakturen** mit **Metallimplantaten** mit dem Ziel einer **anatomischen Reposition** und stabiler **Fixierung.** Zu den Osteosynthese-Techniken gehören: 1. **Schraubenosteosynthese – Zugschraube** (→ Fixierung und Kompression der Knochenfragmente, z. B. **Calcaneusfraktur**) oder **Stellschraube** (→ **vorübergehende Fixierung** in einer bestimmten Stellung bei begleitender Verletzung von Ligamenten, z. B. Verletzung der Syndesmose bei **Weber-C-Fraktur**); 2. **Plattenosteosynthese** (→ mit **Schrauben** fixierte **Platte,** v. a. bei **gelenknahen Frakturen**), heutzutage meist als **winkelstabile Plattenosteosynthese;** 3. **Spickdrahtosteosynthese** (→ vorübergehende Fixierung der Fragmente mit einem **Kirschner-Draht,** der direkt in den Knochen eingebohrt wird, z. B. **Colles-Fraktur** bei Kindern); 4. **Zuggurtungsosteosynthese** (→ Überbrückung der Fraktur mit **Drähten,** z. B. **Patellafraktur**); 5. **Marknagelosteosynthese** (→ Einbringen eines langen **Nagels intramedullär** bei Schaftfrakturen langer Röhrenknochen, z. B. **Humerusschaftfraktur**); 6. **Fixateur externe** (→ Fixierung durch ein von außen (durch die Haut) befestigtes **Haltesystem** bei **offenen Frakturen** mit **Weichteilschäden** und **Trümmerfrakturen**).

5.4.10 Frakturen können über die **primäre** (= direkte) oder **sekundäre** (= indirekte) **Knochenheilung** repariert werden. **Primäre Knochenheilung** verläuft durch **direktes Zusammenwachsen** der **Frakturenden** nur bei kleinem Frakturspalt und ausreichender Stabilität. Bei der **sekundären Knochenheilung** bildet sich zunächst ein **weicher Kallus,** der sekundär in **Knochengewebe** umgewandelt wird. Dieser Prozess verläuft in mehreren Phasen (**Entzündung** → **Kallusbildung** → **Knöcherner Umbau** des **Kallus** → **Remodeling**).

5.4.11 Bei der **Frakturheilung** können folgende **Komplikationen** auftreten: **Infektionen, Durchblutungsstörungen, Pseudarthrose** (= „Falschgelenk" mit Instabilität des Knochens), **Kompartmentsyndrom, komplexes regionales Schmerzsyndrom, Dislokation** von **Implantaten.**

5.4.12 Das **Crush-Syndrom** entsteht als Komplikation bei einer **Rhabdomyolyse,** z. B. beim **Kompartmentsyndrom** oder nach **Unfällen/Katastrophen** (z. B. Autounfall, Erdbeben), bei denen das Opfer aus dem Auto/aus den Trümmern gerettet wird. Dann kommt es zur **Ausschüttung** von **Substanzen** aus der geschädigten **Muskulatur,** die auf verschiedene Weise den Organismus schädigen (**Kalium** → **Hyperkaliämie** → **Herzrhythmusstörungen, Myoglobin** → **akute Nierenschädigung, Laktat** → **metabolische Azidose, Phosphat** → **Hyperphosphatämie** → **Hypokalzämie** → **Ausfall** von **Calciumphosphatsalzen** → **Nierenschädigung, Harnsäure** → **tubuläre Obstruktion**). Folglich kann sich ein **Multiorganversagen** entwickeln. Wenn möglich, wird die kausale Therapie (z. B. **Kompartmentspaltung**) angestrebt. Als symptomatische Therapie erfolgt z. B. die ausreichende **Hydratation, forcierte Diurese** mit **Furosemid** oder **Mannitol** (Volumenexpander → osmotische Diurese), ggf. **Dialyse.**

5.4.13 Das **Kompartmentsyndrom** entsteht bei **Druckerhöhung** in einem anatomisch geschlossenen Raum (= **Kompartiment, Muskelloge**), typischerweise am **Unterschenkel,** seltener am Ober- oder Unterarm. Die **Ursachen** liegen entweder innerhalb (**Hämatom, Ödem, Reperfusionssyndrom** nach einer Revaskularisierung) oder außerhalb (zu enger **Gips** oder **Verband, Verbrennung**) des Kompartiments. Pathophysiologisch kommt es bei Druckerhöhung zu einer **Durchblutungsstörung** und **Funktionsstörung** der **Nerven** und **Muskeln.** Als Symptome treten **Schmerzen, gespannte Muskulatur, Schwellung, Spannungsgefühl, Sensibilitätsstörungen** und in späten Phasen auch **fehlende arterielle Pulse** auf. Die **Diagnose** wird **klinisch** und mittels **subfaszialer Druckmessung** gestellt. Bei einem **drohenden Kompartmentsyndrom** hilft eine konservative Therapie (**Gips-/Verbandentfernung, leichte Hochlagerung, NSAR**), sonst ist eine Entlastung des Kompartiments durch **Dermatofasziotomie** nötig.

Am **Unterschenkel** gibt es **vier Kompartimente** (= Logen): **Tibialis-anterior-Loge** (**M. tibialis anterior, A. tibialis anterior, N. peroneus profundus**), **Tibialis-posterior-Loge** (**M. tibialis posterior, A. tibialis posterior, N. tibialis**), **laterale Loge** (**Mm. peronei, N. peroneus superficialis**) und **oberflächliche dorsale Loge** (**M. triceps surae**). **5.4.14**

Das **abdominelle Kompartmentsyndrom** liegt definitionsgemäß bei der **intraabdominellen Druckerhöhung > 20 mmHg** und einer **Organdysfunktion** vor. Zu den häufigsten **Ursachen** gehören **Bauchtraumen** und **intensivmedizinische Volumentherapie.** Folglich können **Darmischämie** und **-paralyse** (intestinale Minderperfusion), **Oligurie/Anurie** (→ **akute Nierenschädigung**), **respiratorische Insuffizienz** (Zwerchfellhochstand) und **hämodynamische Instabilität** (Kompression der V. cava inferior → verminderter venöser Rückfluss) auftreten. In der **Diagnostik** spielen **Röntgenübersicht** des **Abdomens, Sonografie, CT** und **intraabdominelle Druckmessung** über den **Harnblasenkatheter** eine wichtige Rolle. **Therapeutisch** wird eine **entlastende Laparotomie,** ggf. mit Resektion der Darmnekrosen, durchgeführt. **5.4.15**

Auf dem **Bild a)** ist ein **akutes subdurales Hämatom** (= akute subdurale Blutung) zu sehen. Diese zeigt sich als eine **sichelförmige** oder **halbmondförmige hyperdense Raumforderung.** Es handelt sich um eine **venöse** Blutung aus den Brückenvenen zwischen der Dura mater und der Arachnoidea mater. Das **Bild b)** zeigt ein **epidurales Hämatom** (= epidurale Blutung), die sich typischerweise als eine **bikonvexe** (= **linsenförmige**) **hyperdense Raumforderung** nachweisen lässt. Diese Blutung ist **arteriell** (meist aus der A. meningea media) und entsteht zwischen Schädelknochen und der Dura mater. **5.4.16**

MERKE

Bei **subduralem Hämatom** sind – v. a. bei **älteren Patientinnen/Patienten,** die **Antikoagulanzien** einnehmen – auch chronische Verläufe möglich. Ein **chronisches subdurales Hämatom** stellt sich dann **hypodens** dar!

Die Bilder wurden mittels **nativer kranialer CT** (CCT), im **Weichteilfenster** (➤ 9.3.5) und in **axialer Schnittebene** angefertigt. **5.4.17**

MERKE

Bei **Unfällen** wird der Kopf immer auch im **Knochenfenster** betrachtet, um mögliche **Schädelfrakturen** zu erkennen.

Unter **freiem Intervall** versteht man eine kurze **symptomfreie Phase nach initialer Bewusstlosigkeit** bei **epiduralem Hämatom.** Die Blutung nimmt dann zu und komprimiert das Gehirn, was zu einer zunehmenden Bewusstseinstrübung führt. **5.4.18**

5.4.19 Bei **raumfordernden subduralen Hämatomen** mit intrakranieller Druckerhöhung (➤ 4.1.21) ist eine **Bohrlochtrepanation** (= kleiner Zugang) mit **Drainage** oder eine Dekompression durch **Kraniektomie** mit Ausräumung des Hämatoms notwendig. Bei **asymptomatischen Verläufen, klinisch stabilen** Patientinnen/Patienten und **kleinen Hämatomen** erfolgt eine konservative Therapie (**engmaschige Überwachung,** regelmäßige **CT-Kontrollen,** ggf. invasive Messung des intrakraniellen Druckes bei schwerem Schädel-Hirn-Trauma). Beim **epiduralen Hämatom** handelt es sich um einen absoluten Notfall mit Notwendigkeit einer **sofortigen OP** (meist durch **Trepanation**).

5.4.20 Bei einem **Thoraxtrauma** mit **akuter Dyspnoe, Tachypnoe, Tachykardie** und **Hypotonie** handelt es sich sehr wahrscheinlich um einen **Spannungspneumothorax**. Diese Situation erfordert eine schnellstmögliche **Notfalldekompression** des Thorax durch eine **Entlastungspunktion**. Hierzu gibt es zwei mögliche Punktionsorte: **Monaldi-Position** (**2. ICR** in der **Medioklavikularlinie**) und **Bülau-Position** (**4.–5. ICR** in der **vorderen** bis **mittleren Axillarlinie**). Der Thorax wird z. B. mit einer 14-Gauge-Kanüle am **Oberrand (!)** der **Rippe senkrecht** eingestochen. Danach wird der **Patient** ins **Krankenhaus transportiert,** wo eine **Thoraxdrainage** in der Bülau-Position angelegt wird (Blut sammelt sich bei einem möglichen Hämatopneumothorax im unteren Thorax).

MERKE

Punktieren Sie immer **am oberen Rippenrand** – am unteren Rand verlaufen Gefäße und Nerven!

5.4.21 **Pathomechanismus** von **Spannungspneumothorax: Einströmen** der **Luft** in den **Pleuraspalt** bei der **Inspiration,** aber kein Entweichen bei der Exspiration (**Ventilmechanismus**) → zunehmende **Ansammlung** von **Luft** → **↑intrathorakaler Druck** → **Kompression** der **gesunden Lunge, Mediastinalverlagerung** → **Hypoxie, ↓venöser Rückfluss** zum **Herzen** → **Kreislaufkollaps**

5.4.22 Das Röntgenbild zeigt einen **Spannungspneumothorax** links mit **geringer Verlagerung** des **Herzens** und **Mediastinums** nach **kontralateral.** Ein **Pneumothorax** lässt sich durch **Transparenzerhöhung** und **Abbruch** der **Gefäßzeichnung** auf der betroffenen Seite erkennen. Bei einem **Spannungspneumothorax** finden sich zusätzlich **breite Interkostalräume,** ein **Zwerchfelltiefstand** auf der **betroffenen Seite** und eine **Verschiebung** des **Mediastinums** zur **Gegenseite.**

5.4.23 Im Röntgenbild zeigt sich eine **anteriore Schultergelenkluxation** – die **häufigste Luxation** des Menschen. **Posteriore** und **inferiore Luxationen** sind **deutlich seltener.**

5.4.24 Körperliche Befunde bei einer Schultergelenkluxation: **schmerzhafte Bewegungseinschränkung, federnde fixierte Stellung** in **Außenrotation** und **Abduktion** (bei anteriorer Luxation), **dislozierter Humeruskopf** und **leere Gelenkpfanne** bei Palpation, **abgeflachte Kontur** des **M. deltoideus** (tastbare „**Delle**").

5.4.25 Bei der **Schultergelenkluxation** können folgende **Begleitverletzungen** auftreten: **Bankart-Läsion** (= Abriss des Labrum glenoidale), **Hill-Sachs-Läsion** (= Impressionsfraktur des Humeruskopfes), **SLAP-Läsion** (= Verletzung des oberen Labrums von vorne nach hinten, ggf. mit einem Riss der langen Bizepssehne), **Ruptur** der **Rotatorenmanschette, Verletzung** des **Plexus brachialis** und des **N. axillaris** (→ Parese des M. deltoideus, Sensibilitätsstörungen am lateralen Oberarm), **posttraumatische Omarthrose.**

MERKE

Hill-Sachs-Läsion, Bankart-Läsion und **Läsionen** der **Rotatorenmanschette** gelten als **Risikofaktoren** für **rezidivierende Luxationen!**

Als **habituell** werden **rezidivierende Schultergelenkluxationen** bezeichnet, die bei angeborener oder erworbener **Hyperlaxität** der **Bänder** auch ohne adäquates Trauma auftreten. **5.4.26**

Nach vorheriger **DMS-Kontrolle** und **Ausschluss** von **Frakturen** im Röntgen sollte baldmöglichst eine schonende **geschlossene Reposition** des Schultergelenks durchgeführt werden, z. B. nach **Stimson** (Patient in Bauchlage mit nach unten herabhängendem Arm → der Arm wird mit einem Gewicht von ca. 5 kg beschwert → spontane Reposition innerhalb weniger Minuten). Nach der Reposition erfolgen eine **erneute DMS-Kontrolle** und **Röntgenaufnahme.** Anschließend wird das **Schultergelenk** für **2–4 Wochen** in einem **Gilchrist**- oder **Desault-Verband** oder in einer **Orthese** immobilisiert, dann erfolgt eine **Physiotherapie.** **5.4.27**

OP-Indikationen nach einer Schultergelenkluxation: **Nerven**- und **Gefäßverletzungen, Hill-Sachs-Läsion, Bankart-Läsion, Ruptur** der **Rotatorenmanschette, erfolglose Reposition** und **junges Alter.** **5.4.28**

Das **Schultergelenk** (= Art. glenohumeralis) ist das **beweglichste Gelenk** des menschlichen Körpers (geringe Artikulationsfläche). Im Schultergelenk artikuliert der **Caput humeri** (= Gelenkkopf) mit der **Cavitas glenoidalis** (= Gelenkpfanne) der Scapula (= Schulterblatt). Um die Gelenkpfanne verläuft das **Labrum glenoidale** (→ Vergrößerung der Gelenkfläche). Das Schultergelenk wird durch die **Rotatorenmanschette** stabilisiert. In der Gelenkkapsel verläuft die **lange Bizepssehne.** Neben dem Schultergelenk sind noch die **Art. acromioclavicularis** (= AC-Gelenk – u. a. wichtig bei Elevation, d. h. die Abduktion über 90°), die **Art. sternoclavicularis** (u. a. wichtig bei Elevation) und die **Art. scapulothoracalis** (= Schulterblatt-Thorax-Gelenk) für die Beweglichkeit der Schulter wichtig. **5.4.29**

Das **Schultergelenk** erlaubt folgende **Bewegungen:** 1. **Anteversion/Retroversion** (= **Flexion/Extension**); 2. **Abduktion/Adduktion;** 3. **Innenrotation/Außenrotation.** **5.4.30**

Die **Neutral-Null-Methode** ist eine standardisierte Methode zur klinischen Bestimmung des **Bewegungsausmaßes** von **Gelenken.** Es werden mögliche **aktive Bewegungen** untersucht, in **Winkelgraden** (z. B. 20°) gemessen und mittels eines **dreistelligen Codes** dokumentiert (z. B. 180/0/40° für die Ab- und Adduktion im Schultergelenk). **Der erste Wert** (180°) zeigt die **Bewegung vom Körper weg** (hier die Abduktion). **Der zweite Wert** (0°) gibt Aufschluss darüber, ob die Patientin/der Patient die **physiologische Neutralstellung** einnehmen kann. **Der dritte Wert** (40°) zeigt die **Bewegung zum Körper hin** (hier die Adduktion). **5.4.31**

5.4.32 Die **Rotatorenmanschette** ist eine **muskuläre Struktur,** die das **Schultergelenk stabilisiert.** Sie wird aus vier Muskeln gebildet, die am Schulterblatt entspringen und am Humeruskopf mit ihren Sehnen ansetzen: **M. supraspinatus** (Abduktion), **M. infraspinatus** (Außenrotation), **M. teres minor** (Außenrotation, Adduktion) und **M. subscapularis** (Innenrotation).

5.4.33 Als **Impingement-Syndrom** bezeichnet man die **schmerzhafte Weichteileinklemmung,** häufig von Sehnen, innerhalb eines **Gelenkes.** Beim **Schultergelenk** ist häufig die **Sehne** des **M. supraspinatus** betroffen. Die Verengung entsteht am häufigsten zwischen dem Humeruskopf und dem Acromion (= **subakromiales Impingement-Syndrom**). Als Folge treten Schmerzen auf, z. B. beim Liegen auf der betroffenen Schulter. Zu den **Ursachen** gehören u. a. **Sehnenverkalkungen, Bursitiden, muskuläre Dysbalancen** und **hakenförmiges Acromion** (= anatomische Variante). Die Diagnostik basiert auf den **klinischen Tests** (➤ 14.7.6) und Bildgebung (**Röntgen,** ggf. **Sonografie** oder **MRT**). Therapeutisch spielt die **Physiotherapie** eine wichtige Rolle (→ **Kräftigung** der **Muskulatur**), außerdem kommen die Gabe von **NSAR, lokale Gabe** von **Glukokortikoiden** und die **Stoßwellentherapie** zum Einsatz. Bei Versagen konservativer Therapie wird das Schultergelenk **arthroskopisch** oder **offen-operativ dekomprimiert.**

5.4.34 Das Röntgenbild zeigt eine **Klavikulaschaftfraktur,** die sich bei der körperlichen Untersuchung z. B. durch eine **Schonhaltung** der **Schulter** in **Adduktion** und **Stufenbildung** im Verlauf des Knochens erkennen lassen kann. Insb. bei **lateralen Frakturen** kann das **Klaviertastenphänomen** (= das mediale Fragment der Clavicula ist durch den Zug des M. sternocleidomastoideus nach oben disloziert) positiv sein. *CAVE:* **Lungenauskultation** zum **Ausschluss** eines **Pneumothorax** ist auch wichtig!

5.4.35 **Klavikulafrakturen** werden i. d. R. **konservativ** mit einer **Armschlinge,** einem **Gilchrist-Verband** oder seltener einem **Rucksackverband** für ca. **3–6 Wochen** behandelt. Eine **OP** (**Platte, Nagel,** ggf. **Zuggurtung** bei lateralen Frakturen) ist insb. bei **erheblichen Dislokationen, Nerven-** und **Gefäßverletzungen** (A. und V. subclavia, Plexus brachialis) und **Pneumothorax** notwendig.

5.4.36 Im Röntgenbild zeigt sich eine **Dislokation** des **distalen Radiusfragments** nach **radial** und **dorsal.** Dieser Befund spricht für eine **Colles-Fraktur** (= distale Radiusfraktur loco typico, Extensionsfraktur) – die häufigste Fraktur des Menschen.

5.4.37 Zu den **distalen Radiusfrakturen** (= bis 3 cm proximal des radiokarpalen Gelenks) gehören: **Colles-Fraktur, Smith-Fraktur** (= Flexionsfraktur nach einem Sturz auf die flektierte Hand → Dislokation des distalen Radiusfragments nach radial und palmar), **Chauffeur-Fraktur** (= intraartikuläre Fraktur mit Abriss des Proc. styloideus radii), **Barton-Fraktur** (= intraartikuläre Fraktur der distalen Radiuskante auf der Dorsalseite bzw. Palmarseite → **Reversed-Barton-Fraktur**) und **distale Radiustrümmerfraktur.**

5.4.38 Das **Kahnbein** (= Os scaphoideum) ist **am häufigsten** von **Frakturen** betroffen.

5.4.39 Es gibt folgende **Handwurzelknochen** (von radial nach ulnar): 1. **Proximale Reihe – Os scaphoideum, Os lunatum, Os triquetrum, Os pisiforme;** 2. **Distale Reihe – Os trapezium, Os trapezoideum, Os capitatum, Os hamatum.**

Eselsbrücke: Die **Handwurzelknochen** können Sie sich mit der folgenden Eselsbrücke einfach merken: 1. **Proximale Reihe – SCA-LU-TRI-PI;** 2. **Distale Reihe – TRA-TRA-CA-HA.**

CT wird bei **V. a. intraartikuläre Frakturen** und karpale Verletzungen (insb. **Kahnbeinfraktur** → Druckschmerz in der Tabatière = Fovea radialis) angewendet. 5.4.40

Stabile Frakturen werden **konservativ** (→ **geschlossene Reposition** + **Ruhigstellung** z. B. in einer **Unterarmgipsschiene** für 4–6 Wochen) behandelt. Bei instabilen Frakturen, erfolgloser Reposition und Begleitverletzungen erfolgt eine **Osteosynthese** (→ **winkelstabile Platte, Schrauben** oder **Kirschner-Draht,** ggf. **Fixateur externe** bei offenen Frakturen). 5.4.41

Bei **distalen Radiusfrakturen** können auch **Komplikationen** auftreten, z. B. **Verletzung** des **N. medianus, Karpaltunnelsyndrom** (➤ 4.2.12), **Sudeck-Syndrom** (= komplexes regionales Schmerzsyndrom [CRPS]). 5.4.42

MERKE

CRPS äußert sich mit **persistierenden Schmerzen** und **Funktionsstörungen** (eingeschränkte Beweglichkeit, trophische Störungen u. a.) der betroffenen Extremität. **Schmerzhafte** und **wiederholte Repositionen** können auch zum CRPS führen!

Bei **Leisten-** und/oder **Hüftschmerzen** muss v. a. an eine **Coxarthrose, Leistenhernie, rheumatische Erkrankungen, Gicht** und **Frakturen** gedacht werden. Der typische **Anlaufschmerz** (= Gelenkschmerz und Steifigkeit zu Beginn einer Bewegung) und **Morgensteifigkeit** des Hüftgelenks sprechen eher für eine **Coxarthrose.** Bei der Coxarthrose ist weiter wichtig, die **primäre** (= idiopathische) **Form** von den **sekundären Ursachen** zu differenzieren: z. B. **femoroacetabuläres Impingement-Syndrom** (= Anstoßen von Femur ans Acetabulum, z. B. bei zu tiefer Gelenkpfanne), **rheumatische Erkrankungen, Gicht,** Z. n. **Trauma.** 5.4.43

Das **Hüftgelenk** (= Art. coxae) ist ein Kugelgelenk, in dem der **Femurkopf** (= Gelenkkopf) mit dem **Acetabulum** (= Gelenkpfanne) artikuliert. Das Acetabulum ist durch das **Labrum acetabuli** an den Rändern vergrößert. Die **Gelenkkapsel** ist mit **Lig. iliofemorale, Lig. ischiofemorale** und **Lig. pubofemorale** verstärkt, **innerhalb** des **Hüftgelenks** verläuft das **Lig. capitis femoris.** 5.4.44

Das **Hüftgelenk** erlaubt folgende **Bewegungen:** 1. **Flexion/Extension;** 2. **Abduktion/Adduktion;** 3. **Innenrotation/Außenrotation.** 5.4.45

In der **Diagnostik** der **Coxarthrose** sind wichtig: 1. Anamnese (v. a. **Schmerzanamnese, Unfälle** und **Operationen** in der **Vorgeschichte, Vorerkrankungen**); 2. Körperliche Untersuchung (z. B. **Druckschmerz** über **Trochanter major, eingeschränkte Innenrotation** und **Abduktion, Thomas-Handgriff, Trendelenburg-Zeichen** [➤ 14.8.1]); 3. Bildgebung (**Röntgen** – Arthrosezeichen, ggf. **CT/MRT**). 5.4.46

5.4.47 **Radiologische Zeichen** der **Arthrose** sind: **Verschmälerung** des **Gelenkspaltes,** Bildung von **Geröllzysten** und **Osteophyten, subchondrale Sklerosierung, unregelmäßige Gelenkfläche.**

5.4.48 Bei der **Coxarthrose** stehen **konservative** (**Gewichtsabnahme, physikalische Therapie, Krankengymnastik, NSAR, lokale Gabe** von **Glukokortikoiden** bei akuten Beschwerden) und **operative** therapeutische Möglichkeiten (**Endoprothesen** in fortgeschrittenen Stadien) zur Verfügung.

5.4.49 Die Methode der 1. Wahl bei **operativer Therapie** der **Coxarthrose** ist eine **zementierte** oder **unzementierte Totalendoprothese** (TEP). Der **OP-Zugang** erfolgt i. d. R. **minimalinvasiv** – von **ventral,** wobei **Muskeln nicht durchtrennt,** sondern nur **zur Seite geschoben** werden. Außerdem sind auch dorsale und laterale OP-Zugänge möglich. Bei der OP werden die Hüftpfanne (**Acetabulum**) **ausgefräst,** das Femur im Bereich des **Schenkelhalses reseziert** und der **Markraum** des Femurs **präpariert.** Die **TEP** wird anschließend in den **Femurschaft eingesetzt** (bei zementierten TEP zusammen mit dem **Knochenzement**).

5.4.50 Eine **Hüft-TEP** besteht aus **vier Teilen: Schaft** (**Titan**), **Kopf** (**Keramik** oder **Titan**), **Inlay** (**Kunststoff**) und **Pfanne** (**Keramik** oder **Titan**). Das **Inlay** bildet die **Gleitkomponente** der TEP. Die **Oberfläche zementfreier TEP** ist **rau,** um das postoperative Einwachsen der Osteoblasten zu ermöglichen.

5.4.51 1. **Zementierte TEP** – **Indikation: ältere Patientinnen/Patienten, Osteoporose; Vorteile:** praktisch **sofortige Belastbarkeit** und **frühe Mobilisierung** möglich; **Nachteile: Toxizität** und **Allergie gegen** den **Knochenzement.** 2. **Zementfreie TEP** – **Indikation: jüngere Patientinnen/Patienten; Vorteile: schonende Resektion** am **Knochen, keine Zementreste beim Wechsel** der **TEP; Nachteile:** längere **postoperative Entlastung** und **Teilbelastung** unter **Thromboseprophylaxe** erforderlich.

5.4.52 Aufgrund des Unfallmechanismus (**Sturz** auf die **Hüfte**), des körperlichen Befundes (**verkürztes** und **außenrotiertes Bein**) und der Risikofaktoren (**weibliches Geschlecht** und **hohes Alter**) ist eine **Schenkelhalsfraktur** (= Oberschenkelhalsfraktur) zu vermuten (→ typische Fraktur des alten Menschen mit **Osteoporose** [➤ 3.14.1]). Meistens handelt es sich um eine **mediale** (= **intrakapsuläre**) **Schenkelhalsfraktur** und **Adduktionsfraktur** (= Sturz auf das adduzierte Bein). Laterale (= extrakapsuläre) Schenkelhalsfrakturen sind seltener. Abduktionsfrakturen treten bei Sturz auf das abgespreizte (= abduzierte) Bein, sind seltener, meist stabil und daher mit besserer Prognose verbunden.

5.4.53 Die **Garden-Klassifikation** unterteilt die **Schenkelhalsfrakturen** in vier Typen nach der **Dislokation** der **Frakturfragmente** und dem **Risiko** der **Perfusionsstörung** des **Femurkopfes. Typ I: inkomplette** (eingestauchte), **nicht-dislozierte** Abduktionsfraktur; **Typ II: vollständige,** aber **nicht-dislozierte** Adduktionsfraktur; **Typ III:** vollständige Adduktionsfraktur, **teilweise disloziert** (mediale Kontaktfläche noch erhalten); **Typ IV: vollständige Dislokation,** kein Kontakt der Frakturfragmente. Klinisch wichtig ist v. a. die Differenzierung zwischen **nicht-dislozierten** (**Typ I** und **II** → **intakte Perfusion** → **Gelenkerhalt**) und **dislozierten** (**Typ III** und **IV** → **Perfusionsstörung** → **Gelenkersatz**) Frakturen.

Für die **Durchblutung** des **Femurkopfes** ist die **A. circumflexa femoris medialis** (Ursprung aus der A. profunda femoris) hauptverantwortlich. 5.4.54

Die **Pauwels-Klassifikation** unterteilt die **Schenkelhalsfrakturen** nach dem **Winkel** zwischen der **Horizontalen** und der **Frakturebene. Typ I:** Pauwels-Winkel < **30°** (flache Fraktur); **Typ II:** Pauwels-Winkel **30°–50°; Typ III:** Pauwels-Winkel > **50°** (Abscherfraktur). Dabei gilt: je **größer** der **Winkel,** desto **instabiler** die **Fraktur** und **höher** die **Gefahr** einer **Dislokation** des Fragmentes. 5.4.55

Das **Röntgenbild** bestätigt die Verdachtsdiagnose. Es zeigt eine **dislozierte mediale Schenkelhalsfraktur** (Garden III-IV) **rechts** in Varusstellung. 5.4.56

Das Verfahren der 1. Wahl bei **jungen, aktiven** Patientinnen/Patienten mit **guter Knochenqualität** ist eine **hüftkopferhaltende operative Versorgung** mit **Osteosynthese.** Bei **dislozierten** Frakturen (Garden Typ III und IV), **älteren,** wenig aktiven Patientinnen/Patienten mit **Osteoporose,** ist eine **hüftkopfersetzende Endoprothese** indiziert. Eine **konservative Therapie (Mobilisierung, Krankengymnastik**) wird bei eingestauchten, nicht-dislozierten Frakturen (**Garden Typ I**) oder bei **Inoperabilität** durchgeführt. 5.4.57

Bei der **endoprothetischen Versorgung** werden zwei Arten von **Endoprothesen** verwendet: 1. **Femurkopfprothese (Hemiendoprothese** [HEP], i. d. R. wird eine **Duokopfprothese** implantiert, bei der nur der Femurkopf ersetzt wird, das Acetabulum bleibt erhalten); 2. **TEP** als **unzementierte** (bei jungen, aktiven Patientinnen/Patienten) oder **zementierte TEP** (bei älteren Patientinnen/Patienten mit Osteoporose). 5.4.58

1. **HEP** – Vorteile: **weniger invasiv, geringerer Blutverlust** und **kürzere OP-Zeit, zunächst bessere Beweglichkeit,** Nachteile: **nach 3 Jahren funktionell schlechter als TEP;** 2. **TEP** – Vorteile: **nach 3 Jahren bessere Ergebnisse** als HEP, Nachteile: **höheres Risiko** für eine **Prothesenluxation** 5.4.59

Bei der **Schenkelhalsfraktur** kommen am häufigsten **extramedulläre osteosynthetische Verfahren (Zugschraubenosteosynthese** mit **3 Zugschrauben,** ggf. **dynamische Hüftschraube** [**DHS**]) zum Einsatz. Seltener wird die **intramedulläre Osteosynthese** mittels **Gammanagel** benutzt. 5.4.60

Die **Operation** bei einer **Schenkelhalsfraktur** muss innerhalb von **24 Stunden** erfolgen, bei einer **Osteosynthese** innerhalb von **6 Stunden** (→ wichtig für den Erhalt der Durchblutung des Femurkopfes!). 5.4.61

Proximale Femurfrakturen werden in **Femurkopffrakturen, Schenkelhalsfrakturen** und **pertrochantäre Femurfrakturen** eingeteilt. 5.4.62

Das CT-Bild zeigt eine **Femurkopffraktur** – eine **Begleitverletzung** bei einer **Hüftgelenkluxation.** Hierbei wird die **Pipkin-Klassifikation** benutzt, die den **Verlauf** der **Fraktur** in Bezug auf das **Lig. capitis femoris** berücksichtigt. **Typ I: horizontale Fraktur kaudal** vom **Lig. capitis femoris. Typ II: vertikale Fraktur, Fragment hängt am Lig. capitis femoris. Typ III: Pipkin I** oder **II + Schenkelhalsfraktur. Typ IV: Pipkin I** oder **II + Acetabulumfraktur.** 5.4.63

5.4.64 **Femurkopffrakturen** werden meist **primär operativ** versorgt (**Schraubenosteosynthese**). Begleitverletzungen (Schenkelhalsfraktur, Acetabulumfraktur) werden entsprechend behandelt. Frakturen vom **Typ I** und **II können** auch **konservativ** behandelt werden (**frühzeitige geschlossene Reposition** der **Hüftgelenkluxation, Entlastung**). Die **Thromboseprophylaxe** erfolgt für ca. 5 Wochen.

5.4.65 **Nicht-dislozierte, stabile Acetabulumfrakturen** können **konservativ** (**Teilbelastung** für ca. 6–8 Wochen, **Thromboseprophylaxe, Mobilisierung**) behandelt werden, sonst ist eine **operative Versorgung** mit **Plattenosteosynthese** nötig.

5.4.66 In der **Beckenübersichtsaufnahme** sieht man eine **komplizierte Beckenringfraktur:** Fraktur der **beiden Schambeinäste** (Ramus superior und inferior) sowie die **weite** und **dislozierte Symphyse** (→ Zeichen einer **Symphysensprengung**). Außerdem stellt sich eine **Fraktur** des **rechten Acetabulums** dar.

5.4.67 Das **Becken** wird aus beiden **Hüftbeinen** (**Ossa coxae**), dem **Kreuzbein** (**Os sacrum** – Teil der Wirbelsäule, bestehend aus 5 Sakralwirbeln S1 – S5) und dem **Steißbein** (**Os coccygeum**) gebildet. Das **Hüftbein** (**Os coxae**) besteht aus **drei Knochen: Darmbein** (**Os ilium**), **Sitzbein** (**Os ischii**) und **Schambein** (**Os pubis**). Anatomisch-funktionell werden am Becken **das hintere Beckenring** (= Verbindung beider Hüftbeine mit der Wirbelsäule über Iliosakralgelenke) und **das vordere Beckenring** (= Verbindung beider Hüftbeine über die knorpelige Symphyse) unterschieden.

5.4.68 Bei **Beckenfrakturen** können **schwere Blutungen** (*CAVE:* **Blutverluste** bis zu ca. **4 Liter** möglich!), **Kompartmentsyndrom** des Beckens (durch die Blutung), **Verletzungen** der Beckenorgane (z. B. **Harnblase, Uterus, Rektum**) und **Thrombose** auftreten. Beckenfrakturen sind außerdem oft mit einem **Polytrauma** (➤ 7.1.2) assoziiert.

5.4.69 Nach der **AO-Klassifikation** werden **Beckenfrakturen** in Abhängigkeit der **Verletzung** des **hinteren Beckenrings** (→ Kriterium der **Beckenstabilität**) klassifiziert. **Typ A: stabile** Beckenfrakturen, **hinterer Beckenring intakt** (z. B. Steißbeinfraktur). **Typ B: teilweise Verletzung** des **hinteren Beckenrings, rotatorische Instabilität,** aber **vertikale Stabilität** (z. B. **Open-book-Fraktur** = Symphysensprengung + außenrotierte Beckenhälfte). **Typ C: rotatorische** und **vertikale** (= komplette) **Instabilität** (z. B. hintere Beckenringfraktur + Symphysensprengung).

5.4.70 Das **therapeutische Vorgehen** hängt von Begleitverletzungen, Ausmaß der Blutung und hämodynamischer Stabilität ab (→ z. B. **Beckengurt, Volumensubstitution, Bluttransfusion** [➤ 3.9.20], ggf. Blutstillung mittels **Notfall-Laparotomie**). **Typ A**-, ggf. auch **nicht-dislozierte Typ B-Frakturen** können **konservativ** (**Thromboseprophylaxe,** zunächst **Bettruhe,** dann **Mobilisierung, Physiotherapie**) behandelt werden. Die **operative Versorgung** (**Schrauben**- oder **Plattenosteosynthese,** ggf. **Fixateur externe**) ist bei **Typ C**- und **instabilen Typ B-Frakturen** nötig.

5.4.71 Das **Kniegelenk** (Art. genus) besteht aus 2 Teilgelenken (**Femorotibialgelenk, Femoropatellargelenk**) an denen insg. 3 Knochen (**Femur, Tibia, Patella**) beteiligt sind. Im **Gelenkspalt** liegen zwei C-förmige Menisken (**Meniscus medialis** und **lateralis** = Innen- und Außenmeniskus), die für eine bessere Kraftverteilung im Knie sorgen. **Oberhalb** der

Patella befindet sich eine Aussackung der Gelenkhöhle (**Recessus suprapatellaris** = Bursa suprapatellaris). Das Kniegelenk wird von **Kreuzbändern** (innerhalb des Gelenks → **Lig. cruciatum anterius** = vorderes Kreuzband und **Lig. cruciatum posterius** = hinteres Kreuzband), Außenbändern (**Kollateralbändern**) – **Lig. collaterale mediale** (tibiale), **Lig. collaterale laterale** (fibulare) – und weiteren Bändern (ventrale, dorsale Bänder) stabilisiert. Das Lig. collaterale mediale ist mit dem Innenmeniskus verwachsen. Die kräftige **Muskulatur** trägt der **Stabilisierung** des Kniegelenks auch bei, dabei bewirkt der **M. quadriceps femoris** (Innervation: N. femoralis) die **Extension** im Kniegelenk.

Knieverletzungen, die bei einem **Trauma** entstehen können sind **Bandruptur** (vordere Kreuzbandruptur am häufigsten), **Meniskusverletzung, Kniegelenkluxation, Patellaluxation/-fraktur, distale Femurfraktur, Fraktur** des **Tibiakopfes.** 5.4.72

Unhappy Triad ist eine kombinierte Verletzung aus der **Ruptur** des **vorderen Kreuzbandes,** des **medialen Kollateralbandes** und **medialer Meniskusläsion.** 5.4.73

Bei Knieverletzungen besteht die **Diagnostik** in der **Anamnese** (**Unfallhergang, vorherige Unfälle**), **klinischer Untersuchung** (➤ Kap. 14.8) und **Bildgebung** (**Röntgen, MRT** → Beurteilung der Kreuzbänder und Menisken, Ausschluss von Weichteilverletzungen). 5.4.74

Bandverletzungen können **konservativ** (z. B. bei Distorsion oder Ruptur ohne Instabilität) oder **operativ** (z. B. bei Instabilität, komplexen Bandrupturen und im jungen Alter) behandelt werden. Die **konservative Therapie** besteht aus kurzfristiger **Entlastung** (Unterarmgehstütze) und Immobilisierung in einer **Knieorthese** unter **Thromboseprophylaxe,** außerdem ist ein **muskuläres Aufbautraining** (M. quadriceps) wichtig. **Operativ** werden **arthroskopisch** eine **Kreuzbandersatzplastik** mit **autologer Sehne** (**Semitendinosus-**, ggf. auch **Gracilissehne**) oder **Fixierung** mit speziellen **Schrauben** durchgeführt. Rupturen der **Außenbänder** können auch **genäht** werden. 5.4.75

Oberes Sprunggelenk (OSG) wird aus 3 Knochen gebildet: **Tibia** (= Schienbein), **Fibula** (= Wadenbein) und **Talus** (= Sprungbein). Tibia und Fibula sind durch die **Syndesmose** zur **Sprunggelenksgabel** (= Malleolengabel, gebildet vom Malleolus medialis der Tibia und Malleolus lateralis der Fibula) verbunden. Das OSG wird durch **laterale** (z. B. **Lig. fibulotalare anterius** und **Lig. fibulocalcaneare**) und **mediale Bänder** (z. B. **Lig. deltoideum**) stabilisiert. 5.4.76

Die Röntgenaufnahmen zeigen eine **Weber-C-Fraktur**. Bei **Sprunggelenksfrakturen** wird die **Weber-Klassifikation** verwendet, die die **Fraktur** des **Außenknöchels** (= Malleolus lateralis) bzw. der **Fibula** im **Verhältnis** zur **Syndesmose** berücksichtigt. **Weber A:** Fraktur **unterhalb** der **Syndesmose** (→ Syndesmose immer **intakt**). **Weber B:** Fraktur **auf Höhe** der **Syndesmose** (→ Syndesmose **möglicherweise rupturiert**). **Weber C:** Fraktur **oberhalb** der **Syndesmose** (→ Syndesmose und Membrana interossea i. d. R. **rupturiert**). Als **Sonderform** der Weber-C-Fraktur gilt die **Maisonneuve-Fraktur** (= hohe Fibulafraktur unterhalb des Fibulaköpfchens). 5.4.77

Es kann auch zu weiteren Verletzungen kommen: **Frakturen** des **Innenknöchels, Ruptur** des **Lig. deltoideum, bimalleoläre Fraktur** (= kombinierte Fraktur des Innen- und Außenknöchels), **Volkmann-Dreieck** (= Fraktur an der dorsalen Tibiakante), **trimalleoläre** 5.4.78

Fraktur (= bimalleoläre Fraktur + Volkmann-Dreieck), **Sprunggelenkluxationsfraktur** (→ Instabilität des Sprunggelenks).

5.4.79 **Weber-C-Frakturen, dislozierte** und **instabile** Frakturen müssen immer **operativ** behandelt werden. Die Fibulafraktur wird meist mit **Schrauben** - und **Plattenosteosynthese** versorgt. Bei Frakturen mit **Verletzung** der **Syndesmose** (Weber C, ggf. Weber B) wird die rupturierte Syndesmose **zusammengenäht,** ggf. erfolgt auch eine Fixation mit einer **Stellschraube** für 6 Wochen. Bei **Knöchelfrakturen** und dem **Volkmann-Dreieck** wird eine **Zugschraube** benutzt. **Postoperativ** ist eine **Teilbelastung** (ca. 15 kg) unter **Thromboseprophylaxe** wichtig. Die **konservative Therapie** (**Orthese** oder **Unterschenkelgips** für **6 Wochen, Teilbelastung** unter Thromboseprophylaxe) ist bei **nicht-dislozierten Frakturen** und **ohne Ruptur** der **Syndesmose** (Weber A, ggf. Weber B) möglich.

Kapitel 6 Anästhesie

6.1 Anästhesieformen

6.1.1 **Allgemeinanästhesie** bei größeren und umfangreichen Eingriffen, z. B. Bauchchirurgie, Thoraxchirurgie, größeren orthopädischen Eingriffen oder Herzchirurgie. – **Regionalanästhesie** (**Periduralanästhesie** [PDA]/**Epiduralanästhesie, Spinalanästhesie** [SPA]): Häufig bei Geburten, urologischen Eingriffen, größeren Eingriffen an den unteren Extremitäten oder im Beckenbereich. – **Plexusanästhesie** bei Eingriffen an der oberen oder unteren Extremität, z. B. Arm-, Hand-, Hüft- oder Kniechirurgie. – **Lokalanästhesie** bei kleineren chirurgischen Eingriffen oder Verfahren, z. B. Hautbiopsien, kleinerer Hautchirurgie oder der Entfernung von Hautläsionen. Bei zahnmedizinischen Eingriffen. *Spezifische Methoden:* 1. **Oberflächenanästhesie** (= direkte Applikation des Anästhetikums auf die Haut oder Schleimhaut), 2. **Infiltrationsanästhesie** (= intradermale, subkutane oder intramuskuläre Applikation des Anästhetikums). – **Analgosedierung** wird häufig bei Verfahren verwendet, bei denen eine tiefe Entspannung erwünscht ist, aber eine Vollnarkose nicht erforderlich ist, z. B. bei Endoskopien, kleineren zahnmedizinischen Eingriffen oder einigen plastisch-chirurgischen Verfahren.

6.1.2 Eine **Vollnarkose** ist ein **kontrollierter Zustand der Bewusstlosigkeit,** der mit Analgesie (= Schmerzfreiheit), Amnesie (= Erinnerungsverlust) und Muskelrelaxation (= Muskelentspannung) einhergeht. Autonome Reflexantworten auf Schmerzreize sind in vielen Fällen abgeschaltet. Die Vollnarkose ermöglicht chirurgische, diagnostische und therapeutische Eingriffe ohne Schmerzen und Bewusstseinserfahrung des Patienten.

6.1.3 Der **Beginn der Narkose** ist der Moment, in dem **Anästhetika verabreicht** werden und der Patient schmerzunempfindlich und bewusstlos wird. Sie **endet,** wenn der Patient **extubiert** ist, selbstständig atmet und auf Aufforderungen reagiert.

6.1.4 1. **Einleitung der Anästhesie:** a) **Präoxygenierung,** um die Sauerstoffreserve in der Lunge zu erhöhen und einen Abfall der Sauerstoffsättigung im Blut zu vermeiden; b) Gabe eines **kurzwirksamen Opioids;** c) Gabe eines **Hypnotikums;** d) **Kurze Beatmung**

mit Maske; e) Gabe eines **Muskelrelaxans** (z. B. Cisatracurium), um die Intubation zu erleichtern; f) **Intubation.** – 2. **Atemwegsmanagement:** Nach der Einleitung wird für adäquate Ventilation und Oxygenierung gesorgt, oft mittels Larynxmaskenluftweg oder Endotrachealtubus. – 3. **Aufrechterhaltung:** Die Anästhesie wird mittels intravenösen oder inhalativen Anästhetika wie Sevofluran durchgängig aufrechterhalten. Zusätzliche Medikamente variieren, je nach Eingriff und Patient. – 4. **Ausleitung:** Die Anästhetika-Zufuhr wird reduziert oder beendet und der Patient erwacht. *Cave:* Der Patient muss schmerzfrei sein und seine reflektorischen Funktionen, insbesondere der Schutzreflex der Atemwege, müssen wiederhergestellt sein, bevor die Atemwegshilfsmittel entfernt werden. – 5. **Postoperative Überwachung:** Der Patient wird in den Aufwachraum gebracht und überwacht, bis die Anästhetikawirkung vollständig nachgelassen hat.

Mögliche Komplikationen einer **Vollnarkose:** 1. **Respiratorische Komplikationen:** Durch Fehlintubation oder Verlegung der Atemwege u. ä. kann **Hypoxie** ausgelöst werden; **Laryngospasmus** tritt häufig in der Kinderanästhesie durch Reizungen des Larynx auf; **Bronchospasmus** ist oft bedingt durch unzureichende Narkosetiefe oder Atemwegsirritationen; bei **Larynxödem** tritt eine Schwellung des Kehlkopfes auf, typischerweise nach wiederholten Intubationsversuchen; Aspiration kann zu chemischer **Pneumonitis** und sekundärer bakterieller **Pneumonie** führen. – 2. **Kardiovaskuläre Komplikationen: Hypotonie** tritt oft bedingt durch die Wirkung der Anästhetika auf, erfordert gelegentlich Volumensubstitution oder Vasopressoren. – 3. **Allergische Reaktionen: Anaphylaxie** ist eine schwere allergische Reaktion, die durch verschiedene anästhesiologische Medikamente ausgelöst werden kann, z. B. Muskelrelaxanzien oder Analgetika. – 4. **Muskelrelaxans-bezogene Komplikationen:** Postoperative Restblockaden sind bleibende Muskelentspannung nach Operationen, insbesondere nach Verwendung von Muskelrelaxanzien, und können zu erhöhter **pulmonaler Morbidität** führen. – 5. **Maligne Hyperthermie** ist eine seltene Komplikation, die genetisch prädisponierte Patientinnen/Patienten nach Verabreichung volatiler Anästhetika und/oder Succinylcholin (= Muskelrelaxans) betrifft. Sie äußert sich in stark gesteigertem Stoffwechsel, Muskelrigidität, Herzrhythmusstörungen und schnellem Temperaturanstieg. Ihre potenziell lebensbedrohliche Natur erfordert sofortige medizinische Reaktion. 6.1.5

Vorteile einer **intravenösen Anästhesie** sind: Schneller Wirkungseintritt, sehr gut steuerbar, weniger Atemwegskomplikationen im Vergleich zu Inhalationsanästhetika u. a. **Nachteile:** Risiko von Injektionskomplikationen, Fehldosierung, lange Nachwirkung 6.1.6

a) **Ziel der Allgemeinanästhesie:** Betäubung des ganzen Körpers und Bewusstseinsverlust des Patienten; b) **Ziel der Regionalanästhesie:** gezielte Betäubung von Körperregionen, wobei der Patient bei Bewusstsein bleibt. 6.1.7

a) **Regionalanästhesie:** ein Anästhetikum wird nahe großer Nerven oder eines Nervenplexus injiziert, um weite Körperbereiche zu betäuben; b) **Lokalanästhesie** betäubt gezielt kleinere Gebiete durch direkte Applikation am Eingriffsort. 6.1.8

Hauptkomplikationen einer **Regionalanästhesie:** 1. **Blutdruckabfall,** der insbesondere nach einer Spinalanästhesie auftritt. Dies resultiert aus der Blockade des sympathischen Nervensystems, welche eine Erweiterung der Blutgefäße verursacht; 2. **postpunktionelle Kopfschmerzen,** wenn nach einer Spinalanästhesie, Liquor cerebrospinalis aus dem 6.1.9

Punktionsloch austritt; 3. **Nervenschäden;** 4. **Infektion;** 5. **Blutungen,** besonders bei Patienten, die Antikoagulanzien nehmen; 6. **unbeabsichtigte tiefe Spinalblockaden;** 7. **fehlerhafte Nadelplatzierung** können unvollständigen oder fehlgeschlagenen Block verursachen.

6.1.10 **Hauptkomplikation** einer **Lokalanästhesie:** 1. **Lokalanästhetika-Intoxikation,** wenn Lokalanästhetika versehentlich in den Blutkreislauf gelangen. Kann durch sorgfältige Aspiration vor Injektion vermieden werden. – 2. **ZNS-Toxizität** (= Zentralnervensystem-Toxizität) wenn das Lokalanästhetikum das zentrale Nervensystem beeinflusst (Übelkeit, Unruhe, Muskelzittern, Krampfanfälle, Bewusstseinsstörungen). – 3. **Herz-Kreislauf-Toxizität,** wenn Lokalanästhetika die Herzfunktion und den Blutdruck beeinträchtigen (Blutdruckabfall, Herzrhythmusstörungen → bis zum Kreislaufkollaps und Herzstillstand!). – 4. **Komplikationen durch Adrenalinzusatz,** den Lokalanästhetika i. d. R. enthalten (Ischämie bis zur Nekrose der Akren [Finger, Zehen]).

6.1.11 Die **Spinalanästhesie ist eine Regionalanästhesie,** bei der ein Lokalanästhetikum direkt in den Subarachnoidalraum des Rückenmarks injiziert wird. Dies blockiert rasch die Schmerzleitung, der in dem Raum liegenden Nervenfasern und betäubt temporär den unteren Körperbereich, ohne dass der Patient das Bewusstsein verliert. 1. *Vorbereitung:* Der **Patient** befindet sich in der **Seitenlage** oder sitzt mit vorgebeugtem Oberkörper, um die Zwischenräume zwischen den Lendenwirbeln für das Einführen der Nadel besser zugänglich zu machen. Oft wird eine oberflächliche Lokalanästhesie verabreicht, damit der Einstich der Nadel schmerzfrei ist. – 2. *Einführen der Nadel:* Eine spezielle Spinalnadel wird **zwischen zwei Lendenwirbeln** durch das subkutane Gewebe, die Rückenmuskulatur, die Ligamenta flava und schließlich durch die Dura mater **in den Subarachnoidalraum** vorgeschoben. – 3. *Injektion des Lokalanästhetikums:* Sobald die Nadel korrekt positioniert ist und aus ihr Liquor austritt, was den korrekten Sitz im Subarachnoidalraum bestätigt, wird das Lokalanästhetikum langsam injiziert. – 4. *Beobachtung des Patienten:* Nach erfolgreicher Injektion wird die Nadel entfernt und der **Patient** wird in eine **flache Position** gebracht. Die Ausbreitung der Betäubung wird überwacht und es wird sichergestellt, dass der Patient keine unerwünschten Nebenwirkungen zeigt.

6.1.12 **Kontraindikationen** einer **Spinalanästhesie:** 1. **Patientenwunsch:** der Patient möchte nicht; 2. **Infektion an der Einstichstelle:** Keime können in den Subarachnoidalraum gelangen; 3. **generalisierte Sepsis:** erhöht Risiko einer Komplikation; 4. **erhöhter intrakranieller Druck:** Bei Patienten mit bereits erhöhtem Druck im Schädel kann die Punktion und der resultierende Liquorverlust das Risiko einer zerebralen Herniation erhöhen; 5. **Blutgerinnungsstörungen:** Hämatome im Rückenmark; 6. **unbehandelte Hypovolämie:** Gefahr des starken Blutdruckabfalls.

6.1.13 Das **epidurale Hämatom** ist eine **kritische Komplikation.** Rasches Vorgehen beeinflusst das neurologische Ergebnis! 1. **Anästhesisten und Chirurgen informieren;** 2. **Blutverdünner stoppen** und Gerinnungstests durchführen; 3. **Neurologischen Status überwachen;** 4. **MRT** des betroffenen Rückenmarksegments; 5. Bei Nachweis eines **Hämatom**s, umgehende **chirurgische Dekompression;** 6. **Intensivüberwachung.**

6.1.14 Bei einer **Aortenstenose** wird in vielen Fällen **Allgemeinanästhesie** bevorzugt, um das Herz-Kreislauf-System stabil zu halten und abrupte Veränderungen des Gefäßwiderstands zu vermeiden. Dabei bevorzugt man volatile Anästhetika und Techniken, die Herzfrequenz und Blutdruck konstant halten.

Eine **Spinalanästhesie** ist bei Patienten mit **Aortenstenose kontraindiziert,** weil das Risiko kardialer Komplikationen steigt. Eine Spinalanästhesie kann eine starke Vasodilatation auslösen, die den peripheren Gefäßwiderstand senkt. Dies kann das Herzzeitvolumen signifikant reduzieren, wodurch die Durchblutung von Herz und Gehirn beeinträchtigt wird. Das **Risiko für Myokardischämie und zerebrale Hypoperfusion** steigt. 6.1.15

Ein **Spannungspneumothorax** ist **akut lebensbedrohlich.** Es muss schnell punktiert werden. 1. **Beatmung beenden;** 2. **Punktion** im 4.–5. ICR vordere bis mittlere Axillarlinie oder 2.–3. ICR in der Medioklavikularlinie mit dicker Kanüle, z. B. 14 Gauge (= G); 3. Dauerhafte Entlastung durch Legen einer **Thoraxdrainage;** 4. **Monitoring** und postoperative Überwachung; 5.**Ursachenanalyse.** 6.1.16

a) Bei der **Spinalanästhesie** wird das **Anästhetikum direkt in den Subarachnoidalraum** injiziert; b) Bei der **PDA** wird das **Anästhetikum in den Periduralraum** injiziert, der außerhalb der Dura mater liegt. Dieser Raum enthält Fettgewebe und venösen Plexus, aber keinen Liquor. Die Wirkung der Anästhesie setzt langsamer ein als bei der Spinalanästhesie, weil das Lokalanästhetikum durch die Dura mater diffundieren muss. Sie kann mittels eines Katheters aufrechterhalten werden. Dies prädestiniert die PDA für längere Eingriffe oder zur postoperativen Schmerztherapie. 6.1.17

6.2 Einschätzung des perioperativen Risikos

Bei einer **Prämedikationsvisite** sammelt die Anästhesistin durch Anamnese und körperliche Untersuchung **narkoserelevante Informationen:** Blutungsanamnese, Vorerkrankungen, ein Fokus liegt auf der Beurteilung des Atemwegs zur Früherkennung von Anästhesie-Komplikationen. Basierend auf diesen Erkenntnissen wählt sie das optimale Narkoseverfahren aus. In der Prämedikationsvisite klärt die Anästhesistin ihren Patienten auch über das geplante Verfahren auf und holt das Einverständnis des Patienten ein. 6.2.1

GERD erhöht das **Risiko einer Aspiration von Mageninhalt** während der Induktion oder Aufwachphase einer Anästhesie. Dies kann zu einer **Aspirationspneumonie** führen. Präventive Maßnahmen der ersten Wahl können Protonenpumpeninhibitoren (PPI) oder als zweite Wahl Histamin-2-Rezeptorblocker sein. Zusätzlich kann eine ausreichende Nüchternheitsperiode vor der Operation das Risiko verringern. 6.2.2

1. Bei der **körperlichen Untersuchung** inspiziert die Anästhesistin zur **Atemwegsbeurteilung** Mund und Rachen auf Anomalien oder Hindernisse, die die Intubation erschweren können. Sie betrachtet den **Mundöffnungsgrad** und die **Position des Kehlkopfes.** – 2. Bei der **kardiovaskulären Untersuchung** hört sie Herz und Lunge ab, um Herzrhythmusstörungen, Herzgeräusche oder Anzeichen von Atemwegserkrankungen festzustellen. – 3. Zur **vaskulären Beurteilung** besieht sie sich die Venen an den Armen für potenzielle intravenöse Zugänge. – 4. Bei Bedarf erfolgt eine kurze **neurologische Untersuchung.** – 5. Sie beurteilt den **Bewegungsapparat** hinsichtlich der OP-Positionierung. – 6. Sie überprüft den **allgemeinen Gesundheitszustand,** 6.2.3

einschließlich Ernährung und körperlicher Besonderheiten, die für die Anästhesie relevant sein könnten.

6.2.4 Die **Aufklärung** eines **adipösen Patienten** beinhaltet 1. das Risiko einer Verschlechterung von bestehenden Vorerkrankungen; 2. das erhöhte Aspirationsrisiko; 3. die erschwerten Intubationsbedingungen.

6.2.5 Bei einer **rückenmarksnahen Regionalanästhesie** wird **aufgeklärt** 1. über das **Risiko** von Blutungen nach Fehlpunktion (Gefäßpunktion oder intravaskuläre Injektion), Hämatomen, Infektion, anhaltenden Kopfschmerzen durch duralen Liquorverlust, dauerhaften oder vorübergehenden Nervenschäden oder neurologischen Komplikationen, Taubheit oder Schwäche in den Beinen, Harnverhalt; 2. dass bei einer unzureichenden Wirkung der Regionalanästhesie eine **andere Anästhesiemethode** gewählt werden muss. Auch über diese wird aufgeklärt.

6.2.6 Die **ASA**-Klassifikation ist eine Einteilung zur **Abschätzung des perioperativen Risikos.**

6.2.7 Risikogruppe **ASA 1: gesund**er Patient, der nicht raucht und wenig Alkohol trinkt. – **ASA 2:** Patient mit **leichter Erkrankung** ohne gesundheitliche Beeinträchtigung (gut eingestellte Hypertonie und/oder Diabetes mellitus, BMI zwischen 30 und 40, Raucher). – **ASA 3:** Patient mit Erkrankung mit **deutlicher Beeinträchtigung** (COPD, BMI über 40, Z. n. Myokardinfarkt, Kardiomyopathie). – **ASA 4:** Patient mit **lebensbedrohlicher Erkrankung** (Myokardinfarkt, Stent-OPs innerhalb der letzten drei Monate, instabile Angina Pectoris, Ejektionsfraktion stark reduziert). – **ASA 5:** Patient in **lebensbedrohlich kritischem Zustand,** der innerhalb der nächsten 24 Stunden operiert werden muss (Darmischämie, rupturiertes Aortenaneurysma). – **ASA 6: gestorbener** Patient mit festgestelltem Hirntod, Organspender.

6.2.8 Mit dem Apfel-Score beurteilt man das **PONV-Risiko** (= **p**ost**o**perative **n**ausea and **v**omiting) des Patienten, nach der Narkose unter Übelkeit oder Erbrechen zu leiden.

6.2.9 Der Patient hat ein **Risiko von 40 %,** an PONV zu leiden. 0 Punkte = 10 %; 1 Punkt = 20 %: 2 Punkte = 40 %; 3 Punkte = 60 %; 4 Punkte = 80 %.

6.2.10 Weitere **Risiken für PONV** sind Allgemeinanästhesie, Gabe von Inhalationsanästhetika und Lachgas, eine Narkosedauer > 60 Minuten und jugendliches Alter.

6.2.11 In der Blutungsanamnese wird **nicht** gefragt: Nr. 7.

6.2.12 Dauert Ihre Monatsblutung üblicherweise länger als sieben Tage?

6.2.13 Bei einer oder mehreren **mit „ja"** beantworteten Fragen gilt die **Blutungsanamnese** als **auffällig.** Die Ärztin muss jetzt genau weiterfragen und dann eine weitergehende Labordiagnostik veranlassen.

6.2.14 Zur **präoperativen Einschätzung** einer **schwierigen Intubation** gehören 1. **Anamnese:** Erfassung früherer Intubationserfahrungen und relevanter Vorerkrankungen; 2. Körperliche Untersuchung und **Beurteilung** von **Mundöffnung** und **Kieferbeweglichkeit;** 3. **Mallampati-Klassifikation:** Bewertung der Sichtbarkeit der oberen Atemwege; 4. Einschätzung der **Zungengröße** im Verhältnis zur Größe des Rachenraums; 5. Messung des **thyreomentalen Abstandes** (= Abstand zwischen Schildknorpel und Kinn); 6. **Halsumfang** und **HWS-Beweglichkeit:** Beurteilung von Reklination des Kopfes und Halsbeweglichkeit.

6.2.15 **Mallampati I:** der gesamte weiche Gaumen, die Uvula und die seitlichen Gaumenbögen sind klar sichtbar. – **Mallampati II:** die seitlichen Gaumenbögen und die Spitze der Uvula sind nicht mehr zu sehen. – **Mallampati III:** nur der weiche und harte Gaumen können noch gesehen werden. – **Mallampati IV:** nur der harte Gaumen ist sichtbar. → Ein **höherer Score** weist auf **zunehmende Schwierigkeiten** bei einer Intubation hin.

6.2.16 Im Allgemeinen werden Patienten, die in der **Mallampati-Klassifikation III oder IV** eingestuft werden, als Patienten mit einem **potenziell schwierigen Atemweg** betrachtet.

6.2.17 Ein **Anästhesie-Ausweis** dient der **Patientensicherheit** und bleibt beim Patienten. Der Ausweis enthält wichtige Informationen über durchgeführte Anästhesieverfahren und dabei aufgetretene Besonderheiten oder Komplikationen (z. B. Schwierigkeiten bei der Intubation und wie die Probleme gelöst wurden), verwendete Medikamente und mögliche allergische Reaktionen.

6.3 Ablauf der Anästhesie

6.3.1 1. In der **Schleuse** wird mit einer **Checkliste** die Identität des Patienten geprüft. – 2. Aus Hygienegründen wird er auf ein OP-Bett umgebettet. – 3. Damit er nicht auskühlt, erhält er eine Wärmedecke, um perioperative Hypothermie und die damit verbundenen Risiken wie erhöhte Blutung, kardiovaskuläre Komplikationen und Wundinfektionen zu minimieren.

6.3.2 Das „**Sign-In**"-Verfahren des WHO-Programms „Safe Surgery Saves Lives" ist Teil des **Sicherheitsschecks vor einer Operation.** 1. Die Identität des Patienten (Name und Geburtsdatum) werden bestätigt und mit der Patientenakte und dem Patientenarmband abgeglichen; 2. **Art und Position des Eingriffs** werden übergeprüft, insbesondere durch Kontrolle der Markierung; 3. die schriftlichen Einwilligungen für Operation und Anästhesie werden überprüft. Zur Abschätzung des Aspirationsrisikos muss sich der Anästhesist außerdem vergewissern, wie lange die letzte Mahlzeit seines Patienten zurückliegt. ▶ https://else4.de/Kap_06T

6.3.3 Die **Narkoseeinleitung** erfolgt standardmäßig nach einem festen **Schema:** 1. **Präoxygenierung,** bis die endtidale Sauerstoffkonzentration 90 % übersteigt; 2. Applikation eines **kurzwirksamen Opioids zur Analgesie** (z. B. Fentanyl oder Remifentanil); 3. Gabe eines **Hypnotikums** (z. B. Propofol), 4. **Maskenbeatmung;** 5. Wenn die Maskenbeatmung sicher durchgeführt werden kann, kann ein **Muskelrelaxans** verabreicht werden (z. B. Cisatracurium, Rocuronium oder Succinylcholin), um die Intubation zu erleichtern; 6. **Intubation;** 7. **maschinelle Beatmung.**

6.3.4 1. c); 2. a); 3. d); 4. b)

6.3.5 a) **Frauen:** 7,0/7,5/8,0 mm; b) **Männer:** 8,0/8,5/9,0 mm. Die üblichsten haben 7,5 mm.

6.3.6 Ablauf einer **endotrachealen Intubation:** 1. **Adäquate Patientenlagerung** sicherstellen, idealerweise in der Schnüffelposition, um die optimale Achse für die Intubation zu gewährleisten. – 2. **Laryngoskopie:** Mit der linken Hand das Laryngoskop behutsam bis zur Epiglottis vorschieben. Die Zunge wird sanft seitwärts geschoben, um eine klare Sicht auf die Stimmritze zu erhalten. – 3. **Einführen des Endotrachealtubus:** Unter visueller Kontrolle den Tubus mit der rechten Hand durch die Stimmritze in die Trachea führen und anschließend den Cuff aufblasen. – 4. **Bestätigung der korrekten Tubusplatzierung** durch klinische und technische Methoden. – 5. **Fixierung des Tubus,** um eine Dislokation zu verhindern.

6.3.7 Die **korrekte Lage des Tubus** wird kontrolliert durch 1. **Auskultation des Magens im Epigastrium** auf Insufflationsgeräusche; 2. **Auskultation der Lungen** auf die richtige Beatmung.

6.3.8 Zeichen für **Schwierigkeiten** bei einer **Intubation** können sein: 1. **Anatomische Merkmale:** Kurzer, dicker Hals, große Zunge, eingeschränkte Beweglichkeit des Halses oder des Kiefergelenks, eingeschränkte Mundöffnung, Fehlstellung der Zähne u. a.; 2. **Patientenvorgeschichte:** Vorangegangene schwierige Intubation, Verletzung am Gesichtsschädel; Zungenpiercing, 3. **Mallampati-Klassifikation III oder IV** u. a.

6.3.9 a) **Sichere Intubationszeichen:** CO2-Nachweis durch Kapnometer in der exspirierten Luft über mehrere Minuten (4–5 Vol.-% ≈ 35–40 mmHg); direkte Inspektion: Beobachtung des Tubusverlaufs durch die Stimmlippen; visuelle Bestätigung der intratrachealen Tubuslage durch Bronchoskopie; b) **Unsichere Intubationszeichen:** Thoraxexkursionen, Kondensation von Atemfeuchtigkeit an der Tubusinnenwand; das Hören von vesikulären Atemgeräuschen bei der Auskultation (insbesondere bei pädiatrischen Patientinnen/Patienten).

6.3.10 **1. Stufe (Routineüberwachung):** Stethoskop, EKG-Monitor, nichtinvasive Blutdruckmessung (NIBP), Pulsoximeter, Kapnometer, Narkosegasmessung und elektrisches Thermometer; **2. Stufe (Erweiterte Überwachung):** Bei größeren Eingriffen zusätzlich einen zentralen Venenkatheter, invasive Blutdruckmessung und arterielle Blutgasuntersuchungen; **3. Stufe (Spezialüberwachung):** Bei besonderen Operationen wie Herzchirurgie oder bei schwerem Trauma sind PiCCO-Monitoring (= Pulse Contour Cardiac Output, dt. Pulskontur-Herzzeitvolumen), Pulmonalarterienkatheter, intrakranielle Druckmessung und umfangreiche Laboruntersuchungen erforderlich.

6.3.11 Die **wichtigsten Medikamente** während einer **Anästhesie** sind: a) **Hypnotikum:** Propofol, Etomidat; b) **Muskelrelaxanzien:** Rocuronium, Succinylcholin; c) **Inhalationsanästhetika:** Isofluran, Desfluran, Sevofluran; d) **Analgetika:** Opioid-Analgetika wie Fentanyl, Morphin oder Remifentanil; e) **Antiemetika:** Ondansetron; f) **Vasopressoren und Inotropika:** Ephedrin, Noradrenalin.

6.3.12 Der **Aufwachraum** ist ein spezieller Bereich, in dem Patienten nach einer Narkose überwacht werden, bis ihre Vitalfunktionen stabil sind. Nach stabilisiertem Zustand werden Patienten auf ihre Station verlegt, bei Komplikationen auf die Intensivstation. Die Überwachung umfasst EKG, Pulsoximetrie und Blutdruckmessung.

Kapitel 7 Notfallmedizin

7.1 Prähospitale Phase

Eine **starre Vorgabe für den Ablauf an einem Unfallort gibt es nicht.** Die Notärztin geht 7.1.1
je nach Szene und Situation vor: 1. Sie sichert den Unfallort, sorgt für ihren Eigenschutz und die Sicherheit aller Beteiligten. – 2. Befindet sich eine verletzte Person in einem Gefahrenbereich, bringt sie sie in Sicherheit (Rautek-Rettungsgriff). – 3. Sie führt mit dem xABCDE-/cABCDE-Schema eine Erstbeurteilung und Triage von Verletzten durch. Lebensbedrohliche Verletzungen werden zuerst behandelt („Treat first what kills first!").

Ein **Polytrauma** bezeichnet Verletzungen in verschiedenen großen Körperregionen oder 7.1.2
Organen, von denen eine allein oder mehrere in ihrer Kombination ohne rasche medizinische Versorgung das Potenzial haben, lebensbedrohlich zu werden.

Das **xABCDE-/cABCDE-Schema** ist eine systematische **Methode in der Notfallmedizin,** 7.1.3
um kritisch erkrankte oder verletzte Personen anhand einer Prioritätenliste zu beurteilen und zu versorgen. **x** (= **Ex**sanguination/Verbluten) oder „**c**" (= **c**ritical bleeding): Die Notärztin prüft auf äußerlich sichtbare sowie innere Blutungen in einer Körperhöhle (Thorax, Abdomen, Becken), die lebensbedrohlich sein könnten. *Intervention:* z. B. Kompressionsverband. – **A** (= **A**irways/**A**temweg): Sie bewertet den Bewusstseinszustand des Verletzten und kontrolliert und sichert die oberen Atemwege. *Intervention:* z. B. Reklination des Kopfes und Entfernung von Fremdkörpern, Atemwegssicherung durch Guedel-/Wendl-Tubus oder Intubation und Immobilisation der Halswirbelsäule (HWS). – **B** (= **B**reathing/**B**elüftung): Sie inspiziert, auskultiert und palpiert den Thorax, bewertet den Zustand der Halsvenen auf Stauung und Sichtbarkeit, prüft die Haut auf Anzeichen von Zyanose, misst die Sauerstoffsättigung (SpO_2) und bestimmt mit der Kapnometrie den CO_2-Gehalt in der Exspirationsluft der Verletzten. *Intervention:* z. B. Sauerstoffgabe, Lagerung, Beatmung. – **C** (= **C**irculation/Kreislauf): Sie überprüft die Rekapillarisierungszeit, Puls und Blutdruck und sucht nach internen und externen Blutungen sowie Frakturen, insbesondere an Kopf, Femur und Becken. *Intervention:* z. B. Volumentherapie, Tourniquet, Beckenschlinge. – **D** (= **D**isability/**D**efizit Neurologie): Sie prüft die Pupillenreaktion, misst den Blutzucker und untersucht auf mögliche Stoffwechselentgleisungen oder Intoxikationen. Anhand der Glasgow-Coma-Scale (GCS) beurteilt sie den neurologischen Zustand bzw. das Bewusstseinsniveau der betroffenen Person. *Intervention:* z. B. Glukose-Gabe. – **E** (= **E**nvironment/**E**xposure/**E**rweiterte Untersuchung/Umgebung): I. d. R. erst im Krankenhaus: Die Notärztin entkleidet die verletzte Person und führt einen Body-Check bzw. eine Trauma-Untersuchung durch, ob weitere begleitende oder versteckte Verletzungen vorhanden sind. Dabei sorgt sie für den Erhalt der Körperwärme des Verletzten.

SAMPLERss ist ein Akronym für eine schnelle Notfallanamnese, die gegebenenfalls auch 7.1.4
durch Dritte als Fremdanamnese erhoben werden kann.
S = **S**ymptome, **A** = **A**llergien, **M** = **M**edikation, **P** = (medizinische) **P**atientenvorgeschichte, **L** = **L**etzte Nahrungsaufnahme, **E** = **E**reignis, das vor dem Unfall passiert ist, **R** = **R**isikofaktoren, **ss** = **S**chwangerschaft/**S**tillen ▶ https://else4.de/Kap_07_01T

Das **OPQRST-Schema** dient zur differenzierten Erfassung und Charakterisierung von 7.1.5
Schmerzen und Symptomen. **O** – **Onset** (Beginn): Wann traten die Schmerzen oder

Beschwerden erstmals auf? **P – Palliation/Provocation** (Verstärkung, Linderung): Welche Faktoren verschlimmern oder lindern die Schmerzen oder Beschwerden? **Q – Quality** (Charakter): Wie lässt sich die Art der Schmerzen beschreiben (z. B. stechend, brennend, dumpf)? **R – Radiation** (Ort/Ausstrahlung): Strahlen die Schmerzen in andere Körperregionen aus? **S – Severity** (Stärke): Wie intensiv sind die Schmerzen? Dies kann z. B. anhand der NRS (Numerische Rating-Skala) oder VAS (Visuelle Analogskala) u. a. bewertet werden. **T – Time** (Verlauf): Wie haben sich Schmerz oder Beschwerden über die Zeit verändert oder entwickelt? ▶ https://else4.de/Kap_07_02T

7.1.6 Die **GCS** ist ein standardisiertes **System zur Einschätzung des Bewusstseins** und der neurologischen Funktion eines Patienten. Die Skala basiert auf **drei Kategorien:** 1. Augenöffnen, 2. beste verbale Reaktion, 3. beste motorische Reaktion, denen jeweils eine bestimmte Punktzahl zugeordnet wird. Maximal kann eine Person 15 Punkte und minimal 3 Punkte bekommen. Die Summe der Punkte reflektiert den Grad der Bewusstseinstrübung. Diese Beurteilung wird typischerweise unter dem Punkt „Disability" im ABCDE-Schema der Trauma-Untersuchung vorgenommen.

7.1.7 1. **Öffnen der Augen:** a) 3 Punkte; b) 2 Punkte; g) 1 Punkt
2. **Beste verbale Antwort:** d) 4 Punkte; e) 3 Punkte; j) 2 Punkte; i) 1 Punkt
3. **Beste motorische Antwort:** f) 5 Punkte; l) 4 Punkte; c) 3 Punkte; k) 2 Punkte; h) 1 Punkt

7.1.8 **Leichtes SHT:** 13 bis 15 Punkte; **mittelschweres SHT:** 9 bis 12 Punkte; **schweres SHT:** 8 bis 3 Punkte

7.1.9 a) **Öffnen der Augen:** 2 Punkte; **Beste verbale Antwort:** 2 Punkte; **Beste motorische Antwort:** 5 Punkte → insgesamt *9 Punkte.* b) Er hat ein mittelschweres Schädel-Hirn-Trauma.

7.1.10 a) **Intubationsbereitschaft** bei 9–11 Punkten GCS. b) Sie intubiert bei 8 oder weniger Punkten GCS oder bei Vorliegen von klinischen Zeichen, die eine Intubation notwendig machen (z. B. Verlegung der Atemwege, Hypoxie) (➤ 7.1.26).

7.1.11 a) Eine unverletzte Person mit einem **GCS von 15** muss nach einem Unfall aufgenommen werden, wenn sie erbrechen würde und ihr übel wäre. b) Maßnahmen wären, neben der stationären Aufnahme, CT und 24-Stunden-Überwachung.

7.1.12 **Bewusstseinsstörungen** werden **quantitativ** und **qualitativ** eingeteilt: 1. **Quantitative Bewusstseinsstörungen:** Lassen sich mit dem GCS in den Kategorien wie Somnolenz, Sopor und Koma beschreiben → weisen oft auf eine globale Beeinträchtigung des Gehirns oder eine strukturelle Schädigung hin. – 2. **Qualitative Bewusstseinsstörungen:** Die üblichen psychischen Funktionen sind beeinträchtigt. Die Person kann wach und ansprechbar sein, sie ist jedoch in ihrer Wahrnehmung und ihrem Denken gestört. Hierzu gehören Delir, Halluzinationen, Wahnvorstellungen oder Desorientierung → weisen auf spezifische psychopathologische Zustände oder metabolische Ungleichgewichte hin.

7.1.13 a) **Somnolenz:** Die Patientin zeigt eine verminderte Reaktionsfähigkeit, wirkt schläfrig, kann verwirrt sein und ihr Körper kann einen herabgesetzten Muskeltonus aufweisen. – b) **Sopor:** Die Patientin kann nach dem Erwecken nicht vollständig wach bleiben und verfällt immer wieder in einen schlafähnlichen Zustand. Sie reagiert reduziert oder gar nicht auf Anweisungen. – c) Koma: Die Patientin ist durch nichts erweckbar.

a) **Desorientiertheit:** Der Betroffene ist nicht in der Lage, sich räumlich, zeitlich oder auf seine eigene Person bezogen zu orientieren oder seine Umgebung richtig einzuschätzen. b) **Halluzinationen:** Halluzinationen bezeichnen Wahrnehmungen ohne einen realen äußeren Stimulus, die dennoch als echte sensorische Erfahrungen wahrgenommen werden. c) **Delir:** Der Patient leidet an einer akuten und meist reversiblen neuropsychiatrischen Störung ausgelöst durch Alkoholentzug, Exsikkose, Infektionen, Demenz u. a. Er ist agitiert, verwirrt, hat Halluzinationen, Tremor, Kreislaufstörungen u. a. **7.1.14**

In der **schnellen Trauma-Untersuchung** prüft die Notärztin: 1. **Kopf, Gesichtsschädel und Gehörgänge** auf Blutungen, Hämatome und Pupillenreaktion; 2. **Halswirbelsäule** auf Trauma der Wirbelsäule; 3. **Luftröhrenposition und Halsvenen** auf Stauung; 4. **Schlüsselbeine** durch Abtasten von innen nach außen; 5. **Thorax und Brustbein** durch Inspektion und Auskultation auf Pneumothorax und Frakturen; 6. **Abdomen** auf Abwehrspannung und Druckschmerz; 7. **Beckenstabilität** in zwei Ebenen auf eine Fraktur; 8. **obere und untere Extremitäten** auf Frakturen, Fehlstellung, Sensibilität und Blutung; 9. Dann dreht sie den Verletzten, um den **Rücken** auf äußere und Zeichen innerer Blutungen und eine Verletzung der **Wirbelsäule** hin zu untersuchen; 10. Überwachung des Kreislaufs (**Monitoring**). **7.1.15**

Bei **aktiven Blutungen der Extremitäten:** 1. Die Notärztin stoppt den Blutverlust durch manuelle Kompression. 2. Sie legt einen **Druckverband** unter Anwendung eines **Hämostyptikum**s an. 3. Sie unterbindet anders nicht kontrollierbare lebensbedrohliche Blutungen mit einem **Tourniquet.** 4. Sie sorgt für die initiale **Frakturversorgung bei einer Reposition,** besonders bei starker Dislokation bzw. Luxation. 5. Sie **lagert und immobilisiert** z. B. mit Stifneck/Halskrause, Spineboard oder Vakuummatratze. Darüber hinaus kümmert sie sich um den **Schutz vor Auskühlung des Verletzten.** Sobald es die Situation zulässt, **überprüft** sie, ob das **Tourniquet** weiterhin notwendig ist. **7.1.16**

Als **Hämostyptika** können **Chitosan**-Wundauflagen, eine Wundtamponade mit Chitosan (z. B. Stichwunde) und ein Verband mit Chitostan (z. B. Schusswunde) eingesetzt werden. **7.1.17**

Einem **spontan atmenden Schwerverletzten** wird als **Analgesie Fentanyl, Ketamin** oder **Morphin** gegeben. **7.1.18**

Typische Notfallmedikamente sind: **Adrenalin**® → bei Reanimation, Herz-Kreislauf-Stillstand; **Akrinor**® → bei Kreislaufversagen, Hypotonie, orthostatischer Dysregulation; **Atropin**® → bei Alkylphosphat-Intoxikation, Bradykardie; **Diazepam**® → bei Fieberkrampf, Status epilepticus; **Dexamethason**® → bei Pseudokrupp (Laryngotracheobronchitis), Hirnödem; **Dobutamin**® → bei kardiogenem Schock, Herzinsuffizienz (➤ Kap. 11). **7.1.19**

1. c); 2. d); 3. a); 4. b) **7.1.20**

Basis-Monitoring zur Überprüfung der lebenswichtigen Körperfunktionen: Blutdruck, Pulsoximetrie, Sauerstoffsättigung, Herzfrequenz, Blutzucker, EKG, Temperatur, Atemfrequenz. **7.1.21**

7.1.22 **Schockarten** sind: 1. **kardiogener Schock** (myokardiales Pumpversagen, Brady- und Tachyarrhythmie, akute Herzinsuffizienz, dekompensierte Stenose); 2. **distributiver Schock** (septisch, anaphylaktisch, anaphylaktoid, neurogen); 3. **hypovolämischer Schock** (hämorrhagisch, traumatisch hämorrhagisch, hypovolämisch); 4. **obstruktiver Schock** (rechtsherzbedingt, nachlastbedingt, vorlastbedingt).

7.1.23 Als **initialen Flüssigkeitsbolus bei Volumenmangel** erhalten Erwachsene oft initial 500–1000 ml kristalloider Lösungen über 15–30 Minuten. Anpassungen erfolgen nach Schweregrad der Hypovolämie, dem Alter, Gewicht und etwaigen Begleiterkrankungen des Patienten. Bei Kindern kann ein Flüssigkeitsbolus von 20 ml/kg Körpergewicht verwendet werden.

7.1.24 a) **Kolloide** werden **bei akutem Volumenmangel** und **akuten Blutungen** eingesetzt, um den onkotischen Druck im Blut schnell zu erhöhen und das intravasale Volumen zu stabilisieren. Hydroxyethylstärke (HES) darf nicht bei kritisch Kranken und Patientinnen/Patienten mit schweren Verbrenungen, Sepsis, Nierenfunktionsstörung oder Nierenerkrankung eingesetzt werden. – b) **Kristalloide** (isotone, hypotone oder hypertone Elektrolytlösungen) werden bevorzugt **bei allgemeinem Flüssigkeitsmangel** und zur Behandlung interstitieller Dehydrierung, da sie sich im gesamten Extrazellularraum verteilen. *Beispiel:* Hypertone kristalloide Lösung mit 20 % Glukose bei Hypoglykämie, hypotone kristalloide Lösung bei Hypernatriämie.

7.1.25 Bei Erwachsenen wird a) bei **Polytrauma** ein **systolischer Blutdruck** von ≥ 90 mmHg und bei b) SHT von ≥ 110 mmHg angestrebt.

7.1.26 **Intubationskriterien bei Polytrauma** sind 1. **Bewusstlosigkeit** (Orientierungswert GCS ≤ 8); 2. **Hypoxie** ($SpO_2 < 90\,\%$) trotz Sauerstoffzufuhr, vorausgesetzt, ein Spannungspneumothorax wurde als Ursache ausgeschlossen; 3. eine **schwere Verletzung des Thorax mit respiratorischer Insuffizienz** (AF > 29/min).

7.1.27 Bei dringlicher **Intubationsindikation** eines **nicht nüchternen Patienten** wird die **Rapid Sequence Induction** (RSI) eingesetzt (auch „Crash"- oder „Blitz"-Intubation genannt).

7.1.28 1. „**Load and Go**" (schneller Transport ins Krankenhaus): Die/der Verletzte kann vor Ort nicht stabilisiert werden und es ist eine schnelle medizinische Versorgung notwendig. *Beispiele:* Penetrierende Verletzungen, schweres Schädel-Hirn-Trauma, instabiles Abdominaltrauma, Schlaganfall (Apoplex), akuter Myokardinfarkt. – 2. „**Stay and Play**" (ausgedehntere Behandlung am Unfallort): Die/der Verletzte wird vor Ort behandelt, bis er transportfähig ist. *Beispiele:* Reanimation, akut exazerbierte COPD (= chronisch obstruktive Lungenerkrankung); Behandlung schwerer anaphylaktischer Reaktionen. – 3. „**Treat and Run**" (die Sofortmaßnahmen finden während des schnellen Transports statt): *Beispiel:* Polytrauma.

7.1.29 Ein Verletzter mit a) **STEMI** → Transport in Krankenhaus mit Herzkatheterlabor; b) **Schlaganfall** → Transport in Krankenhaus mit Schlaganfallstation (Stroke Unit ➤ 4.1.10).

7.1.30 Das **MTS** ist ein **Sichtungssystem,** um bei vielen Verletzten schnell die Dringlichkeit der medizinischen Versorgung einzuschätzen.
1. e); 2. a); 3. d); 4. c); 5. b)

7.2 Schockraum

Der **Schockraum** ist ein speziell ausgestatteter Bereich in einem Krankenhaus zur **Erstversorgung von Patientinnen/Patienten mit Polytrauma** oder anderen schweren Verletzungen. Ein interdisziplinäres „Schockraumteam" versorgt sie nach der prähospitalen Erstversorgung und vor der innerklinischen Weiterbehandlung (Definitivversorgung). Das Schockraumteam arbeitet nach standardisierten Protokollen und ist speziell geschult. 7.2.1

Ziel der **initialen Versorgung im Schockraum** ist es, **lebensgefährliche Verletzungen schnell zu identifizieren** und **initial zu versorgen,** bevor sie innerklinisch weiterbehandelt werden. Körperliche Untersuchung, Sonografie nach dem FAST-Schema (= Focused Assessment with Sonography in Trauma), um intraperitoneale und perikardiale Blutungen festzustellen, ggf. Thorakotomie bei schweren Brustkorbverletzungen, Laparotomie bei Zeichen von Perforation von Hohlorganen; Ganzkörper-CT (sog. Spiral-CT) bei jedem Patienten mit Polytrauma. Die Versorgung erfolgt systematisch nach dem ABCDE-Schema zur Überprüfung und Sicherung der vitalen Funktionen und Organstrukturen. 7.2.2

a) **eFAST** (= Extended Focused Assessment with Sonography for Trauma) **identifiziert schnell lebensbedrohliche Verletzungen.** eFAST erkennt mit hoher Genauigkeit signifikante Blutungen und wird am Notfallort oder Patientenbett mittels tragbarem Ultraschallgerät ausgeführt. – b) Untersucht werden 1. Hepatorenaler Raum (**Morison**); 2. Splenorenaler Raum (**Koller**); 3. **Douglas-Raum** (oberhalb der Symphyse); 4. **Perikardialer Raum** (subxiphoidal); 5. **rechter und linker basaler Pleuraraum;** 6. **Rechter und linker anterior-kranialer Pleuraraum** (medioklavikulär). 7.2.3

Freie Flüssigkeit im Bauchraum sammelt sich oft 1. im **Morison-Pouch** (hepatorenaler Rezessus): Zwischen der Leber und der rechten Niere. Zudem kann sich Flüssigkeit **subphrenisch rechts zwischen Leber und Zwerchfell** ansammeln; 2. im **Douglas-Raum/Proust-Raum** (rektouteriner Rezessus bei Frauen bzw. rektovesikaler Rezessus bei Männern): Zwischen der Rückseite der Gebärmutter und dem Rektum bei Frauen (der tiefste Punkt der Bauchhöhle im Stehen) bzw. zwischen Blase und Rektum bei Männern; 3. **Koller-Pouch** (lienorenaler Rezessus): Zwischen der Milz und der linken Niere. (➤ 14.6.16, Merke-Kasten) 7.2.4

7.3 Reanimation

Basic Life Support: Sofort mit der Reanimation der Person beginnen! 1. Reaktion prüfen, Atemwege freimachen, Atmung überprüfen. – 2. Notruf 112 und einen AED (= Automatisierter Externer Defibrillator) organisieren. – 3. Auf hartem Untergrund reanimieren: 30 Thoraxkompressionen unterhalb des Sternums 5–6 cm tief in einer Frequenz von 100–120/min mit minimalen Unterbrechungen. Nach jeder Kompression auf vollständige Entlastung achten. – 4. 2 Beatmungen in der Dauer von 1 Sek., auf deutliche Hebung des Brustkorbs achten. – 5. Weitermachen mit 30 Herzdruckmassagen gefolgt von 2 Atemspenden (= CPR 30 : 2). – 6. Sobald der AED eintrifft: Einschalten, die Pads auf der nackten Brust anbringen und den Sprachanweisungen folgen. – 7. Wenn der AED 7.3.1

Schock empfiehlt: Den Patienten nicht berühren und Schock auslösen. – 8. Unverzüglich CPR 30 : 2 fortführen. – 9. Transport ins Krankenhaus.

7.3.2 **Advanced Cardiac Life Support:** Sofort mit der Reanimation der Person beginnen! 1. **Überprüfung Vitalparameter, Carotis-Puls** tasten; 2. **Reanimationsteam** rufen, Equipment organisieren, **Defibrillator** und **Monitor anschließen** (Defibrillation nach < 3 Minuten); 3. **Rhythmuskontrolle, Sauerstoffgabe, Kapnografie;** 4. Wenn Atemweg gesichert, hochwertige **CPR 30 : 2** beginnen, bei jeder Rhythmuskontrolle Helferwechsel; 5. Intravenöser oder intraossärer Zugang (**i. v./i. o.**), **Adrenalin alle 3 bis 5 Min.,** nach 3 Defibrillationsversuchen Amiodaron. Während der Reanimation reversible Ursachen erkennen und behandeln! (➤ 7.3.8).

MERKE

Kliniken sollten ein Frühwarnsystem nutzen, um frühzeitig schwer erkrankte Patientinnen/Patienten oder solche mit Verschlechterungsrisiko zu identifizieren. Kliniken sollten außerdem ihr Personal anhalten, bei klinischen Bedenken umgehend Hilfe anzufordern, auch ohne abweichende Vitalparameter!

PRÜFUNGSTIPP

Sehen Sie sich vor der Prüfung die neuesten Empfehlungen zum ACLS der American Heart Association (AHA) oder des European Resuscitation Council (ERC) an. Diese Organisationen aktualisieren die Richtlinien regelmäßig.

▶ https://cpr.heart.org/-/media/cpr-files/cpr-guidelines-files/highlights/hghlghts_2020_ecc_guidelines_english.pdf

▶ https://cprguidelines.eu/

7.3.3 Die **körperliche Untersuchung** der **Vitalparameter vor der CPR** darf nicht länger als 10 Sekunden dauern!

7.3.4 1. b): **Kammerflimmern:** Schockabgabe indiziert, 2. a): **Asystolie:** Schockabgabe kontraindiziert, 3. d): **pulslose ventrikuläre Tachykardie:** Schockabgabe indiziert, 4. c): **pulslose elektrische Aktivität:** Schockabgabe kontraindiziert.

7.3.5 Bei **Kreislaufstillstand** bei Erwachsenen mit **nicht defibrillierbarem** Rhythmus: So schnell wie möglich Adrenalin 1 mg i. v./i. o. – Bei **defibrillierbarem** Rhythmus: Nach dem dritten Schock Adrenalin 1 mg i. v./i. o. Adrenalingabe alle 3–5 Minuten während der Reanimation wiederholen.

7.3.6 **Erwachsene im Kreislaufstillstand** mit anhaltendem VF/pVT (= ventrikuläre Fibrillation/pulslose ventrikuläre Tachykardie) erhalten nach 3 Schocks 300 mg Amiodaron i. v./i. o. und nach 5 Schocks zusätzlich 150 mg. Falls Amiodaron nicht verfügbar ist oder bewusst Lidocain gewählt wird, kann alternativ 100 mg Lidocain i. v./i. o. gegeben werden. Nach 5 Schocks gibt man erneut einen 50-mg-Bolus.

7.3.7 Eine **thrombolytische Therapie** wird erwogen bei Verdacht oder Bestätigung einer Lungenembolie als Ursache für einen Kreislaufstillstand. Nach Gabe von Thrombolytika ist es erforderlich, die CPR für 60 bis 90 Minuten weiterzuführen.

Die **4 H's** und die **4 HITS** stehen für die **vier potenziell reversiblen Ursachen für einen Herz-Kreislauf-Stillstand. 4 H's:** 1. **H**ypovolämie, 2. **H**ypoxie, 3. **H**yper- und **H**ypothermie, 4. **H**ypo- und **H**yperkaliämie, metabolische Störung. **4 HITS:** 1. **H**erzbeuteltamponade, 2. **I**ntoxikation, 3. **T**hromboembolisches Geschehen, 4. **S**pannungspneumothorax. 7.3.8

Der **Rea-Wagen** enthält **alle notwendigen Utensilien und Medikamente,** die bei einer Reanimation oder anderen **lebensbedrohlichen Notfallsituationen** gebraucht werden. **Apparate und Hilfsmittel:** 1. „Defi" (= Defibrillator); 2. Beatmungsbeutel (= Ambu-Beutel) mit Masken (z. B. Größe 4 und 5); 3. Endotracheale Tuben in verschiedenen Größen mit entsprechendem Intubationszubehör (Laryngoskop, Magill-Zange); 4. Sauerstoff mit Masken und Nasenkanülen; 5. Absaugkatheter (z. B. 14 CH (= Charrière)/grün und 16 CH/orange); 6. Kanülen in verschiedenen Größen (z. B. 16 G (= Gauge)/grau, 18 G/grün, und 22 G/blau; 7. Infusionssets; 8. Spritzen (z. B. 2 ml und 10 ml); 9. Sauerstoff u. a. **Medikamente:** Adrenalin (Epinephrin), Amiodaron, Atropin, Natriumbikarbonat, Magnesiumsulfat, Kalziumchlorid oder Kalziumglukonat, Benzodiazepine (z. B. Midazolam), Opiate (z. B. Fentanyl oder Morphin), Bronchodilatatoren (z. B. Salbutamol) u. a. 7.3.9

7.4 Weitere Notfälle

Die wichtigsten Schritte bei der Behandlung einer **Intoxikation** sind 1. **Eigenschutz;** 2. **Grundversorgung** der Patientin: xABCDE-Schema, SAMPLERss (ggf. Fremdanamnese), Sicherstellung (= Asservierung) des Giftes (Medikamente, Nahrung, Erbrochenes o. ä.); 3. Entgiftung (z. B. Magenspülung, Aktivkohle); 4. Therapie mit **Antidot,** wenn verfügbar und indiziert; 5. **Transport** in eine auf den Vergiftungsfall **spezialisierte Klinik** (z. B. Dialyse). 7.4.1

Die **primäre Entgiftung** zielt darauf ab, das **Gift vor der Resorption in den Kreislauf zu entfernen** (Gabe von Aktivkohle, Entfernen der vergifteten Person aus dem Gefahrenbereich [z. B. bei CO_2-Vergiftung], Abwaschen der Haut u. a.). Die **sekundäre Giftelimination** umfasst Maßnahmen zur **Entfernung des bereits resorbierten Giftes aus dem Körper** (Dialyse, Gabe von Antidoten u. a.). 7.4.2

PRÜFUNGSTIPP

Bereiten Sie sich auch auf Fragen zu Anwendung, Indikation, Kontraindikation und Durchführung von Magenspülung, Gabe von Aktivkohle und induziertem Erbrechen vor.

Intoxikationen entstehen durch **Alkohol, Arzneimittel, chemische Substanzen,** die im Haushalt verwendet werden (z. B. Tensiden in Reinigungsmitteln), illegale **Drogen** (z. B. Ecstasy/MDMA), **Lebensmittel, Pflanzen** (z. B. Fingerhut), **Pilze** (z. B. Knollenblätterpilz), **Metalle** (z. B. Blei, Quecksilber), Gase und Dämpfe (z. B. Rauchgas), Chemikalien (z. B. Ammoniak) u. a. 7.4.3

Die **Giftnotrufzentralen** sind rund um die Uhr erreichbar. Ärztinnen/Ärzte aus verschiedenen Fachrichtungen beraten bei Intoxikationen. Giftnotrufzentralen sind nach § 16e Abs. 3 Chemikaliengesetz (ChemG) gesetzlich vorgeschrieben. 7.4.4

Lösungen

7.4.5 **Antidote** wirken, indem sie die **Effekte von Toxinen** im Körper **neutralisieren** oder **umkehren.** Einige binden direkt an das Gift und verhindern dessen Wirkung, während andere die Ausscheidung des Giftes beschleunigen oder dessen toxische Effekte aufheben.

7.4.6 1. c); 2. d); 3. g); 4. e); 5. f); 6. b); 7. a)

Kapitel 8 Allgemeinmedizin

8.1 Hausärztin/Hausarzt

8.1.1 Die Hausärztin/der Hausarzt ist die **erste Anlaufstelle bei medizinischen Problemen** und übernimmt eine entscheidende **Filter- und Steuerungsfunktion im Gesundheitswesen,** indem sie schrittweise diagnostische Maßnahmen (Stufendiagnostik) einleitet und erst an Fachärztinnen/Fachärzte überweist, wenn spezialisierte Behandlungen oder Untersuchungen erforderlich sind. Dadurch gewährleistet sie/er eine patientenorientierte Versorgung, die dem Gesundheitssystem Geld einspart. Sie/er betreut chronisch Kranke, kennt deren Familienumfeld und berät zu Vorsorge, Impfungen und Rehabilitation.

8.1.2 Um **Hausärztin/Hausarzt zu werden,** absolviert man eine **fünfjährige Weiterbildung in Allgemeinmedizin,** die Stationen in Innerer Medizin und Allgemeinmedizin sowie Wahlbereiche wie Pädiatrie oder Chirurgie umfassen. Nach der **Facharztprüfung** kann man sich als Hausärztin/Hausarzt niederlassen oder angestellt arbeiten.

8.1.3 Die **Hausarztpraxis** wird **am häufigsten aufgesucht** wegen 1. Infektionen der oberen Atemwege (Grippe, Erkältungen), 2. Rückenschmerzen, 3. Hypertonie, 4.Herz-Kreislauf-Beschwerden, 5. Diabetes mellitus, 6. Magen-Darm-Beschwerden, 7. Gelenkschmerzen, 8. psychische Beschwerden (Stress, Depression, Angststörung) u. a.

8.1.4 **Chronische Erkrankungen** dauern **länger als drei Monate** an, sind **nicht vollständig heilbar** und erfordern anhaltende Betreuung und Lebensstilanpassungen. Sie umfassen Herz-Kreislauf-Erkrankungen, Diabetes, COPD, Autoimmunkrankheiten und einige Krebsarten, oft verbunden mit reduzierter Lebensqualität und einer erhöhten Morbidität und Mortalität.

8.1.5 Die **Ziele** einer **Rehabilitation** sind 1. Förderung von Selbstständigkeit im Alltag und Beruf; 2. Verbesserung der Lebensqualität: Schmerzlinderung u. a.; 3. Prävention und Verzögerung von Krankheitsprogression; 4. berufliche Wiedereingliederung; 5. Schulung bei Erkrankung u. a.

8.1.6 a) **Hausbesuche** sind **wichtig** für die **ambulante Versorgung,** insbesondere für ältere und chronisch kranke Menschen. Sie dienen der medizinischen Betreuung von Personen, die nicht selbst zur Hausarztpraxis kommen können; – b) **Ja.** Wenn die Patientin so sehr erkrankt, dass sie nicht in der Lage ist, in die Praxis ihrer Hausärztin zu kommen, **muss die Hausärztin sie aufsuchen** (§ 7 Abs. 4 Musterberufsordnung). Eine Diagnose oder Beratung über Telefon reicht nicht aus!

8.2 Prävention und Impfungen

1. a), 2. c), 3. d), 4. b) 8.2.1

Jede/jeder gesetzlich Versicherte hat das Recht auf Früherkennungsuntersuchungen 8.2.2
für: a) **Kinder:** U1 bis U9 von Geburt bis zum 6. Lebensjahr, einschließlich des erweiterten Neugeborenen-Screenings auf Mukoviszidose oder angeborene Herzfehler. – b) **Jugendliche:** J-Untersuchungen zwischen 12 und 14 Jahren zur frühzeitigen Erkennung und Behandlung von Risikofaktoren und Erkrankungen. – c) **Erwachsene:** Check-up für Herz-Kreislauf-Erkrankungen und Diabetes (einmalig zwischen 18–35 Jahren, dann alle drei Jahre), Hautkrebs-Screening ab 35 Jahren alle zwei Jahre (➤ 3.12.40), Darmkrebs-Screening und Test auf okkultes Blut ab 50 Jahren (➤ 3.4.95), einmalige Blutuntersuchung auf Hepatitis B und C ab 35 Jahren. **Frauen:** Früherkennung auf Gebärmutterhalskrebs, jährlicher Pap-Abstrich, HPV-Test (= Humane Papillom-Viren), Brustkrebsfrüherkennung, Mammografie ab 50 Jahren (➤ 3.12.24). **Männer:** Früherkennung von Prostatakarzinom und Genitaluntersuchung ab 45 Jahren (➤ 3.12.35), Untersuchung auf Bauchaortenaneurysmen ab 55 Jahren (➤ 5.3.15, Merke-Kasten).

Über **Früherkennungsuntersuchungen** von Erkrankungen informiert das Bundesge- 8.2.3
sundheitsministerium (BMG): ▶ www.bundesgesundheitsministerium.de/themen/praevention/frueherkennung-vorsorge

PRÜFUNGSTIPP

Fragen zu **Früherkennungsuntersuchungen** sind häufig **Prüfungsthema!** Bereiten Sie sich daher unbedingt auch auf Fragen für diverse Vorsorgeuntersuchungen für Schwangere, das ungeborene Kind, Menschen mit Risikofaktoren, Männergesundheit und ältere Menschen vor.

Zuständig für **Impfempfehlungen** ist die **Ständige Impfkommission** (STIKO), ein 8.2.4
Expertengremium am **Robert-Koch-Institut** (RKI). Sie erarbeitet und aktualisiert auf Basis aktueller wissenschaftlicher Erkenntnisse Empfehlungen für Impfungen und erstellt einen Impfkalender. Die Empfehlungen dienen als evidenzbasierte Leitlinie für die Durchführung von Impfungen in Deutschland, sind aber rechtlich nicht bindend; b) Informationen finden Ärztinnen/Ärzte auf der Webseite des Robert-Koch-Instituts (➤ 3.10.25): ▶ www.rki.de/DE/Content/Infekt/Impfen/impfen_node.html

PRÜFUNGSTIPP

Das **Thema Impfungen** ist häufig **Prüfungsthema!** Bereiten Sie sich daher unbedingt auf Fragen zu Impfungen für Säuglinge, Kinder, Erwachsene, Schwangere, Reisende und Personen mit Vorerkrankungen vor!

Der **Impfpass** dient als offizielles Dokument zur **Verifizierung des Impfstatus.** Im Impf- 8.2.5
pass sind die zu verhindernde Erkrankung, Impfstoff (Name, Hersteller, Chargennummer), Anzahl der Dosen, Impfdatum und -ort sowie die Unterschrift des Arztes oder der Ärztin dokumentiert.

8.2.6 In Deutschland gibt es **keine allgemeine Impfpflicht**. Spezifische Regelungen wie das Masernschutzgesetz verlangen jedoch Masernimpfungen für Kinder in Kindertagesstätten und Schulen sowie für Erwachsene in medizinischen und sozialen Einrichtungen. Zusätzlich wurde temporär eine COVID-19-Impfpflicht für bestimmte Gesundheitsberufe eingeführt (➤ 3.10.24, Merke-Kasten).

8.2.7 **Impfstrategien** zielen auf **Individual- und Kollektivschutz** (Herdenimmunität) durch **hohe Durchimpfungsraten** ab. Der benötigte Prozentsatz Geimpfter variiert je nach Krankheit, um eine effektive Immunität zu erreichen (z. B. Diphtherie mindestens 85 %, Masern etwa 95 %). Dadurch werden auch **Risikogruppen** wie ältere Menschen, Personen mit einem schwachen Immunsystem und Menschen, die nicht geimpft werden können, **geschützt.**

8.2.8 **Impfen dürfen** alle approbierten Ärztinnen/Ärzte in Praxen, Gesundheitsämtern, Impfzentren, Krankenhäusern; Pflegepersonal unter Aufsicht und unter Anordnung von Ärztinnen/Ärzten.

8.2.9 **Kontraindikationen** für Impfungen umfassen 1. **schwere, akute Erkrankungen** (wie Fieber > 38,5 °C); 2. **Allergien** gegen Impfstoffbestandteile (z. B. Hühnereiweiß); 3. Keine Impfung oder Risiko-Nutzen-Abwägung bei Impfungen mit Lebendimpfstoffen (z. B. MMRV) bei **Schwangerschaft** und erworbener oder angeborener **Immunsuppression.**

8.2.10 Die **Hauptkategorien** sind: 1. **Lebendimpfstoffe:** Sie enthalten abgeschwächte Erreger. *Beispiele:* MMR-Impfstoff (Masern, Mumps, Röteln) und Gelbfieberimpfstoff. – 2. **Totimpfstoffe:** Sie bestehen aus inaktivierten Erregern oder deren Bestandteilen. *Beispiele:* Influenza- und Hepatitis-A-Impfstoffe. – 3. **Toxoid-Impfstoffe:** Sie nutzen inaktivierte Toxine von Bakterien. *Beispiel:* Tetanus-Impfstoff. – 4. **Untereinheiten-, rekombinante, Polysaccharid-** und **konjugierte Impfstoffe:** Sie verwenden Teile des Erregers oder dessen Polysaccharide. *Beispiele:* Hepatitis-B-Impfstoff (rekombinant), Pneumokokken-Konjugat-Impfstoff (konjugiert). – 5. **Vektorimpfstoffe:** Sie verwenden ein Trägervirus zur Einbringung genetischen Materials. *Beispiel:* AstraZeneca COVID-19-Impfstoff. – 6. **mRNA-Impfstoffe:** Sie nutzen genetisches Material zur Anleitung der Proteinproduktion. *Beispiel:* COVID-19-Impfstoffe von Pfizer/BioNTech und Moderna

8.2.11 1. **Lebendimpfstoffe** enthalten **abgeschwächte Erreger,** die eine starke und langanhaltende Immunantwort erzeugen, indem sie eine natürliche Infektion imitieren. a) *Vorteile:* Impfungen führen oft zu einer lebenslangen Immunität und brauchen weniger Auffrischimpfungen. *Nachteil:* Sie haben hohe Anforderungen an Lagerung und Transport. Eine mögliche Rückmutation in virulente Formen ist möglich, daher b) **Risiko** für **Immunsupprimierte** und **Schwangere.** – 2. **Totimpfstoffe** enthalten **inaktive Erreger** und lösen keine Infektion aus. a) *Vorteile:* Sie sind weniger temperaturempfindlich bei Lagerung und Transport. *Nachteile:* Oft schwächere Immunantwort und es sind regelmäßige Auffrischimpfungen nötig. b) **Geringeres Risiko** und geeignet für eine **breite Bevölkerungsgruppe,** einschließlich Schwangeren und Immungeschwächten.

8.2.12 Die **Hepatitis-A-Impfung** wird **Personen mit erhöhtem Risiko** (Reisen in Gebiete mit hoher Hepatitis-A-Prävalenz, in bestimmten Berufen und für Menschen mit chronischen Lebererkrankungen) empfohlen und erfolgt in **zwei Dosen. Die Hepatitis B-Impfung** ist **generell für Säuglinge und Kinder** empfohlen und umfasst in der Regel **drei Dosen.** Für

Erwachsene wird sie insbesondere Personen mit erhöhtem Risiko (z. B. medizinisches Personal, Patientinnen und Patienten mit bestimmten chronischen Erkrankungen) empfohlen.

Die **Inkubationszeit einer Krankheit beeinflusst** die **Impfstrategie. Kurze Inkubationszeiten,** wie bei Influenza, erfordern **saisonale Impfungen**. Bei **längeren Inkubationszeiten,** wie bei Hepatitis B, sind **flexible Impfzeitpunkte** möglich. Die Impfform variiert auch: Masern (kurze Inkubationszeit von ca. 10–14 Tagen) erfordern Lebendimpfstoffe, während Hepatitis B (lange Inkubationszeit ca. 60–120 Tage) mit Totimpfstoffen geimpft wird. Die Wahl hängt von der Krankheit und der Immunantwort ab. **8.2.13**

Die **Inkubationszeit** bei Windpocken: ca. 14–16 Tage, Mumps: ca. 12–25 Tage, Röteln: ca. 14–21 Tage **8.2.14**

Impfungen nach einer **Splenektomie** sind entscheidend, um **OPSI** (= Overwhelming Post-Splenectomy Infection), eine lebensbedrohliche Sepsis, zu **verhindern.** Die Milz spielt eine Schlüsselrolle bei der Infektabwehr, und ihre Entfernung erhöht das Infektionsrisiko. Daher sind lebenslange Impfungen gegen Pneumokokken, Meningokokken und Hämophilus influenzae Typ B notwendig. Jährliche Influenza-Impfungen sind ebenfalls empfohlen, um die Gesundheit von Patienten nach einer Splenektomie zu schützen. **8.2.15**

a) **Borreliose** (= Lyme-Borreliose) ist eine **durch Zecken übertragene Infektionskrankheit,** die durch Bakterien der Gattung Borrelia verursacht wird. Derzeit gibt es **keine zugelassene Schutzimpfung** für den Menschen. b) **Die Frühsommer-Meningoenzephalitis (FSME)** ist eine ebenfalls durch Zecken übertragene Virusinfektion, die das zentrale Nervensystem befällt und zu Meningitis, Enzephalitis und Myelitis führen kann. Gegen FSME gibt es **effektiven Schutz durch Impfstoffe.** FSME-Viren müssen nach § 7 Abs. 1 Infektionsschutzgesetz (IfSG) dem Gesundheitsamt namentlich gemeldet werden. **Prävention** erfolgt bei Borreliose und FSME durch **Vermeiden von Zeckenbissen,** insbesondere in endemischen Gebieten. Dies beinhaltet schützende Kleidung und Insektenschutzmittel. Bei Zeckenbissen sollte die Zecke ordnungsgemäß entfernt werden. Bei Symptomen ist eine frühzeitige ärztliche Behandlung entscheidend (➤ Kap. 3.10). **8.2.16**

Die **Tetanus-Impfung** ist ein wichtiger Schutz vor Tetanus (= Wundstarrkrampf), verursacht durch das Bakterium Clostridium tetani. Die Impfung besteht aus einer Serie von Injektionen und bietet langanhaltende Immunität. Die STIKO empfiehlt eine **Auffrischungsimpfung alle 10 Jahre.** **8.2.17**

Die **Pneumokokkenimpfung** ist **für COPD-Patienten** (= Chronic Obstructive Pulmonary Disease) wichtig, da sie ein erhöhtes Risiko für schwere Atemwegsinfektionen, insbesondere durch das Bakterium Streptococcus pneumoniae (Pneumokokken), haben. Diese Infektionen können zu Exazerbationen der COPD führen und den Krankheitsverlauf verschlechtern (➤ 3.3.31). **8.2.18**

Es gibt **zwei Hauptformen von Pneumokokkenimpfstoffen:** der **PPSV23** (23-valenter Polysaccharid-Impfstoff) und der **PCV13** (13-valenter konjugierter Impfstoff). Der PPSV23 bietet Schutz vor 23 verschiedenen Serotypen von Streptococcus pneumoniae, während der PCV13 Schutz vor 13 Serotypen bietet. Die STIKO empfiehlt Auffrischimpfungen abhängig von Risikofaktoren und Altersgruppe. **8.2.19**

Lösungen

8.3 Leichenschau und Totenschein

8.3.1 a) Das **Bestattungsgesetz** des jeweiligen Bundeslandes regelt die Durchführung der Leichenschau (Landesrecht). – b) Jede/jeder **approbierte Ärztin/Arzt** darf und muss die **Leichenschau durchführen.** Ärztinnen/Ärzte im Rettungsdienst müssen keine vollständige Leichenschau durchführen. Ihre Aufgabe beschränkt sich darauf, die Personalien der/des Verstorbenen, den Todeszeitpunkt, die Todeszeit und den Sterbeort festzustellen.

8.3.2 Die **Leichenschau** ist die ärztliche Untersuchung eines Leichnams zur Feststellung des Todes, der Identifikation der/des Verstorbenen, der Bestimmung der Todeszeit, der Todesursache und der Todesart (natürlich, nicht natürlich oder ungeklärt). Die Ergebnisse der Leichenschau werden in einem Leichenschauschein dokumentiert.

8.3.3 Die **Leichenschau** muss sofort und am Leichenfundort stattfinden. Nur die Leichenschauärztin darf den Ort betreten und darf, sobald sie zweifelsfrei den Tod festgestellt hat, keine neuen Spuren hinterlassen. Sie muss die Leichenschau bei ausreichender Beleuchtung vornehmen und den Leichnam vollständig entkleiden. Die körperliche Untersuchung bei einer Leichenschau umfasst: 1. **Ganzkörperuntersuchung:** Sichtung des gesamten Körpers, einschließlich Vorder- und Rückseite und aller Körperhöhlen auf Verletzungen, Anzeichen von Krankheiten oder Auffälligkeiten. – 2. **Prüfung auf sichere Todeszeichen:** Feststellung von Totenstarre, Totenflecken und eventuell Fäulnis. – 3. **Inspektion spezifischer Bereiche:** Genauere Untersuchung von Kopf, Hals, Brustkorb, Abdomen und Extremitäten: Gesicht und Mundschleimhaut auf Petechien und Verletzungen untersuchen (Ersticken durch weiches Bedecken der Atemwege), Halshaut, Arme und Hände auf Griffspuren inspizieren. – 4. **Überprüfung der Kleidung** auf Hinweise, die auf die Todesumstände schließen lassen.

8.3.4 a) Die **sicheren Todeszeichen** sind 1. Totenflecken (= Livores), 2. Totenstarre (= Rigor mortis), 3. Fäulnis oder Verwesung, 4. mit dem Leben nicht vereinbare Verletzungen (z. B. Kopfabtrennung). – b) Die **unsicheren Todeszeichen** sind 1. Fehlen von Atmung, Puls oder Herztönen, 2. Areflexie, 3. Bewusstlosigkeit/Koma, 4. weite lichtstarre Pupillen, 5. Pallor mortis (= Blässe der Haut), 6. Algor mortis (= Abkühlung des Körpers).

8.3.5 a) **Totenflecke** sind ein **sicheres Todeszeichen**. Sie entstehen durch Absinken des Blutes in die Körperpartien, die nach dem Tod am tiefsten liegen (Schwerkraft). Dies führt zu blau-roten Verfärbungen der Haut, die nach 15–30 Minuten p. m. (= post mortem) eintreten, nach ca. 1–2 Stunden zusammenfließen und nach ca. 6–8 Stunden voll ausgebildet sind. Die Totenflecke lassen sich bis ca. 10 Stunden p. m. wegdrücken. Eine Umlagerbarkeit (komplette oder teilweise Neuformierung bei Lageveränderung) besteht bis etwa 6–12 h p. m. – b) **Totenstarre** ist ein **sicheres Todeszeichen** und beschreibt den Zustand der Versteifung der Muskeln nach dem Tod. Die Totenstarre beginnt am Unterkiefer und tritt 2–6 Stunden p. m. ein, ist nach ca. 12 Stunden voll ausgebildet und löst sich nach ca. 2–3 Tagen wieder (abhängig z. B. von der Umgebungstemperatur).

8.3.6 a) Ein **natürlicher Tod** ist durch Alter, z. B. natürliches altersbedingtes Organversagen verursacht oder durch Krankheit, z. B. Herzinfarkt, Krebs, Diabetes, Morbus Parkinson u. a. – b) Ein **nicht natürlicher Tod** tritt in Folge externer Ursachen ein, z. B. Fremdverschulden (Verkehrsunfall, Gewalt), Suizid, Drogen, Medikamente oder als Folge medizinischer

Behandlung (→ Leichenschau abbrechen und sofort die Polizei verständigen!). – c) Eine **ungeklärte Todesursache** liegt vor, wenn es keine Anhaltspunkte für einen natürlichen Tod gibt (→ Leichenschau abbrechen und sofort die Polizei verständigen!).

Da bei der **Toten Unklarheiten** über die **Identität** besteht, ist die Leichenschauärztin verpflichtet, die **Polizei** zu informieren. 8.3.7

Die **Leichenschauärztin** muss laut **§ 9 Abs. 3** des **Infektionsschutzgesetzes innerhalb von 24 Stunden** das zuständige **Gesundheitsamt informieren,** wenn die Todesursache eine übertragbare Krankheit ist oder ein Verdacht darauf besteht, dass die Verstorbene an einer solchen Krankheit gelitten hat. 8.3.8

Die Leichenschau wird in einem **Totenschein** (auch: Todesbescheinigung/Leichenschauschein) dokumentiert. Der Totenschein hat zwei Teile: 1. **nicht vertraulicher Teil für Angehörige und für administrative Zwecke:** Enthält Personenangaben, den zuletzt behandelnden Arzt, Sterbezeitpunkt und -ort, von wem die Tote identifiziert wurde, Warnhinweise bei z. B. Infektionsgefahr und die Todesart (natürlich, nicht natürlich oder ungeklärt) sowie Angaben und Unterschrift des Arztes; 2. **vertraulicher Teil für das Standesamt oder eine Behörde:** Umfasst sichere Todeszeichen (Totenstarre, Totenflecke, Fäulnis), die Todesursache, die Klassifikation der Todesursache und die Begründung für die Festlegung der Todesart. Beide Teile werden in getrennten Briefumschlägen geführt. 8.3.9

Kapitel 9 Radiologie

9.1 Sonografie

Die **Abdomensonografie** ermöglicht die Darstellung der **Bauchorgane** (Pankreas, Leber, Gallenblase, Gallenwege, Milz, Nieren) und **Beckenorgane** (Harnblase, Vagina, Gebärmutter, Eileiter, Eierstöcke, Prostata) sowie der **großen Gefäße** (Aorta abdominalis und ihrer Hauptäste, V. cava inferior mit Nieren- und Lebervenen, V. portae mit ihren Zuflüssen – z. B. V. lienalis und V. mesenterica superior) und **Lymphknoten.** Luftgefüllte Hohlorgane (Magen, Darm) lassen sich hingegen nur in begrenztem Maße beurteilen. 9.1.1

Die **Sonografie** ist besonders gut geeignet zur Darstellung der **Weichteile.** Außer intraabdominellen Strukturen lässt sich mit Ultraschall die **Kopf-Hals-Region** (**Schilddrüse,** große Halsgefäße – **A. carotis communis, A. carotis interna,** u. a.) gut untersuchen. Im **Thoraxbereich** wird die Sonografie vor allem zum Ausschluss von Flüssigkeitsansammlungen (**Pleuraerguss, Perikarderguss**) und **Pneumothorax** verwendet (➤ 7.2.4). An den Extremitäten können **Muskulatur** (z. B. bei neuromuskulären Erkrankungen), **Sehnen** (z. B. bei Sehnenrupturen), **Gelenke** (z. B. bei Gelenkerguss) und periphere **Nerven** (z. B. bei Karpaltunnelsyndrom) untersucht werden. Sonografisch lassen sich auch **Lymphknoten** gut beurteilen (z. B. Unterscheidung zwischen benigner und maligner Lymphadenopathie). Die Sonografie ist nützlich auch bei ultraschallgesteuerten **Punktionen** (z. B. bei Aszitespunktion) und **Biopsien** (z. B. bei der Leberbiopsie). 9.1.2

9.1.3 **Sonografie,** umgangssprachlich **Ultraschall,** ist ein **bildgebendes Verfahren,** bei dem Ultraschallwellen zur Untersuchung von Gewebe verwendet werden. Physikalisch gesehen handelt es sich beim Schall um **mechanische Schwingungen** in einem **elastischen Medium** (Gas, Flüssigkeit oder Feststoff). Unter dem **Ultraschall** versteht man Schallwellen **oberhalb der menschlichen Hörschwelle** im Frequenzbereich > **20 kHz** (das menschliche Gehör kann nur den Frequenzbereich von 20 Hz bis 20 kHz wahrnehmen).

9.1.4 Die **Ultraschallsonde** (= Schallsonde, Ultraschallkopf, Schallkopf) ist ein Teil des Ultraschallgeräts, in dem die Ultraschallwellen erzeugt werden. Die Entstehung von Ultraschallwellen beruht auf dem **piezoelektrischen Effekt** (= Eigenschaft bestimmter Kristalle, mechanische Energie in elektrische Energie umzuwandeln und umgekehrt). Die Ultraschalluntersuchung basiert auf dem **Impuls-Echo-Prinzip.** Die piezoelektrischen Kristalle im Schallkopf senden Ultraschallwellen in Form von kurzen **Impulsen** in den Körper aus, die an **Grenzflächen** zwischen Gewebe **unterschiedlicher Dichte** ganz oder teilweise **reflektiert** werden. Die reflektierten Ultraschallwellen (**Echo**) erzeugen an piezoelektrischen Kristallen des Schallkopfes eine elektrische Spannung, die als Signal aufgezeichnet wird. Der Schallkopf dient also als Sender und Empfänger der Ultraschallwellen. Abhängig von der **Echogenität** (= die Stärke der Reflexion von Ultraschallwellen) des Gewebes wird die elektrische Spannung durch verschiedene **Graustufen** auf dem Monitor dargestellt. Je nach **Tiefe** des Gewebes werden Schallköpfe unterschiedlicher **Frequenz** benutzt.

9.1.5 Wenn die **Ultraschallwellen** an der **Grenzfläche** zwischen zwei Medien **viel reflektiert** werden, erscheint diese Struktur auf dem Bildschirm **hell.** Man spricht dann von einer **echoreichen** (= **hyperechogenen**) Struktur. Gewebe, die Ultraschallwellen **schwach reflektieren,** stellen sich **dunkel** (bzw. in unterschiedlichen Abstufungen der grauen Farbe) dar. Sie werden als **echoarm** (= **hypoechogen**) bezeichnet. Strukturen, die keine Ultraschallwellen reflektieren, sind **echofrei** (= **anechogen**), d. h. sie erscheinen auf dem Bildschirm **schwarz.** Als **echogleich** (= **isoechogen**) bezeichnet man Strukturen mit identischer Schallreflektion, also mit gleicher Echogenität.

9.1.6 **Knochen, Verkalkungen** und **Luft** verursachen eine starke Reflexion des Ultraschalls und stellen sich daher **echoreich** dar. Als **echoarm** bezeichnet man Gewebe mit geringer Dichte, z. B. **Parenchym** der **Organe.** Zu den **echofreien** Strukturen gehören **Flüssigkeiten** (z. B. Blut, Pleuraerguss, Harn), weil sie praktisch keine Ultraschallwellen reflektieren.

9.1.7 Bei Ultraschalluntersuchungen wird das **Ultraschallgel** auf den Schallkopf aufgetragen, um eine gute **Bildqualität** zu erreichen. Ohne Gel würden die Ultraschallwellen an der **Grenzfläche** zwischen Schallkopf und Haut – bedingt durch dazwischen eingelagerte **Luft** – reflektiert, was die Bildqualität deutlich reduziert.

9.1.8 „B-Mode" und „M-Mode" bezeichnen unterschiedliche **Darstellungsmethoden** (= **Modi**) der Sonografie. Die **Basis** der **Ultraschalldiagnostik** repräsentiert der **B-Mode** (*brightness,* englisch für Helligkeit). Bei diesem Modus wird die Echogenität in Graustufen dargestellt, sodass ein typisches zweidimensionales Schwarz-Weiß-Bild (= B-Bild) entsteht. Der **M-Mode** (*motion,* englisch für Bewegung) ermöglicht eine Darstellung im **zeitlichen Verlauf** und spielt daher eine wichtige Rolle in der **Funktionsdiagnostik.** Der M-Mode ist sinnvoll für die Untersuchung von **beweglichen Strukturen** (z. B. Herzklappen) und wird v. a. in der **Echokardiografie** eingesetzt.

Die **Doppler-Sonografie** (= D-Mode) beruht auf dem **Doppler-Effekt,** bei dem **Ultraschallwellen** von sich **bewegenden Objekten** (z. B. Erythrozyten, Herzklappen) **reflektiert** werden. Bewegt sich z. B. das Blut **zu dem Schallkopf hin,** wird die **Frequenz** der reflektierten Ultraschallwellen **höher.** Fließt das Blut **vom Schallkopf weg,** wird die Frequenz **niedriger.** Die **Frequenzdifferenz** zwischen emittierten und reflektierten Ultraschallwellen wird analysiert und **akustisch** (als **Rauschen**) dargestellt. **9.1.9**

Die **Doppler-Sonografie** wird v. a. in der **Kardiologie** (z. B. Diagnostik von Herzklappenfehlern) und in der **Gefäßdiagnostik** (z. B. Untersuchung der intra- und extrakraniellen Gefäße) eingesetzt. **9.1.10**

Die Untersuchung der A. carotis interna wurde mit **farbkodierter Duplexsonografie** durchgeführt. Bei dieser Modalität werden **B-Mode** und **Doppler-Sonografie** miteinander kombiniert (= Duplex-Sonografie) und um eine **Farbcodierung** ergänzt (= farbkodierte Duplex-Sonografie). Die **Richtung** des **Blutflusses** wird in **blauer** (= **„vom Schallkopf weg"**) und **roter** (= **„zum Schallkopf hin"**) Farbe kodiert, die **Geschwindigkeit** des **Blutflusses** durch unterschiedliche **Helligkeit** (je **heller** die Farbe, desto **höher** die **Geschwindigkeit**) und die **Turbulenzen** (typisch bei Stenosen) als **grün** oder **gelb** dargestellt. **9.1.11**

Die **Ultraschalldiagnostik** besitzt viele **Vorteile:** Die Untersuchung ist **strahlungsfrei,** was vorteilhaft für die Diagnostik in der **Schwangerschaft** sowie bei **Neugeborenen** und **Kindern** ist (z. B. im **Neugeborenen-Screening** zum Ausschluss einer **Hüftgelenksdysplasie**). Die Ultraschalldiagnostik ist auch **kostengünstig,** gut **verfügbar** (auch in der Präklinik) und **schnell durchführbar.** Die **Dopplersonografie** ermöglicht auch die Erzeugung von Bildern in **Echtzeit** und die Beurteilung von **beweglichen Strukturen** (z. B. Blut, Herzklappen). Wie jede diagnostische Methode hat auch die Ultraschalldiagnostik ihre **Nachteile** und **Limitationen:** Die **Qualität** der **Untersuchung** hängt stark von der **Erfahrung** der untersuchenden Person ab. Außerdem können bestimmte Bedingungen die **Beurteilbarkeit** der Untersuchung deutlich **einschränken,** z. B. **lufthaltige Organe, Meteorismus** und **Adipositas.** **9.1.12**

Bei der **Endosonografie** (= endoskopischer Ultraschall, EUS) handelt es sich um eine **Kombination** von **Endoskopie** und **Sonografie**. Der Vorteil dieser Untersuchungsmethode liegt darin, dass die Zielstruktur näher am Schallkopf liegt und dadurch genauer dargestellt werden kann. Zu den häufigsten Anwendungsgebieten gehört die Untersuchung des **Magen-Darm-Trakts** (z. B. zur Beurteilung von T- und N-Stadium bei Tumoren oder endosonografisch gesteuerte Drainage der Pankreaszysten). Die **transvaginale Sonografie** wird zur Untersuchung von weiblichen Geschlechtsorganen, der Harnblase und des Douglas-Raums verwendet. Bei Männern kommt der **transrektale Ultraschall** (TRUS) bei der Diagnostik von Prostataerkrankungen zum Einsatz. **9.1.13**

Die Echokardiografie („Herzecho") ist eine der wichtigsten Untersuchungen in der Kardiologie. Die **transthorakale Echokardiografie** (TTE) ist die häufigste Form, bei der das Herz „von außen" (Schallkopf auf dem Brustkorb) untersucht wird. TTE gehört zur kardiologischen **Basisdiagnostik** bei V. a. Herzklappenfehler und andere Herzerkrankungen. Die **transösophageale Echokardiografie** (TEE, „Schluckecho") wird insb. bei **Endokarditis,** zum Ausschluss von **kardialen Thromben** und bei V. a. **angeborene Herzfehler** (z. B. Vorhofseptumdefekte) benutzt. Die **Kontrastmittel-Echokardiografie** wird z. B. zum **9.1.14**

Nachweis von intrakardialen und intrapulmonalen **Shunts** eingesetzt. Die **Stressechokardiografie** („Stressecho") ist u. a. in der Diagnostik der **koronaren Herzkrankheit** (KHK) sinnvoll.

9.1.15 Die **Elastografie** ist ein spezielles **Ultraschallverfahren** zur Messung der **Elastizität** des Gewebes, die **farbkodiert** abgebildet wird. Die Elastografie wird häufig bei Verdacht auf **Leberzirrhose,** aber auch in der **Tumordiagnostik** (z. B. Untersuchung der **Prostata** und der **weiblichen Brust**) verwendet.

9.2 Röntgen

9.2.1 **Röntgenstrahlen** sind **elektromagnetische Wellen,** wie Licht. Im Vergleich mit dem Licht haben sie aber eine **kürzere Wellenlänge,** sind **energiereicher** und für das menschliche Auge **unsichtbar.** Im elektromagnetischen Spektrum befinden sie sich zwischen dem UV-Licht und der Gamma-Strahlung.

9.2.2 **Röntgenstrahlen** werden bei **konventionellem Röntgen, Durchleuchtung, Mammografie** und **Computertomografie** (CT) verwendet.

9.2.3 **Röntgenstrahlen** werden in einer **Röntgenröhre** erzeugt. Die Röntgenröhre besteht in der Regel aus einem **Glas-** oder **Metallzylinder,** in dem **Vakuum** herrscht. In diesem Zylinder befinden sich eine **Glühkathode** (–) und eine **Anode** (+). Durch **Erhitzen** der **Kathode** entstehen freie **Elektronen.** Zwischen Kathode und Anode liegt eine **Hochspannung** an, wodurch die Elektronen stark **beschleunigt** werden und mit großer Geschwindigkeit auf die Anode treffen. Die Elektronen reagieren mit dem **Anodenmaterial,** werden **abgebremst** und verlieren dabei ihre kinetische Energie. Die kinetische Energie der Elektronen geht zu 99 % in Form von Wärme verloren, nur etwa 1 % wird in nutzbare Röntgenstrahlung umgewandelt. Da die Röntgenstrahlung durch die Abbremsung von Elektronen an der Anode gebildet wird, nennt man sie auch **Bremsstrahlung.**

9.2.4 Bei der **Anfertigung** eines **Röntgenbildes** wird ausgenutzt, dass unterschiedliche **Gewebe** die **Röntgenstrahlung** unterschiedlich stark **absorbieren.** Dabei gilt: Je **dichter** und **dicker** das Gewebe und je **höher** die **Ordnungszahl** der Atome (zum Beispiel: Wasserstoff hat die Ordnungszahl 1, Calcium 20) ist, umso **höher** ist die **Absorption** von Röntgenstrahlen im Körper. Infolge Absorption wird die Röntgenstrahlung beim Durchtritt durch den Körper unterschiedlich stark **geschwächt.** Die Röntgenstrahlen treffen dann auf einen **Röntgenfilm** (beim herkömmlichen analogen Röntgen), der sich hinter der Patientin/dem Patienten befindet. Es entsteht dann ein **Negativbild** – diejenigen Strahlen, die ungehindert auf den Film auftreffen, führen zu einer **Schwärzung** des Films. Stellen, an denen also **viel Strahlung** ankommt, werden **dunkel** bzw. **schwarz** dargestellt. Dies ist insbesondere bei lufthaltigen Strukturen der Fall, da die Luft nahezu keine Strahlen absorbiert. Wenn das Gewebe die **Strahlung** absorbiert und somit **abschwächt,** verbleibt der Film an den entsprechenden Stellen **hell** bzw. **weiß.** Röntgenbilder werden heutzutage oft **digital** erzeugt und gespeichert. Statt Röntgenfilme werden **digitale Detektoren** verwendet, die die Röntgenstrahlung in **elektrische Signale** umwandeln. Die Röntgenbilder können mittels **Computer** nachträglich bearbeitet und optimiert werden.

Bei der **Befundung** von **Röntgenaufnahmen** wird folgende Nomenklatur verwendet: Die **hellen Bereiche** bezeichnet man als „**Verschattung**", „**Verdichtung**" oder „**Transparenzminderung**". Die **dunklen Bereiche** nennt man „**Aufhellung**", „**Dichteminderung**" oder „**Transparenzerhöhung**". 9.2.5

Röntgendichte der Strukturen in aufsteigender Reihenfolge: **Luft** < **Fett** < **Weichteile** < **Knochen** < **Metall** 9.2.6

Als **Streustrahlung** bezeichnet man die Röntgenstrahlen, die von der ursprünglichen Richtung **abgelenkt** wurden. Dazu kommt es v. a. beim **Durchstrahlen** eines **Objektes,** z. B. des menschlichen Körpers. Dabei gilt, dass bei dichterem und dickerem Gewebe mehr Streustrahlung entsteht als bei dünnem und transparentem Gewebe. Die Streustrahlung führt zur **Verminderung** des **Kontrastes** („Nebel" auf der Röntgenaufnahme), was die **Bewertung** der Röntgenaufnahme **erschwert.** 9.2.7

Beim **Röntgen-Thorax** gelten **posterior-anteriore** (p. a.) und **laterale** Projektion **im Stehen** als Standard. Bei nicht stehfähigen und klinisch instabilen Patientinnen/Patienten wird in der Regel eine **anterior-posteriore** (a. p.) Projektion **im Liegen** verwendet. Bei Aufnahmen in der a. p.-Projektion wird das **Herz vergrößert** abgebildet, was zu **Fehlinterpretationen** führen kann. Dies kann durch die **divergente Ausbreitung** von **Röntgenstrahlen** erklärt werden. Es gilt: **je weiter** eine Körperstruktur **vom Film** oder **Detektor** liegt, **desto größer** wird die Struktur auf dem Röntgenbild dargestellt. Bei Untersuchungen im Stehen legt die zu untersuchende Person die Brust dem Detektor eng an. Das Herz liegt dabei auch nah am Detektor und wird normal groß dargestellt. Erfolgt die Untersuchung im Liegen (a. p.), befindet sich das Herz vom Detektor weiter weg. 9.2.8

Beim **Röntgen** wird ein **dreidimensionales Objekt** (Körper) als **zweidimensionales Bild** dargestellt. Dabei kommt es zur sogenannten **Summation,** d. h. einer **Überlagerung** aller Strukturen im Röntgenbild. Dadurch sind anatomische Details im Einzelnen oft nicht deutlich erkennbar und die **dreidimensionale Lokalisierbarkeit** ist nicht immer möglich. Aus diesen Gründen werden **Röntgenaufnahmen in zwei Ebenen** durchgeführt. Dies ist z. B. bei Frakturen wichtig – würde man die Röntgenaufnahme nur in einer Ebene durchführen, kann man eine Fraktur leicht übersehen. 9.2.9

Weiche Röntgenstrahlung (= Weichstrahltechnik) ist eine **energiearme** Strahlung. Sie wird insbesondere von Atomen mit hoher Ordnungszahl (z. B. Calcium in Knochen) stark absorbiert, wodurch sich aber auch die Strahlenbelastung erhöht. Die Weichstrahltechnik eignet sich gut für **Knochenaufnahmen** sowie für die **Mammografie. Harte Röntgenstrahlung** (= Hartstrahltechnik) gilt dagegen als **energiereich.** Sie wird vom Gewebe weniger stark absorbiert (→ niedrigere Strahlenbelastung). Die Hartstrahltechnik ermöglicht eine gute Differenzierung zwischen Lungen- und Skelettstrukturen und wird daher v. a. bei **Thorax-Aufnahmen** verwendet. 9.2.10

Die **Röntgendurchleuchtung** (= Durchleuchtung, Fluoroskopie) ist ein spezielles Röntgenverfahren, mit dem **Bewegungsvorgänge** im Körper betrachtet werden. Es wird dabei eine **Serie** von **bewegten** zweidimensionalen **Röntgenbildern** angefertigt, die auf einem Monitor **in Echtzeit** dargestellt werden. Bei den meisten Durchleuchtungsuntersuchungen werden auch **Kontrastmittel** (KM) verwendet. 9.2.11

9.2.12 **Konventionelle Röntgenaufnahmen** werden z. B. beim **Röntgen-Thorax,** einer **Tangentialaufnahme** der **Patella** oder einer **Abdomenübersicht** angefertigt. Eine **Durchleuchtung** wird z. B. bei einem **Ösophagus-Breischluck,** einer **endoskopischen retrograden Cholangiopankreatikografie** (ERCP) oder **Koronarangiografie** durchgeführt.

9.2.13 Als **Mammografie** bezeichnet man die Röntgenuntersuchung der **weiblichen Brust.** Standardmäßig wird die Mammografie **in zwei Ebenen** durchgeführt (kranio-kaudal und medio-lateral-oblique). Zur Erhöhung der Bildqualität sowie zur Verminderung der Strahlenbelastung wird die **Brust** zwischen zwei Plexiglasplatten **komprimiert.** Zur Steigerung des Kontrastes wird mit weicher Röntgenstrahlung gearbeitet (**Weichstrahltechnik**). Mit der Mammografie lassen sich **benigne** (Fibroadenome, Papillome, Zysten u. a.) sowie **maligne Läsionen** (Mammakarzinom) erkennen. Außerdem können **Mikrokalzifikationen** (= Mikrokalk) diagnostiziert werden. Die Mammografie wird im Rahmen des **Mammografie-Screening-Programms** (➤ 3.12.24) durchgeführt.

9.2.14 Der **C-Bogen** ist ein **mobiles Röntgengerät,** dessen Name auf die charakteristische Form des Geräts (wie der Buchstabe „C“) zurückzuführen ist. Durch den C-förmigen Aufbau kann das Gerät **aus fast jedem Winkel** Röntgenbilder erstellen. C-Bögen ermöglichen auch eine Röntgenuntersuchung in Echtzeit (Durchleuchtung) und sind **flexibel** einsetzbar, vor allem in der **Notfallmedizin, Unfallchirurgie, Orthopädie** und **Gefäßchirurgie,** und zwar sowohl **intraoperativ** als auch direkt **am Patientenbett.**

9.3 Computertomografie (CT)

9.3.1 Die **Computertomografie** (CT) ist ein **bildgebendes Verfahren** der **Röntgendiagnostik**. Das Basisprinzip der CT gleicht dem bei konventionellem Röntgen, d. h. einzelne Körperstrukturen absorbieren Röntgenstrahlen unterschiedlich stark in Abhängigkeit von ihrer Dichte. Im Unterschied zum Röntgen ermöglicht die CT als **Schnittbildverfahren** eine **überlagerungsfreie** Darstellung des menschlichen Körpers. Der Körper wird dabei in **transversaler Ebene** im Liegen Schicht für Schicht gescannt, wobei zweidimensionale Bilder entstehen. Aus diesen Bildern werden mithilfe eines **Computers** Schnittbilder erzeugt.

9.3.2 Als **Gantry** (umgangssprachlich auch „Röhre“ oder „Tunnel“), bezeichnet man die **ringförmige Öffnung** eines **Computertomografen.** Innerhalb der Gantry befinden sich eine **Röntgenröhre** und gegenüberliegende **Detektoren,** die während der Untersuchung **kreisförmig** um den Körper **rotieren.** Die zu untersuchende Person wird auf einem fahrbaren Tisch **kontinuierlich** durch die Gantry **geschoben.** Auf diese Weise werden **viele Röntgenaufnahmen** (Projektionen) aus **verschiedenen Richtungen** erzeugt.

9.3.3 **Helle** bzw. **weiße** Bereiche im **CT-Bild** bezeichnet man als **hyperdens** (z. B. **Knochen, Blut** und **Kontrastmittel**), **dunkle** bzw. **schwarze** Bereiche dagegen als **hypodens** (z. B. **Luft** und **Fettgewebe**).

9.3.4 Die **Hounsfield-Skala** beschreibt die **Absorption** von **Röntgenstrahlen** durch das **Gewebe** unter Verwendung der sog. **Hounsfield-Einheiten** (HE). Jedes Gewebe verfügt über eine spezifische **Dichte,** welche den Hounsfield-Einheiten zugeordnet wird. Am unteren Ende der Skala liegt **Luft** mit **–1000 HE,** die Dichte von **Wasser** beträgt **0 HE** und **Kno-**

chen +1000 bis +3000 HE. Bei unterschiedlichen Geweben werden HE-Bereiche angegeben, z. B. 50–70 HE für die Leber.

Als „**Fenster**" nennt man eine spezielle **Darstellung** des **CT-Bildes.** Die Fensterung verbessert den **Bildkontrast** und erhöht die **Bildqualität** des CT-Bildes. Abhängig vom Fenster wird der **Fokus** nur auf **bestimmte anatomische Strukturen** gelegt, z. B. auf die Knochen (**Knochenfenster**) oder Weichteile (**Weichteilfenster**). 9.3.5

Die „**Traumaspirale**" (= „Polytrauma-CT", „Ganzkörper-CT") stellt den Goldstandard in der Diagnostik der **polytraumatisierten** Personen dar. Dabei wird zunächst eine native **kraniale CT** (CCT) durchgeführt, um intrakranielle Blutungen und Schädelfrakturen auszuschließen. Danach folgt eine Untersuchung der knöchernen **Halswirbelsäule** und kontrastmittelgestützte Darstellung von **Thorax, Abdomen** und **Becken.** 9.3.6

Zu den häufigsten **Indikationen** für die **CT** gehören **Erkrankungen** und **Verletzungen** des **Abdomens** (z. B. Divertikulitis, Milzruptur), der **Lunge** (z. B. Lungenkarzinom), des **Gehirns** (z. B. Schlaganfall, Ausschluss einer intrazerebralen Blutung) und **knöcherner Strukturen** (z. B. Schädelfraktur, Kahnbeinfraktur). CT eignet sich durch die kurze Untersuchungszeit, schnelle Verfügbarkeit und hohe Auflösung generell für die **Notfalldiagnostik.** Alternativ kommt CT auch bei **eingeschränkten sonografischen Beurteilungsmöglichkeiten** (z. B. bei Luftüberlagerung und Adipositas) zum Einsatz. 9.3.7

Als **Kontraindikation** der **CT** gilt vor allem die **Schwangerschaft** (Ausnahme: vitale Indikation, z. B. bei schwer verletzten Schwangeren). Bei Verwendung von jodhaltigen **Kontrastmitteln** müssen die entsprechenden **Kontraindikationen** zusätzlich beachtet werden (**KM-Allergie, Niereninsuffizienz, Hyperthyreose**). 9.3.8

9.4 Magnetresonanztomografie (MRT)

Die **Magnetresonanztomografie** (MRT, Kernspintomografie) ist ein modernes bildgebendes Verfahren, das mithilfe von **magnetischen Feldern** und **Radiowellen Schnittbilder** des menschlichen Körpers erzeugt. Die MRT basiert auf der Tatsache, dass **Atomkerne** den sogenannten Spin besitzen (**Kernspin**). Die Atomkerne drehen sich dabei permanent um die eigene Achse, ähnlich wie ein Planet. Der menschliche Körper besteht zu ca. 70 % aus Wasser, das zwei Wasserstoffatome (H) enthält. Somit ist der **Wasserstoff** das quantitativ am häufigsten vorkommende Element im Körper. Weil der Atomkern des Wasserstoffs ein **Proton** enthält und **positiv** geladen ist (**H+**), induziert er ein **magnetisches Feld.** So kann man sich Wasserstoffatome wie sehr kleine Magnete vorstellen. Im Normalfall sind die Kernspins zufällig in alle möglichen Richtungen angeordnet. Gerät man in ein **externes magnetisches Feld** eines MRT-Geräts, **richten sich** die Atome entlang dieses Magnetfeldes aus, und zwar entweder **parallel** oder **antiparallel** (um 180° gedreht). Dabei werden Atome überwiegend parallel ausgerichtet, nur ein kleiner Teil antiparallel. Der zu untersuchende Körperbereich wird im nächsten Schritt durch einen kurzen **Radiowellen-Impuls** auf einen höheren Energiezustand gebracht (= **Resonanzeffekt**). Nach Abschalten dieses Impulses gehen die Protonen in ihren Ausgangszustand zurück – sie relaxieren. Bei dieser **Relaxation** geben sie Energie in Form elektromagnetischer Wellen ab, die mithilfe eines Computers analysiert und als ein Bild rekonstruiert werden. 9.4.1

9.4.2 **Helle** bzw. **weiße** Bereiche im **MRT-Bild** werden als **hyperintens** (signalreich) bezeichnet. **Dunkle** bzw. **schwarze** Bereiche nennt man dagegen **hypointens** (signalarm). Unterschiedliche Gewebe stellen sich hyperintens oder hypointens in Abhängigkeit von MRT-Wichtungen dar.

9.4.3 **Wichtungen** sind **Untersuchungssequenzen,** die einer **besseren Darstellung** des Gewebes dienen. Je nachdem, welches Gewebe man untersuchen möchte, kann man Aufnahmen in T1- oder T2-Wichtung erstellen. Bei der **T1-Wichtung** erscheint **Fett hell** und **Flüssigkeiten dunkel.** Bei der **T2-Wichtung** erscheinen **Flüssigkeiten hell** und **Muskulatur dunkel.**

9.4.4 Von **Vorteil** ist, dass die **MRT** eine detaillierte Darstellung von **Weichteilen** sowie eine **3D-Rekonstruktion** der Bilder ermöglicht. Weil sie **ohne ionisierende Strahlung** auskommt, eignet sich die MRT sehr gut für die Untersuchung bei **Kindern** und in der **Schwangerschaft** (die Anwendung von MRT-Kontrastmitteln ist jedoch während der Schwangerschaft nicht empfohlen).

9.4.5 Zu den **Nachteilen** der **MRT** gehören Interaktionen zwischen dem magnetischen Feld und **Metallen,** die zu **Artefakten** führen, aber auch die Patientin/den Patienten gefährden können. Bei **metallischen** und **elektronischen Implantaten** ist die MRT – bis auf einige Ausnahmen – **kontraindiziert.** Im Vergleich zu anderen bildgebenden Verfahren ist die MRT auch sehr **kostenintensiv** und **zeitaufwändig** (MRT-Untersuchung vom Kopf dauert etwa 20–30 Minuten). Durch die **Enge** der Gantry und die **Lautstärke** wird die Untersuchung oft als **unangenehm** empfunden (problematisch v. a. bei Kindern und bei Patientinnen/Patienten mit Demenz).

9.4.6 **MRT** ist die Methode der Wahl zur Beurteilung des **zentralen Nervensystems.** So wird MRT oft bei Verdacht auf **Hirntumoren, Metastasen, Aneurysmen, Multiple Sklerose, Alzheimer-Demenz, Parkinson-Syndrom,** aber auch einen **Schlaganfall** indiziert. Im Bereich der **Wirbelsäule** wird die MRT häufig zur Diagnostik von **Spinalkanal-** und **Bandscheibenläsionen** eingesetzt. Die MRT-Untersuchung des **Abdomens** hat einen großen Stellenwert bei Darstellung von **Gallengang-** und **Pankreasgängen** im Rahmen von **MRCP** und bei Verdacht auf **chronisch-entzündliche Darmerkrankung** (MRT-Enterografie nach Sellink ➤ 3.4.88), **Leber-, Pankreas-** und **Nierentumoren.** Im **Beckenbereich** wird die MRT bei unklaren **Raumforderungen** oder zur Untersuchung von **weiblichen Geschlechtsorganen** und **Prostata** eingesetzt. Auch **Gelenk-, Bandläsionen** und **Stressfrakturen** lassen sich sehr gut darstellen.

9.4.7 Die meisten **Kontraindikationen** für **MRT** ergeben sich aus der Interaktion zwischen starkem Magnetfeld und **ferromagnetischen Metallen** (Eisen, Nickel, Cobalt). Dies kann zur **Erwärmung** und sogar einer **Dislokation** von **passiven Implantaten** (z. B. Metallclips, Stents) führen. Implantate aus **nicht-ferromagnetischen Metallen** (Titan, Gold, Silber, Kupfer) sind dagegen **nicht kontraindiziert.** Das magnetische Feld kann auch die **Elektronik** von **aktiven Implantaten** (z. B. Herzschrittmacher, Event-Recorder, Cochlea-Implantat) **beeinträchtigen.** Bei allen Implantaten muss daher vor einer MRT-Untersuchung unbedingt geprüft werden, ob sie **MRT-tauglich** sind, d. h. ob sie dem magnetischen Feld ausgesetzt werden dürfen. Detaillierte Informationen über das Implantat und die MRT-Tauglichkeit sind im **Implantatpass** der Patientin/des Patienten zu finden. Die **MRT-Tauglichkeit** ist neben dem **Material** des **Implantats** auch von der **Stärke** des **Magnetfeldes** und der **Untersuchungsdauer** abhängig. Zu den **relativen Kontraindikationen** gehört die **Klaustrophobie** (entfällt bei offenen MRT-Geräten) und auch **Tätowierungen,** die ähnlich wie Metalle erwärmt werden und zu Hautirritationen oder sogar Verbrennungen führen können.

9.5 Angiografie

9.5.1 Als **Angiografie** bezeichnet man eine **radiologische Darstellung** von **Arterien** und **Venen** mittels Röntgen (**digitale Subtraktionsangiografie,** DSA), Computertomografie (**CT-Angiografie**) oder Magnetresonanztomografie (**MR-Angiografie**).

9.5.2 **DSA** wird z.B. zur Untersuchung der Koronararterien (**Koronarangiografie**) sowie peripherer Gefäße (z.B. zur Diagnostik der peripheren arteriellen Verschlusskrankheit, **pAVK**) eingesetzt. Von Vorteil ist, dass gleichzeitig eine **interventionelle Rekanalisierung** mit **Ballondilatation** und **Stent** über den **Katheter** durchgeführt werden kann. **CT-** und **MR-Angiografie** gelten als moderne Alternativen zur DSA. Die **CT-Angiografie** wird oft bei einem Verdacht auf **Lungenembolie, Aneurysmen** und **Stenosen** (z.B. **Nierenarterienstenose**) indiziert. Die **MR-Angiografie** eignet sich z.B. zur Darstellung der **intrakraniellen Arterien, Tumorgefäßen, Nierenarterien** und **Aneurysmen.**

9.5.3 Bei der **DSA** wird zunächst ein natives Röntgenbild (sog. **Leeraufnahme**) gemacht. Dann wird über einen Katheter ein **Kontrastmittel** verabreicht und unter **Durchleuchtung** weitere Röntgenbilder angefertigt. Der Computer legt dann die Leeraufnahme und die kontrastierten Durchleuchtungsbilder übereinander und **subtrahiert** sie voneinander. So werden **störende Elemente** (z.B. Weichteile und Knochen) **entfernt** und nur die **Gefäße dargestellt.** Die DSA hat gegenüber der konventionellen Angiografie damit den Vorteil einer **besseren Kontrastauflösung** und **kürzerer Untersuchungszeit.** Aus diesen Gründen wurde die konventionelle Angiografie durch die DSA praktisch ersetzt.

9.5.4 **CT-** und **MR-Angiografie** gelten als **nicht-invasiv,** weil bei diesen Methoden das **Kontrastmittel i.v.** und nicht über Katheter gegeben wird. Außerdem ist die Durchführung der **MR-Angiografie** auch ohne KM möglich. Der **Nachteil** von CT- und MR-Angiografie liegt in der **fehlenden Möglichkeit** einer direkten endovaskulären **Intervention.** Die **Untersuchungsdauer** ist bei **CT-Angiografie kurz,** das Verfahren ist allerdings mit einer **höheren Strahlenbelastung** verbunden. Der Vorteil der **MR-Angiografie** ist insbesondere die **fehlende Strahlenbelastung,** die Untersuchung erfordert allerdings ein **langes Stilllegen** in der Untersuchungsröhre.

9.6 Nuklearmedizin

9.6.1 Im Vergleich mit den radiologischen Verfahren stellen die **nuklearmedizinischen Verfahren** weniger die Anatomie des Körpers dar, sondern zeigen eher die Funktion von Organen und Geweben (**funktionelle Bildgebung**). Das Prinzip beruht auf der sog. **Tracer-Methode**. Als **Tracer** bezeichnet man Substanzen, die i.d.R. aktiv am **Metabolismus**

teilnehmen, **organspezifisch** sind und so **gezielt** in einen **Organstoffwechsel** „eingeschleust" werden. Tracer werden mit einem **Radionuklid** markiert – diese Verbindung wird als **Radiopharmakon** bezeichnet. Nach Aufnahme in den Körper **verteilen** und **reichern** sich die Radiopharmaka je nach **Stoffwechselaktivität** im **Zielorgan** an. Die **Radionuklide** haben einen instabilen Kern, zerfallen und geben **Gammastrahlung** an die Umgebung ab. Die Gammastrahlung wird mit einer **Gamma-Kamera** bzw. einem **PET-Scan** registriert und als **zwei-** (bei Szintigrafie) oder **dreidimensionale** (bei PET und SPECT) **Bilder** dargestellt.

9.6.2 Bei der **Schilddrüsenszintigrafie** wird das **Tc-99 m-Pertechnetat** i. v. verabreicht. Diese Substanz besitzt eine **ähnliche Struktur** wie **das normale Jod,** wird in die **Schilddrüse aufgenommen,** aber nur **passager angereichert.** Nach 5–25 Minuten werden Aufnahmen mit **Gammakamera** angefertigt. Im vorliegenden Szintigramm ist ein **„heißer Knoten" (a)** zu sehen – ein metabolisch überaktives Gebiet des Schilddrüsengewebes mit **übermäßiger Hormonproduktion** und **vermehrter Aufnahme** von Jod bzw. Tc-99 m-Pertechnetat (sog. **Autonomie**). Der zweite Befund zeigt einen **„kalten Knoten" (b),** also ein Gebiet **ohne Hormonproduktion** und mit einer **fehlenden** oder nur **minimalen Aufnahme** von Jod bzw. Tc-99 m-Pertechnetat.

9.6.3 **Szintigrafie** eignet sich auch gut für die Untersuchung des Skeletts, der Lunge, der Nieren und des Herzens. **Skelettszintigrafie** ist indiziert bei Verdacht auf **Knochenmetastasen** und **primäre Knochentumoren** (z. B. Osteoblastom, Osteosarkom) sowie zum Ausschluss von **aseptischen Knochennekrosen** oder einer **Osteomyelitis.** Außerdem kann sie zur Differenzierung zwischen **Arthrose** und **Arthritis** eingesetzt werden. Mittels **Lungenszintigrafie** kann die **Ventilation** und die **Perfusion** der Lungen beurteilt werden. Indiziert ist die Untersuchung beispielsweise zum Ausschluss einer **Lungenarterienembolie** als Alternative zur CT-Angiografie. **Nierenszintigrafie** wird häufig bei **Kindern** indiziert, unter anderem bei Verdacht auf eine **renale Hypertonie** und **Fehlbildungen** der Niere (z. B. Doppelniere). **Myokardszintigrafie** dient unter anderem der Beurteilung der **Restvitalität** einer **Infarktnarbe** bei Z. n. Myokardinfarkt.

9.6.4 Die **Positronen-Emissions-Tomografie** (**PET**) basiert gleich wie die Szintigrafie auf der **Tracer-Methode**. Als Radionuklide werden radioaktive Stoffe genutzt, die bei ihrem Zerfall **Positronen** (= Antielektronen) **emittieren.** Das am meisten eingesetzte Radiopharmakon ist die mit **radioaktivem Fluor** markierte **Fluorodeoxyglucose.** Die entstandenen Positronen interagieren mit normalen Elektronen (sog. Annihilation), wodurch **Fotonen** entstehen. Die Fotonen können dann mittels eines **PET-Scanners registriert** werden. PET wird oft mit einer CT kombiniert (**PET/CT**). Dieses Verfahren nutzt Vorteile von beiden Methoden, und zwar gute **anatomische** Detailerkennung (CT) mit **funktioneller** Untersuchung der Stoffwechselaktivität (PET).

9.6.5 Das häufigste Einsatzgebiet der **PET** bzw. **PET/CT** ist die **Onkologie.** Das Verfahren findet seine Anwendung in der **Primärdiagnostik** und beim **Staging,** aber auch bei **Therapieplanung** und **Therapiekontrolle.** In der Neurologie wird die PET manchmal zur differenzialdiagnostischen Abklärung degenerativer Hirnerkrankungen wie Morbus Parkinson und Chorea Huntington sowie verschiedener Demenzformen (z. B. Demenz vom Alzheimer-Typ und frontotemporale Demenz) eingesetzt.

9.7 Kontrastmittel

Kontrastmittel (KM) sind Substanzen, die nur zu **diagnostischen** Zwecken eingesetzt werden, um den **Bildkontrast** zu **erhöhen** oder **verringern.** Durch diese Kontrastveränderung ermöglichen sie eine **bessere Darstellung** anatomischer bzw. pathologischer Strukturen. KM werden auch in der **Tumordiagnostik** verwendet, z. B. bei hepatozellulärem Karzinom (➤ 3.5.31). Die Verabreichung von KM erfolgt entweder intravenös, intraarteriell, oral oder rektal (als Einlauf). KM besitzen **keine pharmakodynamischen Wirkungen** auf den Metabolismus und werden i. d. R. **unverändert** aus dem Körper **ausgeschieden.** 9.7.1

Positive KM erhöhen den **Kontrast** gegenüber dem umgebenden Gewebe. Beim Röntgen handelt es sich um Substanzen, die die **Röntgendichte erhöhen** und zu einer vermehrten Absorption von Röntgenstrahlen führen. **Negative KM** sind Stoffe mit **geringer Dichte** wie CO_2 und Luft. Beim Röntgen sind das Substanzen, die durch ihre geringe Dichte wenige Röntgenstrahlen absorbieren. **Negative KM** werden meist **in Kombination** mit einem **positiven KM** eingesetzt (z. B. Doppelkontrast-Untersuchungstechnik des Magen-Darm-Traktes). Kohlendioxid findet unter anderem Anwendung in der Angiografie (CO_2-Angiografie) als Alternative zu jodhaltigen KM bei Patientinnen/Patienten mit einer KM-Allergie. 9.7.2
Positive KM: **jodhaltige Kontrastmittel, Bariumsulfat, Gadolinium**
Negative KM: **Kohlendioxid (CO_2), Luft, Methylcellulose**

Jodhaltige KM kommen in der **Röntgendiagnostik** (Röntgen, CT) zum Einsatz. Zu den **unerwünschten Wirkungen** gehören **allergische** und **hypersensitiv** bedingte Reaktionen (Urtikaria, Pruritus, Erythem, Bronchospasmus, Gesichts-/Larynxödem bis hin zu einem Schock, Atem- und Herzstillstand), **dosisabhängige chemotoxische** Reaktionen (Übelkeit, Erbrechen, Wärme-/Kältegefühl, vasovagale Reaktionen bis hin zu Arrhythmien und zerebralen Krampfanfällen) sowie **Hyperthyreose** bis hin zu einer **thyreotoxischen Krise** (➤ 3.7.13). 9.7.3

Gadoliniumhaltige KM werden beim **MRT** eingesetzt. Ähnlich wie bei jodhaltigen KM kann auch das Gadolinium **allergische, hypersensitive** und **chemotoxische** Reaktionen verursachen, diese treten jedoch relativ **selten** auf. Zu späten unerwünschten Wirkungen gehört die **nephrogene systemische Fibrose** (NSF) – eine Systemerkrankung, die sich mit fibrotisch verdickter Haut und subkutanem Gewebe manifestiert. Eine Fibrosierung innerer Organe (v. a. Leber, Herz, Lungen) kann ebenfalls auftreten. 9.7.4

Vor der i. v.-Gabe eines jodhaltigen KM müssen die **Nieren-** sowie die **Schilddrüsenfunktion** geprüft werden. Vor der Untersuchung ist deswegen eine Bestimmung von **Kreatinin** (daraus **eGFR**) sowie **TSH** wichtig. Anamnestisch sollte u. a. nach **vorherigen Reaktionen auf KM,** bekannten **Allergien** und nach aktueller **Medikation** gefragt werden. **Metformin** wird **48 h vor einer intravenösen KM-Gabe abgesetzt** (erhöhtes Risiko einer Laktatazidose). Nach 48 h darf das Metformin bei stabiler Nierenfunktion wieder angesetzt werden. 9.7.5

Bei dem Patienten liegt eine **latente Hyperthyreose** vor. Sie müssen ihm daher als Prämedikation **Perchlorat (Irenat®)** geben (Wirkprinzip: Hemmung der Jodaufnahme in die 9.7.6

Schilddrüse). Die Blockierung wird üblicherweise **2–4 h** vor der Untersuchung mit **60 Tropfen Perchlorat** p. o. begonnen und dann für **14 Tage** mit **3×** **20 Tropfen Perchlorat** p. o. täglich fortgeführt.

MERKE

Bei einer **manifesten Hyperthyreose** sollten generell keine jodhaltigen KM gegeben werden. Wäre bei unserem Patienten jedoch eine sofortige CT-Untersuchung mit jodhaltigem KM aus **vitaler Indikation** erforderlich, bekommt er **60 Tropfen Perchlorat** p. o. sowie **20–40 mg Thiamazol** p. o. oder i. v. (Wirkprinzip: Hemmung der Synthese von Schilddrüsenhormonen) unmittelbar vor der KM-Gabe. Die Gabe von **3× 20 Tropfen Perchlorat** p. o. wird für **14 Tage** fortgeführt.

9.7.7 Röntgenuntersuchungen des Gastrointestinaltraktes unter Verwendung von **Bariumsulfat** wurden größtenteils durch **endoskopische** Untersuchungsmethoden **ersetzt.** Bariumsulfat verursacht eine **starke Reizung** am **Peritoneum,** bis zu einer schweren **Peritonitis** mit möglicher Ausbildung von **Granulomen** und **Adhäsionen.** Der Einsatz des Bariumsulfats ist daher bei Verdacht auf eine **Darmperforation** sowie bei **akutem Abdomen** mit **Subileus** oder **Ileus** absolut kontraindiziert. Heutzutage werden eher **wasserlösliche jodhaltige KM** benutzt.

Kapitel 10 Arbeits- und Gesundheitsschutz

10.1 Betriebsärztin/Betriebsarzt

10.1.1 **Arbeitsschutzgesetz (§§ 3, 4, 5 ArbSchG):** Arbeitgeber müssen Beschäftigte vor gesundheitlichen Schäden schützen. Betriebe ab einer bestimmten Größe brauchen einen Betriebsarzt (§ 2 Arbeitssicherheitsgesetz, ASiG). **Aufgaben des Betriebsarztes:** Notfallversorgung, Risikobewertung am Arbeitsplatz, Gesundheitsüberwachung (z. B. Vorsorgeuntersuchungen) und -schulung der Beschäftigten und Organisation der Ersten Hilfe im Betrieb.

10.1.2 a) Das **Mutterschutzgesetz schützt angestellte Schwangere:** Beschäftigungsverbot sechs Wochen vor und acht Wochen nach der Geburt, Kündigungsschutz, Einkommenssicherung und z. B. Verbot von Akkord- oder Nachtarbeit. Nicht für Selbstständige und Freiberuflerinnen! – b) Das **Jugendarbeitsschutzgesetz** regelt die Berufsschulpflicht und die Arbeitszeiten von Unter-18-Jährigen (40 Wochenstunden an fünf Tagen die Woche, 8 Stunden täglich nur zwischen 6 Uhr und 20 Uhr, Pausen). Ausnahmen gelten für Pflege, Gastronomie, Landwirtschaft u. a.

10.1.3 Es gibt **zwei Möglichkeiten** für einen Arzt, um **Betriebsarzt zu werden:** 1. Er ist Facharzt für Arbeitsmedizin; 2. Er wurde zuerst Facharzt auf einem anderen Gebiet, hat die Zusatz-Weiterbildung „Betriebsmedizin" gemacht und darf jetzt die Zusatzbezeichnung „Betriebsmedizin" führen.

10.1.4 Nach § 9 SGB 7 muss eine **Berufskrankheit** 1. in der Liste des Bundesministeriums für Arbeit und Soziales stehen, 2. durch eine sozialversicherungspflichtige Tätigkeit entstanden sein, 3. ein wissenschaftlich anerkannter Zusammenhang zur Arbeit bestehen.

Wenn eine **Berufskrankheit** festgestellt wird, besteht ein **Anspruch auf Leistungen** von der **gesetzlichen Unfallversicherung**. Diese können zum Beispiel Behandlungen, Rehabilitation oder eine finanzielle Entschädigung umfassen. **10.1.5**

Die **häufigsten Berufskrankheiten** sind: 1. **Lärmschwerhörigkeit** (Bauarbeiter oder Beschäftigte in der Forstwirtschaft); 2. **Plattenepithelkarzinom** und **multiple aktinische Keratosen** (Arbeitnehmende, die UV-Strahlung im Freien ausgesetzt sind); 3. **Hauterkrankungen** (z. B. Friseurinnen/Friseure). **10.1.6**

Pflichtuntersuchungen sind für Risikoberufe obligatorisch: 1. **Untersuchung auf Höhentauglichkeit** bei Dachdeckern und Bauarbeitern; 2. **Untersuchung auf Infektionserkrankungen Hepatitis A und B** bei Gesundheitspersonal, Beschäftigten in Schulen, Kindergarten, Gastronomie u. a. **10.1.7**

Die **fachgerechte Erstversorgung einer NSV** umfasst: 1. Blutfluss ohne Druck auf die Wunde fördern; 2. Wunde mit Wasser oder steriler Kochsalzlösung reinigen/desinfizieren; 3. Unverzüglich eine/n Durchgangsärztin/-arzt (D-Ärztin/D-Arzt) aufsuchen; 4. Nadelstichverletzungen lückenlos im Verbandbuch dokumentieren: Betroffene/r, Zeit, Ort, Unfallhergang, Verletzungsart, Maßnahmen, Ersthelfende, Zeugen. **10.1.8**

Die **Durchgangsärztin steuert** die **nachfolgende Behandlung** mit Laboruntersuchungen des Blutes des Arztes und ggf. der Indexperson auf Infektionsrisiken, überprüft und aktualisiert den Impfstatus, leitet ggf. eine Postexpositionsprophylaxe z. B. gegen Hepatitis-B-Viren (HBV) oder HIV ein und organisiert die Nachsorge mit Kontrolltests und ärztlichen Untersuchungen. **10.1.9**

Lösungen

MERKE

Arbeitsunfälle mit mehr als drei Tagen Arbeitsunfähigkeit muss die D-Ärztin innerhalb von drei Kalendertagen der Berufsgenossenschaft melden.

Eine **NSV** ist **immer meldepflichtig!** Wenn sich bei dem verletzten Assistenzarzt eine Berufskrankheit und womöglich eine anschließende Berufsunfähigkeit entwickelt, muss er die NSV eindeutig und sicher nachweisen können. **10.1.10**

Eine **D-Ärztin** ist a) zuständig für die Behandlung und Abrechnung nach Arbeitsunfällen; b) sie ist Fachärztin für Chirurgie oder Orthopädie mit Schwerpunkt Unfallchirurgie. Sie hat von der Deutschen Gesetzlichen Unfallversicherung (DGUV) eine Zulassung erhalten. **10.1.11**

Berufsgenossenschaften (BG) sind **gesetzliche Unfallversicherungen für bestimmte Branchen,** zum Beispiel in Gesundheitsdienst und Wohlfahrtspflege (BGW). Sie decken Arbeitsunfälle und Berufskrankheiten ab und gewährleisten Prävention, Rehabilitation und Entschädigung. Die BGs erlassen Sicherheitsvorschriften zur Unfallverhütung. Unternehmen müssen ihre Mitarbeiter bei der entsprechenden BG versichern. Die freie Arztwahl ist eingeschränkt. **10.1.12**

Grundsätzlich gilt für den **Betriebsarzt** die **ärztliche Schweigepflicht** (§ 203 StGB [Strafgesetzbuch]), § 8 ASiG) (➤ Kap. 16.4) *Ausnahme:* Wenn Frau Bergs Erkrankung sich oder andere gefährden könnte, ist der Betriebsarzt entbunden. *Beispiel:* Diabetes und mögliche Unterzuckerung. **10.1.13**

10.2 Strahlenschutz

10.2.1 Die **grundlegenden Prinzipien des Strahlenschutzes** sind: 1. **Rechtfertigung des Einsatzes:** Der Nutzen für die Patientin muss höher als ihr Risiko sein; 2. **Optimierung:** Die Strahlenexposition der Patientin muss so niedrig wie möglich gehalten werden, ohne die medizinische Qualität zu mindern; 3. **Dosisbegrenzung:** Minimierung der Strahlenexposition für die Patientin. Einhaltung der Grenzwerte für strahlenexponierte Personen.

10.2.2 Das **ALARA-Prinzip** („As Low As Reasonably Achievable") besagt, dass bei einem Einsatz von ionisierender Strahlung die **Strahlenexposition** so **niedrig** zu **halten** ist, wie es vernünftigerweise erreichbar ist.

10.2.3 Die „**A's**" des **Strahlenschutzes** sind: 1. **Abschirmung:** die Strahlung durch geeignete Materialien wie Blei, Beton oder Wasser abschirmen: Im Krankenhaus durch Bleischürzen, -handschuhe und -brillen (Eigenschutz!). – 2. **Abstand:** je größer der Abstand zur Strahlenquelle, desto geringer die Strahlungsexposition. – 3. **Aufenthaltsdauer:** die Zeit in der Nähe von ionisierender Strahlung minimieren und die Strahlung mit einem persönlichen Dosimeter messen.
Weitere A's sind: **Aktivität:** die Strahlenquelle kontrollieren und die Aktivität der Strahlenquelle so gering wie möglich halten. – **Aufnahme** in den Körper vermeiden. – **Aufklärung:** über Risiken und geeignete Schutzmaßnahmen!

10.2.4 **Blei** wird zur **Abschirmung von Röntgenstrahlen** verwendet, weil es eine hohe Atomdichte und Ordnungszahl ($Z = 82$) hat. Dadurch reicht schon eine dünne Schicht Blei, um Röntgenstrahlen abzuschirmen. Es ist kostengünstig und flexibel formbar, was Blei ideal für Schutzausrüstungen wie Bleischürzen oder Brillen macht.

10.2.5 Das **Abstandsquadratgesetz im Strahlenschutz** besagt, dass die **Strahlendosis umgekehrt proportional zum Quadrat des Abstands von der Strahlungsquelle** ist. Die Dosisleistung sinkt nicht linear, sondern quadratisch: Bei doppelter Entfernung zur Strahlungsquelle halbiert sich die Strahlendosis nicht, sondern reduziert sich auf ein Viertel. Verdreifacht sich der Abstand, reduziert sich die Strahlungsintensität auf ein Neuntel des ursprünglichen Werts und so weiter. Die Annahme dabei ist, dass Strahlung sich isotrop, also gleichmäßig in alle Richtungen ausbreitet.

10.2.6 Es muss eine **Rechtfertigende Indikation** vorliegen. Das heißt: Die Anwendung von Strahlung ist nur dann gerechtfertigt, wenn der Nutzen höher als das Strahlenrisiko ist und sie 2. von einer approbierten Ärztin oder einem approbierten Arzt mit der entsprechenden Fachkunde, z. B. diagnostische Radiologie, angeordnet wird. (§ 83 des Strahlenschutzgesetzes [StrlSchG] und § 119 der Strahlenschutzverordnung [StrlSchV]).

10.2.7 Nur eine **Ärztin/ein Arzt oder eine Zahnärztin/ein Zahnarzt mit der erforderlichen Fachkunde,** z. B. diagnostische Radiologie, dürfen über eine **rechtfertigende Indikation** entscheiden. Sie müssen die betroffene Person vor Ort persönlich begutachten. Im Dienst darf auch eine Ärztin/ein Arzt ohne Fachkunde eine solche Untersuchung anordnen, muss diese jedoch später von einer Radiologin/einem Radiologen überprüfen lassen. Die Rö-Untersuchung/CT muss dokumentiert werden (§ 83 StrlSchG und § 119 StrlSchV).

Ein **Röntgenpass dokumentiert alle** durchgeführten **Röntgenuntersuchungen** der Patientin. Der Röntgenpass hilft dabei, doppelte Röntgenaufnahmen zu vermeiden, die Strahlenexposition zu minimieren und Ärztinnen/Ärzten einen Überblick über frühere Untersuchungen zu geben. Er ersetzt jedoch nicht die vollständige medizinische Dokumentation. 10.2.8

In der **StrlSchV** sind zum Beispiel geregelt: 1. die zulässigen Grenzwerte für Strahlendosen von beruflich exponierten Beschäftigten; 2. die Dosisüberwachung; 3. die Vorgehensweise beim Umgang mit Strahlen und Notfällen; 4. die Pflicht zu einer/einem **Strahlenschutzbeauftragten** in Organisationen, die mit ionisierender Strahlung arbeiten. 10.2.9

Die/der **Strahlenschutzbeauftragte im Krankenhaus** gewährleistet sicheren und **gesetzeskonformen Umgang mit ionisierender Strahlung.** *Beispiele:* 1. Überwachung der Schutzausstattung; 2. Überwachung der Grenzwerte der Strahlenexposition des medizinischen Personals und der Patientinnen/Patienten; 3. Schulung des Personals; 4. Notfallvorsorge mit Notfallplänen; 5. regelmäßige Wartung und Überprüfung der Geräte u. a. 10.2.10

Die **durchschnittliche Strahlenexposition** eines Menschen in Deutschland beträgt ca. **3,8 Millisievert pro Jahr** (= mSv/a): Davon stammen ca. 2,1 mSv aus natürlichen und ca. 1,7 mSv aus „künstlichen" Strahlungsquellen. Die Strahlungsexposition variiert je nach Wohnort, Ernährung oder Lebensumständen. 10.2.11

Es kommt darauf an! Die **Strahlenbelastung an einem Ort ist abhängig von verschiedenen Faktoren:** Auf einem Berg erhöht kosmische Strahlung die Exposition, da die Atmosphäre mit zunehmender Höhe dünner wird und weniger schützt. Tief unter der Erde schirmt die Masse kosmische Strahlen ab, aber Gesteinsradioaktivität, beeinflusst durch Geologie und Belüftung, kann terrestrische Strahlung erzeugen. Zum Beispiel kann in Minen eine hohe Strahlenbelastung durch Radon auftreten. 10.2.12

Für beruflich exponierte Personen beträgt der **Jahresgrenzwert der effektiven Strahlendosis** für a) **Erwachsene** 20 mSv/a; b) für **Auszubildende** unter 18 Jahren in der Regel 1 mSv/a. Für Ausbildungszwecke kann ein Grenzwert von 6 mSv/a erlaubt werden; c) für **Schwangere** 1 mSv nach Bekanntwerden der Schwangerschaft. Im Notfall darf die Dosis überschritten werden, danach Beratung (Ausnahmen nach § 71 StrSchV). 10.2.13

Die **Jahresgrenzwerte** für die Organ-Äquivalentdosis sind für a) **Hände:** 500 mSv/a; b) **Augenlinse:** 20 mSv/a; c) **Gebärmutter:** 2 mSv pro Monat. 10.2.14

Besonders empfindlich reagieren das **Knochenmark,** die **Haut- und Schleimhäute,** die **Gonaden,** die **Schilddrüse** und die **Augenlinsen** auf ionisierende Strahlung. 10.2.15

Überdurchschnittlicher Strahlenbelastung ausgesetzt sind: 1. **Medizinisches Personal** (z. B. in der Radiologie, OP-Bereich oder in der Strahlentherapie); 2. **Flugpersonal;** 3. **Beschäftigte in der Industrie** (z. B. in der industriellen Radiografie, in der Kernenergie). 10.2.16

Das **Dosimeter** von Dr. Schröder wird monatlich von einer vom Bundesamt für Strahlenschutz (BfS) zugelassenen Messstelle ausgelesen. Alle Messstellen übermitteln ihre Dosisfeststellungen an das **Strahlenschutzregister des BfS,** das die Einhaltung der Grenzwerte überwacht. Übersteigt ihre Strahlendosis die Grenzwerte kann Dr. Schröder im äußersten Fall ein Beschäftigungsverbot erhalten. 10.2.17

10.2.18 Je nach Höhe der möglichen Exposition gibt es folgende **Strahlenschutzbereiche:** 1. **Überwachungsbereich** (z. B. Radiologie-Bedienungs- oder Schaltraum, > 1 mSv/a); 2. **Kontrollbereich** (z. B. Radiologie-Untersuchung, > 6 mSv/a); 3. **Sperrbereich** (Strahlentherapie, > 3 mSv/Stunde). Kontroll- und Sperrbereiche müssen klar z. B. als „Kein Zutritt – Röntgen" gekennzeichnet sein.

10.2.19 Die **Berufslebensdosis** beträgt **400 mSv/a.**

10.2.20 **Strahlung** lässt sich in **zwei Hauptkategorien** unterteilen: 1. **ionisierende Strahlung,** die genug Energie hat, um Atome oder Moleküle zu ionisieren (z. B. Alpha-, Beta-, Gamma- und Röntgenstrahlen). *Vorkommen:* Natürliche Quellen wie z. B. aus Radon in der Erde, oder aus künstlichen Quellen in der Medizin oder in Kernkraftwerken. – 2. **nichtionisierende Strahlung,** die weniger Energie hat und Atome nicht ionisieren kann (z. B. Ultraviolettstrahlung, Infrarotstrahlung, Mikrowellen und Radiowellen). *Vorkommen:* In vielen alltäglichen Technologien, z. B. in Mobiltelefonen, Mikrowellenherden und Sonnenlicht.

10.2.21 **Gesundheitliche Auswirkungen** von zu langer und zu hoher **Strahlenbelastung** sind: 1. **Strahlenkrankheit** (Erbrechen, Haarausfall, Hautkrankheiten u. a.); 2. **Krebsentwicklung:** Leukämie, Lungen-, Brust-, Schilddrüsenkrebs; 3. Strahlenkatarakte; 4. **Veränderung im Blutbild, neurologische Störungen;** 5. **Genetische Schäden** u. a.

10.2.22 **Nuklearstrahlung** kann die **DNA und Zellen** im Körper **schädigen.** 1. Sich schnell teilende Zellen (Knochenmark, Darm, Haut, Haarfollikel) verursachen Blutbildveränderungen; 2. Reproduktive Zellen (Eierstöcke, Hoden) beeinflussen Fruchtbarkeit und Genetik; 3. die Schilddrüse ist durch radioaktives Jod-131 gefährdet; 4. Strahlentherapie kann Krebszellen zerstören, aber auch gesundes Gewebe beeinträchtigen.

10.2.23 Grob geschätzt liegt die **Strahlenbelastung** bei a) einer **CT**-Untersuchung des Schädels bei ca. **2,5 mSv,** b) einem **CT-Abdomen** bei ca. **10 mSv,** c) einem **Ganzkörper CT** bei **10–20 mSv,** d) einer **CT-Angiografie** bei ca. **5–20 mSv,** e) einem **Rö-Thorax** bei ca. **0,1 mSv,** f) einer **Koronarangiografie** bei ca. **3 bis 8 mSv.**

10.2.24 a) **Stochastische Wirkung:** Zufällige Zellschäden ohne feste Dosisgrenze, die Wahrscheinlichkeit einer Wirkung steigt mit der Dosis. *Beispiele:* Krebs, Mutationen, Herzerkrankungen. – b) **Deterministische Wirkung:** Schwellenabhängige Schäden, über Schwellenwert nimmt Wirkung mit steigender Dosis zu. *Beispiele:* Strahlenkrankheit, Haarausfall, Hautrötung und Schädigung des Knochenmarks.

10.2.25 Die **Ärztlichen Stellen Qualitätssicherung Strahlenschutz** (ÄSQS) **überwachen und beraten** Ärztinnen/Ärzte, medizinisches Personal und medizinische Einrichtungen und stellen sicher, dass die **gesetzlichen Anforderungen des Strahlenschutzes** z. B. bei Röntgendiagnostik, Strahlentherapie zum Schutz der Patientinnen/Patienten eingehalten werden.

10.2.26 Das Gewebe von Kindern ist strahlenempfindlicher als das von Erwachsenen und durch ihre längere Lebenserwartung haben sie eine größere Zeitspanne, in der sich mögliche strahleninduzierte Effekte entwickeln können. *Spezifische Überlegungen:* 1. **Individuelle Anpassung der Strahlendosis** „ALARA-Prinzip"; 2. die Nutzung **alternativer bildgebender Verfahren** ohne ionisierende Strahlung wie Ultraschall und MRT; 3. die **Minimierung wiederholter Bildgebung;** 4. die umfassende **Ausbildung des medizinischen**

Personals (z. B. Kinderradiologinnen/-radiologen) und **Aufklärung der Eltern;** 5. klare Richtlinien und Protokolle zum **Strahlenschutz** im Krankenhaus; 6. **Langfristige Überwachung** der Kinder, um mögliche späte Effekte auszuschließen.

MERKE

Jede medizinische Entscheidung sollte auf einer Risiko-Nutzen-Entscheidung basieren.

Die **effektive Strahlenbelastung von Kindern** kann bei einer **Röntgenuntersuchung** 10.2.27
reduziert werden, indem die **Einstellungen des Röntgengeräts** wie Röhrenstrom, -spannung und Belichtungszeit optimal angepasst werden. Es ist ratsam, **kinderspezifische Protokolle in modernen Geräten** zu verwenden, um die Strahlendosis zu minimieren. **Digitale Röntgenverfahren** sind häufig strahlensparender als traditionelle Filmtechniken. **Unbetroffene Körperbereiche** sollten mit Bleischürzen **abgeschirmt** werden, um sie vor Streustrahlung zu schützen. Und es ist wichtig, die **passende Filmempfindlichkeit** zu wählen und Mehrfachaufnahmen zu vermeiden.

Eine **Röntgenaufnahme bei Kindern** ist **indiziert** bei 1. Verdacht auf Frakturen; 2. Lun- 10.2.28
genentzündung; 3. Fremdkörper; 4. Infektionen oder Erkrankungen der Knochen, z. B. Osteomyelitis oder Morbus Perthes; 5. Skoliose-Screening u. a.

10.3 Hygiene

Nosokomiale Keime können folgendermaßen übertragen werden: 1. **direkter Weg** durch 10.3.1
respiratorische Tröpfchen oder Kontaktübertragung mit der infizierten Person; 2. **indirekter Weg** durch kontaminierte Hände des Personals, durch kontaminierte Instrumente, Wasser, Blut oder Blutprodukte, Luft, Lebensmittel oder Insekten; 3. **prä-, peri- oder postnatal** von der Mutter auf das Kind.

Standardhygienemaßnahmen sind: 1. Handhygiene; 2. Verwendung einer persönlichen 10.3.2
Schutzausrüstung (PSA); 3. Oberflächenreinigung und Desinfektion; 4. Reinigung, Desinfektion oder Sterilisation der medizinischen Instrumente und Apparate; 5. Abfall- und Abwasserentsorgung; 6. Isolation von Erkrankten; 7. Atemwegshygiene (z. B. in den Ellenbogen niesen); 8. Impfungen von Personal und Patientinnen und Patienten; 9. sicherer Umgang mit scharfen Instrumenten; 10. Hygieneschulungen für das Personal.

Die **fünf Momente der Händedesinfektion** nach der **WHO:** 1. Vor und 2. nach Patien- 10.3.3
tinnen-/Patienten-Kontakt, 3. vor aseptischen Tätigkeiten, 4. nach Kontakt mit potenziell infektiösem Material, 5. nach Tätigkeit in der Nähe von Patientinnen/Patienten.

Die **KRINKO** empfiehlt zur **Handdesinfektion:** 1. Kein Nagellack, keine künstlichen Fin- 10.3.4
gernägel, kein Schmuck oder Piercings an Händen und Unterarmen; 2. mindestens 3 ml Desinfektionsmittel auf die trockene Haut auftragen und alle Oberflächen befeuchten; 3. Einreiben des Desinfektionsmittels: Handflächen, Handrücken, Finger mit Daumen, Fingerzwischenräume, Fingerkuppen und Handgelenke; 4. Desinfektionsmittel einwirken lassen; 5. Desinfektionsmittel an der Luft trocknen lassen.

▶ www.youtube.com/watch?v=vL1lKsweLfQ

MERKE
Das Waschen der Hände mit Seife vermeiden. Nur, wenn Hände sichtbar verschmutzt sind: Vorher waschen.

10.3.5 **KRINKO-Empfehlung** zur chirurgischen Handdesinfektion: 1. Alkoholisches Desinfektionsmittel mit Ellenbogenspender nutzen; 2. Hände und Unterarme bis zum Ellenbogen 1,5–3 Minuten einreiben; 3. konstant mit Desinfektionsmittel feucht halten; 4. trocknen lassen.
▶ www.youtube.com/watch?v=YUQ9T63gNKw

10.3.6 a) **Sterilisation:** Wenn alle lebensfähigen Mikroorganismen einschließlich Bakterien, Viren, Pilzen und Sporen beseitigt werden müssen (z.B. chirurgische Instrumente). Methoden sind Autoklavieren, Strahlung, chemische Sterilisation und Filtration; b) **Desinfektion:** Wenn Keime reduziert werden sollen, aber nicht unbedingt alle Sporen (z.B. Desinfektion von medizinischen Instrumenten oder Oberflächen).

10.3.7 Häufig verwendete **Desinfektionsmittel** sind: 1. Sterilium, 2. Desdermane Pure, 3. Softa-Man, 4. Cutasept F.

10.3.8 Die **PSA** sollte **bei potenziellem Risiko für den Kontakt mit infektiösen Materialien oder Krankheitserregern** getragen werden. *Beispiele:* 1. Behandlung von übertragbaren Infektionen (COVID-19, Tuberkulose); 2. Umgang mit Körperflüssigkeiten (Blut, Urin, Erbrochenes); 3. Patientenisolierung (multiresistente Keime).

10.3.9 1. **Standardisolierung:** für alle Patienten, unabhängig vom Infektionsstatus. *Schutz:* Händewaschen, PSA; 2. **Tropf- Tröpfchenisolierung:** z.B. bei Influenza, Mumps, Keuchhusten. *Schutz:* Einzelzimmer, Schutzmaske; 3. **Kontaktisolierung:** z.B. bei MRSA, Clostridium difficile. *Schutz:* Einzelzimmer, Handschuhe, Schutzkleidung; 4. **Luftisolierung** (Aerosolisolierung): z.B. bei Tuberkulose, Masern. *Schutz:* Isolationszimmer mit negativem Luftdruck, Atemschutzmaske.

10.3.10 Medizinische Abfälle werden unterteilt in **infektiöse, scharfe, Chemikalien-, pharmazeutische** und **nicht-infektiöse Abfälle.** Maßnahmen: 1. Trennung und Kennzeichnung am Entstehungsort; 2. sichere Lagerung; 3. ordnungsgemäße Entsorgung; 4. geschultes Personal; 5. Reduzierung und Recycling.

Kapitel 11 Pharmakologie

11.1 Allgemeine Pharmakologie

11.1.1 Die **Pharmakokinetik** beschreibt alle **Prozesse,** denen ein **Arzneistoff** im Körper **unterliegt: Liberation** (= Freisetzung), **Absorption, Distribution, Metabolismus** und **Exkretion** („**LADME**"), also „das, was der Körper mit dem Arzneimittel macht". Die **Pharmakodynamik** beschreibt die **Wirkung** eines **Arzneistoffs** auf den **Körper** (**Rezeptorbindung, Postrezeptoreffekte, Wechselwirkungen** und **Nebenwirkungen**), also „das, was das Arzneimittel mit dem Körper macht".

Verschiedene **Wirkstoffe binden** unterschiedlich stark an **Plasmaproteine,** insbesondere ans **Albumin** (= das Hauptprotein im Serum). Dabei gilt, dass nur der **freie** (= ungebundene) **Anteil** des **Wirkstoffs** eine **Wirkung** auslöst. **Nimmt** die **Plasmakonzentration** von **Albumin ab** (z. B. bei Leberzirrhose oder altersbedingt), wird **mehr Wirkstoff freigesetzt,** was zu (verstärkten) **Nebenwirkungen** führen kann. 11.1.2

Der **Ceiling-Effekt** (= Sättigungseffekt) bezeichnet die Eigenschaft mancher Medikamente, dass es trotz **Dosissteigerung** zu **keiner weiteren Zunahme** der **Wirkung** kommt. Gleichzeitig steigt allerdings das Risiko für **Nebenwirkungen!** Der Ceiling-Effekt wird typischerweise bei **Opioiden** beobachtet. 11.1.3

Unter der Abkürzung **HWZ** versteht man die **Halbwertszeit** – ein **Zeitraum,** in dem die maximale **Konzentration** eines **Arzneistoffs** im Plasma auf **50 %** des ursprünglichen Wertes **absinkt.** Die **HWZ** hängt mit der **Wirkdauer** der Medikamente eng zusammen. Medikamente mit einer **längeren HWZ** werden oft nur **einmal täglich** (z. B. Apixaban, HWZ ca. 12 Stunden) oder gar **einmal wöchentlich** (z. B. Semaglutid, HWZ ca. eine Woche) eingenommen. Wirkstoffe mit **kurzer HWZ** werden oft **intravenös,** ggf. über **Perfusor** verabreicht (z. B. unfraktioniertes Heparin, HWZ ca. 90 Minuten und Noradrenalin, HWZ ca. 3 Minuten). 11.1.4

Nebenwirkungen (= NW) sind **unerwünschte Arzneimittelwirkungen,** die **wirkstoff-,** aber auch **dosisabhängig** auftreten können. **Wechselwirkungen** sind **Interaktionen** zwischen **Medikamenten,** die sich **gegenseitig beeinflussen,** aber auch zwischen **Medikamenten** und **Lebensmitteln** (z. B. Milch, Grapefruit). 11.1.5

Als **„Off-Label-Use"** bezeichnet man den Einsatz eines Medikamentes außerhalb seiner Zulassung, z. B. für eine **nicht zugelassene Indikation, Altersgruppe** oder **Dosierung.** Dies ist häufig der Fall bei eingeschränkten oder fehlenden Behandlungsmöglichkeiten, z. B. in der **Onkologie** oder **Pädiatrie.** 11.1.6

Die **therapeutische Breite** ist der **Abstand** zwischen der **therapeutischen** und **toxischen Dosis** eines Arzneimittels . Bei Medikamenten mit einer **geringen therapeutischen Breite** (z. B. Herzglykoside, Lithium) kann eine unkontrollierte Einnahme schnell zu **toxischen Wirkungen** führen. Aus diesem Grund werden bei solchen Arzneimitteln **Medikamentenspiegel** im Blut kontrolliert. 11.1.7

Als **First-Pass-Effekt** bezeichnet man die **Metabolisierung** von **oral verabreichten Arzneistoffen** bei der **ersten Passage** durch den **Darm** und die **Leber.** Dies hat bei vielen Medikamenten eine **Reduktion** der **Bioverfügbarkeit** und damit der **Wirkung** zur Folge. Der First-Pass-Effekt kann aber auch vorteilhaft sein. Als Beispiel dient die Therapie von **chronisch-entzündlichen Darmerkrankungen:** Bei leichten Schüben wird **Budesonid** p. o. oder rektal verabreicht. Das Arzneimittel entfaltet seine Wirkung im Darm und unterliegt einem **hohen First-Pass-Effekt** (ca. 90 %) nach Resorption. Dadurch wird eine **lokale Wirkung** im Darm erreicht, das Risiko für unerwünschte Wirkungen bleibt gering. 11.1.8

Medikamente können über mehrere Wege aus dem Körper **eliminiert** werden: überwiegend **renal** (z. B. Metformin, niedermolekulare Heparine), überwiegend **hepatisch** (z. B. Opiate, Betablocker) oder **pulmonal** (Inhalationsanästhetika). 11.1.9

11.2 Pharmakotherapie der Herz-Kreislauf-Erkrankungen

11.2.1 1. b), 2. e), 3. d), 4. g), 5. j), 6. a), 7. f), 8. c), 9. h), 10. i)

11.2.2 **Betablocker** (= Beta-Adrenozeptor-Antagonisten) blockieren kompetitiv **β1-** und **β2-Rezeptoren** (→ Verdrängung von Noradrenalin und Adrenalin). Nach ihrer Selektivität werden sie in 2 Gruppen eingeteilt: 1. **kardioselektive Betablocker** (→ selektive Blockierung von β1-Adrenozeptoren im **Herzen**); 2. **nicht-selektive Betablocker** (→ Blockierung von β1- und β2-Adrenozeptoren). Durch die **Blockierung** von **β1-Adrenozeptoren** im **Herzen** wirken Betablocker **negativ chronotrop, dromotrop** und **inotrop.** Sie **reduzieren** außerdem den **Sauerstoffbedarf** des **Herzens.** Die **Blockierung** von β1-Adrenozeptoren in der **Niere hemmt** die Freisetzung von **Renin** und die Produktion von **Angiotensin II** (→ **Blutdrucksenkung**). Die Blockierung von β2-Adrenozeptoren in **anderen Organen** (z. B. **Bronchien**) kann zu verschiedenen **Nebenwirkungen** führen. Einige Betablocker haben **zusätzliche Wirkungen,** z. B. **vasodilatierender Effekt** bei **Nebivolol** (↑NO-Synthese) und **Carvedilol** (Blockierung von α1-Adrenozeptoren).

11.2.3 a) **kardioselektive Betablocker: Atenolol, Bisoprolol, Esmolol, Metoprolol, Nebivolol.**
b) **nicht-selektive Betablocker: Carvedilol, Propranolol, Sotalol, Timolol.**

11.2.4 **Betablocker** sind **indiziert** bei **arterieller Hypertonie, koronarer Herzkrankheit, chronischer Herzinsuffizienz, tachykarden Herzrhythmusstörungen** und nach einem **Myokardinfarkt. Nicht-selektive Betablocker** werden u. a. zur **Blutungsprophylaxe** bei **Ösophagusvarizen, Migräneprophylaxe,** Therapie des **essenziellen Tremors** und **Glaukoms** und zur symptomatischen Therapie bei **Hyperthyreose** eingesetzt.

11.2.5 Zu den **Nebenwirkungen** von **Betablockern** gehören **Bradykardie, Blutdruckabfall, Bronchokonstriktion** bis hin zu **Asthmaanfällen, periphere Vasokonstriktion** (→ **Kältegefühl** in **Händen** und **Füßen, Raynaud-Syndrom**), **erektile Dysfunktion, Hemmung** der **Glykogenolyse** und **Lipolyse, Kopfschmerzen** und **Depressionen.**

MERKE
Durch die **Hemmung** der **Glykogenolyse** steigt bei gleichzeitig vorliegendem **Diabetes mellitus** das Risiko für **Hypoglykämien.** Außerdem können durch die Blockade der beta-adrenergen Rezeptoren **Warnsignale** der **Hypoglykämie** (Unruhe, Zittern, Tachykardie, Herzklopfen) **maskiert** werden!

11.2.6 Zu den **Kontraindikationen** von **Betablockern** gehören: **Asthma bronchiale** (relative Kontraindikation), ausgeprägte **Hypotonie** und **Bradykardie, AV-Block, Sick-Sinus-Syndrom, dekompensierte Herzinsuffizienz, kardiogener Schock** und Phäochromozytom, wenn nicht gleichzeitig Alphablocker gegeben werden (➤ 3.7.37). Außerdem dürfen Betablocker mit **Kalziumantagonisten** vom **Diltiazem-** oder **Verapamil-Typ** nicht kombiniert werden (→ **Risiko** eines **AV-Blocks**!).

11.2.7 Zur **Behandlung arterieller Hypertonie** werden 5 Medikamentengruppen eingesetzt: 1. **Thiaziddiuretika** (= Thiazide, z. B. Hydrochlorothiazid [HCT]) → **↓Natriumreabsorp-**

tion in der **Niere** → ↑**Natrium-** und **Wasserausscheidung;** 2. **ACE-Hemmer** (z. B. Ramipril) → **Inhibierung** des **Angiotensin-Converting-Enzymes** (ACE) → ↓**Produktion** von **Angiotensin II** → **Vasodilatation** und ↓**Sekretion von Aldosteron** → ↑**Natrium-** und **Wasserausscheidung;** 3. **AT1-Rezeptor-Antagonisten** (= Sartane, z. B. Candesartan) → **Antagonismus** am **AT1-Rezeptor** → ↓**Wirkung** von **Angiotensin II;** 4. **Kalziumantagonisten** vom **Nifedipin-Typ** (z. B. Amlodipin) → **Blockierung** von **Kalziumkanälen** an den **Gefäßen** → **Vasodilatation;** 5. **Betablocker** (z. B. Bisoprolol) → ↓**Sympathikusaktivität,** ↓**Freisetzung** von **Renin.**

Häufigste **NW** von **Antihypertensiva:** 1. **Thiazide** – **Hypokaliämie, Hyponatriämie, Hyperglykämie, Hypercholesterinämie, Hyperurikämie** (→ Gichtanfälle), erhöhtes Risiko von **Basalzell-** und **Plattenepithelkarzinom** der Haut bei HCT; 2. **ACE-Hemmer** – **trockener Husten, Hyperkaliämie, Angioödem;** 3. **Sartane** – ähnliche Nebenwirkungen **wie ACE-Hemmer,** Reizhusten und Angioödem aber deutlich seltener; 4. **Kalziumantagonisten** – **Knöchelödeme, Kopfschmerzen, Reflextachykardie;** 5. **Betablocker** (➤ 11.2.5). 11.2.8

Die **Wirkung** von **Nitroglycerin** beruht auf der **Freisetzung** von **Stickstoffmonoxid** (NO), was die **Dilatation** im **venösen System** (sog. venöses Pooling) bewirkt. Dadurch wird die **Vorlast** (= Preload) **gesenkt.** In **höheren Dosen** tritt auch eine **arterielle Vasodilatation** auf, was die **Senkung** der **Nachlast** (= Afterload) zur Folge hat. Zudem kommt es durch **Dilatation** der **Koronararterien** zur **Steigerung** der **Myokardperfusion.** 11.2.9

Nitroglycerin ist **kontraindiziert** bei **Rechtsherzinsuffizienz** und **Rechtsherzinfarkt, kardiogenem Schock,** schwerer **Hypotonie,** hochgradiger **Aortenklappenstenose, erhöhtem intrakraniellen Druck** und Einnahme von **Phosphodiesterase-5-Hemmern** (= PDE-5-Hemmer, z. B. **Sildenafil** – **Viagra**®) 11.2.10

Antiarrhythmika werden in **vier Klassen** eingeteilt: **Klasse I** (Wirkprinzip: **Hemmung** von **Natrium-Kanälen**), davon **Ia** (z. B. **Procainamid, Ajmalin**), **Ib** (z. B. **Lidocain**) und **Ic** (z. B. **Flecainid, Propafenon**); **Klasse II** (**Betablocker** ➤ 11.2.2); **Klasse III** (Wirkprinzip: **Hemmung** von **Kaliumkanälen,** z. B. **Amiodaron**) und **Klasse IV** (Wirkprinzip: **Blockierung** von **Kalziumkanälen,** z. B. **Kalziumantagonisten** vom **Nicht-Dihydropyridin-Typ: Verapamil** und **Diltiazem**). Zu den **weiteren Antiarrhythmika** gehören: **Adenosin, Herzglykoside** (z. B. **Digoxin**), **Parasympatholytika** (z. B. **Atropin**), **Sympathomimetika** (z. B. **Adrenalin**), **Ivabradin** und **Magnesium.** 11.2.11

11.3 Pharmakotherapie der Obstruktiven Atemwegserkrankungen

In der **Therapie** von **Asthma bronchiale** und **COPD** werden als **Bronchodilatatoren** benutzt: 1. β2-Sympathomimetika: **kurz-wirksame β2-Sympathomimetika** (short-acting beta-2-agonists [**SABA**]) und **lang-wirksame β2-Sympathomimetika** (long-acting beta-2-agonists [**LABA**]); 2. Parasympatholytika (= Anticholinergika): **kurz-wirksame Anticholinergika** (short-acting muscarinic antagonists [**SAMA**] – v. a. bei COPD) und **lang-wirksame Anticholinergika** (long-acting muscarinic antagonists [**LAMA**]). 11.3.1

11.3.2 Zur **Entzündungshemmung** werden in der Therapie von **Asthma bronchiale** und **COPD** folgende Medikamentengruppen verwendet: **inhalative** (bei schwerem Asthma auch orale) **Kortikosteroide** (ICS), **Leukotrien-Antagonisten** (**Montelukast** – nur bei Asthma), **Phosphodiesterase-4-Hemmer** (**Roflumilast** – nur bei COPD) und **Biologika** (**monoklonale Antikörper,** die spezifisch in die Entzündungsprozesse eingreifen – nur bei **Asthma**).

11.3.3 **Bronchodilatatoren** bewirken eine Bronchodilatation: **β2-Sympathomimetika** (SABA, LABA) durch ihre **agonistische** Wirkung an **β2-Adrenorezeptoren** und **Anticholinergika** (SAMA, LAMA) durch ihre **antagonistische** Wirkung an **M3-Muskarinrezeptoren.**

11.3.4 1. a), 2. d), 3. e), 4. c), 5. b)

11.4 Pharmakotherapie des Diabetes mellitus

11.4.1 In der **Therapie** von **DM Typ 2** werden folgende **Antidiabetika** verwendet: 1. **Biguanide** (**Metformin**); 2. **Sulfonylharnstoffe** (z. B. **Glibenclamid, Glimepirid**); 3. **Glinide** (z. B. **Nateglinid, Repaglinid**); 4. Dipeptidylpeptidase-4-Hemmer (= **DPP-4-Hemmer**) (z. B. **Sitagliptin, Saxagliptin**); 5. Glucagon-like-Peptide-1-Rezeptor-Agonisten (= **GLP-1-Rezeptor-Agonisten** = Inkretinmimetika) (z. B. **Liraglutid, Semaglutid**); 6. Sodium dependent Glucose co-transporter 2-Hemmer (= **SGLT-2-Hemmer**) (z. B. **Dapagliflozin, Empagliflozin**); 7. α-**Glucosidase-Hemmer** (**Acarbose**); 8. **Glitazone** (z. B. **Pioglitazon**).

11.4.2 Bei Patientinnen/Patienten mit **kardiovaskulären Vorerkrankungen** (insb. KHK, Herzinsuffizienz) ist eine Kombinationstherapie mit Metformin und **SGLT-2-Hemmern** oder **GLP-1-Rezeptor-Agonisten** indiziert.

11.4.3 **GLP-1-Rezeptor-Agonisten** werden **subkutan** verabreicht (Semaglutid gibt es aber auch in Tablettenform).

11.4.4 **Wirkmechanismen** von **Antidiabetika:** 1. **Biguanide** (**Metformin**) – ↓ aktiver **Glukosetransport** aus dem **Darm,** ↓ hepatische **Glukoneogenese,** ↑**Glukoseaufnahme** in die **Muskelzellen** (↓**Insulinresistenz**); 2. **Sulfonylharnstoffe** und **Glinide** –↑**Insulinsekretion;** 3. **DPP-4-Hemmer** – **Hemmung** der **Dipeptidylpeptidase-4** (DPP-4) → ↓ Abbau von **Glucagon-like-Peptide-1** (GLP-1) → ↑**Insulinsekretion;** 4. **GLP-1-Rezeptor-Agonisten** (= Inkretinmimetika) – **Aktivierung** des **GLP-1-Rezeptors** der β-Zellen → ↑ **Insulinsekretion;** 5. **SGLT-2-Hemmer** – **Inhibition** des **SGLT-2-Transporters** in der **Niere** → ↓ Rückresorption der Glukose im proximalen Tubulus → ↑**Ausscheidung** der **Glukose** (→ **Glukosurie, osmotische Diurese**); 6. α-**Glucosidase-Hemmer** – Hemmung der α-**Glucosidase** (enzymatischer Abbau von Kohlenhydraten) im **Darm** → ↓**Kohlenhydrat-Verdauung** → ↓**Freisetzung** und **Resorption** der **Glukose;** 7. **Glitazone** („Insulin-Sensitizer") – Agonismus an **PPAR-Rezeptoren** → ↓**Insulinresistenz.**

11.4.5 **Metformin** kann **gastrointestinale Beschwerden** (Übelkeit, Bauchschmerzen, Durchfall) und einen **Vit.-B12-Mangel** verursachen. Außerdem führt das Metformin zu einer

Gewichtsabnahme, was bei DM Typ 2 aber eher vorteilhaft ist. Selten kann auch die **Laktatazidose** auftreten – eine schwerwiegende metabolische Komplikation, v. a. bei Niereninsuffizienz oder Dehydratation.

MERKE

Metformin muss **48 Stunden** vor einer **Operation** oder Gabe von **jodhaltigen Kontrastmitteln abgesetzt** werden! Das gleiche gilt für akute Zustände wie **Schock, Sepsis, akute Herz-, Nieren-** oder **respiratorische Insuffizienz!**

Wichtigste **Nebenwirkungen** von **Antidiabetika:** 1. **Sulfonylharnstoffe** und **Glinide – starke Hypoglykämie** (!), **Gewichtszunahme** (!); 2. **DPP-4-Hemmer – akute Pankreatitis, gastrointestinale Beschwerden;** 3. **GLP-1-Rezeptor-Agonisten – gastrointestinale Beschwerden** (Magenentleerungsstörung, Übelkeit, Erbrechen, Durchfall); 4. **SGLT-2-Hemmer – Harnwegs-** und **Genitalinfektionen, Wasser-** und **Elektrolytverluste, Hypoglykämie** (bei Kombination mit Insulin); 5. **α-Glucosidase-Hemmer – gastrointestinale Beschwerden** (Flatulenz, Diarrhö, Bauchschmerzen); 6. **Glitazone – Ödeme, erhöhtes kardiovaskuläres** und **Frakturrisiko, Erhöhung** von **Transaminasen, Gewichtszunahme** (!) **11.4.6**

Repaglinid und **Sitagliptin** gehören zu den wenigen Antidiabetika, die auch bei **schwerer Niereninsuffizienz** verwendet werden dürfen. **11.4.7**

Gestationsdiabetes wird mit **Insulin** behandelt (Ausnahme: Fortführung der bereits vor der Schwangerschaft begonnenen Therapie mit Metformin ist möglich). **11.4.8**

In der **Therapie** des **DM** werden neben dem **Humaninsulin** (= Normalinsulin, Altinsulin – gleiche chemische Struktur wie das endogene Insulin) auch weitere Insulinarten benutzt: **NPH-Insulin** (verzögerte Wirkdauer durch die Bindung des Insulins an Protamin) und **Insulinanaloga** (modifizierte Insuline mit einer veränderten Pharmakokinetik). Es gibt **schnellwirksame** (z. B. Insulin **Aspart, Glulisin** und **Lispro**) und **langwirksame Insulinanaloga** (z. B. Insulin **Glargin** und **Detemir**). **Mischinsuline** sind fixe Kombinationen aus einem schnellwirksamen Insulin und NPH-Insulin. **11.4.9**

MERKE

Weitere Prüfungsfragen zum Wirkmechanismus von Insulin und Formen der Insulintherapie ➤ Kap. 3.8

11.5 Pharmakotherapie der Dyslipidämie

Dyslipidämie ist ein Oberbegriff für die **Hypercholesterinämie, Hypertriglyceridämie** oder gleichzeitige Erhöhung von LDL-Cholesterin und Triglyzeriden (= **gemischte Hyperlipidämie**). **11.5.1**

In der **Pharmakotherapie** der **Dyslipidämie** werden verschiedene **Lipidsenker** eingesetzt, in erster Linie **Statine** (z. B. Atorvastatin, Rosuvastatin, Simvastatin). Gelingt die **11.5.2**

Erreichung der LDL-Cholesterin-Zielwerte nicht, werden Statine mit **Ezetimib** kombiniert. Zeigt sich die Wirkung auch unter dieser Kombinationstherapie nicht ausreichend, könnten noch **PCSK9-Hemmer** (z. B. Evolocumab) zugegeben werden. **Fibrate** (z. B. Fenofibrat) kommen in der Behandlung isolierter **Hypertriglyceridämie,** aber auch bei **gemischter Hyperlipidämie** (wenn Statine nicht vertragen oder kontraindiziert sind, ggf. zusätzlich bei unzureichender Wirkung von Statinen) zum Einsatz.

11.5.3 **Statine hemmen** die **HMG-CoA-Reduktase,** das Schlüsselenzym der endogenen **Cholesterinsynthese** in der Leber. Der daraus resultierende **Cholesterinmangel** führt **kompensatorisch** zu einer **erhöhten Expression** der **LDL-Rezeptoren** und folglich einer **erhöhten Aufnahme** des **LDL-Cholesterins** aus dem Plasma. **Ezetimib** inhibiert die **Cholesterin-Resorption** im **Dünndarm** durch **Hemmung** des zuständigen **Transportproteins. PCSK9-Hemmer** sind **Inhibitoren** des **Enzyms PCSK9,** das in der Leber am Abbau von LDL-Rezeptoren beteiligt ist. Durch die Inhibition des Enzyms **steigt** die **Anzahl** von **LDL-Rezeptoren,** wodurch **mehr Lipide** in die **Hepatozyten** aufgenommen werden und die LDL-Konzentration im Blut sinkt. Die **Hauptwirkung** von **Fibraten** beruht auf der **Bindung** an den nukleären **PPAR-α-Rezeptor.** Seine Aktivierung hat mehrere Effekte zu Folge, darunter auch die **Aktivierung** der **Lipoproteinlipase** und **erhöhte Lipolyse.**

11.5.4 Zu den wichtigsten **Nebenwirkungen** von **Statinen** gehören Muskelbeschwerden (**Myalgien,** bis hin zu **Myopathien** und **Rhabdomyolyse**), **Erhöhung** der **Blutzuckerwerte** (diabetogene Wirkung), **Leberfunktionsstörungen** (Erhöhung der Transaminasen), **Magen-Darm-Beschwerden** (Dyspepsie, Flatulenz) und **Kopfschmerzen.**

11.5.5 Statine sind stärker wirksam, wenn sie **abends** eingenommen werden, weil die **endogene Cholesterinsynthese in der Nacht höher** ist. Dies gilt jedoch nur für die Statine der ersten Generation (z. B. Simvastatin), die im Vergleich mit der zweiten Generation (z. B. Atorvastatin) eine kürzere Wirkdauer haben.

11.5.6 **LDL-Cholesterin-Zielwerte** sind vom **kardiovaskulären Risiko** abhängig: 1. **niedriges** Risiko: < **116 mg/dl** bzw. < 3,0 mmol/l; 2. **moderates** Risiko (z. B. junge Patientinnen/Patienten mit DM ohne weitere Risikofaktoren): < **100 mg/dl** bzw. < 2,6 mmol/l; 3. **hohes** Risiko (z. B. langjähriger DM ohne Endorganschaden, arterielle Hypertonie > 180/110 mmHg und mittelgradige Niereninsuffizienz): < **70 mg/dl** bzw. < 1,8 mmol/l; 4. **sehr hohes** Risiko (z. B. atherosklerotische kardiovaskuläre Erkrankungen, schwere Niereninsuffizienz sowie langjähriger Diabetes mellitus mit Endorganschaden): < **55 mg/dl** bzw. < 1,4 mmol/l; 5. **extremes** Risiko (kardiovaskuläres Ereignis trotz Therapie mit Statin in maximaler Dosierung): < **40 mg/dl** bzw. < 1,0 mmol/l.

11.6 Analgetika

11.6.1 **Analgetika** wirken durch Hemmung der **Cyclooxygenase** (COX) oder Bindung an den **Opioidrezeptoren** (μ, κ, δ) im ZNS (= **Opioide**). **Nicht-selektive COX-Hemmer** hemmen beide Isoformen der **Cyclooxygenase** (**COX-1** und **COX-2**), z. B. Diclofenac, Ibuprofen, Indometacin, Metamizol (= Novaminsulfon), Naproxen, Paracetamol, Acetylsalicylsäure (ASS). Der Wirkmechanismus von Metamizol und Paracetamol ist komplex und noch nicht vollständig geklärt. **Selektive COX-Hemmer** (= **Coxibe,** z. B. Celecoxib) wirken überwiegend an der **COX-2.**

MERKE

Cyclooxygenasen sind verantwortlich für die Produktion von Prostaglandinen, aber auch weiteren Substanzen (Prostacyclin, Thromboxane). **COX-1** beteiligt sich überwiegend an **physiologischen Prozessen** (z. B. Schutz der Magenschleimhaut), **COX-2** wird bei **Entzündungen** und **Gewebeverletzungen** induziert.

Nichtopioide Analgetika werden nach ihrer chemischen Struktur in zwei Gruppen eingeteilt: 1. **Saure Analgetika** (z. B. Diclofenac, Ibuprofen) wirken **analgetisch, antipyretisch** (= fiebersenkend) und **antiphlogistisch** (= entzündungshemmend). 2. **Nichtsaure Analgetika** (Paracetamol, Metamizol) haben nur eine **analgetische** und **antipyretische** Wirkung, weil sie ins entzündete Gewebe nur schlecht penetrieren (**Metamizol** besitzt zusätzlich einen **spasmolytischen Effekt**). COX-Hemmer bewirken **in geringem Ausmaß** auch eine **Thrombozytenaggregationshemmung** (Ausnahme: **ASS** – **stark** in **niedrigen Dosierungen,** z. B. 100 mg; überwiegend **analgetische Wirkung** in **höheren Dosierungen,** z. B. 500 mg). **11.6.2**

MERKE

Als **nichtsteroidale Antirheumatika (NSAR)** werden **saure Analgetika** und **Coxibe** bezeichnet.

NW von **nichtopioiden Analgetika** resultieren insb. aus der COX-1-Hemmung: **Schädigung** und **Blutung** der **Magenschleimhaut, Ulzera** im **Gastrointestinaltrakt, Flüssigkeitsretention, Hypertonie, Erhöhung** der **Transaminasen** (Paracetamol-Intoxikation ➤ 3.5.29), **Kopfschmerzen, allergische Reaktionen. Coxibe** erhöhen das **kardiovaskuläre Risiko** (auch das Risiko für Herzinfarkte und Schlaganfälle), die typischen Nebenwirkungen nicht-opioider Analgetika treten durch die selektive Hemmung der COX-2 seltener auf. **11.6.3**

Zu den **spezifischen NW** von **Metamizol** gehören **Agranulozytose** (bei Therapiedauer > 1 Woche) und **hypotensive Reaktionen** (bei hoher Dosierung und insb. bei i. v.-Gabe). **11.6.4**

NW von **Opioiden: Atemdepression, Bradykardie, Hypotonie, Sedierung, Verwirrtheit, Übelkeit, Erbrechen, Obstipation, Harnverhalt, Toleranzentwicklung** und **Abhängigkeit, Spasmen** der **glatten Muskulatur,** z. B. des **Oddi-Sphinkters** (➤ 3.4.59). **11.6.5**

Das **WHO-Stufenschema** ist ein medikamentöses Behandlungskonzept zur Schmerztherapie. Es basiert auf dem Prinzip der **Therapieeskalation:** Zunächst werden **Nicht-Opioide** (z. B. NSAR) verabreicht (**Stufe 1**). Zeigt sich die Wirkung unzureichend, werden **Nicht-Opioide** mit **schwach wirksamen Opioiden** (z. B. Tilidin, Tramadol) **kombiniert** (**Stufe 2**). Bestehen weiterhin Schmerzen, werden schwach wirksame durch **stark wirksame Opioide** (z. B. Morphin, Fentanyl, Buprenorphin) ersetzt (**Stufe 3**). In allen Stufen des WHO-Schemas können **Co-Analgetika** (→ verstärkte Wirkung der Analgetika), **adjuvante Medikamente** (→ Milderung der Nebenwirkungen von Analgetika) sowie **weitere Therapiemaßnahmen** (z. B. Physiotherapie) ergänzend eingesetzt werden. **11.6.6**

MERKE

Erweisen sich die **chronischen (Tumor-)Schmerzen** als **therapieresistent,** kann das Behandlungskonzept um **invasive Maßnahmen** (z.B. Implantation einer **Schmerzpumpe**) ergänzt werden. In diesem Fall spricht man manchmal von einer **Stufe 4.**

11.6.7 Als **Co-Analgetika** und **adjuvante Medikamente** kommen die folgenden zum Einsatz: **Antidepressiva** (z.B. Citalopram bei Depressionen, Amitriptylin bei neuropathischen Schmerzen), **Antiepileptika** (z.B. Gabapentin und Pregabalin bei neuropathischen Schmerzen), **Muskelrelaxanzien** (z.B. Baclofen bei krampfartigen Schmerzen), **Bisphosphonate** (z.B. Zoledronsäure bei Knochenmetastasen und -schmerzen) **Glukokortikoide** (z.B. Dexamethason – vielfältige Wirkung, z.B. antiödematös, antiphlogistisch), **Antiemetika** (z.B. Metoclopramid bei Langzeit-Opioidtherapie) und **Laxantien** (z.B. Bisacodyl bei Langzeit-Opioidtherapie).

11.7 Antibiotika

11.7.1 Zu den **grampositiven** Bakterien (= **blau** gefärbt) gehören z.B. **Streptokokken, Staphylokokken, Listerien** und **Clostridien. Gramnegative** Bakterien (= **rot** gefärbt) sind **Enterobakterien** (z.B. E. coli, Klebsiella, Proteus), **Pseudomonaden, Legionellen, Bordetellen** u.a.

11.7.2 **Antibiotika** (ATB) können in die folgenden Gruppen eingeteilt werden: **Beta-Lactam-ATB** (**Penicilline, Cephalosporine, Monobactame, Carbapeneme**); **Aminoglykoside** (z.B. Streptomycin, Tobramycin, Gentamicin), **Fluorchinolone** (= Gyrasehemmer, z.B. Ciprofloxacin), **Tetrazykline** (z.B. Doxycyclin), **Makrolide** (z.B. Azithromycin), **Ansamycine** (z.B. Rifampicin), **Polypeptide** (z.B. Polymyxin B), **Glycopeptide** (z.B. Vancomycin), **Lincosamide** (z.B. Clindamycin), **Sulfonamide** (z.B. Trimethoprim-Sulfamethoxazol), **Oxazolidinone** (z.B. Linezolid) und **Amphenicol-ATB** (z.B. **Chloramphenicol**).

11.7.3 **ATB** hemmen den Stoffwechsel von Mikroorganismen (= **bakteriostatische** Wirkung) oder töten diese ab (= **bakterizide** Wirkung). Bakteriostatische ATB sind z.B. Tetrazykline, Makrolide, Chloramphenicol und Lincosamide (**Hemmung** der **Proteinsynthese**) sowie Sulfonamide (**Hemmung** der **Folsäuresynthese**). Bakterizide ATB sind u.a. Beta-Lactam-ATB und Glycopeptide (**Hemmung** der **Zellwandsynthese,** bei Beta-Lactam-ATB bakterizide Wirkung nur auf proliferierende Keime), Aminoglykoside (**Hemmung** der **Proteinsynthese**), Fluorchinolone (**Hemmung** der **Topoisomerase II** = **DNA-Gyrase**) sowie Ansamycine (**Hemmung** der **RNA-Synthese**).

11.7.4 Zu den **PNC** mit **schmalem Wirkspektrum** gehören **Penicillin V** (säurestabil → p.o.-Gabe möglich; überwiegend gegen **Streptokokken** wirksam, z.B. bei Otitis media, Scharlach), **Penicillin G** (nicht säurestabil → nur parenterale Gabe möglich; überwiegend gegen **grampositive** Erreger wirksam, z.B. bei Syphilis, Diphtherie), und Isoxazolylpenicilline (**Oxacillin, Flucloxacillin** – nur gegen **Staphylokokken,** z.B. bei Angina tonsillaris, Wundinfektionen). PNC mit **breitem Wirkspektrum** (= gegen viele **grampositive** und **gramnegative** Erreger wirksam) sind **Aminopenicilline** (z.B. **Amoxicillin, Ampicillin**) und **Acylaminopenicilline** (z.B. **Piperacillin** – auch gegen **Pseudomonas aeruginosa** wirksam).

PNC werden mit **Beta-Lactamase-Inhibitoren** (Sulbactam, Tazobactam, Clavulansäure) **kombiniert,** um die **Wirkung** von PNC zu **erhöhen.** Viele Bakterien produzieren **Beta-Lactamasen,** die den **Beta-Lactam-Ring** von Antibiotika **hydrolysieren.** 11.7.5

Carbapeneme und **Monobactame** gehören zu den **Reserveantibiotika. Carbapeneme** (Ertapenem, Imipenem, Meropenem) sind **Breitspektrum-ATB,** die u. a. bei **nosokomialen Infektionen** mit **Pseudomonas aeruginosa, Klebsiellen** und **E. coli** (gegen MRSA sind Carbapeneme allerdings unwirksam!) eingesetzt werden. **Monobactame** (Aztreonam) sind nur gegen **gramnegative** Erreger (z. B. **Pseudomonas aeruginosa, Haemophilus influenzae**) wirksam und werden z. B. bei Pneumonie und Peritonitis benutzt. 11.7.6

Bei **Penicillinallergie** werden alternativ **Breitspektrum-ATB** eingesetzt, z. B. **Makrolide, Fluorchinolone, Vancomycin** oder **Clindamycin.** 11.7.7

Cephalosporine werden anhand ihres **Wirkspektrums** in **5 Generationen** eingeteilt: **1. Generation (Cefazolin** – wirksam gegen **grampositive** Kokken, z. B. bei Haut- und Weichteilinfektionen); **2. Generation (Cefuroxim** – wie die 1. Generation, aber wirksam auch gegen **einige gramnegative** Erreger, z. B. Enterobakterien, H. influenzae); **3. Generation (3a – Cefotaxim, Ceftriaxon:** wirksam gegen **grampositive** und viele **gramnegative** Erreger, z. B. Klebsiellen; **3b – Ceftazidim:** auch gegen **P. aeruginosa** gut wirksam, aber weniger gegen grampositive Erreger); **4. Generation (Cefepim,** v. a. gegen **grampositive,** aber auch **gramnegative** Erreger inkl. **P. aeruginosa** gut wirksam); **5. Generation (Ceftarolin, Ceftobiprol** – auch gegen **MRSA** sowie **gramnegative** Erreger gut wirksam). 11.7.8

Zu den **NW** von **Fluorchinolonen** gehören **Tendopathien** bis hin zu **Sehnenrupturen** (insb. Achillessehne), **QT-Zeit-Verlängerung,** erhöhtes Risiko für **Aortenaneurysma** und **Aortendissektion, Hepato-, Nephro-, Neurotoxizität, Photosensitivität** u. a. 11.7.9

Zu den wichtigsten **NW** von **Aminoglykosiden** gehören: **Nephro-, Neuro-, Ototoxizität** und **Leberfunktionsstörungen.** 11.7.10

Penicilline, Cephalosporine und **Makrolide** gehören zu den Antibiotika der **1. Wahl** in der **Schwangerschaft.** Als Mittel der **2. Wahl** können z. B. auch **Carbapeneme, Nitrofurantoin** und **Metronidazol** eingesetzt werden, alternativ auch weitere ATB (z. B. Aminoglykoside, Lincosamide, Glycopeptide), aber nur unter **strenger Nutzen-Risiko-Abwägung.** Tetrazykline und Fluorchinolone gelten als kontraindiziert. 11.7.11

11.8 Antikoagulanzien

Antikoagulanzien können nach dem **Wirkmechanismus** in zwei Gruppen eingeteilt werden: 1. auf die Gerinnungsfaktoren **direkt wirkende Antikoagulanzien** (Hirudin-Analoga und direkte orale Antikoagulanzien); 2. **indirekt wirkende Antikoagulanzien** (Heparine, Heparinoide und Cumarine = Vitamin-K-Antagonisten [VKA]). 11.8.1

MERKE

Unterschied zwischen primärer und sekundärer Hämostase (= Koagulation) ➤ 3.2.32
Unterschied zwischen Antikoagulanzien und Thrombolytika ➤ 4.1.8

11.8.2 **Hirudin-Analoga** (z. B. Argatroban, Bivalirudin) inhibieren das **Thrombin** (= **Faktor IIa**), der für die Umwandlung von Fibrinogen zu Fibrin entscheidend ist. **Direkte** (= neue) **orale Antikoagulanzien** (DOAK bzw. NOAK) hemmen entweder das **Thrombin** (Dabigatran) oder den **Faktor Xa** (Xabane: Apixaban, Edoxaban, Rivaroxaban). Durch die Hemmung von Faktor Xa findet die Spaltung von Prothrombin zu Thrombin nicht statt. **Unfraktioniertes Heparin** (UFH), **niedermolekulare Heparine** (= NMH, z. B. Enoxaparin – Clexane®, Dalteparin – Fragmin®, Certoparin – Mono-Embolex®) und **Heparinoide** (z. B. Fondaparinux, Danaparoid) aktivieren **Antithrombin,** was zu einer indirekten Inhibition von Faktor Xa und Thrombin (UFH) bzw. nur von Faktor Xa (NMH, Heparinoide) führt. **VKA** (in Deutschland am häufigsten Phenprocoumon – Marcumar®) inhibieren die Synthese von **Vit. K-abhängigen Gerinnungsfaktoren (II, VII, IX** und **X)** in der Leber.

11.8.3 Typische **Indikationen** von Antikoagulanzien: **Argatroban** – Antikoagulation bei **Heparin-induzierter Thrombozytopenie** (HIT) Typ II; **Bivalirudin** – periinterventionell bei **perkutaner Koronarintervention; DOAK** – **Thromboseprophylaxe** (z. B. bei nicht-valvulärem Vorhofflimmern und tiefer Venenthrombose); **UFH** – i. v. bei **akuten Thromboembolien** (z. B. bei Myokardinfarkt und Lungenembolie) zur **therapeutischen Antikoagulation** (sog. „**Vollheparinisierung**"); **NMH** – **Thromboseprophylaxe** (z. B. postoperativ); **Fondaparinux** (Arixtra®) – **Thromboseprophylaxe** (z. B. postoperativ); **Danaparoid** – Antikoagulation bei **HIT** Typ II; **VKA** – **Thromboseprophylaxe** (z. B. bei valvulärem Vorhofflimmern und mechanischen Herzklappen).

MERKE

Die **Wirkung** von **VKA** setzt erst nach **2–3 Tagen** ein, weil die bereits gebildeten Gerinnungsfaktoren nicht beeinflusst werden. Aus diesem Grund eignen sich die VKA zur Akuttherapie nicht.

11.8.4 **HIT** ist eine mögliche **Komplikation** bei der **Therapie** mit **UFH** oder (seltener) **NMH.** Bei dem **nicht-immunologischen Typ I** (deutlich häufiger) kommt es **innerhalb** der **ersten 3 Tage** nach Therapiebeginn zu einem nur **mäßigen** und **reversiblen Thrombozytenabfall.** Die **Thrombozyten normalisieren** sich **innerhalb weniger Tage,** wobei i. d. R. **keine Therapie** erforderlich ist. Der **immunologisch vermittelte Typ II** (seltener) ist dagegen **potenziell lebensbedrohlich** (Antikörper gegen den Heparin-Plättchenfaktor 4-Komplex → Aktivierung von Thrombozyten → arterielle und/oder venöse **Thrombosen** sowie **Verbrauch** von **Thrombozyten**). Typisch für HIT Typ II ist ein **ausgeprägter Thrombozytenabfall** ca. **5–10 Tage nach Therapiebeginn.** Bei diesem Typ muss die Heparintherapie auf **Danaparoid** oder **Argatroban** umgestellt werden.

11.8.5 In der **Schwangerschaft** werden zur Thromboseprophylaxe sowie Therapie der Thromboembolien **NMH** verwendet.

11.8.6 **Apixaban** – **Eliquis®** – **5 mg 2× täglich** – Antidot: **Andexanet alfa; Dabigatran** – **Pradaxa®** – **150 mg 2× täglich** – Antidot: **Idarucizumab; Edoxaban** – **Lixiana®** – **60 mg 1× täglich** – Antidot: **Prothrombinkonzentrat** (PPSB) – Andexanet alfa noch nicht zugelassen (Stand 10/2024); **Rivaroxaban** – **Xarelto®** – **20 mg 1× täglich** – Antidot: **Andexanet alfa**

11.8.7 **DOAK** haben im Vergleich mit den VKA folgende **Vorteile: keine Laborkontrollen** zur Überwachung der **Dosierung** erforderlich, **niedrigeres Risiko** für **intrakranielle Blutungen, schneller Wirkungseintritt** und **kein Bridging** (➤ 11.8.12) notwendig.

DOAK sind **kontraindiziert** bei **Gerinnungsstörungen, akuten Blutungen, schwerer Niereninsuffizienz** (Dabigatran bei GFR < 30 ml/min; Apixaban, Edoxaban und Rivaroxaban bei GFR < 15 ml/min), **schwerer Leberinsuffizienz** und in der **Schwangerschaft.** 11.8.8

Antagonisierung von Antikoagulanzien: **UFH** und **NMH** – **Protamin** (bei NMH ist die Antagonisierung nicht vollständig); **VKA** – **Vit. K** (verzögerter Wirkungseintritt, daher immer mit **PPSB** kombiniert). 11.8.9

UFH wird zur **therapeutischen Antikoagulation** initial als **Bolusgabe** von **5.000–10.000 I. E.** (bzw. **70–80 I. E./kg KG**) verabreicht. Die Therapie wird in der Dosierung von **15–20 I. E./kg KG** pro **Stunde** über Perfusor fortgeführt. 11.8.10

Die **Dosierung** von **Antikoagulanzien** wird mit **Laborkontrollen** überwacht: **UFH** – Kontrolle von partieller Thromboplastinzeit (**PTT**), anfangs **alle 6 Stunden** (**Zielwert: 1,5–2,5-fache** Verlängerung der **Ausgangs-PTT**), alternativ **Antithrombin III** (AT-III); **NMH** – **Anti-Faktor-Xa-Aktivität** (Kontrollen nur in bestimmten Fällen indiziert, z. B. in der Schwangerschaft); **VKA** – Kontrolle von International Normalized Ratio (**INR, Zielwert: INR 2–3** bzw. **2,5–3,5** bei meisten künstliche Herzklappen); **DOAK** – **keine Kontrollen** notwendig. 11.8.11

Als **Bridging** bezeichnet man das Absetzen von **VKA** mit **perioperativer Überbrückung** mit **Heparin** (i. d. R. mit NMH). Das Bridging wird bei Patientinnen/Patienten mit **hohem thromboembolischen Risiko** (z. B. mechanische Herzklappe oder Z. n. thromboembolischem Ereignis in den letzten 3 Monaten) bei operativen Eingriffen mit **hohem Blutungsrisiko** (z. B. viszeralchirurgische Eingriffe) durchgeführt. **VKA** werden **5–7 Tage vor** dem **Eingriff pausiert** und bei **INR < 2** auf **NMH** umgestellt. **24 h vor** dem **Eingriff** werden **NMH pausiert** und 6–12 Stunden **nach** dem **Eingriff** wieder **angesetzt.** Ab dem 3. postoperativen Tag (bzw. nach INR) wird die Therapie mit **VKA** wieder fortgeführt. 11.8.12

Kapitel 12 Schmerzen

In der **Schmerzanamnese** wird zu den folgenden Punkten gefragt: 1. **Schmerzbeginn** (plötzlich oder langsam); 2. **Schmerzdauer** (akute Schmerzen, chronische Schmerzen – Dauer > 6 Monate); 3. **Lokalisation** der Schmerzen; 4. **Auslöser** (z. B. Assoziation mit Nahrungsaufnahme, Atmung); 5. **Schmerzcharakter** (z. B. kolikartig bei Cholelithiasis, stechend bei Pleuritis, pulsierend bei Abszess, brennend bei Herpes zoster, bohrend bei Ulkuskrankheit); 6. **Schmerzintensität,** z. B. anhand der numerischen Rating-Skala (NRS) zwischen 0 (kein Schmerz) und 10 (stärkster vorstellbarer Schmerz); 7. **Begleitsymptome** (z. B. Übelkeit, Erbrechen, Fieber); 8. **Schmerzbeinflussende Faktoren** (z. B. bestimmte Körperhaltung, Kälte, Ansprechen auf Analgetika; 9. **Medikamentenanamnese** (Medikamente als Auslöser für Schmerzen, z. B. Statine → Muskelschmerzen, Nitrate → Kopfschmerzen); 10. **Vorerkrankungen** (Schmerzen als mögliche Manifestation bekannter Vorerkrankung, bei Frauen ist auch die gynäkologische Anamnese wichtig, inkl. Frage nach möglicher Schwangerschaft). 12.1

Somatischer Schmerz hat seinen Ursprung in Knochen, Muskeln, Gelenken, Bindegewebe (z. B. Peritoneum parietale) oder in der Haut und Schleimhäuten. Er ist **gut lokalisierbar,** 12.2

meist **scharf, brennend** und **andauernd.** Die Patientinnen/Patienten nehmen oft eine **Schonhaltung** ein (z. B. seitliche Beugung des Rumpfes bei Bandscheibenprolaps) und **vermeiden Bewegungen,** z. B. liegen sie **ruhig im Bett.**

12.3 **Viszeraler Schmerz** hat seinen Ursprung in den inneren Organen. Er wird typischerweise durch Spasmen und Dehnung der Hohlorgane ausgelöst, ist **schlecht lokalisierbar (diffus),** meist **krampfartig** oder **dumpf.** Die Patientinnen/Patienten sind **unruhig, rastlos** und leiden oft auch unter **vegetativer Symptomatik** (Blässe, Schwitzen, Übelkeit, Erbrechen).

12.4 **Wahrnehmung** von **Schmerzen:** Mechanische, chemische und thermische **Reize** → **Gewebeschädigung** → **Entzündung,** Ausschüttung von **Schmerzmediatoren** (z. B. Serotonin, Histamin) → Depolarisation **freier Nervenendigungen** (= **Nozizeptoren**) → Weiterleitung durch **Aδ-Fasern (schnell)** und **C-Fasern (langsam)** → Weiterleitung auf das **2. Neuron** im **Rückenmark** → **Tractus spinothalamicus** → Umschaltung im **Thalamus (3. Neuron)** – **affektive Komponenten** von Schmerzen → **somatosensorischer Cortex** – **bewusste Wahrnehmung** von Schmerzen.

12.5 **Head-Zonen** sind **Hautareale**, in denen **Schmerzen** bei Erkrankungen **innerer Organe** wahrgenommen werden, z. B. Schmerzen in der rechten Schulter bei Cholelithiasis.

12.6 **Dermatom** ist ein **streifenförmiges Hautsegment,** das von den **sensiblen Fasern** einer **Spinalnervenwurzel** versorgt wird. Die Kenntnis über Dermatome hilft v. a. bei der **Diagnostik** von **neurologischen Erkrankungen,** z. B. bei **Schmerzen** und **Sensibilitätsstörungen** (Parästhesie, Hypästhesie) bei einem **Bandscheibenprolaps** kann auf die Kompression eines Spinalnerven im zugehörigen Rückenmarkssegment geschlossen werden. Beispiel: Es gibt 12 thorakale Dermatome (Th 1–Th 12), das Dermatom Th 10 befindet sich in der Höhe des Nabels.

12.7 **Radikuläre Syndrome** treten bei **Läsionen** der **Spinalnervenwurzeln** auf, z. B. bei einem Bandscheibenprolaps, Herpes zoster (➤ 3.10.1) und Borreliose (➤ 3.10.9). Sie können sich durch **Schmerzausstrahlung** und **Sensibilitätsstörungen** in den entsprechenden **Dermatomen,** aber auch mit **motorischen Defiziten** (Abschwächung der Reflexe, Paresen) manifestieren. Die **L5-Radikulopathie** äußert sich z. B. durch **Abschwächung** des **Tibialis-posterior-Reflexes** (➤ 14.11.6), **Parese** der von M. tibialis innervierten **Muskulatur, Sensibilitätsstörungen** und **Schmerzen** an **Außenseite** des **Unterschenkels.**

Kapitel 13 Labordiagnostik

13.1 Blut

13.1.1 **Kleines Blutbild** gilt als diagnostischer **Routineparameter** bei neu aufgenommenen Patientinnen/Patienten, wird aber auch **präoperativ** und bei V. a. **hämatologische Erkrankungen** (z. B. Anämien), **Infektionen, Tumoren** u. a. bestimmt.

13.1.2 **Kleines Blutbild** umfasst folgende Parameter: **Leukozyten, Thrombozyten, Erythrozyten, Hämoglobin, Hämatokrit** und **Erythrozyten-Indizes** (mittleres korpuskuläres

Volumen [**MCV**], mittlerer korpuskulärer Hämoglobingehalt [**MCH**], mittlere korpuskuläre Hämoglobinkonzentration [**MCHC**]). Kleines Blutbild wird manchmal um Retikulozyten (= Vorläuferzellen der Erythrozyten) ergänzt.

Im **Differenzialblutbild** werden **Leukozyten** quantitativ untersucht und in ihre wichtigsten Untergruppen verteilt: **stabkernige** (= unreife) und **segmentkernige** (= reife) **Neutrophile, Basophile, Eosinophile, Lymphozyten** und **Monozyten.** Differenzialblutbilder werden von einem Analysegerät erstellt (= **maschinelle Differenzierung**). Manchmal wird ergänzend auch ein **Blutausstrich** angefertigt und die Morphologie der Blutzellen **mikroskopisch** untersucht (= **manuelle Differenzierung**). So können u. a. **pathologische Formen** von **Erythrozyten** (z. B. Megaloblasten, Akanthozyten, Fragmentozyten), **Blasten** (bei Leukämien) oder **Parasiten** (z. B. bei Malaria) entdeckt werden. 13.1.3

MERKE

Großes Blutbild = kleines Blutbild + Differenzialblutbild

Die Bestimmung des **Differenzialblutbildes** hilft zur Abklärung von **hämatologischen Erkrankungen** (z. B. Leukämien), **Allergien** (↑Eosinophile) und **Infektionen** (v. a. Parasiten). 13.1.4

Der **Coombs-Test** wird zum Nachweis von **Antikörpern** gegen **Erythrozyten** durchgeführt. Der **direkte Coombs-Test** dient dem Nachweis von Antiköpern auf der **Erythrozytenmembran,** z. B. bei Verdacht auf **autoimmun bedingte hämolytische Anämien.** Dazu wird das sog. **Coombs-Serum** zu den Erythrozyten gegeben, die dann **agglutinieren.** Der **indirekte Coombs-Test** weist nicht-gebundene, im Serum **frei zirkulierende Antikörper** nach (z. B. **Antikörpersuchtest** bei **Blutgruppenbestimmung**). Dazu wird zunächst das Blutserum mit **Test-Erythrozyten** inkubiert, danach wird das **Coombs-Serum hinzugegeben.** Bei positivem Test tritt dann eine **Antikoagulation** auf. 13.1.5

Zu den allgemeinen **Entzündungsparametern** gehören **das C-reaktive Protein** (CRP), die **Blutsenkungsgeschwindigkeit** (BSG) und die **Leukozytenzahl.** Das **Procalcitonin** (PCT) gilt als sensitivster Parameter bei bakteriellen Infektionen (z. B. Pneumonie) und Sepsis. 13.1.6

Eine **Blutkultur** (BK) ist eine **mikrobiologische Untersuchung** des **Blutes,** bei der **Krankheitserreger kultiviert** und **identifiziert** werden. Die Untersuchung ist auch wichtig für die **Resistenzbestimmung** des Erregers gegenüber Antibiotika (= **Antibiogramm**). 13.1.7

BK werden abgenommen bei V. a. **Bakteriämie** bei Infektionen (z. B. **Pneumonie, Endokarditis, Meningitis, Osteomyelitis**), **katheterassoziierte Infektionen, Fieber unklarer Ursache** und **Sepsis.** 13.1.8

BK sollen möglichst **vor Behandlungsbeginn** mit **Antibiotika** abgenommen werden. Die Blutentnahme über liegende Katheter ist aufgrund erhöhter Kontaminationsgefahr nicht geeignet (Ausnahme: V. a. katheterassoziierte Infektion/Sepsis). Es sollten **mind. 2 (idealerweise 3–4) BK-Sets** abgenommen werden (jeweils eine **aerobe** und eine **anaerobe** BK-Flasche). Die **Antibiotikatherapie** beginnt nach dem zu erwartenden Erregerspektrum **kalkuliert** (= empirisch). Je nach Erregernachweis und **Antibiogramm** wird dann die Therapie ggf. angepasst (= **gezielte Antibiotikatherapie**). 13.1.9

13.1.10 Die **Abnahme** von **BK** erfolgt unter **aseptischen Bedingungen** in dieser Reihenfolge: 1. Die **Punktionsstelle** großflächig **desinfizieren** und die Haut ca. 60 Sekunden **trocknen lassen** (*CAVE:* **keine erneute Palpation**!); 2. **Venenpunktion** und a) **aerobe** (blaue oder grüne Kappe) und **anaerobe** (orange Kappe) BK-Flasche mit jeweils **10 ml Blut** inokulieren (*CAVE:* die **Gummimembran** der BK-Flasche vorher **desinfizieren** und **Kanüle auswechseln**!), b) bei **geschlossenem System** den **Halter** zuerst auf die **aerobe,** dann auf die **anaerobe** BK-Flasche setzen und jeweils **10 ml Blut** abnehmen; 3. BK-Flaschen kurz **schwenken;** 4. BK-Flaschen mit **Begleitschein unverzüglich ins Labor** bringen.

13.1.11 Die **Blutgasanalyse** (BGA) ist eine **Blutuntersuchung,** die v. a. eine Beurteilung von **Säure-Basen-Haushalt** und **respiratorischer Situation** ermöglicht. Die BGA gehört zur **Standarddiagnostik** in jeder **Notaufnahme** und in der **Intensivmedizin.**

13.1.12 **Parameter** der **BGA: pH, Kohlendioxidpartialdruck** (pCO_2), **Sauerstoffpartialdruck** (pO_2), **Sauerstoffsättigung** (sO_2), **Bikarbonat** (HCO_3-), **Base Excess** (BE), **Hämoglobin, Hämatokrit, Elektrolyte, Anionenlücke** (Anion Gap), **Glucose, Laktat.**

13.2 Urin

13.2.1 Unter dem **Urinstatus** (U-Status) verstehen wir eine Standardmethode zur Untersuchung des Harns. Der U-Status besteht aus drei Teilen: 1. **Makroskopische Beurteilung** des Urins; 2. Untersuchung mit einem **Teststreifen** (= Urinstix); 3. **Mikroskopische Untersuchung** des **Urinsediments**.

13.2.2 Bei **makroskopischer Beurteilung** des **Urins** können verschiedene Änderungen des Harns auffallen: **Farbveränderungen** (z. B. rosa, rot oder braun bei Makrohämaturie, Hämoglobin- und Myoglobinurie), **Trübung** (v. a. durch Leukozyten und Bakterien bei Harnwegsinfekten und durch Lipide verursacht) und **Geruch** (z. B. süßlicher Geruch bei Ketonurie).

13.2.3 Der **Teststreifen** ermöglicht die Messung von vielen unterschiedlichen Parametern: 1. **Spezifisches Gewicht** (→ Abschätzung der Konzentrationsfähigkeit der Niere); 2. **Glucose** (→ Bestimmung bei Diabetes mellitus); 3. **Ketonkörper** (→ positiv bei Ketoazidose bei Diabetes mellitus Typ 1); 4. **Urobilinogen** (→ Hinweis auf eine Hämolyse); 5. **Bilirubin** (→ Hinweis auf Leber- und Gallenwegserkrankungen); 6. **Erythrozyten/Hämoglobin** (→ positiv bei Urolithiasis, Tumoren, ggf. auch bei Harninfekten); 7. **pH** (→ alkalische Werte bei Harnwegsinfekten); 8. **Leukozyten** (→ Hinweis auf einen entzündlichen Prozess); 9. **Nitrit** (→ Hinweis auf eine bakterielle Infektion; *CAVE:* ein negativer Befund schließt einen Harnwegsinfekt nicht aus!); 10. **Protein** (→ wichtiger Parameter bei verschiedenen Nierenerkrankungen, z. B. bei nephrotischem Syndrom).

13.2.4 Bei der mikroskopischen Untersuchung des Urins wird das **Urinsediment** auf Vorhandensein von **Bakterien, Pilzen, Zellen** (z. B. Erythrozyten), **Zylindern** und **Kristallen** beurteilt.

13.2.5 **Zylinder** sind **Ausgüsse** des **Tubulussystems,** die meistens **pathologisch** sind (z. B. **Epithelzylinder** bei ischämischer oder toxischer Schädigung des Tubulussystems, **Erythrozytenzylinder** bei Glomerulonephritiden, **Leukozytenzylinder** bei Pyelonephritis,

Lipidzylinder bei nephrotischem Syndrom), aber manchmal auch **physiologisch** (**hyaline Zylinder**) auftreten können.

Unter **nephritischem Sediment** versteht man einen Urinbefund, der bei einer Schädigung der Glomeruli bei **Glomerulonephritiden** auftritt. Der Urin enthält geringe Mengen Erythrozyten (= **Mikrohämaturie**), mit kugelförmig geänderter Form (**Akanthozyten**), **Erythrozytenzylinder** und Serumproteine (= **Proteinurie**). 13.2.6

Die **glomeruläre Filtrationsrate** (GFR) ist der wichtigste Parameter zur Beurteilung der **Nierenfunktion.** GFR wird am häufigsten geschätzt mittels **CKD-EPI-Formel,** die vier **Faktoren** berücksichtigt: **Serumkreatinin, Alter, Geschlecht** und **Hauttyp.** GFR wird dabei auf eine **Standard-Körperoberfläche** (**1,73 m^2**) normiert (→ **geschätzte glomeruläre Filtrationsrate** [eGFR]). Diese **Messung** hat allerdings auch ihre **Limitationen** – bei **akuter Niereninsuffizienz** ist **keine genaue Abschätzung** der **GFR** möglich und bei Patientinnen/Patienten mit sehr **geringer** oder **hoher Muskelmasse** werden **falsche Kreatinin-** und **GFR-Werte** gemessen (Kreatinin entsteht im Muskelstoffwechsel). In diesen Fällen kann die GFR durch die Messung der **Kreatinin-Clearance** im **24h-Urin** oder mittels **Cystatin C** berechnet werden (Cystatin C wird von fast allen Zellen in relativ konstanter Menge produziert). 13.2.7

13.3 Liquor

Eine diagnostische **Lumbalpunktion** (= Liquorpunktion) ist indiziert bei V. a. entzündliche Erkrankungen (z. B. **Meningitis, Enzephalitis, Multiple Sklerose**), **Subarachnoidalblutung, Metastasen** (Meningeosis neoplastica) und **neurodegenerative Erkrankungen** (z. B. Alzheimer-Demenz). 13.3.1

Lumbalpunktion ist **kontraindiziert** bei **Gerinnungsstörungen, erhöhten intrakraniellen Druck** (→ mögliche **Einklemmung** des **Gehirns**!) und **lokalen Entzündungen** in der Nähe der Punktionsstelle. 13.3.2

Ein **erhöhter intrakranieller Druck** kann mittels **CT** ausgeschlossen werden (intrakranielle **Raumforderungen** mit **Mittellinienverlagerung, Hydrozephalus, Hirnödem** führen zu einem erhöhten intrakraniellen Druck). 13.3.3

Die **Lumbalpunktion** erfolgt unter **aseptischen Bedingungen** in dieser Reihenfolge: 1. Die Patientin/Der Patient in **sitzender** (Rundrücken – „Katzenbuckel") oder alternativ in **liegender Position;** 2. Ggf. Lokalanästhesie mit Lidocain; 3. **Identifizierung** und **Markierung** der **Punktionsstelle** zwischen dem 3. und 4. oder dem 4. und 5. Dornfortsatz der Lendenwirbelsäule (= **L3/L4** oder **L4/L5**); 4. Großflächige **Desinfektion** der Punktionsstelle und der Umgebung; 5. Die **Haut abtrocknen lassen;** 6. Anziehen **steriler Handschuhe;** 7. **Einführung** des **Introducers;** 8. **Einführung** der **Nadel horizontal** und **leicht nach kranial** (das **Durchstechen** der **Dura mater** ist als **federnder Widerstand** zu spüren); 9. **Herausziehen** des **Mandrins** aus der Nadel bei vermutlichem **Erreichen** des **Liquorraumes;** 10. **Überprüfung,** ob **Liquor austritt,** dann **Liquorentnahme.** 13.3.4

13.3.5 Der **Liquor** ist bei **bakteriellen Meningitiden** makroskopisch meist **eitrig-trüb.** Bei der Liquoranalyse im Labor zeigen sich folgende Befunde: ↑**Zellzahl** (meist ein **granulozytäres Zellbild**), ↑**Eiweiß,** ↑**Laktat** und ↓**Glukose.**

13.3.6 Bei **viralen Meningitiden** ist der **Liquor** makroskopisch **klar.** Typischerweise lässt sich die folgende Konstellation nachweisen: nur **leicht** ↑**Zellzahl** (meist ein **lymphozytäres Zellbild**), **Glukose** und **Laktat** im **Normbereich, leicht** ↑**/normales Eiweiß.**

Kapitel 14 Körperliche Untersuchung

14.1 Erscheinungsbild/Haut

14.1.1 1. d), 2. e), 3. a), 4. c), 5. b)

14.1.2 Zu den **klinischen Zeichen** der **Exsikkose** gehören **stehende Hautfalten** bei vermindertem Hautturgor, **trockene Lippen** und **Schleimhäute** sowie **eingefallene Augen** und **Müdigkeit.**

14.1.3 Als **Hautturgor** bezeichnet man die **Spannung** der **Haut,** die hauptsächlich vom Flüssigkeitsgehalt im Körper abhängt. Zur Prüfung des Hautturgors nimmt man eine **Hautfalte** am **Handrücken** zwischen zwei Finger und zieht sie hoch. Bleibt die Hautfalte nach dem **Loslassen** stehen, ist der Hautturgor vermindert.

14.1.4 Unter einer **Zyanose** versteht man eine **bläuliche Verfärbung** der **Haut** und **Schleimhäute** bei **verminderter Sauerstoffsättigung** des Blutes (= **Hypoxämie**). Hierbei ist die absolute Menge an **desoxygeniertem** (= **reduziertem**) **Hämoglobin** entscheidend.

14.1.5 Die **zentrale Zyanose** wird durch eine **erniedrigte arterielle Sauerstoffsättigung** verursacht (sauerstoffarmes Blut strömt aus dem linken Herzen in den Körper). Ätiologisch liegen **Herzfehler** mit **Rechts-Links-Shunt** (z. B. **Fallot-Tetralogie:** Pulmonalstenose, Ventrikelseptumdefekt, reitende Aorta, rechtsventrikuläre Hypertrophie) oder **Lungenerkrankungen** (z. B. Lungenfibrose, Atelektasen) zugrunde. Bei der **peripheren Zyanose** ist die arterielle Sauerstoffsättigung normal, in der **Peripherie** liegt aber ein **Sauerstoffmangel** vor. Dieser kann entweder **lokalisiert** (z. B. bei **Durchblutungsstörungen**) oder **generalisiert** (z. B. bei **Linksherzinsuffizienz**) auftreten.

14.1.6 Die **periphere Zyanose** ist gekennzeichnet durch eine bläuliche Verfärbung der **Akren** (Finger, Zehen, Ohren) und **Lippen.** Bei der **zentralen Zyanose** sind auch **zentrale Schleimhäute** (**Zunge, Mundschleimhaut**) betroffen. Beim **Reiben** der **Ohrläppchen** kommt es bei der **peripheren Zyanose** zu einer **Rotfärbung,** die zentrale Zyanose verschwindet hingegen nicht.

14.1.7 Als **Anasarka** bezeichnet man eine stark ausgeprägte **generalisierte Ödembildung** der Unterhaut, die sich durch Ödeme der **unteren Extremitäten, Lid-** und **Gesichtsödeme** manifestiert. Bei **liegenden** Patientinnen/Patienten finden sich Ödeme am **Rücken** und am Gesäß (**präsakral**), weil die Anasarka **lageabhängig** ist. Ätiologisch liegen am häufigsten eine **Herz-/Niereninsuffizienz** oder eine **Leberzirrhose** vor.

14.2 Kopf und Hals

Durch die Prüfung des **hepatojugulären Reflux** kann eine latente **Rechtsherzinsuffizienz** demaskiert werden. Beginnen Sie mit Inspektion der Jugularvenen bei liegender Patientin/liegendem Patienten (die Jugularvenen sind im Liegen auch physiologisch gefüllt und gut sichtbar). Die eigentliche Untersuchung erfolgt in der **halbsitzenden Position** von **45°** mit leicht rekliniertem Kopf. **Drücken** Sie ca. eine halbe Minute lang unterhalb des rechten Rippenbogens **auf den Bauch. Physiologisch** kommt es zu einem erhöhten Rückfluss des Blutes über die V. cava inferior in den rechten Ventrikel und einer sichtbaren **Füllung** der **Jugularvenen. Lassen** Sie im **Druck abrupt nach** und inspizieren Sie die Jugularvenen – die Venenfüllung sollte nach wenigen Sekunden wieder verschwinden. **Persistiert** die **Stauung,** ist der hepatojuguläre Reflux positiv (Hinweis auf eine **Herzinsuffizienz**). 14.2.1

Die **Untersuchung** der **Schilddrüse** (SD) beginnt mit der **Inspektion** des **Halses.** Ist die SD nicht sichtbar (physiologischer Befund), führen Sie die Inspektion auch bei **rekliniertem Kopf** fort – so können auch kleinere Strumen entdeckt werden. **Palpieren** Sie dann die SD **von hinten** und beurteilen Sie dabei ihre **Größe, Form, Konsistenz** (weich/hart/mit Knoten) und **Druckdolenz** (→ Hinweis auf Entzündung, z. B. bei Thyreoiditis de Quervain ➤ 3.7.11). Bitten Sie die Patientin/den Patienten zu schlucken und überprüfen Sie dabei die **Verschieblichkeit** der SD. **Physiologisch** verschiebt sich die SD beim Schlucken **nach kranial,** bei **Tumorerkrankungen** kann die Verschieblichkeit auch ganz **fehlen. Auskultatorisch** kann durch Hypervaskularisation bei **Hyperthyreose** ein **Schwirren** auffallen. Schwirren kann auch als **vibrierendes Gefühl** über der SD **palpiert** werden. 14.2.2

MERKE
Struma-Grade nach WHO-Klassifikation ➤ 3.7.22

14.3 Thorax/Wirbelsäule

Bei der **Inspektion** des **Thorax** sollte u. a. Folgendes beurteilt werden: **Form** (z. B. Fassthorax), **Symmetrie** (inkl. Beurteilung der Symmetrie der Thoraxbewegungen bei In- und Exspiration), **Deformitäten** (z. B. Einsenkung des Brustbeins bei Trichterbrust = Pectus excavatum) und **Einsatz** der **Atemhilfsmuskulatur** (M. sternocleidomastoideus, M. pectoralis major et minor, Mm. scaleni, Mm. serrati) bei Dyspnoe. 14.3.1

Unter einem **Fassthorax** versteht man einen **vergrößerten Durchmesser** des **Thorax** mit **verbreiterten Interkostalräumen** und **horizontal verlaufenden Rippen.** Der Fassthorax tritt typischerweise bei **Lungenemphysem** auf. 14.3.2

Bei der **Inspektion** der **Wirbelsäule** werden **physiologische Krümmungen** beurteilt: **Lordose** (Krümmung nach ventral – HWS- und LWS-Lordose) und **Kyphose** (Krümmung nach dorsal – BWS- und Sakralkyphose). Außerdem wird nach etwaigen **Schon-** und **Fehlhal-** 14.3.3

tungen gesucht, z. B. **Skoliose** (= seitliche Verkrümmung und Rotation der Wirbelsäule). Die **Beweglichkeit** der Wirbelsäule wird auch überprüft, z. B. mit dem **Finger-Boden-Abstand** (= der Abstand zwischen Fingerspitzen und Boden beim Vorbeugen).

MERKE
Durch die physiologischen Krümmungen entsteht die charakteristische **doppelte S-Form** der **Wirbelsäule**.

14.3.4 Bei der **Palpation** und **Perkussion** der **Wirbelsäule** werden u. a. **Dornfortsätze** (Processus spinosi) sowie **paravertebrale Muskulatur** palpiert (Druckschmerz bei Muskelverspannungen) und die gesamte Wirbelsäule von kranial nach kaudal perkutiert (Klopfschmerz bei Osteoporose, Bandscheibenvorfall u. a.).

14.4 Respiratorisches System

14.4.1 Bei der **Lungenperkussion** wird die **Qualität** des **Klopfschalls** geprüft. Anhand des Klopfschalls können **pathologische Prozesse** oder **Strukturen** entdeckt und die **Lungengrenzen** sowie die **Verschieblichkeit** der Lungen beim Ein- und Ausatmen (physiologisch ca. 2–3 Querfinger) festgestellt werden. Die Perkussion erfolgt von kranial nach kaudal und im Seitenvergleich. Vergessen Sie nicht, auch die **Lungenspitzen** (*CAVE:* Pancoast-Tumor ➤ 3.3.59) und die **Lungenbasis** (Pleuraerguss?) zu perkutieren!

14.4.2 Die **Lungengrenzen** werden im Sitzen und bei aufrechter Körperhaltung durch **Perkussion** bestimmt. Diese erfolgt von kranial nach kaudal bei **maximaler Inspiration** und **Exspiration.** Die Lungengrenzen erkennen Sie an einem Übergang vom **sonoren** (Lunge) zum **gedämpften** (parenchymatöse Organe) Klopfschall.

14.4.3 **Hyposonorer** (= **gedämpfter**) **Klopfschall** deutet auf ein **Infiltrat** (z. B. bei Pneumonie oder einem Tumor), einen **Pleuraerguss** (→ basale Dämpfung) oder eine **Atelektase** (= ein kollabierter, nicht belüfteter Lungenabschnitt) hin.

14.4.4 **Hypersonorer Klopfschall** ist ein Hinweis auf **übermäßigen Luftgehalt** der Lunge, wie bei einem **Pneumothorax** oder einem **Lungenemphysem**.

14.4.5 Mit dem **Stimmfremitus** überprüft man die **Leitfähigkeit** des **Thorax** für **tiefe Töne** durch **Palpation**. Ablauf: Legen Sie Ihre **Handflächen** auf den **Thorax** bei der sitzenden Patientin/beim sitzenden Patienten und bitten Sie sie/ihn, mit **tiefer Stimme** die Zahl **„99"** zu **sagen. Physiologisch** sollten Sie **leichte Vibrationen** verspüren. **Pathologisch** kann der Stimmfremitus **verstärkt** (über **Infiltrationen,** z. B. bei Pneumonie) oder **vermindert** (bei erhöhtem Luftgehalt, z. B. bei **Pneumothorax** oder **Emphysem**) sein.

14.4.6 Die **Lungenauskultation** erfolgt **von kranial nach kaudal,** jeweils auf der **ventralen** und **dorsalen** Seite des Thorax und **im Seitenvergleich.** Während der Auskultation sollte die Patientin/der Patient sitzen und durch den geöffneten Mund tief ein- und ausatmen. Beurteilen Sie die **Bronchophonie** (➤ 14.4.7), **Atemgeräusche** (➤ 14.4.9) sowie **Atem-**

nebengeräusche (➤ 14.4.10). Wichtig ist, über jeden Auskultationspunkt einen kompletten Atemzyklus mit In- und Exspiration zu auskultieren.

MERKE
Die **Auskultation** des **rechten Mittellappens** ist nur von **ventral** möglich!

Mit der **Bronchophonie** überprüft man die **Leitfähigkeit** des **Thorax** für **hohe Töne** durch **Auskultation**. Ablauf: Bitten Sie die Patientin/den Patienten, die Zahl „**66**" zu **flüstern** und auskultieren Sie dabei die Lungen. **Physiologisch** ist sie **kaum hörbar** (lufthaltiges Lungengewebe leitet hochfrequente Vibrationen schlecht fort). Bei **Infiltrationen** (z. B. bei einer Pneumonie) sind die Vibrationen **deutlich** hörbar (→ Vibrationen werden durch Verdichtungen des Lungengewebes besser fortgeleitet). 14.4.7

MERKE
Stimmfremitus und Bronchophonie werden oft verwechselt. Hier finden Sie noch einmal die wichtigsten Unterschiede:
1. **Stimmfremitus => tiefe Töne („99") bei Palpation**
2. **Bronchophonie => hohe Töne („66") bei Auskultation**

Unter **Atemgeräuschen** (AG) versteht man die Geräusche, die bei der Atmung durch turbulente Strömung der Atemluft in Bronchien und Alveolen entstehen. Sie sind **physiologisch** auskultierbar, können aber auch **pathologisch** verändert sein. **Atemnebengeräusche** sind zusätzliche Geräusche, die immer auf eine **Pathologie** (z. B. Flüssigkeit, Sekret, Fremdkörper) hinweisen. 14.4.8

Über den **zentralen Atemwegen** (am Hals, über dem Brustbein) ist ein **bronchiales AG** und in der **Peripherie** ein **normales** (auch **vesikuläres**) **AG** physiologisch auskultierbar. Atemgeräusche können pathologisch **verstärkt** („Bronchialatmen", z. B. bei **Pneumonie**), **abgeschwächt** (z. B. bei **Pleuraerguss** oder **Emphysem**) oder auch ganz **aufgehoben** (z. B. bei **Emphysem** oder **Pneumothorax**) sein. 14.4.9

Atemnebengeräusche werden nach ihrem Charakter in feuchte und trockene Geräusche unterteilt. Als **feuchte Nebengeräusche** (auch **Rasselgeräusche,** RG) bezeichnet man diskontinuierliche Geräusche, die typischerweise bei **Pneumonie** und **Lungenödem** auftreten. Sie lassen sich weiter in **feinblasige** (→ kleine Atemwege betroffen) und **grobblasige** (→ große Atemwege betroffen) **RG** einteilen. **Trockene Nebengeräusche** sind dagegen eher kontinuierlich und klingen musikalisch: **Brummen** ist ein niederfrequentes Geräusch, bedingt durch eine Verschleimung der Atemwege, z. B. bei chronischer Bronchitis. **Giemen** ist ein hochfrequentes Geräusch und typisch für obstruktive Atemwegserkrankungen (COPD, Asthma bronchiale) ist. **Stridor** ist ein hochfrequentes Geräusch, das bei Verengungen der oberen Atemwege auftritt (z. B. exspiratorischer Stridor bei Asthma). 14.4.10

Zu den typischen Befunden bei **Pneumonie** (➤ 3.3.1) gehören: **verstärkter Stimmfremitus, gedämpfter Klopfschall, verstärkte Bronchophonie** und **feinblasige Rasselgeräusche.** *CAVE:* Bei **atypischen Pneumonien** können diese pathologischen Befunde sehr **diskret** sein oder sogar ganz **fehlen!** 14.4.11

14.4.12 Zu den typischen Befunden bei **Pleuraerguss** gehören: **verminderter Stimmfremitus, gedämpfter Klopfschall, verminderte Bronchophonie** und **abgeschwächtes** bis **fehlendes Atemgeräusch.**

> **MERKE**
> Warum sind der **Stimmfremitus** sowie die **Bronchophonie** bei **Pneumonie verstärkt** und bei **Pleuraerguss vermindert?** Entzündliche Infiltrate bei Pneumonie verursachen eine Gewebeverdichtung und so eine bessere (verstärkte) Leitung der Vibrationen. Bei **Pleuraerguss** liegt die **Wasseransammlung** allerdings nicht in der Lunge, sondern **zwischen** den **beiden Pleurablättern.** Der **Schall** wird dabei an zwei **Grenzschichten** (Flüssigkeit und Pleura) **reflektiert,** was zu einem verminderten Stimmfremitus bzw. einer verminderten Bronchophonie führt.

14.4.13 Die **normale Atemfrequenz** bei Erwachsenen beträgt ca. **12–20/min.**

14.5 Kardiovaskuläres System (Herz)

14.5.1 Der **Herzspitzenstoß** ist das fühlbare **Anstoßen** der **Herzspitze** (Apex cordis) an die Brustwand während der Systole.

14.5.2 Der **Herzspitzenstoß** lässt sich durch Palpation im **5. Interkostalraum** (ICR) in der **linken Medioklavikularlinie** (MCL) untersuchen. Bei pathologischen Veränderungen verlagert sich der Herzspitzenstoß nach lateral (Linksherzhypertrophie) oder nach kaudal (Kardiomegalie).

14.5.3 1. d), 2. c), 3. a), 4. b), 5. e)

> **MERKE**
> Für die Auskultationspunkte des Herzens gibt es folgende Eselsbrücke: **Anton Pullmann trinkt Milch um 22:45 Uhr** … (Anton = Aortenklappe → 2. ICR; Pullmann = Pulmonalklappe → 2. ICR; trinkt = Trikuspidalklappe → 4. ICR; Milch = Mitralklappe → 5. ICR) … **und erbricht um 3 Uhr** (erbricht = Erb-Punkt → 3. ICR).

14.5.4 Eine **Auskultation** über dem **Erb-Punkt** dient der **Gesamtbeurteilung** der Herztöne und -geräusche. Aus diesem Grund beginnt man die Herzauskultation oft gerade dort.

14.5.5 Durch gleichzeitige **Palpation** des **Radialis-,** ggf. **Carotispulses** können Sie die **Regelmäßigkeit** des **Herzrhythmus** überprüfen, ein mögliches **Pulsdefizit** erkennen und den **1.** und **2. Herzton** besser differenzieren (insbesondere hilfreich bei hohen Herzfrequenzen; Puls wird simultan oder unmittelbar nach dem ersten Herzton palpiert).

14.5.6 **Herztöne** sind kurze, vorübergehende Töne, die bei jedem Menschen **physiologisch** (**1.** und **2. Herzton**) auskultierbar sind oder **pathologisch** (**3.** und **4. Herzton**) auftreten können. Der 3. Herzton kommt aber bei Kindern und Jugendlichen auch physiologisch vor. **Herzgeräusche** sind im Gegensatz dazu i. d. R. **pathologisch.** Sie entstehen bei **turbulenten Blutströmungen,** z. B. bei **Herzklappenfehlern** (= Klappenvitien).

Lösungen

Der **1. Herzton** tritt am **Beginn** der **Systole** hauptsächlich durch den **Schluss** der **Mitralklappe,** aber auch der **Trikuspidalklappe** und teilweise auch durch die **Spannung** des **Ventrikels** auf. Der **2. Herzton** entsteht zu **Beginn** der **Diastole** durch den **Schluss** der **Aorten-** und **Pulmonalklappe.** Der **3. Herzton** tritt meist pathologisch durch **Volumenüberlastung** in der frühen **Diastole** (z. B. bei Mitralklappeninsuffizienz) auf. Der **4. Herzton** entsteht bei **erhöhtem Druck im linken Ventrikel** (z. B. bei Aortenklappenstenose). 14.5.7

Bei der **Spaltung** des **2. Herztons** können **zwei Komponenten** auskultatorisch differenziert werden, die durch **ungleichzeitigen Schluss** der **Aorten-** (1.) und **Pulmonalklappe** (2.) entstehen. Dieses Phänomen kann physiologisch oder pathologisch vorkommen. Eine **physiologische Spaltung** entsteht bei **tiefer Inspiration** (Inspiration → negativer Druck im Thorax → stärkere diastolische Füllung des rechten Ventrikels → verlängerte Systole → verspäteter Schluss der Pulmonalklappe). Eine **pathologische** (= verstärkte, auch breite) **Spaltung** tritt z. B. bei **Rechtsschenkelblock** auf. Zu einer **atemunabhängigen** (= **fixierten**) **Spaltung** kommt es v. a. bei Vorhofseptumdefekten und Pulmonalstenose. Eine **paradoxe Spaltung** (= erst pulmonale, dann aortale Komponente) ist z. B. bei einer schweren **Aortenklappenstenose** auskultierbar. 14.5.8

Bei der Auskultation von **Herzgeräuschen** werden folgende Merkmale **beurteilt:** 1. **Zeitliches Auftreten** im Herzzyklus: systolisch (**Systolikum**) oder diastolisch (**Diastolikum**); 2. **Charakter: crescendo** (aufsteigende Lautstärke – zunächst leise, dann laut), **decrescendo** (absteigende Lautstärke – zunächst laut, dann leise), **crescendo-decrescendo** (auch **spindelförmig** – aufsteigende, dann absteigende Lautstärke) und **bandförmig** (immer gleicher Charakter); 3. **Fortleitung:** in die **A. carotis** (bei Aortenklappenstenose) bzw. in die **Axilla** (bei Mitralklappeninsuffizienz); 4. **Punctum maximum,** d. h. über welchem Auskultationspunkt ist das Geräusch am besten auskultierbar (z. B. 5. ICR links medioklavikulär); 5. **Intensität** auf einer 6-Punkte-Skala: **1/6** (sehr leise, nur mit Mühe auskultierbar), **2/6** (leise, aber gut hörbar), **3/6** (mittellaut, ohne Schwirren), **4/6** (laut, meistens mit Schwirren), **5/6** (sehr laut, immer mit Schwirren), **6/6** (extrem laut, auch ohne Stethoskop hörbar). 14.5.9

1. b), 2. d), 3. a), 4. c) 14.5.10

14.6 Abdomen

Bei der **körperlichen Untersuchung** des **Abdomens liegt** die Patientin/der Patient mit den **Armen neben dem Körper.** Eine **entspannte Bauchdecke** ist für eine erfolgreiche Untersuchung sehr wichtig. Diese kann z. B. durch Anwinkeln der Beine oder leicht erhöhten Oberkörper erzielt werden. Die körperliche Untersuchung des Abdomens erfolgt von nicht invasiver zu invasiver Technik in dieser Reihenfolge: **Inspektion – Auskultation – Perkussion – oberflächliche Palpation – tiefe Palpation.** Die Auskultation wird vor Perkussion und Palpation durchgeführt, weil Darmgeräusche durch vorherige mechanische Reize sonst verändert werden könnten. Vor der Untersuchung ist es auch wichtig, die Patientin/den Patienten nach Schmerzen zu fragen (schmerzfreie Bereiche werden als erstes, **schmerzhafte Bereiche** erst **zum Schluss** untersucht). Während der Untersuchung ist es sinnvoll, die **Mimik** der Patientin/des Patienten zu beobachten (Schmerzen?). 14.6.1

14.6.2 Topografisch wird das **Abdomen** in **4 Quadranten** und **9 Regionen** eingeteilt. Zu den Quadranten gehören: **rechter oberer Quadrant** (rechter Oberbauch), **rechter unterer Quadrant** (rechter Unterbauch), **linker oberer Quadrant** (linker Oberbauch) und **linker unterer Quadrant** (linker Unterbauch). Die 9 Regionen sind: 1. **Rechtes Hypochondrium** (*Regio hypochondriaca dextra*), 2. **Epigastrium** (*Regio epigastrica*), 3. **Linkes Hypochondrium** (*Regio hypochondriaca sinistra*), 4. **Rechte Flankenregion** (*Regio abdominalis lateralis dextra*), 5. **Nabelregion** (*Regio umbilicalis*), 6. **Linke Flankenregion** (*Regio abdominalis lateralis sinistra*), 7. **Rechte Leistenregion** (*Regio inguinalis dextra*), 8. **Schamregion** (*Regio pubica*), 9. **Linke Leistenregion** (*Regio inguinalis sinistra*).

14.6.3 Bei der **Inspektion** des **Abdomens** wird Folgendes beurteilt: **Kontur** und **Symmetrie** des Abdomens (z. B. flach, gewölbt), **Hautkolorit** (z. B. Ikterus), pathologische Veränderungen der Haut wie **Exantheme,** vermehrte **Gefäßzeichnung** (= verdickte Venen als Ausdruck eines Kollateralkreislaufes), **Narben, Striae, Vorwölbungen** (z. B. Hernien und Tumoren) und **Pulsationen** (z. B. sichtbare Pulsation der Aorta abdominalis bei Aortenaneurysma).

PRÜFUNGSTIPP

Vergessen Sie nicht, im körperlichen Untersuchungsbefund auch OP-Narben, Drainagen usw. zu dokumentieren!

14.6.4 Zu den **Leberhautzeichen** gehören folgende Befunde: **Ikterus** (= Sklerenikterus, bei ausgeprägter Hyperbilirubinämie auch Hautikterus), **Spider-Nävi** (= spinnenartige Gefäßerweiterungen, v. a. im Gesicht und am oberen Thorax), **Caput medusae** (= Erweiterungen der subkutanen Venen periumbilikal bei portaler Hypertension), **Bauchglatze** (= Verlust der Bauchbehaarung bei Männern), **Lackzunge** (= rote Zunge mit atrophischen Papillen), **Weißnägel** (= silberweiße und gewölbte Nägel), **Dupuytren-Kontraktur** (= Fibrose und Verkürzungen der Sehnen der Handfläche), **Palmar-** und **Plantarerythem** (= Rötung der Handflächen und Fußsohlen).

14.6.5 Bei V. a. **Hernie** wird die Vorwölbung vorsichtig **palpiert.** Die Untersuchung erfolgt bei **normalem** und **erhöhtem intraabdominellen Druck.** Lassen Sie die Patientin/den Patienten **husten** oder den **Bauch pressen** – für eine Hernie ist eine **Größenzunahme** der Vorwölbung typisch. Prüfen Sie die betroffene Region auf **Schmerzhaftigkeit** und probieren Sie, ob die Hernie **reponierbar** ist. **Auskultation** der **Darmgeräusche** hilft bei Differenzierung zwischen Hernien und anderen Pathologien bzw. beim Verdacht auf eine inkarzerierte Hernie oder Ileus.

14.6.6 Die **Auskultation** des **Abdomens** erfolgt **in allen 4 Quadranten** und **genügend lange** (sind Darmgeräusche nicht hörbar, mind. 1 Minute pro Quadranten auskultieren!). Dabei wird die **Quantität** (vermindert/normal/vermehrt) sowie die **Qualität** (z. B. leise/laut/hochgestellt) der **Darmgeräusche** beurteilt. Zudem werden **Bauchgefäße** auskultiert, wobei auf mögliche **Strömungsgeräusche** geachtet wird (Strömungsgeräusche weisen auf turbulenten Blutfluss hin, der bei **Aneurysmen** und **Stenosen** auftreten kann).

Intermittierende gurgelnde Geräusche über allen vier Quadranten sind charakteristisch für eine **normale Peristaltik**. Pathologisch können z. B. folgende Befunde auskultiert werden: **Hyperperistaltik,** z. B. typische **hochgestellte, metallische Geräusche** bei **mechanischem Ileus** (im **Frühstadium**); **Hypoperistaltik,** z. B. bei **Peritonitis** und **mechanischem Ileus** (im **Spätstadium**), ggf. **fehlende Geräusche** (sog. „**Totenstille**") bei **paralytischem Ileus.** 14.6.7

Auskultatorisch können folgende **abdominelle Gefäße** betrachtet werden: **Aorta abdominalis** (zwischen Proc. xiphoideus und Nabel), **Aa. renales** (lateral des Auskultationspunktes der Aorta abdominalis) und **Aa. iliacae** (unterer Quadrant). 14.6.8

Bei der **Perkussion** des **Abdomens** können hauptsächlich zwei Befunde auftreten: 1. **sonorer** bis **tympanitischer Klopfschall** (normal über **lufthaltigen Darmschlingen**); 2. **gedämpfter Klopfschall** (normal über **soliden Organen,** wie Leber und Milz; pathologisch bei **freier Flüssigkeit** und **Raumforderungen**). 14.6.9

Die **Lebergröße** kann durch **Perkussion** und die sog. **Kratzauskultation** bestimmt werden. In der MCL sollte die **Lebergröße** ca. **8–12 cm** betragen. 14.6.10

Bei der **Leberperkussion** liegt die Patientin/der Patient auf dem Rücken. Beginnen Sie **oberhalb** der vermuteten **oberen Lebergrenze** und perkutieren Sie **entlang** der **rechten MCL nach kaudal.** Die Lebergrenzen sind dabei an einer Veränderung des Klopfschalls zu erkennen: Oberhalb der Leber ist der Klopfschall zunächst **sonor** (**Lunge**), dann **gedämpft** (**Leber**) und unterhalb der Leber wieder **sonor** bzw. **tympanitisch** (**Darm**). Die Stellen, wo sich der Ton ändert, werden markiert und der Abstand zwischen diesen Punkten wird gemessen. Wiederholen Sie das Vorgehen bei **Inspiration,** um die **Verschieblichkeit** der Leber zu prüfen. 14.6.11

Bei der **Kratzauskultation** der **Leber** liegt die Patientin/der Patient auf dem Rücken. Setzen Sie das **Stethoskop unterhalb** des **Processus xiphoideus** auf. Beginnen Sie **unterhalb der Leber** horizontal mit einem Holzspatel oder mit Fingernägeln zu **kratzen** und schreiten Sie **nach kranial entlang der rechten MCL** fort. Befinden Sie sich über der **Leber,** ist das **Kratzen** durch das Stethoskop **deutlich hörbar** (das Lebergewebe leitet den Schall deutlich besser als luftgefüllte Darmschlingen). **Kranial der Leber** ist das Kratzen wieder nur **schwach hörbar** (**Lunge**). 14.6.12

Bei der **Palpation** des **Abdomens** beurteilen Sie die **Bauchwand** (physiologisch: weich, pathologisch: z. B. lokalisierte/generalisierte Abwehrspannung oder „Gummibauch" bei akuter Pankreatitis (➤ 3.4.55). Als **Abwehrspannung** wird eine starke Anspannung der Bauchmuskulatur bezeichnet, die bei **Peritonitis** (akutes Abdomen!) auftritt. Prüfen Sie auch den **Muskeltonus** und achten Sie auch auf möglichen **Resistenzen, Raumforderungen** oder **Druckschmerz.** 14.6.13

Bei der **Palpation** der **Leber** wird der **untere Leberrand** getastet – auch beim tiefen Einatmen (physiologisch ist der untere Leberrand während der **Inspiration** palpabel). Beurteilen Sie dabei die **Konsistenz** (z. B. derb bei Tumoren, Metastasen und Leberzirrhose) und die **Größe** (z. B. verkleinert bei Leberzirrhose, vergrößert bei Fettleber und Hepatitis) der Leber. 14.6.14

14.6.15 Bei der **Palpation** der **Milz** liegt die Patientin/der Patient idealerweise in **rechter Seitenlage** mit gebeugten Knien. Die Palpation wird mit beiden Händen (bimanuell) durchgeführt. Die Milz ist **physiologisch nicht palpabel,** eine tastbare Milz deutet auf eine Splenomegalie hin.

14.6.16 Zu den wichtigsten **Appendizitiszeichen** gehören: 1. Druckschmerz im **Mc-Burney-Punkt** (= zwischen dem lateralen und mittleren Drittel der Verbindungslinie von Bauchnabel und rechter Spina iliaca anterior superior); 2. Druckschmerz im **Lanz-Punkt** (= zwischen dem rechten und mittleren Drittel der Verbindungslinie der beiden Spinae iliacae anteriores superiores); 3. **Blumberg-Zeichen** (= **kontralateraler Loslassschmerz,** also Schmerz im rechten Unterbauch nach Palpation und ruckartigem Loslassen im linken Unterbauch); 4. **Rovsing-Zeichen** (= Schmerz im rechten Unterbauch bei retrogradem manuellen Ausstreichen vom Colon descendens in Richtung Colon ascendens/Appendix, d. h. von links nach rechts); 5. **Douglas-Zeichen** (= Schmerz bei der Palpation des Douglas-Raumes während der digital-rektalen Untersuchung); 6. **Psoas-Zeichen** (= Schmerz im rechten Unterbauch durch Flexion des rechten Beins gegen Widerstand); 7. **Baldwin-Zeichen** (= Schmerz in der Flanke, wenn das vorher gestreckt angehobene rechte Bein fallen gelassen wird).

MERKE

Als **Douglas-Raum** (*Excavatio rectouterina*) bezeichnet man eine Vertiefung des Peritoneums zwischen Rektum und Uterus bei **Frauen.** Es handelt sich um den **tiefsten Punkt der Bauchhöhle,** der bei Entzündungen im Bauchraum bei einer digital-rektalen Untersuchung schmerzhaft ist. Bei **Männern** wird dieser zwischen Rektum und Harnblase liegende Punkt als **Proust-Raum** (*Excavatio rectovesicalis*) bezeichnet.

14.6.17 Bei einer **retrozökalen Lage** sind besonders **Psoas-Zeichen** und **Baldwin-Zeichen** positiv.

14.6.18 Das **Murphy-Zeichen** wird wie folgt überprüft: **Drücken** Sie mit den Fingern **unterhalb** des **rechten Rippenbogens** und bitten Sie die Patientin/den Patienten **tief einzuatmen.** Durch Berührung der entzündeten Gallenblase verspürt sie/er **Schmerzen** und **stoppt** plötzlich die **Inspiration.** Das Murphy-Zeichen ist charakteristisch für eine **Cholezystitis.**

14.6.19 Unter dem **Courvoisier-Zeichen** versteht man eine **schmerzlose** und **prall elastische Gallenblase** mit **Ikterus.** Das Courvoisier-Zeichen tritt typischerweise bei einer **Kompression** des **Ductus choledochus** durch ein **Pankreaskopfkarzinom** auf.

14.6.20 Die Untersuchung der **Nieren** erfolgt durch **Palpation** und **Perkussion** des **Nierenlagers** (= ein retroperitonealer Raum, der die Niere umgibt). Eine **Klopfschmerzhaftigkeit** prüfen Sie, wenn Sie die **Flankenregion** im Bereich des unteren Rippenbogens mit der Faust abklopfen. Der Klopfschmerz deutet a. e. auf eine **Pyelonephritis** oder **Urolithiasis** hin.

14.6.21 Auf einen **Aszites** (= freie Flüssigkeit in der Peritonealhöhle) weisen folgende Befunde hin: 1. **Flankendämpfung** und **Änderung** der **Dämpfung** bei **Lagewechsel: Perkutieren** Sie das Abdomen, während die Patientin/der Patient **auf der Seite** liegt. Bei einem Aszites hören Sie einen **gedämpften Klopfschall** in der nach unten gerichteten **Flankenregion.** Wiederholen Sie die Perkussion nach **Umdrehen** der Patientin/des Patienten auf der anderen Seite – beim Aszites werden Sie nun auch eine Dämpfung hören (Prinzip: **Wasser folgt der Schwerkraft**!). Alternativ können Sie die Untersuchung auch bei liegender

Patientin/liegendem Patienten durchführen (→ gedämpfter Klopfschall in den Flanken). 2. **Undulationsphänomen:** Durch **Perkussion** des Abdomens auf einer Seite bildet sich eine Welle (**Fluktuationswelle**), die sich auf die Gegenseite überträgt. Das Ergebnis ist positiv, wenn die Welle auf der anderen Seite deutlich spürbar ist.

14.7 Obere Extremitäten

Zur Beurteilung der **Durchblutung** der **oberen Extremitäten** wird die sog. **Faustschlussprobe** durchgeführt. Dabei **schließt** und **öffnet** die Patientin/der Patient kräftig die erhobene **Hand 60-mal** innerhalb von **zwei Minuten.** Bei einer **pAVK** treten **blasse Flecken** auf der **Handfläche** und **Innenseite** der **Finger** auf. 14.7.1

Mit dem **Allen-Test** wird die **Durchblutung** der **Hand** über die **A. radialis** und die **A. ulnaris** getestet. Der Test wird vor Eingriffen durchgeführt, bei denen die Durchgängigkeit der A. radialis gestört werden könnte (z. B. bei einer **Herzkatheterisierung** oder einer **arteriellen BGA**). Auch vor einer **Entnahme** der **A. radialis** bei **Bypass-OP** wird der Allen-Test gemacht. 14.7.2

MERKE

A. radialis und **A. ulnaris** bilden im Bereich der Handfläche den **Arcus palmaris** (superficialis et profundus), dessen Funktion beim Allen-Test überprüft wird. Normalerweise wäre die Durchblutung einer Arterie (A. radialis oder A. ulnaris) zwar ausreichend für die arterielle Versorgung der ganzen Hand. Es gibt allerdings zahlreiche **anatomische Variationen** des Arcus palmaris, bei denen die A. ulnaris allein für die arterielle Versorgung der ganzen Hand nicht ausreicht!

Der **Allen-Test** wird wie folgt durchgeführt: **Komprimieren** Sie **gleichzeitig** die **A. radialis** sowie die **A. ulnaris** mit festem Druck am Handgelenk. Dies führt zu einer Unterbrechung der Durchblutung der Hand (→ die Hand wird **blass**). Die Patientin/der Patient soll dabei für eine Minute wiederholt die Hand öffnen und schließen. **Beenden** Sie die **Kompression** der A. ulnaris und prüfen Sie, ob die Hand wieder normal durchblutet wird (→ sichtbare **Rötung**). Normalisiert sich die Hautfarbe innerhalb von **5–15 Sekunden,** ist der Allen-Test **unauffällig.** Bleibt die Hand länger blass, ist der Allen-Test als pathologisch auszuwerten. Wiederholen Sie dann den Test mit der A. radialis. 14.7.3

Trommelschlegelfinger (= vergrößerte distale Phalangen) sowie **Uhrglasnägel** (= runde und nach außen gewölbte Fingernägel) deuten auf eine **chronische Hypoxie** (z. B. bei angeborenen Herzvitien, COPD und Bronchiektasen) hin. 14.7.4

Die **Funktion** einzelner Muskeln der **Rotatorenmanschette** (➤ 5.4.32) kann mit verschiedenen klinischen Tests überprüft werden. 1. **Jobe-Test** (für **M. supraspinatus**): **Abduktion** (90°) und **Anteversion** beider **Arme** unter **Streckung** im **Ellenbogengelenk** (30°) und **Pronation** der **Hände** → **Drücken nach oben gegen Widerstand** → **Schmerzen,** der betroffene **Arm kann nicht gehalten werden;** 2. **Lift-Off-Test** (für **M. subscapularis**): **innenrotierter Arm** im **Schürzengriff** (hinter dem Rücken) → die **Hand** kann nicht **gegen Widerstand** vom **Rücken weggehoben** werden; 3. **Belly-press-Test** („**Napoleon-Test**“, für **M. subscapularis**): **Drücken** beider **Armen** in **45°** gegen den **Bauch** 14.7.5

(Ellenbogen bewegen sich nach vorne → Innenrotation) → bei **Schwäche** des M. subscapularis **kaum möglich;** 4. **Infraspinatus-Test** (für **M. infraspinatus**): **Abduzierter Arm** bei **Flexion** (90°) im **Ellenbogen** → **Außenrotation gegen Widerstand** ist **abgeschwächt;** 5. **Palm-Up-Test** (für die lange Bizepssehne): Arme im Ellenbogen gestreckt und abduziert (90°) → **Drücken** der **Handflächen nach oben gegen Widerstand** → **Schmerzen.**

14.7.6 **Klinische Tests** bei V. a. **Impingement-Syndrom** (➤ 5.4.33) der **Schulter:** 1. **Painful-Arc-Test** („schmerzhafter Bogen") – **Schmerz** zwischen **60°** und **120°** bei **aktiver Abduktion** und **Elevation** des **Armes;** 2. **Neer-Test** – **Schmerz** bei **passiver Abduktion** des **innenrotierten** und **antevertierten Armes** (die **Scapula** der Patientin/des Patienten wird dabei mit einer Hand **stabilisiert**); 3. **Hawkins-Kennedy-Test** – **Schmerz** bei **passiver Anteversion** und **Flexion** des **Armes** im **Ellenbogen** (90°) bei leichter **Innenrotation** (die **Scapula** der Patientin/des Patienten wird dabei mit einer Hand **stabilisiert**).

14.8 Untere Extremitäten

14.8.1 Die **körperliche Untersuchung** des **Hüftgelenks** beginnt mit der **Inspektion** des **Beckenstandes** und der **Beinlänge.** Lassen Sie die Patientin/den Patienten gehen und beurteilen Sie den **Gang** (Schonhaltung? Hinken?) sowie den **Stand** auf einem Bein. Mit dem **Trendelenburg-Zeichen** (→ Anheben eines Beines im Stehen → das Becken sinkt auf der gesunden Seite ab) können Sie die Insuffizienz der **Mm. glutei** feststellen. **Palpieren** Sie auch die **Leistenregion** sowie den **Trochanter major** (Schmerzen bei Frakturen oder Coxarthrose) und überprüfen Sie die **aktive** und **passive Beweglichkeit** im Hüftgelenk. Mittels **Thomas-Handgriff** (→ maximale Flexion im Hüftgelenk bei gebeugtem Kniegelenk im Liegen) können Sie beurteilen, ob eine **Beugekontraktur** vorliegt, wenn sich das liegende Bein von der Unterlage abhebt. Das **Vierer-Zeichen** überprüfen Sie, wenn die Patientin/der Patient im Liegen das im Knie gebeugte Bein mit der Ferse auf das Knie des kontralateralen Beines legt (wie die Ziffer „4"). Ist der Druck auf das gebeugte Bein schmerzhaft, liegt eine Schädigung des Hüftgelenkes vor, z. B. eine **Coxarthrose** oder **Hüftkopfnekrose.**

14.8.2 Die Stabilität der **Seitenbänder** des **Kniegelenks** wird mit Valgus- und Varusstress überprüft. Beide Tests erfolgen bei liegender Patientin/liegendem Patienten zunächst bei **gestrecktem Bein** und dann bei ca. **20° Flexion** im Kniegelenk. **Das laterale Seitenband** (*Lig. collaterale laterale*) überprüfen Sie bei dem **Varusstresstest:** Halten Sie das Bein in Höhe des Knies mit einer Hand und üben Sie mit der anderen Hand am Sprunggelenk **Ziehen nach innen** (= Varusstress) aus. Achten Sie dabei auf mögliche Laxizität (→ **vermehrte Aufklappbarkeit nach außen**) oder **Schmerzhaftigkeit** des Kniegelenks. Bei dem **Valgusstresstest** untersuchen Sie die Stabilität des **medialen Seitenbands** (*Lig. collaterale mediale*): Sie gehen gleich vor wie beim Varusstresstest, aber mit **Ziehen nach außen** (= Valgusstress). Eine Laxizität des medialen Seitenbandes äußert sich durch eine **vermehrte Aufklappbarkeit nach innen.**

14.8.3 Die Stabilität der **Kreuzbänder** des **Kniegelenks** wird mit folgenden klinischen **Tests** überprüft: 1. **Schubladentest** (für vorderes und hinteres Kreuzband): Die Patientin/der Patient liegt, das **Knie** ist bei **90° gebeugt,** die Fußsohle liegt auf der Untersuchungsliege.

Fassen Sie mit beiden Händen den Unterschenkel unterhalb des Knies um. Ziehen Sie dann die **Tibia** nach ventral (= **vorderer Schubladentest**) bzw. drücken Sie die Tibia nach dorsal (= **hinterer Schubladentest**). Eine **erhöhte Verschieblichkeit** der Tibia nach **ventral** deutet auf eine Läsion des **vorderen Kreuzbandes** („vorderes Schubladenphänomen") bzw. nach **dorsal** auf eine Läsion des **hinteren Kreuzbandes** („hinteres Schubladenphänomen") hin. 2. **Lachman-Test** (für vorderes Kreuzband): Der Test wird ähnlich wie der Schubladentest durchgeführt, allerdings ist das **Knie** in ca. **20° gebeugt.** Umfassen Sie mit einer Hand den Unterschenkel unterhalb des Knies, mit der anderen Hand fixieren Sie den Oberschenkel oberhalb des Knies. Ziehen Sie die **Tibia** nach ventral und achten auf deren **Verschieblichkeit** – **physiologisch** kommt es zu einem plötzlichen Stopp der Verschiebung (sog. „**harter Anschlag**" bei straffem vorderem Kreuzband). Bei einer **Schädigung** des vorderen Kreuzbandes ist der **Anschlag weich** (positiver Lachman-Test). 3. **Pivot-shift-Test** (für vorderes Kreuzband): Die Patientin/der Patient liegt mit **gestrecktem** und **angehobenem Bein.** Stabilisieren Sie mit einer Hand den Oberschenkel und führen mit der anderen Hand eine leichte **Innenrotation** des **Unterschenkels** unter **Valgusstress** und **Flexion** im **Kniegelenk** durch. Liegt eine **Läsion des vorderen Kreuzbandes** vor, kommt es zuerst zu einer **Subluxation** der **Tibia** nach **ventral,** bei ca. **30° Flexion** dann zu einer **Reposition** der **Tibia** nach **dorsal** (positiver Pivot-shift-Test).

Menisken können mit folgenden **Tests** überprüft werden: 1. **Steinmann-Zeichen I** (für den Innen- und Außenmeniskus): Die Patientin/der Patient liegt, das **Knie-** und **Hüftgelenk** sind in **90° flektiert.** Halten Sie das Bein unterhalb des Knies mit einer Hand und üben mit der anderen Hand am Fuß Außen- und Innenrotationen im Wechsel aus. Bei einer Schädigung des **Innenmeniskus** kommt es zu Schmerzen am **medialen** Gelenkspalt bei **Außenrotation,** bei einer Schädigung des **Außenmeniskus** zu Schmerzen am **lateralen** Gelenkspalt bei **Innenrotation.** 2. **Steinmann-Zeichen II** (für den Innen- und Außenmeniskus): Die Ausgangslage ist gleich wie bei der Überprüfung des Steinmann-Zeichens I. **Palpieren** Sie zuerst den **Gelenkspalt** und ermitteln den **Schmerzpunkt. Beugen** und **strecken** Sie dann das Bein im Kniegelenk. Bei einer Meniskusschädigung **wandert** der **Schmerz** am **medialen** (Innenmeniskus) bzw. am **lateralen Gelenkspalt** (Außenmeniskus). 3. **McMurray-Test** (für den Innen- und Außenmeniskus): Die Patientin/der Patient liegt, mit **maximaler Beugung** in **Knie-** und **Hüftgelenken.** Halten Sie den Fuß und führen eine **Außen-** sowie **Innenrotation** des Unterschenkels durch und **strecken** langsam das **Bein** im Kniegelenk – **schmerzhafte Außenrotation** spricht für eine Läsion des **Innenmeniskus, schmerzhafte Innenrotation** für eine Läsion des **Außenmeniskus.** 4. **Payr-Zeichen** (für den Innenmeniskus): Die Patientin/der Patient sitzt im **Schneider-** oder **Yoga-Sitz. Drücken** Sie von oben auf die gebeugten **Kniegelenke** – bei **Schmerzen** liegt eine Meniskusschädigung vor. 14.8.4

MERKE

Prüfungsfrage zu der Anatomie des Kniegelenks ➤ 5.4.71

Die sogenannte „**tanzende Patella**" gilt als Hinweis auf einen **Kniegelenkerguss.** Vorgehen: Bei **gestrecktem Bein** wird der Bereich oberhalb der Patella (*Recessus suprapatellaris*) ausgestrichen und **Druck auf die Patella** ausgeübt. Bei einem Gelenkerguss **schwimmt** („tanzt") **die Patella** auf dem Erguss, was sich als ein Widerstand spüren lässt. 14.8.5

14.8.6 **Überprüfen** Sie bei **Beinödemen,** ob das Ödem **einseitig** (z. B. bei TVT) oder **beidseitig** (z. B. bei chronischer Herzinsuffizienz) ist. Betrachten Sie weiter, ob **das ganze Bein** oder nur **ein Bereich** (z. B. prätibial oder über einem Gelenk) betroffen ist. Als wichtiges Kriterium gilt die **Wegdrückbarkeit** der Schwellung. **Kardial bedingte** bzw. **venöse Ödeme** sind typischerweise **weich** und **wegdrückbar:** Durch festes Drücken gegen die Tibia entsteht eine kleine **Delle,** die sich nach ein paar Minuten spontan wieder zurückbildet. Ein **Lymphödem** ist hingegen **nicht wegdrückbar** und **hart** bei Palpation.

14.8.7 Für eine **TVT** sprechen folgende Befunde: **Schwellung** (vergrößerter Wadenumfang im Vergleich zur anderen Seite), **livide Verfärbung** der **Haut,** erweiterte epifasziale Kollateralvenen („**Pratt-Warnvenen**"), **Spannungsgefühl** und **Schmerzen.** Der körperliche Befund bei einer **pAVK** korreliert mit dem **Stadium** (Fontaine-Klassifikation): Im Anfangsstadium sind oft nur **periphere Pulse abgeschwächt,** in fortgeschrittenen Stadien ist die **Haut blass** und **kalt,** im Stadium IV fallen bei Inspektion **trophische Störungen** (z. B. Ulzerationen) auf.

MERKE
Der Wadenumfang soll immer beidseitig und an der gleichen Stelle – etwa in der Mitte des Unterschenkels – gemessen werden.

14.8.8 Bei Verdacht auf eine **TVT** der unteren Extremität werden folgende klinische Zeichen überprüft: **Homans-Zeichen** (Wadenschmerz bei Dorsalextension des Fußes), **Meyer-Zeichen** (Wadenkompressionsschmerz bei Druck auf die mediale Seite des Unterschenkels), **Payr-Zeichen** (Fußsohlenschmerz bei Druck auf mediale Fußsohle).

14.8.9 Die **Ratschow-Lagerungsprobe** (auch **Ratschow-Test**) dient der Beurteilung der **Durchblutung** der **unteren Extremitäten,** insb. bei Verdacht auf **pAVK**. Durchführung: 1. Die Patientin/der Patient liegt **auf dem Rücken, hebt die Beine** hoch an und führt dabei 2 Minuten lang eine **Plantarflexion** und eine **Dorsalextension** im Wechsel durch. Liegt eine pAVK vor, treten Schmerzen auf, ggf. ist Erblassen des betroffenen Beines zu beobachten. 2. Die Patientin/der Patient **setzt sich** schnell **auf** und lässt die **Beine hängen.** Physiologisch kommt es zu einer **Rötung** (reaktive Hyperämie) der Füße innerhalb von ca. 5 Sekunden und einer **Venenfüllung** innerhalb von ca. 15 Sekunden. Liegt eine pAVK vor, treten Rötung und Venenfüllung verzögert auf.

14.8.10 Unter dem Begriff „**diabetischer Fuß**" (auch **diabetisches Fußsyndrom**) versteht man durch Polyneuropathie und Durchblutungsstörung bedingte Krankheitsbilder, die als Komplikationen bei Diabetes mellitus auftreten. Sie manifestieren sich durch **Destruktionen** des **Gewebes, Ulzerationen** (z. B. **Malum perforans** – ein Ulkus der Fußsohle) oder **Infektionen.** Die klinische Untersuchung umfasst die Inspektion, die Überprüfung der Durchblutung (Palpation der Fußpulse, Beurteilung der Hauttemperatur) und der Sensibilität (v. a. Vibrationsempfinden).

14.9 Gefäßstatus

14.9.1 An der **unteren Extremität** werden standardmäßig folgende **Pulse** palpiert: **A. femoralis** (in der **Leistenregion,** zwischen Spina iliaca anterior superior und Tuberculum pubicum), **A. poplitea** (Palpation in der **Kniekehle**), **A. tibialis posterior** (Palpation **hinter dem Innenknöchel**) und **A. dorsalis pedis** (Palpation auf dem **Fußrücken** zwischen den **Ossa metatarsalia I** und **II,** lateral der Sehne des M. extensor hallucis longus).

An der **oberen Extremität** wird der **Puls** standardmäßig über der **A. radialis** palpiert. Ist er nicht tastbar, wird (insb. in Notfallsituationen) der **Carotispuls** (Puls der A. carotis communis, im Trigonum caroticum, lateral des Schildknorpels) palpiert. 14.9.2

Im **Sinus caroticus** liegen **Barorezeptoren,** die den Blutdruck sowie die Herzfrequenz regulieren. Wird der **Carotispuls gleichzeitig an beiden Seiten palpiert,** kann es zu einem gefährlichen **Blutdruckabfall, Bradykardie** und **Synkope** kommen. 14.9.3

14.10 Lymphknotenstatus

Bei Erhebung des **Lymphknotenstatus** werden der Palpation zugängliche **Lymphknoten** im **Kopf-Hals-Bereich,** in den **Axillen** und **Leisten** untersucht. 14.10.1

Im **Kopf-Hals-Bereich** können **Lymphknoten** in folgenden Regionen palpiert werden: **präaurikulär, retroaurikulär, subokzipital, submandibulär, submental, zervikal** und **supraklavikulär.** 14.10.2

Wenn Sie bei der körperlichen Untersuchung eine **Lymphknotenschwellung** finden, sollen Sie Folgendes **palpatorisch** überprüfen: **Größe** (in cm oder einschätzend, z. B. als „walnussgroß"), **Konsistenz** (weich/derb), **Schmerzhaftigkeit** (schmerzhaft/nicht schmerzhaft) und **Verschieblichkeit** (gut/schlecht verschieblich). 14.10.3

Für eine **benigne Lymphknotenvergrößerung** spricht eine eher **weiche** und **schmerzhafte** Schwellung, die **gut verschieblich** ist. 14.10.4

Für eine **maligne Lymphknotenvergrößerung** spricht eine eher **derbe** und **nicht schmerzhafte** Schwellung, die meist **schlecht verschieblich** ist. 14.10.5

14.11 Neurologischer Status

An der **oberen Extremität** können folgende Reflexe untersucht werden: **Bizepssehnenreflex** (BSR), **Trizepssehnenreflex** (TSR) und **Brachioradialisreflex** (BRR) – auch **Radiusperiostreflex** (RPR) genannt. 14.11.1

Bizepssehnenreflex: Der Ellenbogen der Patientin/des Patienten ist entspannt und leicht gebeugt. Man legt einen Finger auf die **Bizepssehne** in der **Ellenbeuge** und schlägt mit dem Reflexhammer auf den Finger. **Trizepssehnenreflex:** Der Ellenbogen der Patientin/des Patienten ist entspannt und leicht gebeugt. Man schlägt mit dem Reflexhammer auf die **Trizepssehne** (**proximal** des **Olekranons**). **Brachioradialisreflex** (auch **Radiusperiostreflex**): Man legt einen Finger auf die **distale Radiuskante** (etwa in Höhe des Uhrarmbandes) und beklopft diese mit dem Reflexhammer. 14.11.2

14.11.3 1. **Bizepssehnenreflex:** C5–C6, N. musculocutaneus, M. biceps brachii, Flexion im Ellenbogengelenk; 2. **Trizepssehnenreflex:** C7–C8, N. radialis, M. triceps brachii, Extension im Ellenbogengelenk; 3. **Brachioradialisreflex,** auch **Radiusperiostreflex:** C5–C6, N. radialis, M. brachioradialis, Flexion im Ellenbogengelenk.

14.11.4 An der **unteren Extremität** können folgende Reflexe untersucht werden: **Adduktorenreflex, Patellarsehnenreflex** (PSR), **Tibialis-posterior-Reflex** (TPR) und **Achillessehnenreflex** (ASR).

14.11.5 1. **Adduktorenreflex:** Die Patientin/der Patient liegt auf dem Rücken mit leicht abduzierten Beinen. Man beklopft mit dem Reflexhammer die **Sehne** des **M. adductor magnus** auf der **medialen Seite** des **Oberschenkels** (knapp oberhalb des Epicondylus medialis femoris). 2. **Patellarsehnenreflex:** Die Patientin/der Patient liegt auf dem Rücken. Man unterstützt das Kniegelenk mit dem eigenen Unterarm und hebt es etwas hoch. Dann schlägt man mit dem Reflexhammer auf die **Patellasehne unterhalb der Patella.** Alternativ kann der PSR auch im Sitzen bei herabhängenden Beinen überprüft werden. 3. **Tibialis-posterior-Reflex:** Die Patientin/der Patient liegt auf dem Rücken. Man beklopft mit dem Reflexhammer die **Sehne** des **M. tibialis posterior** zwischen **Malleolus medialis** und **Calcaneus.** 4. **Achillessehnenreflex:** Die Patientin/der Patient liegt auf dem Rücken, das Bein ist außenrotiert und der Fuß dorsalflektiert. Man schlägt mit dem Reflexhammer auf die **Achillessehne.**

14.11.6 1. **Adduktorenreflex:** L2–L4, N. obturatorius, Mm. adductores, Adduktion des Beines; 2. **Patellarsehnenreflex:** L3–L4, N. femoralis, M. quadriceps femoris, Extension des Beines im Kniegelenk; 3. **Tibialis-posterior-Reflex:** L5, N. tibialis, M. tibialis posterior, Supination des Fußes; 4. **Achillessehnenreflex:** S1–S2, N. tibialis, M. triceps surae, Plantarflexion des Fußes.

14.11.7 Eine **Hyporeflexie** findet man u. a. bei Schädigungen des zweiten Motoneurons (z. B. bei **Polyneuropathie** und **Verletzungen der peripheren Nerven**), **Bewusstseinsstörungen** und **Intoxikationen** (z. B. Opioide, Benzodiazepine). Eine **Hyperreflexie** tritt u. a. bei Schädigungen des ersten Motoneurons (z. B. bei **amyotropher Lateralsklerose**) und **Intoxikationen** (z. B. Amphetamine, Kokain, SSRI) auf.

MERKE

Das **Reflexniveau** der Muskeleigenreflexe (z. B. Bizeps- und Patellarsehnenreflex) kann **interindividuell sehr unterschiedlich** sein. Eine allgemeine **Hyperreflexie,** aber auch **Hyporeflexie** kann auch **physiologisch** vorkommen (z. B. tritt eine generalisierte Abschwächung der Reflexe oft im Alter auf). **Auffällig** ist, wenn Reflexe **seitendifferent** oder **an unterschiedlichen Extremitäten** anders auslösbar sind. Vergessen Sie deshalb nicht, Reflexe immer **im Seitenvergleich** zu prüfen!

MERKE

Motoneurone leiten motorische Impulse vom ZNS zu den Muskeln. Man unterscheidet das erste (= obere) und zweite (= untere) Motoneuron. **Das erste Motoneuron** verläuft vom **Gehirn** bis ins **Rückenmark, das zweite** vom **Rückenmark** zum entsprechenden **Muskel.**

Pyramidenbahnzeichen sind **pathologische** (beim Neugeborenen noch physiologische) **Reflexe,** die bei einer **Schädigung** der **Pyramidenbahn** entstehen. Das bekannteste von ihnen ist der **Babinski-Reflex** (= Dorsalextension der Großzehe und Plantarflexion oder Spreizung der übrigen Zehen nach kräftigem Bestreichen des lateralen Fußrandes). Zu den weiteren wichtigen Pyramidenbahnzeichen gehören z. B. auch der **Gordon-Reflex** (= gleiche Reaktion wie beim Babinski-Reflex nach kräftigem Druck auf die Wade) und der **Oppenheim-Reflex** (= gleiche Reaktion wie beim Babinski-Reflex nach kräftigem Bestreichen der Tibia-Vorderkante). 14.11.8

Der Mensch besitzt **12 Hirnnerven,** die nach Reihenfolge ihres Austritts aus dem Gehirn von rostral nach kaudal mit **römischen Ziffern nummeriert** werden: **N. olfactorius** (I), **N. opticus** (II), **N. oculomotorius** (III), **N. trochlearis** (IV), **N. trigeminus** (V), **N. abducens** (VI), **N. facialis** (VII), **N. vestibulocochlearis** (VIII), **N. glossopharyngeus** (IX), **N. vagus** (X), **N. accessorius** (XI), **N. hypoglossus** (XII). 14.11.9

N. olfactorius (I) ist ein rein **sensorischer** Nerv, der Afferenzen aus der **Riechschleimhaut** der Nase führt und somit für den **Geruchssinn** zuständig ist. 14.11.10

N. opticus (II) ist ein rein **sensorischer** Nerv, der Afferenzen aus der **Retina** führt und somit das **Sehen** ermöglicht. Außerdem ist der N. opticus am **Pupillenreflex** (= **Pupillenreaktion, Lichtreaktion**) beteiligt (**Afferenz;** Efferenz: N. oculomotorius).

N. oculomotorius (III) führt motorische und parasympathische Fasern. Er versorgt **motorisch** alle **Augenmuskeln** mit Ausnahme des M. rectus lateralis (von N. abducens innerviert) und des M. obliquus superior (von N. trochlearis innerviert). Außerdem innerviert er motorisch auch den **M. levator palpebrae** (Anheben des oberen Augenlids). Seine **parasympathischen** Fasern versorgen den M. ciliaris (**Akkommodation**) und M. sphincter pupillae (**Verengung der Pupille**). So ist der N. oculomotorius an dem **Pupillenreflex** beteiligt (**Efferenz;** Afferenz: N. opticus).

N. trochlearis (IV) ist ein rein **motorischer** Nerv, der den **M. obliquus superior** (Bulbussenkung, Innenrotation und Abduktion des Auges) innerviert.

N. trigeminus (V) ist ein gemischter Nerv. Er teilt sich in **3 Äste** auf, die eine **sensible** Innervation des **Gesichts,** der **Mundhöhle,** der **Nasenschleimhaut** sowie der **Hirnhäute** gewährleisten: **N. ophthalmicus** (**V1:** Stirn, Auge und Nase, Hirnhäute), **N. maxillaris** (**V2:** Oberkiefer, Zähne, Gaumen, Hirnhäute) und **N. mandibularis** (**V3:** Unterkiefer, Zähne, Gaumen, äußerer Gehörgang, Hirnhäute). Außerdem versorgt der N. trigeminus **sekretorisch** die **Tränendrüsen** und innerviert **motorisch** die **Kaumuskulatur** (M. masseter, M. temporalis, Mm. pterygoidei), Muskeln, die am **Schluckakt** beteiligt sind (M. mylohyoideus, M. digastricus, M. tensor veli palatini) und den M. tensor tympani (**Hörvorgang**). N. trigeminus ist am **Kornealreflex** (**Afferenz;** Efferenz: N. facialis) und den **Masseterreflex** (**Afferenz** und **Efferenz**) beteiligt.

N. abducens (VI) ist ein rein **motorischer** Nerv, der den **M. rectus lateralis** (Abduktion des Auges) innerviert.

N. facialis (VII) enthält **motorische** Fasern, die die gesamte **mimische Muskulatur** inkl. **Platysma** sowie **M. stapedius** (Hörfunktion) innervieren. Getrennt vom N. facialis (als sog. N. intermedius) verlaufen **sekretorische** (**parasympathische**) Fasern zu **Tränen-** und **Speicheldrüsen** sowie **sensorische** Fasern zu den **vorderen 2/3 der Zunge** (**Geschmackswahrnehmung**). N. facialis beteiligt sich am **Kornealreflex** (**Efferenz;** Afferenz: N. trigeminus).

N. vestibulocochlearis (VIII) ist ein rein **sensorischer** Nerv. Er besteht aus 2 Anteilen: **N. vestibularis** innerviert das **Gleichgewichtsorgan, N. cochlearis** das **Hörorgan** (Cochlea).

N. glossopharyngeus (IX) führt **sekretorische (parasympathische)** Fasern zu **Speicheldrüsen (Parotis** u. a.), **motorische** Fasern (**Rachenmuskulatur**), **sensible** Fasern (Naso-, Oropharynx, Gaumen, Mittelohr) und **sensorische** Fasern (**Geschmackswahrnehmung** am **hinteren Drittel der Zunge**). N. glossopharyngeus beteiligt sich außerdem am **Würgereflex** sowie an der **Blutdruckregulation** (Barorezeptoren im Aortenbogen und Sinus caroticus).

N. vagus (X) führt **parasympathische** Fasern (**innere Organe** im **Brust**- und **Bauchraum**), **motorische** Fasern (**Rachen**- und **Kehlkopfmuskulatur**), **sensorische** Fasern (**Geschmackswahrnehmung** am **Zungengrund**) und **sensible** Fasern (äußerer Gehörgang, Hirnhäute). N. vagus beteiligt sich außerdem am **Würgereflex** sowie an der **Blutdruckregulation** (Barorezeptoren im Aortenbogen und Sinus caroticus).

N. accessorius (XI) ist ein rein **motorischer** Nerv, der den **M. sternocleidomastoideus** (Funktion: Lateralflexion und Dorsalextension des Kopfes) sowie den **M. trapezius** (Funktion: Erhebung der Arme über die Horizontale, Stabilisierung der Schulter, Fixierung der Scapula) versorgt. Ein Teil des N. accessorius bildet zusammen mit N. vagus den **N. laryngeus recurrens.**

N. hypoglossus (XII) ist ein rein **motorischer** Nerv, der die ipsilaterale **Zungenmuskulatur** innerviert.

14.11.11 **N. olfactorius** (I): **Geruchs**- und **Geschmackswahrnehmung** werden **anamnestisch** erfragt.

N. opticus (II): 1. **Inspektion** der **Pupillen** (Isokorie/Anisokorie) und Beurteilung der **direkten** und **indirekten** (= konsensuellen) **Lichtreaktion** mittels Diagnostikleuchte; 2. **Orientierende Prüfung** des **Visus:** Lassen Sie die Patientin/den Patienten große Buchstaben lesen oder Finger zählen; 3. **Grobe fingerperimetrische Gesichtsfeldprüfung:** Die Patientin/Der Patient steht ca. 1 m von Ihnen und fixiert Ihre Nase. Sie bewegen mit Fingern, die in den einzelnen Quadranten wahrgenommen werden sollten. Wichtige pathologische Befunde sind: **homonyme** (= die gleiche Seite des Gesichtsfeldes in beiden Augen ist betroffen) oder **heteronyme** (= die betroffene Seite ist unterschiedlich – **binasal** oder **bitemporal) Hemianopsie** (= Ausfall einer Hälfte des Gesichtsfeldes) bzw. **Quadrantenanopsie** (= ein Quadrant ist betroffen).

N. oculomotorius (III), **N. trochlearis** (IV) und **N. abducens** (VI) werden zusammen geprüft. 1. **Inspektion** der **Augenlider** (Ptosis?) und der **Stellung** der **Bulbi;** 2. **Fingerfolgebewegungen** (Doppelbilder? Sakkaden? Nystagmus?); 3. **Konvergenzreaktion** (physiologische Miosis bei Näherung der Finger zur Nasespitze).

N. trigeminus (V): 1. **Orientierende Prüfung** der **Sensibilität** (Bestreichen des Gesichts bei geschlossenen Augen); 2. **Prüfung der Motorik** (Zubeißen, Öffnung des Mundes gegen Widerstand, Palpation des M. masseter); 3. **Masseterreflex** (→ Kieferschluss nach dem Schlag auf den auf das Kinn aufgelegten Finger).

N. facialis (VII): 1. Zur **Prüfung** der **Mimik** lassen sie die Patientin/den Patienten **Stirn runzeln, Augen zukneifen, Wangen aufblasen, pfeifen** und **Zähne zeigen.** Achten Sie auch auf Symmetrie der Stirn- und Nasolabialfalten. Zur Prüfung des **Kornealreflexes** wird die Cornea mit einem Wattebausch berührt.

N. vestibularis des **N. vestibulocochlearis** (VIII): **Anamnestisch** wird nach **Schwindel** gefragt, bei körperlicher Untersuchung das **Gleichgewicht** mittels **Gangprüfung, Romberg-Tests** und **Unterberger-Tretversuchs** (➤ 14.11.13) geprüft.

N. cochlearis des **N. vestibulocochlearis** (VIII): Zur orientierenden **Hörprüfung** und Differenzierung zwischen **Schallempfindungsstörungen** (Erkrankungen des Innenohrs, z. B.

Schädigung des N. cochlearis) und **Schallleitungsstörungen** (Erkrankungen des Mittelohres, z. B. Otitis media) dienen Rinne- und Weber-Test. Beim **Rinne-Test** wird der Vergleich zwischen **Luftleitung** und **Knochenleitung** des Schalls durchgeführt. Es gilt: die Luftleitung ist physiologisch besser als die Knochenleitung. Ablauf: Schlagen Sie eine **Stimmgabel** an und setzen sie auf den **Processus mastoideus** auf. Fragen Sie die Patientin/den Patienten, ob sie/er den Ton hört und warten Sie, bis der Ton nicht mehr gehört wird. Halten Sie dann die Stimmgabel direkt **vor dem Ohr** und fragen, ob der Ton noch wahrgenommen wird. Wird der Ton **immer noch gehört,** ist der Befund **unauffällig** oder es liegt eine **Schallempfindungsstörung** vor („Rinne positiv"). Wird der Ton nicht mehr wahrgenommen, liegt eine **Schallleitungsstörung** vor („Rinne negativ"). Bei dem **Weber-Test** wird die **Knochenleitung beider Seiten** verglichen. Ablauf: Schlagen Sie die **Stimmgabel** an und setzten sie **mittig** auf den **Scheitel** auf. Fragen Sie, ob und auf welcher Seite der Ton wahrgenommen wird. Ist er **medial** zu hören, ist der Befund **unauffällig** oder es liegt eine **symmetrische beidseitige Schallleitungs-** bzw. **Schallempfindungsstörung** vor. Ist der Ton nur auf **einer Seite** zu hören (= **Lateralisation**), handelt es sich um eine **Schallleitungsstörung** auf der **ipsilateralen Seite** oder eine **Schallempfindungsstörung** auf der **kontralateralen Seite.**

N. glossopharyngeus (IX): **Fragen** Sie nach möglichen **Sensibilitätsstörungen** des **weichen Gaumens** und des **Pharynx.** Bei einer Störung des N. glossopharyngeus ist außerdem der **Würgereflex gestört.**

N. vagus (X): Inspizieren Sie die Uvula und den Rachen und lassen Sie die Patientin/den Patienten zu sprechen. Bei einer Störung des N. vagus weichen die **Uvula** und die **Rachenhinterwand** zur gesunden Seite ab (sog. „**Kulissenphänomen**").

N. accessorius (XI): Lassen Sie den Patienten/die Patientin, den **Kopf gegen Widerstand nach links und rechts drehen** (M. sternocleidomastoideus) und die **Schultern gegen Widerstand heben** (M. trapezius).

N. hypoglossus (XII): Die Patientin/Der Patient **streckt** die **Zunge heraus** und bewegt ihn **zur Seite.** Dabei ist vor allem zu achten auf mögliche **Zungenatrophie, Abweichungen** der Zunge (zur betroffenen Seite) und **Fibrillationen.**

Die **periphere Fazialisparese** ist bedingt durch **extrakranielle Läsionen** oder (seltener) durch eine Schädigung **im Bereich der Fazialiskerne.** Die häufigsten **Ursachen** einer peripheren Fazialisparese sind: **idiopathisch** (ca. 75 %), **Neuroborreliose, Zoster oticus, Verletzungen** des **N. facialis**. Der **zentralen Fazialisparese** liegt hingegen eine **supranukleäre Läsion** (z. B. bei einem Schlaganfall oder Hirntumor) zugrunde. **Klinisch** ist die periphere Fazialisparese von der zentralen Form durch die **Beteiligung der Stirn** zu unterscheiden: Während bei der **peripheren Form** die gesamte ipsilaterale Muskulatur betroffen ist (**Stirnrunzeln nicht möglich,** Lidschluss unvollständig, Mundwinkel hängt), ist bei der **zentralen Form** das **Stirnrunzeln möglich** (Lidschluss ist auch intakt, Mundwinkel hängt). Die Erklärung dafür ist, dass die Fazialiskerne in einen **oberen** (**Stirnast**) und **unteren** (**Mundast**) **Kern** aufgeteilt sind. **Der obere Kern** erhält **Fasern von beiden Hemisphären, der untere Kern** überwiegend von der **kontralateralen Hemisphäre.** Daher ist bei zentraler Fazialisparese die vom Stirnast innervierte Muskulatur noch funktionsfähig. 14.11.12

Die **Koordination** kann mit verschiedenen Untersuchungen überprüft werden. 1. **Romberg-Test:** Die Patientin/der Patient steht mit eng zusammengestellten Beinen und nach vorne ausgestreckten Armen. Die Untersuchung erfolgt zunächst mit offenen Augen, dann mit geschlossenen Augen. Pathologisch können ein ungerichtetes Schwanken oder gerich- 14.11.13

tete Fallneigung zur erkrankten Seite auftreten. 2. **Gangprüfung:** Sie lassen die Patientin/den Patienten mehrere Meter frei gehen und beurteilen dabei die Körperhaltung, den Bewegungsfluss und das Mitschwingen der Arme. Ist der Gang unauffällig, erfolgt die Untersuchung unter erschwerten Bedingungen (Gang mit geschlossenen Augen = Blindgang, Gang entlang einer gedachten Linie = Strichgang). 3. **Unterberger-Tretversuch:** Lassen Sie die Patientin/den Patienten mit geschlossenen Augen und vorgestreckten Armen auf der Stelle treten. Pathologisch ist eine Drehbewegung >45°. 4. Prüfung der **Diadochokinese:** Die Patientin/der Patient dreht schnell mit den Händen. Sind diese Pro- und Supinationsbewegungen schnell und flüssig, liegt ein Normalbefund (= Eudiadochokinese) vor. 5. **Finger-Nase-Versuch:** Die Patientin/Der Patient führt bei geschlossenen Augen abwechselnd den linken und rechten Zeigefinger im weiten Bogen zur Nasenspitze. 6. **Finger-Finger-Versuch:** Die Patientin/der Patient zielt mit einem Zeigefinger auf den Zeigefinger des Untersuchers, der den Finger unregelmäßig an verschiedene Positionen bewegt. 7. **Knie-Hacke-Versuch:** Die Patientin/der Patient liegt auf dem Rücken, legt ein Bein gestreckt auf die Liege ab und führt die Ferse des anderen Beines bei geschlossenen Augen zunächst zur kontralateralen Patella. Dann fährt sie/er die Ferse an der Tibia nach distal herunter. 8. **Rebound-Phänomen:** Die Patientin/der Patient beugt kräftig einen Arm, die/der Untersuchende hält den Arm am Handgelenk. Die Patientin/der Patient zieht dann mit ganzer Kraft den Arm gegen den Widerstand der/des Untersuchenden. Die/der Untersuchende lässt den Arm unvermittelt los. Pathologisch ist eine überschießende Bewegung nach dem Loslassen des Widerstandes.

14.11.14 **Kleinhirnzeichen** sind neurologische Defizite, die dann auftreten, wenn das **Kleinhirn** als motorisches Zentrum **gestört** ist. Es werden folgende Defizite beobachtet: **Ataxie, Tremor, Dysmetrie, Dysarthrie** (= Artikulationsstörung, Sprechstörung), **Bradydiadochokinese** (= verlangsamte Ausführung von antagonistischen Bewegungen), **Dysdiadochokinese.**

MERKE

Sprechstörungen sind motorische Störungen mit behinderter Artikulation (= die Erzeugung von Lauten oder der Redefluss ist gestört). Bei Sprachstörungen ist die Bildung von Worten und Sätzen im Gehirn (ggf. auch das Sprachverständnis) gestört. Als Ursache findet sich eine Beeinträchtigung des Sprachzentrums im Gehirn.

14.11.15 Als **Meningismus** wird eine **schmerzhafte Nackensteifigkeit** bezeichnet, die auf eine **Reizung der Hirnhäute** (z. B. bei **Meningitis** und **Subarachnoidalblutung**) hindeutet. Die Nackensteifigkeit kann untersucht werden, indem Sie den **Kopf** der Patientin/des Patienten im Liegen **passiv** nach vorne **beugen.** Bei Meningismus treten Schmerzen auf und eine weitere Kopfbeugung wird durch reflektorische Muskelanspannung erschwert. Wenn dabei die **Beine** reflektorisch im **Hüft-** und **Kniegelenk gebeugt** werden, spricht man von einem positiven **Brudzinski-Zeichen.**

14.11.16 Lasègue- und Kernig-Zeichen sind **Nervendehnungszeichen,** die zur Überprüfung einer **Irritation** der **Nervenwurzel** (typischerweise bei einem **Bandscheibenvorfall**) dienen. Das **Lasègue-Zeichen** wird durch das **passive Anheben** eines **Beines** bei liegender Patientin/liegendem Patienten überprüft. Bei einer Irritation auf der Höhe **L5/S1** treten **Schmerzen** auf, die **ins Bein ausstrahlen.** Das **Kernig-Zeichen** wird bei in der **Hüfte**

und im **Knie gebeugtem Bein** untersucht. Eine passive **Kniestreckung** führt dann zu **Schmerzen.** Beide Zeichen können auch bei **Meningitis** positiv sein!

Kapitel 15 Gesundheitssystem

15.1 Sozialversicherung

Für die Arbeitnehmerin besteht **Versicherungspflicht** in der Kranken- und Pflegeversicherung, der Rentenversicherung, der Arbeitslosenversicherung und der Unfallversicherung. **15.1.1**

Die fünf Säulen der Sozialversicherung sind: 1. die **Gesetzliche Krankenversicherung** (GKV), 2. die **Gesetzliche Pflegeversicherung** (GPV), 3. die **Gesetzliche Rentenversicherung** (GRV), 4. die **Gesetzliche Arbeitslosenversicherung** (GAV] und 5. die **Gesetzliche Unfallversicherung** [GUV]. Das Sozialversicherungssystem beruht auf dem Solidaritätsprinzip: Die Versicherten zahlen ihre Beiträge entsprechend der Höhe ihres Einkommens, erhalten aber eine Leistung nach ihrem individuellen Bedarf. Allerdings ist die Höhe der Rente und des Arbeitslosengeldes von den vorher eingezahlten Beiträgen abhängig. **15.1.2**

Beim **Paritätsprinzip** errechnen sich die Beiträge zur Sozialversicherung aus dem Bruttoeinkommen der Versicherten und werden jeweils **zur Hälfte** (= **paritätisch**) von den Arbeitgebenden und Arbeitnehmenden bezahlt. Ausnahme ist die Unfallversicherung, die die Arbeitgebenden zu 100 % bezahlen. **15.1.3**

Bei der **Umlagefinanzierung** sparen die Beitragszahlenden nicht für ihre eigene Rente, Krankheit, Pflege oder Arbeitslosigkeit, sondern sie finanzieren damit die staatlichen Leistungen für die aktuell Versicherten. **15.1.4**

Deutschlands Gesundheitssystem steht vor großen Herausforderungen: Durch die **alternde Bevölkerung** mit mehr chronisch Kranken und deren erhöhter Pflegebedürftigkeit steigen die Ausgaben für Gesundheit. Immer weniger junge Menschen müssen durch ihre Beitragszahlungen die Gesetzlichen Krankenkassen finanzieren, wodurch dem Gesundheitssystem weniger Geld zur Verfügung steht. Dazu kommt: Durch den Fachkräftemangel werden in der Zukunft pflegebedürftigen Menschen weniger medizinische Fachkräfte gegenüberstehen. **15.1.5**

15.2 Krankenversicherung

Die **gesetzliche Krankenversicherung** deckt medizinische **Behandlung im Krankheitsfall,** Kosten für Medikamente, Krankenhausaufenthalte, präventive Gesundheitsleistungen (z. B. Vorsorgeuntersuchungen und Impfungen), Krankengeld, Mutterschaftshilfe, Familienhilfe u. a. ab. **15.2.1**

1. **Ja,** alle Menschen, die ihren Wohnsitz in Deutschland haben, müssen eine Krankenversicherung abschließen. – 2. Die zwei Formen der Krankenversicherung sind die einer **15.2.2**

Gesetzlichen (GKV) oder **Privaten Versicherung** (PKV). – 3. Es gibt ca. **100 gesetzliche** und **40 private Krankenkassen.** – 4. **Ja,** es besteht das Prinzip der freien Krankenkassenwahl. – 5. **90 %** der Versicherten sind in einer GKV. – 6. Nur wer **über** der **Versicherungspflichtgrenze** (= Jahresarbeitszeitentgeltgrenze) von **73.800 Euro im Jahr/6.150 Euro im Monat (Stand 2025)** liegt, kann sich privat versichern lassen. Ebenso Beamte, Selbstständige, Studierende und Angehörige sogenannter Freier Berufe. Welcher Beruf zu welcher Gruppe gehört, definiert der Staat bzw. das Finanzamt. Niedergelassene Ärztinnen/Ärzte sind in der Regel Freiberufler bzw. Selbstständige. – 7. Zusätzliche Versicherungen sind zum Beispiel eine **Auslandsreisekrankenversicherung,** eine Versicherung für **Zahnbehandlungen,** eine Krankenhauszusatzversicherung für ein Einzelzimmer oder die Behandlung durch die Chefärztin/den Chefarzt u. a. – 8. Ohne Krankenversicherung sind oft **Wohnungslose, Selbstständige,** die Insolvenz anmelden mussten, privat Versicherte, die ihre Beiträge nicht mehr bezahlen konnten, weil sie Einkommensausfälle hatten oder arbeitslos wurden, und zum Beispiel auch Zugewanderte aus Drittstaaten. – 9. **Nein.** In Deutschland besteht freie Arztwahl. Ebenso kann eine Versicherte/ein Versicherter jederzeit ohne eine Überweisung direkt zu einer Fachärztin/einem Facharzt gehen. Ausnahme: Bei einem Arbeitsunfall muss eine Durchgangsärztin/ein Durchgangsarzt (D-Arzt/D-Ärztin) aufgesucht werden. Die freie Arztwahl ist in diesem Fall eingeschränkt (➤ Kap. 10.1).

15.2.3 Beim **Solidaritätsprinzip** der gesetzlichen Krankenversicherung gilt: „Einer für alle, alle für einen". Ist ein Mensch krank und braucht Hilfe, bezahlen alle gesetzlich Versicherten gemeinsam für ihn. Alle Versicherten bekommen die gleiche Leistung – unabhängig davon, wie hoch ihre Beiträge sind. Im **Äquivalenzprinzip** der privaten Krankenversicherung berechnet sich der Beitrag nach dem individuellen Gesundheitsrisiko einer/eines Versicherten und nach der Leistung, die sie/er wünscht.

15.2.4 **Ja,** die gesetzlichen Krankenkassen haben die gesetzliche Pflicht, versicherungspflichtige Personen aufzunehmen, egal, wie alt oder krank sie sind.

15.2.5 **Nein,** private Krankenkassen können Personen mit einem hohen gesundheitlichen Risiko, die vielleicht hohe Kosten verursachen werden, ablehnen.

15.2.6 a) **Für die ersten sechs Wochen nach der Erkrankung einer/eines Versicherten** bezahlt der Arbeitgeber das volle Gehalt (= Entgeltfortzahlung). Danach übernimmt die Krankenkasse die Zahlung des Krankengeldes in Höhe von 70 % des Bruttogehaltes für maximal 78 Wochen innerhalb von drei Jahren für die gleiche Krankheit. – b) **Sind Kinder unter 12 Jahren von gesetzlich Versicherten erkrankt,** besteht Anspruch auf Kinderkrankengeld. 2025/2026 kann jedes Elternteil bis zu 15 Arbeitstage pro Jahr zur Pflege eines kranken Kindes freigestellt werden, insgesamt jedoch maximal 35 Tage/Jahr, unabhängig von der Anzahl der Kinder. Für Alleinerziehende verdoppelt sich der Anspruch auf 30 Arbeitstage pro Kind, maximal 70 Tage/Jahr. (Ab 2027: Jedes nicht allein erziehende Elternteil 10 Arbeitstage/Kind, max. 25 Arbeitstage/Jahr und Alleinerziehende: 20 Arbeitstage/Kind, max. 50 Arbeitstage/Jahr.) Ab dem ersten Tag ist ein ärztliches Attest erforderlich, das die Eltern dem Arbeitgeber vorlegen müssen (§ 45 SGB V).

15.2.7 Ist eine gesetzlich versicherte Arbeitnehmerin **länger als 78 Wochen** (6 Wochen + 72 Wochen) **erkrankt,** kann die Agentur für Arbeit die Arbeitnehmerin auffordern, einen Antrag auf Reha-Maßnahmen zu stellen oder eine Erwerbsminderungsrente zu beantragen.

a) **Ja, Kinder** sind **bis zum 18. Lebensjahr in der GKV ihrer Eltern kostenlos mitversichert.** Bei geringem Einkommen der Kinder sind sie auch bis zum vollendeten 25. Lebensjahr mitversichert, zum Beispiel, wenn sie studieren oder eine Berufsausbildung machen. – b) **Nein, Kinder** sind in der **PKV nicht mitversichert.** Sie müssen sich beitragspflichtig privat versichern lassen. Es hängt vom privaten Versicherungstarif des Kindes ab, ob und wie viel Krankengeld die Eltern von ihrer PKV bekommen, wenn ihr Kind krank ist. 15.2.8

15.3 Pflegeversicherung

Die **Gesetzliche Pflegeversicherung** bietet Leistungen an, um pflegebedürftige Personen zu unterstützen. Dazu gehören Pflegegeld und Sachleistungen für die häusliche Pflege, Stationäre Pflege, Pflegehilfsmittel, Pflegeberatung, präventive und rehabilitative Leistungen u. a. 15.3.1

63 % aller Pflegebedürftigen werden zu Hause und überwiegend von ihren Angehörigen versorgt, 21 % werden zu Hause mit Hilfe ihrer Angehörigen und mit Unterstützung durch ambulante Pflege- und Betreuungsdiensten versorgt und 16 % werden in Pflegeeinrichtungen und Heimen vollstationär versorgt. 15.3.2

Nach § 15 SGB XI gilt ein Mensch als **pflegebedürftig,** wenn er die Hilfe anderer braucht, weil er gesundheitlich in seiner Selbstständigkeit eingeschränkt ist. Die Pflegebedürftigkeit muss dauerhaft bestehen und voraussichtlich mindestens sechs Monate anhalten. 15.3.3

Die **fünf Pflegegrade** sind eine strukturierte Methode, um den Pflegebedarf von Personen zu bestimmen und je nach Umfang der benötigten Unterstützung, **Geld- oder Sachleistungen** zuzuweisen: **Pflegegrad 1:** Personen mit geringer Beeinträchtigung der Selbstständigkeit, die z. B. Hilfe bei der Medikamenteneinnahme brauchen; **Pflegegrad 2:** Personen mit erheblicher Beeinträchtigung ihrer Selbstständigkeit, die regelmäßige Unterstützung brauchen, z. B. bei der Körperpflege der Ernährung oder Mobilität; **Pflegegrad 3:** Personen mit schwerer Beeinträchtigung der Selbstständigkeit, die z. B. bei der Körperpflege und beim Essen Hilfe brauchen; **Pflegegrad 4:** Personen mit schwerster Beeinträchtigung ihrer Selbstständigkeit, die rund um die Uhr Hilfe und Betreuung in fast allen Lebenslagen brauchen, z. B. bei Demenz oder Bettlägerigkeit; **Pflegegrad 5:** Personen mit schwerster Beeinträchtigung, die eine besondere pflegerische Versorgung brauchen und auf ständige Betreuung angewiesen sind, z. B. bei multipler schwerwiegender Krankheit. 15.3.4

Gesetzlich versicherte Pflegebedürftige stellen selbst oder über ihre bevollmächtigten Angehörigen bei der **Pflegekasse einen formlosen Antrag auf Pflegeleistungen.** Die Pflegebedürftigkeit wird durch den Medizinischen Dienst (MD) zu Hause bei der/dem Antragstellenden beurteilt. Mit einem detaillierten Fragenkatalog wird die körperliche, psychische und kognitive Beeinträchtigung erfasst und der Pflegegrad eingestuft. Bei Ablehnung des Antrags besteht die Möglichkeit, Widerspruch einzulegen. Bei den privat Versicherten geschieht die Begutachtung durch die Private Pflegeversicherung mit dem Gutachterdienst Medicproof. 15.3.5

15.3.6 Viele **pflegende Angehörige** sind körperlich und seelisch **stark überlastet** und leiden u. a. unter degenerativen Erkrankungen des Bewegungsapparates, Rückenschmerzen oder Schlaflosigkeit, Herzbeschwerden, Nervosität und/oder psychosomatischen Erkrankungen. Viele sind sozial vereinsamt und haben depressive Episoden.

15.3.7 Die **Pflegekassen** bieten pflegenden **Angehörigen kostenlose Pflegekurse** an. Bei Überforderung pflegender Angehöriger oder in psychischen Notlagen geben sie Hinweise zu **psychologischer Beratung.** Es gibt auch **Selbsthilfegruppen** zum Beispiel für Angehörige von Demenzkranken.

15.4 Gesundheitswesen

15.4.1 a) **Ambulante medizinische Versorgung:** Primärversorgung Einzelner durch niedergelassene **Hausärztinnen/Hausärzte** und Sekundärversorgung durch **Fachärztinnen/Fachärzte** in einer Praxis; b) **Stationäre medizinische Versorgung** Einzelner durch Akutversorgung und Behandlung schwerer Erkrankungen im **Krankenhaus;** c) **Öffentlicher Gesundheitsdienst** befasst sich zum Beispiel über die Gesundheitsämter mit übergeordneten Gesundheitsaufgaben wie Gesundheitsförderung, Prävention, Hygieneüberwachung und dem **Gesundheitsschutz der Bevölkerung.**

15.4.2 Ein **Gesundheitsamt** fördert und **schützt die Öffentliche Gesundheit.** Gesundheitsämter werden von Amtsärztinnen/Amtsärzten gleitet. Deren Aufgaben unterscheiden sich je nach Bundesland und umfassen die Überwachung von Hygienevorschriften in Betrieben, Schulen, Arztpraxen oder Krankenhäusern, Infektionsschutz in Gefängnissen, sozialpsychiatrische Dienste, Schwangeren- und Schwangerenkonfliktberatung oder die amtsärztliche Zulassung zum Heilpraktikerberuf.

15.4.3 **Ärztinnen/Ärzte** können sich **frei niederlassen,** benötigen aber für die Behandlung gesetzlich Versicherter eine Kassenzulassung und einen Vertragsarztsitz. Die Kassenärztliche Vereinigung (KV) regelt über die Bedarfsplanung, wo und wie viele Ärztinnen/Ärzte sich niederlassen dürfen. Ohne Kassenzulassung ist nur die Behandlung Privatversicherter möglich.

15.4.4 Die **Kassenärztliche Vereinigung** (KV) stellt die **Kassenzulassung oder Zulassung als Ärztin/Arzt** fest und entscheidet, ob eine Ärztin/ein Arzt geeignet ist, an der Versorgung durch die GKV mitzuwirken. Sie/Er darf gesetzlich Versicherte behandeln und Leistung mit der GKV abrechnen. Eine Kassenärztin/ein Kassenarzt muss sich an die vertraglich vereinbarten und gesetzlichen Pflichten der GKV halten.

15.4.5 Neben der **Einzelpraxis,** in der eine Ärztin/ein Arzt alleinverantwortlich arbeitet, gibt es noch die **Gemeinschaftliche Praxis,** in der mehrere Ärztinnen und Ärzte gemeinsam arbeiten und das **Medizinisches Versorgungszentrum,** das meist interdisziplinär und von Ärztinnen/Ärzten verschiedener Fachrichtungen betrieben wird.

15.4.6 Die **beiden typischen Wege ins Krankenhaus** sind: 1. die **Einweisung** durch eine niedergelassene Ärztin/einen niedergelassenen Arzt; 2. die Einlieferung als **Notfall.**

Das **Standardformular** für eine Einweisung ins Krankenhaus ist die „**Verordnung von Krankenhausbehandlung**". **15.4.7**

Über die **Aufnahme entscheidet** das **Krankenhaus,** in dem sich eine erkrankte Person vorstellt. Entscheidungsgrundlage ist, dass zu Hause nicht mehr angemessen behandelt werden kann und weiterführende z. B. apparative Diagnostik oder eine größere Operation nötig sind (§39 Abs. 1 SGB V). **15.4.8**

Sich mit einer **Bagatellerkrankung in der Notaufnahme** vorzustellen, bedeutet eine Überlastung des Personals. Diese **gefährdet die Notfallversorgung,** weil „echte" Notfälle nicht mehr angemessen schnell und sinnvoll versorgt werden können. Auch ist eine Behandlung in der Notaufnahme wesentlich kostenintensiver als die durch Hausärztinnen/Hausärzte oder den ärztlichen Bereitschaftsdienst. **15.4.9**

Unter der **bundesweiten Rufnummer 116 117** können erkrankte Menschen in dringenden Fällen **rund um die Uhr** an sieben Tage in der Woche **ärztlichen Rat** bekommen. Der ärztliche Bereitschaftsdienst entscheidet bei der telefonischen Beratung, ob eine Ärztin/ein Arzt zu einem Hausbesuch vorbeikommt, ob ein Rettungswagen gerufen werden muss oder ob eine ärztliche Beratung am Telefon ausreicht. Unter der Nummer können Versicherte auch dringende Termine bei Ärztinnen/Ärzten vereinbaren. **15.4.10**

Krankenhäuser sind verpflichtet, ein **Entlassungsmanagement** anzubieten, damit die **Anschlussversorgung von Patientinnen/Patienten** nach ihrer Entlassung aus der stationären Behandlung gewährleistet ist. Beispiele sind die Einbeziehung einer Pflegeeinrichtung bei der Entlassung einer pflegebedürftigen Person oder ein individueller Entlassplan und Reha bei einem Herzinfarkt-Patienten. **15.4.11**

Krankenhäuser haben verschiedene **Träger: Öffentliche Trägerschaft** (z. B. Bund, Land), **Freigemeinnützige Trägerschaft** (z. B. Wohlfahrtsverbände wie das Deutsche Rote Kreuz, evangelische oder katholische Kirche) oder **Private Trägerschaft** (z. B. Helios, Sana). **15.4.12**

Die **Deutsche Krankenhausgesellschaft** (DKG) ist ein **bundesweiter Zusammenschluss von Krankenhausträgern** und Teil der **Selbstverwaltung im Gesundheitswesen**. Sie vertritt die Interessen der Krankenhäuser in der Bundespolitik. **15.4.13**

Das **Digitale-Versorgungs-Gesetz (DVG)** soll die **Gesundheitsversorgung durch Digitalisierung verbessern.** Dazu gehören die digitale Infrastruktur (u. a. Rezepte, elektronische Patientenakte, Versichertenkarte), Telemedizin (Telekonsilien, Videosprechstunde), digitale Gesundheitsanwendungen (Apps auf Rezept) u. a. (➤ Kap. 15.6). **15.4.14**
▶ www.bundesgesundheitsministerium.de/digitale-versorgung-gesetz.html

PRÜFUNGSTIPP

Bereiten Sie sich auf weitere Fragen über das Gesundheitswesen vor:
▶ www.vdek.com/presse/glossar_gesundheitswesen.html

15.5 Institutionen und Akteure im Gesundheitswesen

15.5.1 a) **Die Ärztekammern** (ÄK) sind die Berufsvertretung aller approbierten Ärztinnen/Ärzte. Diese müssen Mitglied in der Ärztekammer des Bundeslandes sein, in dem sie ihren Beruf ausüben. Aufgaben der Ärztekammern sind z. B. die Überwachung der Berufsausübung, die ärztliche Fort- und Weiterbildung und die Einrichtung von Gutachter- und Schlichtungsstellen.

b) Die Aufgaben des **Bundesinstituts für Arzneimittel und Medizinprodukte** (BfArM) sind u. a. das Sammeln und Bewerten von Nebenwirkungen und Risiken von Medikamenten und Medizinprodukten (= Implantate, Transfusionen, ärztliche Instrumente, Software etc.). Das BfArM verwaltet das Organspende- und Samenbank-Register und pflegt das Schlüsselsystem International Classification of Diseases (ICD) in deutscher Sprache.

c) **Das Bundesgesundheitsministerium** (BMG) arbeitet an der Reformierung des Gesundheitssystems und der Weiterentwicklung der Qualität des Gesundheitssystems. Das BMG erarbeitet auch Gesetzesentwürfe, die die Gesundheitspolitik betreffen.

d) Die Aufgaben der **Bundeszentrale für gesundheitliche Aufklärung** (BZgA) sind u. a. die Aufklärung der Bevölkerung bei der Vorbeugung von Gesundheitsrisiken (z. B. Alkohol-Prävention, gesunde Lebensweise) und Sexualaufklärung.

e) Das **Paul-Ehrlich-Institut** (PEI) ist u. a. zuständig für die klinische Prüfung, die Beurteilung und die Genehmigung von Arzneimitteln und Impfstoffen, die in Deutschland zugelassen werden wollen. Das PEI bewertet auch die Nebenwirkungen von Arzneimitteln.

f) Die Aufgaben des **Robert-Koch-Instituts** (RKI) sind zum Beispiel die Erkennung, Verhütung und Bekämpfung von Infektionskrankheiten. Das RKI informiert die Fachöffentlichkeit und die breite Öffentlichkeit über Krankheiten und gibt auf Basis des Ständigen Impfausschusses (STIKO) Impfempfehlungen heraus.

g) In der **Kassenärztlichen Vereinigung** (KV) müssen alle Vertragsärztinnen/Vertragsärzte, organisiert sein, die für die Versorgung von gesetzlich Versicherten zuständig sind (= „Kassenärzte“) (➤ 15.4.4). Die KV stellt sicher, dass die ambulante medizinische Versorgung funktioniert, d. h. dass alle Erkrankten wohnortnah qualifizierte medizinische Versorgung durch eine Ärztin/einen Arzt finden, egal welcher GKV die/der Versicherte angehört.

15.5.2 2. RKI/PEI; 3. BZgA; 4. ÄK; 5. BfArM; 6. BfArM, PEI; 7. RKI; 8. ÄK/KV; 9. ÄK; 10. BMG/BfArM

15.5.3 Weitere Akteure sind: 1. Die/der **Beauftragte der Bundesregierung für Sucht- und Drogenfragen** ist verantwortlich für die Koordination und Öffentlichkeitsarbeit in der Sucht- und Drogenpolitik. Sie/er unterstützt den Drogen- und Suchtrat und präsentiert relevante Forschungsberichte. – 2. Der **Medizinische Dienst** (MD) prüft u. a. Versorgungseinrichtungen, z. B. Pflegeheime und begutachtet Leistungsansprüche von Versicherten, z. B. Pflegeleistungen oder die Notwendigkeit und die Art und Dauer von Rehabilitationsleistungen (➤ 15.3.5).

15.5.4 **PRÜFUNGSTIPP**

Die Frage nach der Bundes- und Landesgesundheitsministerin bzw. -minister (auch im Bundesland, in dem Ihre Kenntnisprüfung stattfindet) wird häufig gestellt: Informieren Sie sich über diese Person!

Lösungen

15.6 E-Karte, E-Akte und E-Rezept

Die **elektronische Gesundheitskarte** dient gesetzlich Versicherten als **Krankenversichertenkarte.** Mit ihr können Leistungen der GKV in Anspruch genommen werden, z. B. ambulante ärztliche Versorgung, stationäre Krankenhausbehandlung oder verschreibungspflichtige Medikamente. Alternativ kann eine/ein Versicherter sich ab 2026 auch mit seiner GesundheitsID ausweisen. 15.6.1

Auf der **elektronischen Gesundheitskarte** sind ein Foto, der **Name, Geschlecht,** der **Status** der/des Versicherten (Mitglied, Rentnerin/Rentner, familienversichert), das **Geburtsdatum** und die **Krankenkasse** mit **Versichertennummer** verschlüsselt gespeichert. 15.6.2

Auf der **Elektronischen Patientinnen/Patientenakte** (ePA) sind die wichtigsten **Gesundheitsdaten** (Therapien, Impfungen, Röntgen-, Ultraschallbilder u. v.m) von Versicherten gespeichert. Die ePA ermöglicht auch, Informationen über Notfalldaten, Patientenverfügung, Vorsorge- und Betreuungsvollmacht und die Bereitschaftserklärung zu einer Organspende zu hinterlegen. Die Versicherten haben dabei die Kontrolle darüber, welche Gesundheitsdaten in die ePA aufgenommen werden. 15.6.3

15.6.4

Rezeptart	Merkmale und Besonderheiten	Gültigkeit
Kassenrezept	Verschreibungspflichtige Medikamente für gesetzlich Versicherte, einschließlich Hilfsmittel. Für gesetzliche Versicherte kostenfrei. ***Zuzahlung:*** je nach Packungsgröße • Pro Rezept dürfen max. 3 Arzneimittel verschrieben werden. • Arznei- und Hilfsmittel dürfen nicht auf dem gleichen Rezept verschrieben werden.	1 Monat für Arzneimittel (Ausnahmen: Retinoide zum Einnehmen bei Frauen im gebärfähigen Alter nur 6 Tage), 28 Tage für Hilfsmittel
E-Rezept für Privatversicherte „Privatrezept"	Ähnlich wie das „Kassenrezept", aber für privat Versicherte. Versicherte tragen die Kosten selbst und reichen die Belege dann bei ihrer Privatkasse zur Erstattung ein.	3 Monate
E-Rezept für ärztliche Verordnungen	Empfehlung für rezeptfreie Arzneimittel, die von der Krankenkasse nicht bezahlt werden.	unbegrenzt
BTM-Rezept	Für Betäubungsmittel: Die Abgabe ist streng kontrolliert (Nachweis der ärztlichen Approbation der/des Verschreibenden und Überwachung des Verschreibungsprozesses durch das BfArM).	7 Tage nach Ausstellungstag
T-Rezept	Für teratogene (= fruchtschädigende) Arzneimittel, die die Wirkstoffe Lenalidomid, Pomalidomid oder Thalidomid enthalten.	bis zu 6 Tage nach Ausstellung
Entlassrezept	Für übergangsweise Medikation von Patientinnen/Patienten nach ihrer Entlassung aus stationärem Krankenhausaufenthalt bis zur weiteren ambulanten Versorgung.	2 Werktage inklusive Ausstellungstag

15.6.5 Unter der **Rezeptgebühr** versteht man die **Zuzahlung zu einem Medikament** auf Rezept: Patientinnen/Patienten ab 18 Jahren zahlen 10 % des Abgabepreises, mindestens 5 Euro und höchstens 10 Euro pro Arzneimittel als Selbstbeteiligung. Kinder und Jugendliche unter 18 Jahren sind von der Zuzahlung befreit. Finanziell schwach gestellte Menschen sowie chronisch Kranke können sich unter bestimmten Voraussetzungen von der Zuzahlungspflicht befreien lassen.

15.6.6 **Kassenrezepte** können nur von der Kassenärztlichen Vereinigung zugelassene Vertragsärztinnen/Vertragsärzte ausstellen.

15.6.7 „**Aut idem**" bedeutet auf Deutsch: „**oder das Gleiche**". Apotheken haben das Recht, statt des verordneten Medikaments oder Arzneimittels ein anderes, aber in den Wirkstoffen gleiches und kostengünstigeres Produkt auszugeben (= Generika).

15.6.8 Für die „**Krankschreibung**" einer Patientin/eines Patienten müssen Sie die **elektronische Arbeitsunfähigkeitsbescheinigung** bis spätestens 24 Uhr am gleichen Tag von Ihrer Arztpraxis digital an die Krankenkasse übermitteln. Von dort ruft sie der Arbeitgeber ab. Die Patientin/der Patient erhält auf Wunsch einen Ausdruck der Arbeitsunfähigkeitsbescheinigung.

15.6.9 **Apps auf Rezept** sind Digitale Gesundheitsanwendungen (DiGA), die vom BfArM zugelassen sind, z. B. „Mindable – Soziale Phobie" (App zur Behandlung sozialer Phobien), „Una Health für Diabetes" (App zur Unterstützung bei Diabetes), „Kranus Lutera" (App zur Behandlung von Störungen des Unteren Harntrakts durch z. B. Benigne Prostatahyperplasie) u. v. m. Patientinnen/Patienten erhalten sie auf Rezept oder auf eigenen Antrag bei ihrer Krankenasse.

15.6.10 a) **Individuelle Gesundheitsleistungen** (IGeL) sind **Selbstzahlerleistungen,** die von den gesetzlichen Krankenkassen als Übermaßbehandlung eingestuft und oft mangels nachgewiesenem Nutzen nicht erstattet werden, z. B. Augeninnendruckmessung zur Glaukom-Früherkennung, Ultraschall zur Krebsfrüherkennung; b) Der **IGeL-Monitor des Medizinischen Bundes bewertet** diese Leistungen **evidenzbasiert:** Er stuft die Augeninnendruckmessung als „eher negativ" und die Ultraschalluntersuchung der Eierstöcke als „negativ" ein.

Kapitel 16 Rechtliche Grundlagen ärztlichen Handelns

16.1 Rechte und Pflichten in der Arzt-Patienten-Beziehung

16.1.1 **Bei Betreten der Arztpraxis** von Dr. Ott haben die **Patientin** und der **Arzt** einen **Behandlungsvertrag** geschlossen. Die Patientin hat nun das Recht auf eine gewissenhafte Behandlung nach gültigen medizinischen Standards. Der Arzt schuldet aber keine Heilung oder Linderung, er schuldet nur sein Bemühen darum.

16.1.2 **Patientinnen-/Patientenrechte** sind die Rechte von Personen, die in einem Behandlungsverhältnis mit Ärztinnen/Ärzten, aber auch Hebammen/Geburtshelfern, Heilpraktikerinnen/Heilpraktikern, Psychotherapeutinnen/Psychotherapeuten u. a. gelten. *Beispiele:* Das Recht auf Information und Aufklärung und das Recht auf korrekte und qualifizierte Behandlung. (§§ 630a bis 630h des Bürgerlichen Gesetzbuches [BGB]).
▶ www.bundesgesundheitsministerium.de/themen/praevention/patientenrechte/patientenrechte.html

16.1.3 1. **Falsch.** Die Erkrankung der Patientin fällt unter die ärztliche Schweigepflicht, der Arzt darf nicht öffentlich darüber sprechen. 2. **Richtig.** 3. **Richtig.** 4. **Richtig.** 5. **Richtig.** Ein Arzt muss die Anamnese, die Untersuchung, die Befunde, die Diagnose und die Therapie in der Akte der Patientin dokumentieren und 10 Jahre archivieren (§ 630f des Bürgerlichen Gesetzbuches (BGB). 6. **Richtig.** Der Arzt muss der Patientin zügig Einsicht in ihre Akte ermöglichen: Die **Erstkopie** ist kostenlos und die Patientin muss ihren Wunsch nicht begründen. Bei der Elektronischen Patienten-(Kurz)akte eP(K)A (➤ 15.6.3) hat die Patientin Einsicht über eine App, Smartphone oder PC. 7. **Richtig.** Die Patientin hat das Recht auf eine Zweitmeinung (GKV-Versorgungsstärkungsgesetz).

16.1.4 Die **(Muster-)Berufsordnung** (MBO-Ä) der Bundesärztekammer dient als Leitlinie für die Berufsausübung von Ärztinnen/Ärzten und wird regelmäßig aktualisiert. Zu beachten ist, dass die Musterberufsordnung als Vorlage für die tatsächlichen Berufsordnungen der jeweiligen Landesärztekammern dient.

PRÜFUNGSTIPP

Bereiten Sie sich auch auf Fragen vor, wo man die für Ihren Beruf relevante Gesetze findet. Wichtig sind die Arbeitsschutzgesetze, die Strahlenschutzgesetze/Strahlenschutzverordnung, das Infektionsschutzgesetz, das Strafgesetzbuch und das Bürgerliche Gesetzbuch (BGB) (➤ Kap. 10).

16.1.5 a) **Medizinische Leitlinien** sind **Handlungsempfehlungen,** die auf evidenzbasierter Medizin beruhen. Sie reflektieren den Stand wissenschaftlicher Erkenntnisse und bieten Ärztinnen/Ärzten Entscheidungshilfen über Diagnosemethoden, Medikamente und Therapien. Sie werden regelmäßig nach aktuellen wissenschaftlichen Erkenntnissen überarbeitet. ▶ www.awmf.org/
b) **Richtlinien** beruhen auf einer **gesetzlichen Grundlage** und sind oft verbindlich, z. B. welche Vorsorgeuntersuchungen Schwangeren angeboten werden sollen.
▶ www.g-ba.de/richtlinien/

16.2 Ärztliche Aufklärung

16.2.1 **Vor einer medizinischen Maßnahme** muss über Grund, Ablauf, Nutzen, Alternativen und Risiken der Maßnahme **aufgeklärt** werden. Die Prognose, wenn die Maßnahme durchgeführt wird (oder nicht), muss ebenso dargestellt werden wie die Grenzen einer Behandlung. ▶ https://else4.de/Kap_16T

16.2.2 Eine **rechtssichere Aufklärung** muss **zweistufig** erfolgen: 1. Zuerst muss der Arzt der Patientin den gedruckten Aufklärungsbogen zum Durchlesen geben. 2. Danach findet das

Lösungen

mündliche Aufklärungsgespräch statt, bei dem der Arzt auf individuelle Besonderheiten der Patientin eingehen muss, z. B. Allergien oder Vorerkrankungen. Zudem muss er alle Fragen der Patientin beantworten. Ein bloßes Durchlesen und Unterschreiben des Bogens ist rechtlich nicht ausreichend.

MERKE

Ein Aufklärungsbogen ist nur rechtssicher, wenn er durch handschriftliche Anmerkungen des Arztes individualisiert wurde. Eine reine Unterschrift der Patientin beweist lediglich, dass ein Gespräch stattfand, nicht aber, dass aufgeklärt wurde.

16.2.3 Das **Ziel** eines **Aufklärungsgesprächs** ist, dass die Patientin in der Lage ist, sich für oder gegen eine Maßnahme zu entscheiden und die Tragweite des Eingriffs oder der Behandlung zu verstehen.

16.2.4 Ein **Aufklärungsgespräch** muss **vor größeren Eingriffen** mindestens einen Tag vorher geführt werden. Nur dann hat die Patientin genügend Zeit, eine Entscheidung zu treffen und die Tragweite ihrer Entscheidung zu verstehen. Bei **kleineren Eingriffen** kann am Tag der Maßnahme aufgeklärt werden.

16.2.5 In der **Sicherungsaufklärung** informiert der Arzt die Patientin über notwendige Verhaltensweisen und Maßnahmen vor, während und nach der Therapie, um den Behandlungserfolg zu sichern, wie z. B. Nüchternheit vor Eingriffen oder Medikamenteneinnahme.

16.2.6 1. **Falsch;** 2. **Richtig;** in Notfällen muss nicht aufgeklärt werden. Die Aufklärung muss hinterher erfolgen, sobald der Patient wieder ansprechbar ist. Allerdings muss vorher ermittelt werden, was der Patientenwille ist (Patientenverfügung, Gespräch mit Familienangehörigen oder Vertrauenspersonen); 3. **Richtig;** 4. **Richtig;** 5. **Richtig;** 6. **Falsch:** Nur in Ausnahmefällen darf auf eine Aufklärung bei infauster Diagnose verzichtet werden, auch ein sterbenskranker Mensch muss über seine Erkrankung aufgeklärt werden; – 7. **Falsch;** 8. **Falsch;** eine Person mit Intelligenzminderung muss so aufgeklärt werden, dass sie die Tragweite der Maßnahme versteht. Ist das nicht möglich, muss der Arzt die gesetzliche Betreuerin/gesetzlichen Betreuer hinzuziehen und sie/ihn aufklären. Hat die Patientin keine/keinen gesetzlichen Betreuenden, muss er einen bestellen (➤ 16.3.6); 9. **Falsch;** 10. **Richtig;** jeder Mensch hat das Recht auf Nichtwissen: Lehnt eine Patientin das Aufklärungsgespräch vor einer Maßnahme ab, dann muss sie nicht aufgeklärt werden. Der Arzt dokumentiert das auf dem Aufklärungsbogen und die Patientin unterschreibt. Die Heilbehandlung kann trotzdem durchgeführt werden.

MERKE

Bei einem Schwangerschaftsabbruch, bei einer Geschlechtskrankheit oder wenn Eltern oder gesetzliche Vertreter an Stelle einer anderen Person aufgeklärt werden, muss immer ein Aufklärungsgespräch stattfinden.

16.2.7 Bei einem **Eingriff** bei einem **Kind** müssen beide sorgeberechtigten Elternteile aufgeklärt werden. Beide müssen einwilligen und beide müssen den Aufklärungsbogen unterschreiben. Bei kleineren Eingriffen reicht die Einwilligung eines Elternteils aus (➤ 3.9.26).

16.3 Patientenverfügung und Vollmachten

Sie können die Patientin folgendermaßen darüber informieren, was eine **Patientinnen-Verfügung** ist: „Die Patientinnen-Verfügung ist ein Formular, in dem Sie festlegen, welche medizinischen Maßnahmen Sie zulassen oder ablehnen möchten. Das gilt dann auch für später, wenn Sie so krank sind, dass Sie wahrscheinlich sterben werden und vielleicht nicht mehr selbst entscheiden können. Dabei geht es z. B. um künstliche Beatmung oder um lebensverlängernde Maßnahmen wie eine Reanimation. Dazu brauchen Sie keine juristische Hilfe, Sie müssen nur deutlich bestimmen, was Sie wollen und dann unterschreiben." **16.3.1**

Der **aktuelle, einwilligungsfähige Wille der Patientin hat Vorrang,** selbst wenn eine abweichende Patientinnenverfügung existiert. Wenn sie sich momentan für lebensverlängernde Maßnahmen entscheidet, müssen diese umgesetzt werden. **16.3.2**

Wenn eine nicht mehr einwilligungsfähige Patientin einen Ehepartner oder eingetragenen Lebenspartner hat, gilt das **Ehegatten-Notvertretungsrecht** (§ 1358 BGB). (*Achtung*: Die Ehe- oder Lebenspartner müssen zusammenleben!). Für die begrenzte Zeit von **sechs** Monaten kann der Ehe- oder eingetragene Lebenspartner über die Gesundheits- und Unterbringungsangelegenheiten der Patientin entscheiden. Dem kann die Patientin auch vorsorglich widersprechen, z. B. im Zentralen Vorsorgeregister (➤ 16.3.7). **16.3.3**
Das Ehegatten-Notvertretungsgesetz gilt nicht in der Psychiatrie für die Unterbringung auf einer geschlossenen Station.

Kann eine Ärztin eine **Handlung nicht mit ihrem Glauben vereinbaren,** muss sie dafür sorgen, dass sich eine andere Ärztin/ein anderer Arzt an ihrer Stelle um den Sterbenskranken kümmert. **16.3.4**

MERKE
Die Missachtung einer Patientenverfügung ist Körperverletzung und damit strafbar.

Sie können die Patientin folgendermaßen informieren: a) „Mit der **Vorsorgevollmacht** erteilen Sie einer Person, der Sie vertrauen, das Recht, für Sie Entscheidungen zu treffen, wenn Sie es einmal nicht mehr können, weil Sie zu krank dafür sind. Wenn Sie keine Vorsorgevollmacht haben, muss eine gesetzliche Betreuung angeordnet werden." (➤ 16.3.6). – b) „Mit einer **Betreuungsverfügung** erteilen Sie einer Person, der Sie vertrauen, die Befugnis, für Sie rechtliche Entscheidungen zu treffen und Ihre Angelegenheiten zu regeln. Die Vollmacht kann alle Ihre Lebensbereiche betreffen oder nur einzelne Aspekte wie Geldangelegenheiten oder Wohnen." **16.3.5**

Jeder **Mensch,** der **nicht mehr für sich selber entscheiden kann** und keine Vorsorgevollmacht, Betreuungs- oder Patientenverfügung hat, bekommt eine gesetzliche Betreuerin/einen gesetzlichen Betreuer. Angehörige dürfen nicht automatisch Entscheidungen für nicht mehr einwilligungsfähige Person treffen. Als Arzt sind Sie verpflichtet, das zuständige Betreuungsgericht über den Fall zu informieren. Das Betreuungsgericht bestellt eine Betreuerin oder einen Betreuer. Die Betreuerin/der Betreuer ist oft eine fremde Person, die weder die Werte noch die Wünsche der Betroffenen/des Betroffenen oder seiner Angehörigen kennt. **16.3.6**

MERKE
Angehörige werden nicht automatisch zu gesetzlich Betreuenden!

Ausnahme: Der Patient ist verheiratet oder lebt in einer gesetzlichen Lebenspartnerschaft, dann gilt das **Ehegatten-Notvertretungsrecht** (➤ 16.3.3). Das Gesetz gilt nur für die Ehepartner und gesetzliche Lebenspartnerinnen/-partner, es kann nicht auf die Kinder von Herrn Weber übertragen werden!

16.3.7 Im **Zentralen Vorsorgeregister der Bundesnotarkammer** können für wenig Geld wichtige Dokumente wie Patientenverfügung, Vorsorgevollmacht und Betreuungsverfügung hinterlegt werden. Im Notfall, wenn Betroffene selbst nicht entscheiden können, können Ärztinnen/Ärzten die Dokumente elektronisch abrufen und sich über die gewünschten medizinischen Maßnahmen und Betreuungswünsche informieren.
▶ www.vorsorgeregister.de/

16.4 Ärztliche Schweigepflicht

16.4.1 **Die Ärztin muss über alles schweigen,** was ihre Patientinnen/Patienten berichten. Die Schweigepflicht gilt auch über den Tod hinaus und auch gegenüber Angehörigen. Jeder Verstoß gegen die ärztliche Schweigepflicht ist strafbar.

16.4.2 **Verstößt** die Ärztin **gegen die ärztliche Schweigepflicht,** kann sie nach § 203 Strafgesetzbuch (StGB) eine Geldstrafe bekommen oder zu einem Jahr Gefängnis verurteilt werden.

16.4.3 Die Ärztin a) **darf** ihre **Schweigepflicht brechen,** wenn die Patientin sie von der Schweigepflicht entbindet; b) Sie **muss sie brechen** bei gesetzlichen Offenbarungspflichten (§ 34 StGB): 1. Bei rechtfertigendem Notstand: Ein Patient gibt z. B. an, dass er sich oder andere gefährden möchte – vorher muss die Ärztin/der Arzt aber versuchen, den Patienten davon abzubringen; 2. Bei Krankheiten, die unter das Infektionsschutzgesetz § 6 IfSG fallen; 3. Bei Kinderschutz.

16.5 Organspende

16.5.1 In ihrem **Organspendeausweis** legt die Patientin fest, ob und welche Organe oder Gewebe sie spenden möchte. Eine Organspende kann nur erfolgen, wenn die Spenderin zu Lebzeiten ausdrücklich eingewilligt hat oder die nächsten Angehörigen nach dem mutmaßlichen Willen des Verstorbenen zustimmen.

16.5.2 Das **Transplantationsgesetz** (TPG) legt die **Rahmenbedingungen** für die Spende, Entnahme, Vermittlung und Übertragung von Organen und Geweben sowohl von lebenden als auch toten Spenderinnen/Spendern fest. Es bestimmt die medizinischen und ethischen Standards für die Organentnahme. Die Vergabe erfolgt nach streng medizinischen Kriterien von Notwendigkeit, Dringlichkeit und Erfolgsaussicht (➤ 3.6.38, ➤ 3.6.39).

16.5.3 Da zur Feststellung des Hirntods und zum Erhalt des Organs bei seiner Entnahme mit **intensivmedizinischen Maßnahmen** gearbeitet werden müsste, kann die Patientin in der Regel keine Organspenderin sein. Sie lehnt künstliche Beatmung ab und ihr Wille muss respektiert werden. Da die Patientin aber zu Lebzeiten einer Organspende zugestimmt hat, könnte sich das medizinische Personal in so einem Fall an die Ethikkommission des Krankenhauses wenden (➤ Kap. 2).

a) Der **Hirntod** wird von der Bundesärztekammer als der vollständige und irreversible 16.5.4
Ausfall aller Funktionen des Großhirns, des Kleinhirns und des Hirnstamms definiert, wenn keine Hirnströme mehr gemessen werden können. – b) § 3 des Transplantationsgesetzes (TPG) legt fest, dass ein Hirntod von zwei unabhängigen Fachärztinnen/Fachärzten bestätigt werden muss, die nicht an der Transplantation beteiligt sind.

Informationsmaterial zur Beratung ihrer Patientinnen/Patienten zum Thema Organspende 16.5.5
finden Ärztinnen/Ärzte auf der Webseite der Bundeszentrale für gesundheitliche Aufklärung.
▶ www.organspende-info.de/Haftungsfragen

16.6 Ärztliche Fehler und Haftung

Behandelt ein Arzt seine Patientin 1. **nicht angemessen,** 2. **nicht zum richtigen Zeit-** 16.6.1
punkt und 3. **nicht fachgerecht,** begeht er einen Behandlungsfehler. *Beispiele:* Eine falsche Diagnose; ein Eingriff ohne Indikation; kein Eingriff, obwohl er indiziert gewesen wäre; keine oder zu späte Über- oder Einweisung zu einer Fachärztin/einem Facharzt oder ins Krankenhaus; keine oder eine nicht korrekte Aufklärung einer Patientin/eines Patienten; eine falsche Verordnung oder die Gabe falscher Medikamente; eine nicht fachgerecht ausgeführte Operation; schlechte Organisation im Krankenhaus; die falsche Bedienung eines Gerätes oder Instruments; Hygienemängel usw.

Ein **medizinischer Eingriff** darf nur **durchgeführt** werden, wenn die Patientin/der Pati- 16.6.2
ent 1. vor einer Maßnahme durch eine Ärztin/einen Arzt aufgeklärt worden ist und 2. in die Behandlung eingewilligt hat. Dabei hat die Ärztin/der Arzt eine Sorgfaltspflicht: Die Maßnahme muss nach den Regeln der medizinischen Wissenschaft erfolgen.

Ärztliche Haftung tritt ein, wenn der Arzt gegenüber seiner Patientin die erforderliche 16.6.3
medizinische Sorgfaltspflicht verletzt. In dem Fall haftet der Arzt zivilrechtlich. Der Arzt schuldet nicht die Heilung seiner Patienten, er schuldet die fachgerechte Bemühung darum. Bei einem Verstoß ist der Arzt zu Schadensersatz und/oder Schmerzensgeld verpflichtet.

Die **ärztliche Sorgfaltspflicht** definiert die berufliche Verantwortung einer Ärztin/eines 16.6.4
Arztes gegenüber der Patientin/dem Patienten. Sie verlangt, dass medizinische Behandlungen nach medizinischen Standards, also den aktuellen Standards des jeweiligen Fachgebiets durchgeführt werden. Verstöße gegen diese Sorgfaltspflicht können zu zivilrechtlichen Haftungsansprüchen führen.

Fehler können zivilrechtlich, strafrechtlich, standesrechtlich oder nach Öffentlichem 16.6.5
Recht bestraft werden: **Zivilprozess:** Schadensersatz; **Strafprozess:** Bestrafung der Ärztin/des Arztes z. B. mit Berufsverbot; **Standesrecht** (Ärztekammern): Bestrafung der Ärztin/des Arztes z. B. mit Disziplinarmaßnahmen, Verweis; **Öffentliches Recht:** Bestrafung der Ärztin/des Arztes z. B. mit Entzug der Approbation).

16.6.6 Eine **geschädigte Patientin** hat einen **Anspruch auf Entschädigung,** wenn sie den Behandlungsfehler beweisen kann. Sie kann Schadensersatz (z. B. Kosten für eine Haushaltshilfe, Verdienstausfall, Kosten für den Transport ins Krankenhaus etc.) und Schmerzensgeld verlangen.

16.6.7 **Die Patientin** muss den **Behandlungsfehler beweisen.** Gesetzliche Krankenkassen müssen ihre Mitglieder in so einem Fall kostenlos unterstützen, einschließlich der Einholung eines Sachverständigengutachtens des Medizinischen Dienstes (MD). Ebenso kann die Patientin die Schlichtungsstelle der zuständigen Landesärztekammer aufsuchen – das geschieht außergerichtlich und kostet nichts. Krankenkassen und Ärztekammern erstellen kostenfrei Gutachten. Ebenso kann sie Schadensersatz und Schmerzensgeld zivilrechtlich vor Gericht einklagen. Auch die Unabhängige Patientenberatung hilft kostenlos und auf Wunsch auch anonym. Nach drei Jahren, beginnend am Ende des Jahres, in dem der Schaden entstanden ist, verjährt ihr Anspruch.

16.6.8 Die **Berufshaftpflichtversicherung** ist eine **Pflichtversicherung** für Ärztinnen/Ärzte und wird vom Arbeitgeber bezahlt: Sie deckt mögliche Schadensersatzansprüche bei Behandlungsfehlern oder anderen berufsbedingten Haftungsfällen ab. Bei grober Fahrlässigkeit oder außerhalb des Arbeitsplatzes, wie bei privaten medizinischen Hilfeleistungen (z. B. im Freundeskreis, Erste Hilfe auf der Straße), bietet diese Versicherung keinen Schutz. Daher wird zusätzlich eine eigene Berufshaftpflichtversicherung empfohlen.

Kapitel 17 Grundlagen der ärztlichen Kommunikation/ Anamnesen

17.1 Gesprächsführung

17.1.1 1. **Sachebene** (der Patient informiert den Arzt über die Fakten): „Ich habe seit Monaten Rückenschmerzen, aber es wurde keine Erkrankung festgestellt." – 2. **Selbstoffenbarungsebene** (das gibt der Patient über sich zu erkennen): „Ich bin besorgt und frustriert über meine anhaltenden Schmerzen und das Fehlen einer Diagnose." – 3. **Beziehungsebene** (so steht der Patient zum Arzt): „Der Orthopäde hat mir nicht helfen können, jetzt vertraue ich darauf, dass Sie mir helfen!" – 4. **Appellebene** (das möchte der Patient beim Arzt erreichen): „Nach meinem erfolglosen Besuch beim Orthopäden erwarte ich von Ihnen Heilung oder Behandlungsvorschläge."

17.1.2 Mit dem **Akronym WWSZ** werden die folgenden vier **Gesprächstechniken** abgekürzt: **W**arten (→ der Arzt gibt seinem Patienten Zeit und unterbricht ihn nicht), **W**iederholen (→ der Arzt ermuntert damit zum Weitersprechen, wenn das Gespräch ins Stocken gerät), **S**piegeln (→ der Arzt reflektiert Aussagen seines Patienten, zeigt dadurch Empathie und Verstehen und ermutigt zum Weitersprechen) und **Z**usammenfassen (→ der Arzt überprüft, ob er den Patienten korrekt verstanden hat).

17.1.3 Ein **effektives Anamnesegespräch** beginnt mit offenen, einladenden Fragen, die den Patienten ermutigen, seine Beschwerden frei zu schildern. Aktives Zuhören des Arztes

(➤ 17.1.4), ohne zu unterbrechen, und Sprechen ohne Fachjargon sind dabei wesentlich. Der Arzt erklärt bei Bedarf das Gesagte und nutzt eine Mischung aus offenen und geschlossenen Fragen (➤ 17.1.5). Das Gespräch endet mit einer Zusammenfassung der Hauptanliegen und einem klaren Plan für die weiteren Schritte.

Beim **aktiven Zuhören** vermeidet der Arzt Unterbrechungen und signalisiert mit Körpersprache wie Kopfnicken und Augenkontakt Interesse. Er paraphrasiert, fragt nach und zeigt Verständnis für das Gesagte. Er drückt seine Empathie für die Perspektive seines Patienten aus, ohne zu werten oder zu kritisieren und gibt Feedback durch Zusammenfassungen und klärende Fragen. Der Patient fühlt sich dadurch verstanden und wertgeschätzt. **17.1.4**

Die erste Frage ist eine offene Frage, mit der der Arzt den Patienten auffordert, in eigenen Worten zu antworten. Die Antworten des Patienten sind wahrscheinlich länger und damit zeitintensiv, was es dem Arzt schwierig macht, medizinisch relevante Information zu strukturieren und zu dokumentieren. Andererseits gewinnt er ein umfassendes Verständnis für die Probleme seines Patienten. **Die zweite Frage ist eine geschlossene Frage,** in der der Arzt Antwortmöglichkeiten anbietet und der Patient eine Option auswählt. Dadurch kann der Arzt gezielt medizinische Informationen sammeln, sie leicht strukturieren und dokumentieren. Mit geschlossenen Fragen kann ein Arzt das Gespräch gut lenken und es besteht wenig Risiko, dass sein Patient abschweift – allerdings erfährt der Arzt nur das, was er gefragt hat. **17.1.5**

Die Frage ist eine **Suggestivfrage.** Sie impliziert eine vorgefasste Meinung des Arztes über die Ursache der Rückenschmerzen, nämlich, dass sie stressbedingt sind. Suggestivfragen können die Antwort des Patienten in eine bestimmte Richtung lenken und folgend Diagnose und Therapie verfälschen. **17.1.6**

Motivierende Gesprächsführung ist eine **patientenzentrierte Beratungsmethode,** die häufig bei durch den Lebensstil bedingten Erkrankungen angewandt wird und darauf abzielt, eine Änderung des Verhaltens zu unterstützen, indem die Eigenmotivation der Patientin gefördert wird. Es gibt fünf Grundregeln: 1. **Empathie:** Der Arzt akzeptiert seine Patientin in ihrer Ganzheit. Nur die Patientin entscheidet, was sie an ihrem Verhalten ändern will; 2. **Diskrepanzen aufzeigen:** Der Arzt macht der Patientin durch gezielte Nachfragen Widersprüche deutlich und erzeugt dadurch bei der Patientin Bereitschaft zur Verhaltensänderung; 3. **Keine Konfrontation bei Widerstand:** Widerstand der Patientin wird als natürlicher Prozess während der Veränderung betrachtet und nicht kritisiert; 4. **Verzicht auf Überzeugen durch Argumente:** Die Patientin soll selber auf die Gründe kommen, warum sie ihr Verhalten ändern will; 5. **Selbstwirksamkeit fördern:** Die Patientin wird in ihrem Vertrauen in die eigene Veränderungsfähigkeit unterstützt. **17.1.7**

Patientinnen/Patienten können nachweislich niemals alle Informationen, die ihnen eine Ärztin/ein Arzt vermittelt, aufnehmen. Eine bewährte Strategie ist das „**Teach-back**": Der Arzt überprüft das Verständnis seines Patienten, indem er den Patienten bittet, das soeben Gehörte in eigenen Worten zu wiederholen. „Teach back" fördert die aktive Beteiligung des Patienten. **17.1.8**

Adhärentes Verhalten in diesem Fall beinhaltet, dass der Patient sich aktiv mit seiner Erkrankung auseinandersetzt. Arzt und Patient beschließen gemeinsam den Behandlungsplan. Der Patient befolgt die Anweisungen des Arztes, weil er den Nutzen der Therapie versteht. Der Arzt betrachtet den Patienten als gleichberechtigten Partner und berücksichtigt dabei die individuellen Wünsche und Lebensumstände seines Patienten. **17.1.9**

17.1.10 Die **Compliance** (Einverständnis in die Einhaltung von Regeln) des Patienten beschreibt den Grad seiner Beteiligung und Autonomie. Der Patient würde in dem Fall eher eine passive Rolle einnehmen und die Anweisungen seines Arztes ohne persönliche Einsicht oder Meinung in die Krankheitssituation befolgen.

17.1.11 **SPIKES** ist eine Abkürzung für: **S**etting: Der Arzt sorgt für eine ruhige, private Atmosphäre im Besprechungszimmer. – **P**erception: Er erkundigt sich, was seine Patientin bereits über ihren Gesundheitszustand weiß. – **I**nvitation: Er fragt sie, wie viele Details sie über ihre Diagnose erfahren und ob sie Angehörige bei sich haben möchte. – **K**nowledge: Er bereitet sie auf den Befund vor und erklärt ihr die Art ihrer Erkrankung. – **E**motions: Er nimmt ihre Gefühle wahr, lässt sie zu, benennt sie und reagiert einfühlsam. – **S**trategy and **S**ummary: Er bespricht die möglichen Behandlungsoptionen und fasst das Gespräch zusammen. Er bietet ein weiteres Gespräch an.

17.2 Anamnesegespräch

17.2.1 Eine **systematische Anamnese** erfasst **alle Aspekte des Gesundheitszustandes** des Patienten. Aufgrund seiner Angaben können Sie die gesundheitlichen Beschwerden des Patienten eingrenzen und eine Verdachtsdiagnose stellen. Die Verdachtsdiagnose entscheidet, welche Diagnostik und Behandlung Sie durchführen. Für den Patienten bietet die Anamnese die Möglichkeit, einer Fachperson seine Probleme zu schildern, dadurch emotional entlastet zu werden und therapeutische Hilfe zu bekommen.

17.2.2 Die **Anamneseerhebung** folgt einem **festen Schema:** Erfragen der identifizierenden Daten, aktuelle Anamnese, Krankenvorgeschichte, Systemübersicht und vegetative Anamnese, Medikamente, Sucht- und Genussmittel, ggf. Ernährungsanamnese, Familienanamnese, Sozialanamnese, Berufsanamnese, Sexualanamnese, ggf. gynäkologische Anamnese, psychosoziale Anamnese, Reiseanamnese und Impfstatus.

MERKE
Je nach Symptomkomplex wird der Fokus auf die wesentlichen Bereiche gelegt.

17.2.3 Die erhobene **Anamnese** muss in direktem zeitlichem Zusammenhang, z. B. im Anamnesebogen, **genau und korrekt dokumentiert** werden, damit Sie und das gesamte Behandlungsteam auch später noch die Inhalte kennen und die Angaben und Daten des Patienten nachvollziehen können. Die Dokumentation ist aber nicht nur Gedächtnisstütze: Nach der Berufsordnung für deutsche Ärzte ist sie vorgeschrieben! (➤ 16.1.4)

17.2.4 In der **Eigenanamnese** berichtet ein Patient/eine Patientin über seine **eigene Krankengeschichte.**

17.2.5 In der **Fremdanamnese berichten „Fremde“**, d. h. nicht die oder der Erkrankte selbst, über die Krankengeschichte. *Beispiele:* Bei dementen oder psychiatrischen Patientinnen/Patienten berichten oft Angehörige. In der Notfallanamnese berichten Personen, die das Geschehen beobachtet haben, wenn die/der Verletzte nicht selbst berichten kann. Bei Kindern geben die Eltern Auskunft.

17.3 Die geriatrische Anamnese

a) *Eigen- oder Fremdanamnese:* Wenn der alte Mensch mental nicht eingeschränkt ist, sollte das **geriatrische Anamnesegespräch** mit ihm selber, ohne dass Angehörige oder Pflegepersonen anwesend sind, geführt werden. – b) *Zeitplanung:* Für die geriatrische Anamnese muss man mehr Zeit einplanen als bei einem jungen Menschen: Ein alter Mensch bewegt sich langsamer, er denkt oft langsamer und braucht mehr Zeit, sich an etwas zu erinnern oder etwas zu erzählen. – c) *Sensorische Defizite:* Alte Menschen hören und sehen oft nicht gut oder haben fehlende Zähne: Sie tragen dann eine Brille, ein Hörgerät oder Zahnersatz. Das heißt: **17.3.1**
Sie müssen sich vergewissern, dass der alte Mensch die Hilfsmittel bei der Anamnese verwendet, damit die Kommunikation nicht verzerrt wird. Nur weil eine alte Person die Fragen des Arztes nicht versteht oder nicht angemessen oder klar verständlich antwortet, ist sie nicht dement: Vielleicht hat sie nur vergessen, das Hörgerät oder das Gebiss einzusetzen. Auf einer Station mit vielen geriatrischen Patientinnen/Patienten sollte es einen Hörverstärker geben. Radio und Fernseher müssen ausgeschaltet sein. Das geriatrische Anamnesegespräch muss an einem ungestörten Ort stattfinden, der alte Mensch darf nicht durch Reize von außen gestört werden.

Sie machen eine **Fremdanamnese.** Im Fall der Patientin kann die Tochter antworten. Wenn es über die Patientin eine **Patientinnenakte** gibt, muss sie in jedem Fall herangezogen und berücksichtigt werden. **17.3.2**

Wenn der **mentale Status eines alten Menschen nicht eingeschränkt** ist, muss für eine **Fremdanamnese** sein **Einverständnis** eingeholt werden, bevor Sie Pflegekräfte oder Angehörige befragen. Wenn Pflegepersonen oder Angehörige den Gesundheitszustand oder die mentale und emotionale Verfassung anders als der Betroffene einschätzen, kann ein Anamnesegespräch mit oder – in Ausnahmefällen – auch ohne den alten Menschen geführt werden. Dabei müssen die Autonomie der Patientin und der Respekt vor ihren Wünschen gewahrt werden. **17.3.3**

Viele alte Menschen sprechen nicht von ihren Beschwerden (= **Underreporting**), weil sie denken, es sei der natürliche Alterungsprozess. Es darf aber kein Symptom auf den Alterungsprozess zurückgeführt werden, bevor nicht andere Ursachen abgeklärt wurden. Zudem könnte die Patientin Symptome oder Erkrankungen verschweigen, weil sie sie als peinlich oder unangenehm empfindet. Es ist also wichtig, dass der Arzt direkt nachfragt. **17.3.4**

Wenn Sie sich einen **typischen Tag beschreiben lassen,** erfahren Sie viel über den Alltag eines alten Menschen, die sozialen Umstände und emotionale Verfassung. Auch die nonverbalen Signale während der Erzählung können Auskunft zum Beispiel über eine Depression oder Ängste geben. **17.3.5**

Ältere Menschen spielen ihren Gesundheitszustand oft herunter oder berichten nicht alles über ihre Gesundheitsprobleme, weil sie **Angst vor** einem **Krankenhausaufenthalt** haben. Der wird mit Fremdbestimmung, Sterben und Tod verbunden. **17.3.6**

1. **Krankheitsbilder** zeigen sich **im Alter untypisch** oder **Symptome** einer Erkrankung können **fehlen** (= ungewöhnliche Manifestation einer Erkrankung im Alter). So kann sich ein Herzinfarkt z. B. nur durch ein Angstgefühl äußern und ein akutes Abdomen schmerzlos sein. **17.3.7**

Eine Herzinsuffizienz Grad II fällt nicht auf, weil sich alte Menschen zum Beispiel wegen einer Arthrose sowieso weniger bewegen (= Maskierung einer Erkrankung). – 2. **Polypharmazie** kann durch die Wechselwirkung von Medikamenten zu atypischen Symptomen führen und ältere Menschen sind auch anfälliger für bestimmte Nebenwirkungen von Medikamenten.

17.3.8 Geriatrische Patientinnen/Patienten nehmen oft viele Medikamente. **Polypharmazie und iatrogene Schäden durch Medikamente müssen verhindert werden!** 1. Wechselwirkungen von verschriebenen Medikamenten müssen ebenso wie unerwünschte Arzneimittelwirkungen (UAW) ausgeschlossen werden. 2. Wichtig ist auch zu wissen, ob eine alte Patientin rezeptfreie Medikamente oder pflanzliche Mittel nimmt, die die Wirkung von ärztlich verschriebenen Medikamenten verstärken oder aufheben. (Zum Beispiel hemmen Präparate aus Grapefruit den enzymatischen Abbau von Medikamenten im Blut und können damit deren Wirkung verstärken).

17.3.9 Bei einer **Neuverordnung** muss die bisherige **Medikation immer überprüft werden.** Die Patientin hat wie alle Patientinnen/Patienten einen Anspruch auf einen bundeseinheitlichen und standardisierten Medikationsplan, wenn sie mindestens drei über die gesetzliche Krankenkasse verordnete systemisch wirkende Arzneimittel für mindestens 28 Tage gleichzeitig einnimmt. Ebenfalls erfasst werden muss die Selbstmedikation der Patientin. Diesen Plan muss ihr entweder ihr Hausarzt oder die Fachärztin/der Facharzt ausstellen.

► www.kbv.de/html/24910.php

17.3.10 In der **Priscus-Liste** wird **potenziell inadäquate Medikation** (PIM) zum Schutz von Menschen ab 65 Jahre gesammelt.

► www.priscus2-0.de/

17.3.11 Bei dementen Menschen wird der Schmerz mit der Skala „**Pain Assessment in Impaired Cognition (PAIC 15)**" gemessen. Über drei Kategorien zu Gesichtsausdruck, Körperbewegung und Lautäußerung werden jeweils fünf Schmerzzeichen erfasst.

► https://paic15.com/

17.3.12 Sie denken sofort an eine **Depression:** Sie ist die **häufigste affektive Störung im Alter.** Alte Menschen werden lebensmüde und entwickeln selbstdestruktive Verhaltensweisen. Sie lassen sich selbst sterben, indem sie zum Beispiel mit Essen und Trinken aufhören: Diese **indirekten Suizide** nennt man auch „*Stille Suizide*".

17.4 Alkoholanamnese

17.4.1 1. Die Ärztin/der Arzt muss im Anamnesegespräch **offen nach dem Alkoholkonsum fragen** und darf keine Hemmungen haben, dass sie/er stigmatisierend wirken könnte. Wie die Medikamentenanamnese oder die Ernährungsanamnese gehört die **Alkoholanamnese** zur üblichen Anamneseerhebung. – 2. Die Ärztin/Der Arzt hört empathisch und aufmerksam zu, ohne zu urteilen und wendet Techniken der **ärztlichen Gesprächsführung** an (➤ Kap. 17.1).

17.4.2 Eine ausführliche **Alkoholanamnese** sollte nach a) der **Menge und Häufigkeit** des Alkoholkonsums fragen, b) der **Art** der alkoholischen Getränke (z. B. Bier, Wein, Spirituosen),

c) dem **Alter,** in dem der Patient begonnen hat, regelmäßig Alkohol zu trinken, d) danach, ob sich sein **Trinkverhalten** in Zeiten von Stress verändert, e) ob sein Alkoholkonsum zu gesundheitlichen, sozialen oder beruflichen **Problemen** geführt hat, f) ob er in der Vergangenheit schon einmal versucht hat, seinen Alkoholkonsum zu **reduzieren oder ganz aufzuhören** und es sollte g) **familienanamnestisch** nach Personen mit Alkoholproblemen oder -abhängigkeit gefragt werden.

Instrumente zur Bewertung des Alkoholkonsums sind u. a.: 1. **AUDIT (Alcohol Use** **17.4.3**
Disorders Identification Test): Besteht aus 10 Fragen und bewertet den Alkoholkonsum, das Trinkverhalten und alkoholbedingte Probleme; 2. **CAGE-Fragebogen:** Besteht aus 4 Fragen, die auf mögliche Alkoholabhängigkeit hinweisen; 3. **AUDIT-C:** Eine Kurzform des AUDIT, der zum schnellen Screening z. B. in der Hausarztpraxis angewendet wird, um sich einen ersten Überblick zu verschaffen, ob eine detailliertere Untersuchung notwendig ist.
▶ https://alkoholleitlinie.de/wp-content/uploads/2022/11/AUDIT.pdf

Die **WHO** sieht beim **Alkoholkonsum keine Menge Alkohol als gesundheitlich unbe-** **17.4.4**
denklich an. Als kritisch gelten in Deutschland 12 g Reinalkohol pro Tag bei Frauen (entspricht ca. 0,3 l Bier oder 125 ml Wein) und 24 g Reinalkohol pro Tag bei Männern (entspricht ca. 0,6 l Bier oder 250 ml Wein) bei mindestens zwei abstinenten Tagen in der Woche.

a) Die Ärztin/der Arzt muss den **Menge-Frequenz-Index** ermitteln und getrennt nach **17.4.5**
dem „Wie oft?" und „Wann und wie viel?" fragen. Alternativ kann in der Rückschau erfragt werden, an welchen Tagen der Patient wie viel Alkohol getrunken hat **(= Timeline Follow-Back [TLFB]).** – b) *Grund:* Auch wenn fünf Biere über eine Woche verteilt noch als eher risikoarm gelten, ist diese Alkoholmenge an einem oder zwei Tagen konsumiert, z. B. am Wochenende, gesundheitlich gefährlich. Dieses **Rauschtrinken** oder **binge drinking** ist nicht nur physisch schädlich, weil der Körper große Alkoholmengen verarbeiten muss, sondern führt auch oft zu Kontrollverlust und hat psychische und soziale Folgen.

Die Ärztin/der Arzt klärt darüber auf, dass **jeder Alkoholkonsum gesundheitliche Aus-** **17.4.6**
wirkungen hat und dass es keine ungefährliche oder sichere Alkoholmenge gibt. Zudem weist er/sie darauf hin, dass Alkohol ein Karzinogen ist – ein toxischer, psychoaktiver Stoff, der süchtig machen kann.

Die Ärztin/der Arzt betont, dass jede Veränderung hin zu einer **geringeren Trinkmenge** **17.4.7**
Alkohol positiv ist. Sie/er bietet **Unterstützung und Ressourcen** in der medizinischen, psychotherapeutischen und psychosozialen Betreuung an. Dazu gehören: Adressen von Beratungsstellen und Selbsthilfegruppen, Programme der Krankenkassen, Hinweise auf digitale Gesundheitsanwendungen DiGA (➤ 15.6.9) wie z. B. *vorvida* und/oder Empfehlungen für therapeutische Intervention. Gegebenenfalls überweist sie/er an eine Facharztpraxis.

17.5 Gendergerechte Anamnese

Geschlecht wird in der **Gender-Medizin** nicht als Gegenpol von Mann und Frau defi- **17.5.1**
niert, sondern als Spektrum, das biologische und psychosozialen Einflüsse umfasst. Personen, denen bei der Geburt das Geschlecht „Frau" (AFAB = „Assigned Female At Birth") oder „Mann" (AMAB = „Assigned Male At Birth") zugewiesen wird, können sich später

als Frau (Transfrau), Mann (Transmann) oder nicht-binär identifizieren. Diese Begriffe erkennen an, dass die **Geschlechtsidentität über das bei der Geburt zugewiesene Geschlecht hinausgeht.**

17.5.2 Eine **gendergerechte Anamnese** berücksichtigt den **Faktor Geschlecht** bei der Anamneseerhebung, denn das Geschlecht hat Einfluss auf die Gesundheit und Erkrankung eines Menschen, auf die Vergabe von Therapien, auf die Therapie, auf die Behandlung, auf die Wirkung von Medikamenten, auf die Prävention und den Umgang mit Erkrankungen.

17.5.3 Die **Symptomatik von Erkrankungen unterscheidet sich individuell zwischen allen Menschen,** unabhängig von ihrem biologischen Geschlecht. Im Spektrum der Geschlechter, Identität und dem Ausdruck sexueller Orientierung kommen Erkrankungen unterschiedlich häufig vor. Bei der Anamnese nicht auf diese Unterschiede einzugehen, stellt eine Gefahr für Fehldiagnosen dar oder kann zur Folge haben, dass Erkrankungen nicht entdeckt, falsch oder gar nicht behandelt werden.
Beispiele: **Herzinfarkt:** Die typischen Symptome eines Herzinfarkts bei Männern sind brennender Druckschmerz in der Brust, Schmerzen ausstrahlend in Arme, Nacken und Kiefer, Beklemmungsgefühle bis hin zur Todesangst. Frauen zeigen oft andere, unspezifische Symptome wie Übelkeit und Erbrechen, Kurzatmigkeit, Schmerzen im Oberbauch und Rücken und allgemeine Schwäche (➤ 3.1.33). – **Depression:** Typische Symptome bei Frauen sind Antriebslosigkeit, Niedergeschlagenheit, Schlafstörungen, Reizbarkeit, Stimmungsschwankungen, häufig auch Menstruationsstörungen. Eine Depression bei Männern kann sich in Aggressivität, unsozialem Verhalten, Alkoholabusus, dem Gefühl der Hoffnungslosigkeit und auch in Arbeits- oder Spielsucht als Kompensationsstrategie manifestieren. – **Gesundheitliche Risiken:** LSBT*-Personen (Lesben, Schwule, Bisexuelle, Transgender und weitere Identitäten und Orientierungen) sind auch heute noch oft in ihrer Geschlechtsidentität nicht akzeptiert und von Ausgrenzung oder sogar Gewalt betroffen. Im Unterschied zur Allgemeinbevölkerung sind sie größerem Stress ausgesetzt und durch diesen *Minderheitenstress* in Gefahr, z. B. an einer Depression, Angst-, Schlaf- oder Essstörung zu erkranken.
In der medizinischen Forschung sind die Erkenntnisse über die Symptome von Erkrankungen bei Transfrauen und Transmännern noch unzureichend. Es besteht ein klarer Bedarf an weiteren Studien.

17.5.4 **Ziel der gendergerechten Anamnese** ist es, für das Spektrum der Geschlechter die **beste medizinische Versorgung** zu leisten.

17.6 In der Anamnese Diversität berücksichtigen

17.6.1 **Diversität** bei Menschen bezieht sich auf Alter, Geschlecht, ökonomische Verhältnisse, soziale Herkunft und Status, körperliche oder geistige Behinderung, kulturelle Ressourcen, Zuwanderungsgeschichte, Migrationshintergrund, sexuelle Orientierung/Identität u. a.

17.6.2 **Diverse Menschen** brauchen eine **diverse Anamnese,** weil Gesundheit und Erkrankungen von der Lebenswelt eines Menschen mitbestimmt werden: Ein Anamnesegespräch, das einen erkrankten Menschen in der Gesamtheit seiner Lebenswelt zur Kenntnis nimmt, ist erfolgreicher und bringt mehr Erkenntnisse über seine Krankengeschichte als eines, das seine Diversität ausspart.

Beispiele: **Menschen mit Zuwanderungsgeschichte:** Je nachdem, wie die Migration verlaufen ist, können Ihre Patientinnen/Patienten Folterüberlebende, Überlebende von sexualisierter Gewalt oder von weiblicher Genitalverstümmelung betroffen sein (FGM/C). Menschen mit Zuwanderungsgeschichte können allgemein einem hohen Stress ausgesetzt sein. – **Menschen in Armut:** Armut ist eines der höchsten Krankheitsrisiken. Ein gesunder Lebensstil ist ohne ausreichende finanzielle Mittel schwierig. Arme Menschen erkranken häufiger als die Normalbevölkerung an Herz-Kreislauf-Erkrankungen, Krebs oder Diabetes. Wenn Armut mit anderen Faktoren, wie z. B. niedrigem Bildungsstand einhergeht, sind die Betroffenen zudem schlecht über gesundheitliche Risiken aufgeklärt. – **Menschen in Bezug auf kulturelle Ressourcen:** Jeder Mensch hat aufgrund seiner lebensweltlichen Erfahrung und Prägung eine individuelle Einstellung zum eigenen Körper, zu Gesundheit und Krankheit, zu Schmerz, Leiden, Sterben und Tod. Ebenso persönlich ist die Haltung eines Menschen zu einer gesunden oder schädigenden Lebensweise oder der Umgang mit einer Erkrankung und deren Behandlung. – **Männer*, die Sex mit Männern* haben** (MSM*): Sexuell übertragbare Krankheiten wie HIV und Syphilis kommen bei Männern, die Sex mit Männern haben, häufiger vor als in der Allgemeinbevölkerung. – **Lesben, Schwule, Bisexuelle, trans- und intergeschlechtliche Menschen (LSBTI*)** können durch Diskriminierung Minderheitenstress erleiden, der das Risiko für Gesundheitsprobleme wie hohen Blutdruck oder Depressionen erhöht. Gleichzeitig gibt es Ressourcen, die ihre Resilienz stärken. Dazu gehören Gruppenzusammenhalt, Zugehörigkeitsgefühl, gegenseitige Unterstützung und Hilfe, Selbstbildung, Selbstorganisation und das Teilen persönlicher Erfahrungen, was sowohl präventiv als auch therapeutisch wirkt.

Kapitel 18 Beispiel einer Kenntnisprüfung

18.1 Praktische Prüfung

▶ https://else4.de/Kap_18_01T

18.1.1

Anamnese Christiane Löffler, geb. 15.4.19XX, Alter: 77 Jahre, Größe 166 cm, Gewicht 80 kg	
Leitsymptome	*Seit einem Monat Schwäche, Belastungsdyspnoe, Schwindel und Angina pectoris beim Treppensteigen, Knöchelödeme abends* *Einweisung durch Hausarzt: V.a. Herzklappenfehler*
Vegetative Anamnese	• *keine Schlafstörung* • *kein Husten* • *Gewichtszunahme von 2 kg im letzten Monat* • *Stuhlgang und Miktion unauffällig* • *kein Fieber, kein Nachtschweiß* • *Appetit gut* • *keine Übelkeit*
Allergien	*keine*
Vorerkrankungen/ Voroperationen	• *Diabetes mellitus Typ 2 seit 12 Jahren (20XX)* • *art. Hypertonie seit 20 Jahren (20XX)* • *Hypercholesterinämie seit 7 Jahren (20XX)* • *pAVK seit 1 Jahr (20XX)* • *gelegentlich Rückenschmerzen (nicht behandelt)* • *Appendektomie vor ca. 40 Jahren (19XX)*

Aktuelle Medikation	• *Metformin 1000 mg, 1–0–1* • *Amlodipin, 5 mg, 1–0–0* • *Ramipril, 5 mg, 1–0–0* • *Simvastatin 40 mg, 0–0–1* • *ASS 100 mg, 1–0–0* • *Ibuprofen 400 mg, b. B. (Rückenschmerzen)*
Noxen	• *Rauchen: verneint* • *Alkohol: gelegentlich*
Familienanamnese	• *Vater: art. Hypertonie, verstorben an Myokardinfarkt (mit 55 Jahren)* • *Mutter: Niereninsuffizienz, verstorben* • *eine ältere Schwester: Rheuma*
Sozialanamnese	• *Rentnerin* • *lebt mit ihrem Mann* • *ein Sohn, gesund*

18.1.2 Beginnen Sie mit einer **allgemeinen Inspektion** der Patientin/des Patienten, um den **Allgemein- und Ernährungszustand** einzuschätzen. Achten Sie auf Anzeichen wie Blässe, Zyanose oder Exsikkose. Anschließend folgt die **spezifische Untersuchung** einzelner Körperregionen. Ein **systematisches Vorgehen** ist dabei wichtig, z. B. von Untersuchung der Hirnnerven bis zu Inspektion der Füße. Nutzen Sie die vier **Grundtechniken: Inspektion, Palpation, Perkussion und Auskultation.** Berücksichtigen Sie dabei stets die Privatsphäre und den Komfort der Patientin/des Patienten. Dokumentieren Sie Ihre Befunde präzise und überlegen Sie, zu welcher Erkrankung der körperliche Befund passen könnte (➤ Kap. 14).

Lösungen

18.1.3 ▶ https://else4.de/Kap_18_02T

Fragen des Prüfers Professor Stolzenberg und Antworten von Frau Gurski:	
Frage:	Wie auskultiert man das Herz? Wo fängt man an?
Antwort:	Beginn an der Herzbasis mit der Auskultation der Aortenklappe
Frage:	Wo genau auskultiert man die Aortenklappe?
Antwort:	Auskultation am besten im 2. Interkostalraum rechts parasternal
Frage:	Warum tastet man bei der Auskultation auch den Puls?
Antwort:	Tasten des Pulses wichtig, um zwischen 1. und 2. Herzton besser unterscheiden zu können. Außerdem können so auch mögliche Pulsdefizite und Unregelmäßigkeiten des Herzrhythmus erkannt werden.
Frage:	Was hat man dabei gehört?
Antwort:	ein systolisches Geräusch/Systolikum
Frage:	Wie war der Charakter des Systolikums?
Antwort:	Das Systolikum war anfangs leise, dann deutlicher hörbar und wieder leise, also crescendo-decrescendo oder spindelförmig.
Frage:	Bei welchem Herzklappenfehler findet sich dieser Befund?
Antwort:	der auskultatorische Befund spricht für eine Aortenklappenstenose.
Frage:	Kann sich das Systolikum auch fortleiten?
Antwort:	Ja. Systolikum kann sich in die Karotiden fortleiten.
Frage:	Wo auskultiert man die anderen Herzklappen?
Antwort:	Die Pulmonalklappe kann man im 2. Interkostalraum links parasternal auskultieren, die Trikuspidalklappe im 4. Interkostalraum rechts parasternal und die Mitralklappe im 5. Interkostalraum links medioklavikulär.

Frage:	Was konnte man hören?
Antwort:	normale Herztöne, aber keine Herzgeräusche
Frage:	Wo palpiert man die Pulse am Bein?
Antwort:	Den Puls der Arteria femoralis palpiert man in der Leiste zwischen Spina iliaca anterior superior und Tuberculum pubicum, Arteria poplitea in der Kniekehle, Arteria tibialis posterior hinter dem Malleolus medialis und Arteria dorsalis pedis am Fußrücken zwischen dem ersten und zweiten Mittelfußknochen.
Frage:	War alles unauffällig?
Antwort:	Der Puls über der rechten A. dorsalis pedis war abgeschwächt tastbar, sonst waren die Pulse unauffällig.
Frage:	Warum ist es wichtig, die Pulse am Bein zu tasten?
Antwort:	Die Palpation der Pulse gibt Aufschluss über die Durchblutung in den unteren Extremitäten. Frau Löffler hat wahrscheinlich eine Atherosklerose, die am häufigsten eine Aortenklappenstenose im Alter und auch eine pAVK zur Folge hat.

▶ https://else4.de/Kap_18_02T 18.1.4

Befund	
Herz	*Systolikum (spindelförmig) im 2. ICR rechts parasternal*
Periphere Pulse	*Puls über der A. dorsalis pedis rechts abgeschwächt*

18.2 Ärztliche Dokumentation („Arztbrief")

18.2.1

Daten	**Ihr Bericht**
Patientendaten, Aufenthaltszeit, Grund für Überweisung/ Einweisung	• *Frau Christiane Löffler, 77 Jahre, geb. am 15.4.19XX, Größe 166 cm, Gewicht 80 kg* • *Stationärer Aufenthalt seit dem 24.11.20XX* • *Echokardiografie auffällig (Herzklappe)* • *Einweisung durch Hausarzt*
Anamnestischen Angaben	• *siehe Lösungen zur Anamnese in* ➤ 18.1.1
Körperlicher Untersuchungsbefund	• *Systolikum (spindelförmig) im 2. ICR rechts parasternal* • *Puls über der A. dorsalis pedis rechts abgeschwächt* • *leichte Ödeme an beiden Knöcheln*
Verdachtsdiagnose, Differenzialdiagnosen	• *Aortenklappenstenose, Herzinsuffizienz, KHK*
Weiterführende Diagnostik	• *individuelle Lösung*
Therapieempfehlung	
Prognose	

Lösungsvorschlag für den Arztbrief siehe am Ende des Kapitels nach der Patientinnen-Vorstellung durch Frau Gurski. 18.2.2

MERKE

Im Arztbrief müssen Sie die gesamte körperliche Untersuchung dokumentieren, auch die unauffälligen Befunde.

18.3 Theoretische Prüfung

18.3.1

Patientinnen-Vorstellung Christiane Löffler, geb. 15.4.19XX		
SOAP	**Methode**	**Notizen**
Subjektives → Anamnese	Symptome, Schmerzen, Empfindungen, Sorgen, aktueller Zustand der Patientin	• *siehe Lösung zur Anamnese in ➤ 18.1.1*
Objektives → Diagnostik	Ergebnisse der körperlichen Untersuchung, Befunde	• *Echokardiografie auffällig (Herzklappe)* • *Aortenklappenstenose* • *Systolikum (spindelförmig) im 2. ICR rechts parasternal* • *Puls über der A. dorsalis pedis rechts abgeschwächt*
Assessment → Beurteilung	Kritisches Bewerten von Informationen und Befunden → Formulieren einer Diagnose, Analyse von Differenzialdiagnosen	*individuelle Lösung*
Plan → Therapie	Behandlungsplan für die Patientin: Weitere diagnostische Maßnahmen und Therapie, Nachsorge	*individuelle Lösung*

18.3.2 *individuelle Lösung*

18.3.3 ▶ https://else4.de/Kap_18_03T
individuelle Lösung

18.3.4

Assessment → Beurteilung	Kritisches Bewerten von Informationen und Befunden → Formulieren einer Verdachtsdiagnose, Analyse von Differenzialdiagnosen	• *VD: Aortenklappenstenose* • *DD: Herzinsuffizienz, KHK*
Plan → Therapie	Behandlungsplan für die Patientin: Weitere diagnostische Maßnahmen und Therapie, Nachsorge	• *EKG, Bestimmung des BNP, HbA1c, Lipidstatus, Nierenwerte* • *Echokardiografie zur Abschätzung des Schweregrades der Aortenklappenstenose* • *Koronarangiografie zum Ausschluss stenosierender koronarer Herzkrankheit* • *Präinterventionell Kardio-CT zur anatomischen Beurteilung des Herzens (insb. Ausmessen des Anulus der Aortenklappe)* *Bei Bestätigung der Verdachtsdiagnose: Aortenklappenersatz* *Reduzierung des kardiovaskulären Risikos durch Behandlung der Begleiterkrankungen und Optimierung des Lebensstils* *Ambulante kardiologische Nachsorge*

▶ https://else4.de/Kap_18_03T 18.3.5
individuelle Lösung; siehe auch ➤ 3.1.35 bis ➤ 3.1.43

▶ https://else4.de/Kap_18_04T 18.3.6
Wie führen Sie eine Koronarangiografie durch?
Welche Parameter werden bei der Aortenklappenstenose echokardiographisch gemessen?
Würden Sie sich bei der Patientin für einen operativen oder interventionellen Herzklappenersatz entscheiden?
Welche Klappentypen werden bei der TAVI verwendet?

▶ https://else4.de/Kap_18_04T 18.3.7
1. ja; 2. ja; 3. nein; 4. nein; 5. nein

LÖSUNGSVORSCHLAG ARZTBRIEF

Sehr geehrte Kollegin, sehr geehrter Kollege,
nachfolgend berichte ich über die 77-jährige Frau Christiane Löffler, geboren am 15.4.19XX, Größe 166 cm, Gewicht 80 kg, die seit dem 24.11.20XX stationär in unserer Klinik aufgenommen ist.

Anamnese: Die Patientin wurde von ihrem Hausarzt aufgrund eines auffälligen echokardiographischen Befunds mit Verdacht auf einen Herzklappenfehler eingewiesen. Die hausärztliche Vorstellung erfolgte wegen seit ca. einem Monat bestehender Belastungsdyspnoe, Angina pectoris und Schwindel. Außerdem erwähnte Frau Löffler eine Gewichtszunahme von 2 kg im letzten Monat und insbesondere abends auftretende Knöchelödeme.

Vorerkrankungen/Voroperationen:
pAVK
Arterielle Hypertonie
Diabetes mellitus Typ 2
Hypercholesterinämie
Z. n. Appendektomie (vor 40 Jahren)

Aktuelle Medikation:
Metformin 1000 mg 1-0-1
Amlodipin 5 mg 1-0-0
Ramipril 5 mg 1-0-0
Simvastatin 40 mg 0-0-1
ASS 100 mg 1-0-0
Ibuprofen 400 mg bei Bedarf (Rückenschmerzen)

Vegetative Anamnese:
Miktion und Stuhlgang unauffällig. Appetit normal. Kein Husten. Keine B-Symptomatik. Gewichtszunahme von 2 kg im letzten Monat. Keine Schlafstörung.

Noxen:
Nichtraucherin. Alkoholkonsum gelegentlich.

Allergien und Unverträglichkeiten:
keine

Familienanamnese:
Vater: arterielle Hypertonie, mit 55 Jahren an einem Myokardinfarkt gestorben
Mutter: Niereninsuffizienz, verstorben
Schwester: Rheuma

Sozialanamnese:
Rentnerin, vorher Buchhalterin, verheiratet, ein Sohn.

Körperlicher Untersuchungsbefund:
AZ gut, EZ: adipös. Pat. wach, voll orientiert.
Hautfarbe normal, keine Exsikkose, keine Exantheme.
Kopf und Hals: Schädel klopfschmerzfrei, kein Meningismus, Hirnnerven unauffällig. Schilddrüse nicht vergrößert tastbar, weich, schluckverschieblich. Lymphknoten nicht vergrößert. Karotidenpulse gut palpabel, keine pathologischen Gefäßgeräusche. Keine gestauten Halsvenen.
Mund und Rachen: Schleimhäute feucht und rosig. Zunge hellrot, feucht und beweglich. Tonsillen reizlos. Uvula mittig. Gaumenbögen symmetrisch. Kein Foetor ex ore.
Thorax und Lunge: Thorax symmetrisch, keine Deformitäten, normale Atemfrequenz (15/min.), symmetrische Atemexkursion. Stimmfremitus seitengleich normal. Klopfschall sonor. Atemverschieblichkeit ca. 2 Querfinger. Normales Atemgeräusch, keine Nebengeräusche. Keine Bronchophonie auskultierbar.
Cor: Herzspitzenstoß im 5. ICR links tastbar, spindelförmiges Systolikum mit Punctum maximum im 2. ICR rechts parasternal mit Fortleitung in die Karotiden.
Abdomen: symmetrisch, keine sichtbaren Hernien, reizlose Narbe im rechten unteren Quadranten, ca. 5 cm lang. Normale Peristaltik in allen Quadranten. Keine Strömungsgeräusche über den abdominellen Gefäßen. Perkussion unauffällig. Bauchdecke weich, keine tastbaren Resistenzen, kein Druckschmerz, keine Abwehrspannung. Leber nicht vergrößert palpabel, Milz nicht palpabel. Nierenlager nicht klopfschmerzhaft.
Extremitäten: Keine Varikosis, keine Ulzerationen. Leichte Knöchelödeme bds. Pulsstatus: abgeschwächter Puls über der rechten A. dorsalis pedis tastbar, sonst unauffällig. Beweglichkeit nicht eingeschränkt, keine Paresen, keine Sensibilitätsstörungen. Muskeleigenreflexe seitengleich gut auslösbar.
Verdachtsdiagnose: Aortenklappenstenose
Differenzialdiagnosen: KHK, Herzinsuffizienz
Weiterführende Diagnostik: Zur weiteren Abklärung sind ein EKG und eine Bestimmung des BNP, HbA1c, Lipidstatus und der Nierenwerte wichtig. Außerdem sollten eine Echokardiografie zur Beurteilung des Schweregrades der Aortenklappenstenose und eine Koronarangiografie zum Ausschluss stenosierender koronarer Herzkrankheit bei hohem kardiovaskulärem Risiko durchgeführt werden. Präinterventionell ist eine Kardio-CT zur anatomischen Beurteilung des Herzens (insb. Ausmessen des Anulus der Aortenklappe) notwendig.
Therapieempfehlung: Sollte sich der Verdacht auf die Aortenklappenstenose bestätigen, ist ein Aortenklappenersatz indiziert. Dieser kann entweder chirurgisch oder interventionell mittels Transkatheter-Aortenklappenimplantation durchgeführt werden. Zur Reduzierung des kardiovaskulären Risikos bei Frau Löffler sind die Behandlung von Begleiterkrankungen sowie die Optimierung des Lebensstils zu empfehlen.
Prognose: Die Prognose einer symptomatischen Aortenklappenstenose ohne Klappenersatz ist generell schlecht. Nach erfolgreichem Aortenklappenersatz hängt die Prognose vom kardiovaskulären Risiko und Begleiterkrankungen ab.
Mit freundlichen Grüßen
Yuliia Gurski

Register